肿瘤学基础研究概论

李成媛　马金旗　徐　婧　张亚男　主编

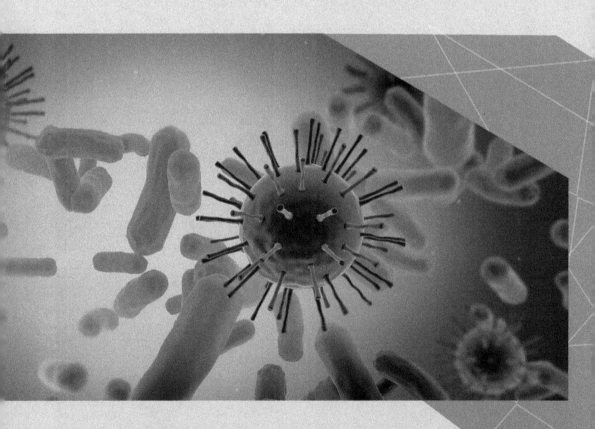

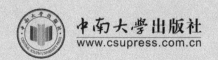

中南大学出版社
www.csupress.com.cn

图书在版编目(CIP)数据

肿瘤学基础研究概论 / 李成媛等主编. —长沙：
中南大学出版社，2023.7
ISBN 978-7-5487-5442-8

Ⅰ. ①肿… Ⅱ. ①李… Ⅲ. ①肿瘤学 Ⅳ. ①R73

中国国家版本馆 CIP 数据核字(2023)第 122607 号

肿瘤学基础研究概论
ZHONGLIUXUE JICHU YANJIU GAILUN

李成媛　马金旗　徐婧　张亚男　主编

□责任编辑	陈　娜
□责任印制	唐　曦
□出版发行	中南大学出版社
	社址：长沙市麓山南路　　　邮编：410083
	发行科电话：0731-88876770　传真：0731-88710482
□印　　装	广东虎彩云印刷有限公司

□开　　本	710 mm×1000 mm 1/16	□印张 21	□字数 408 千字
□版　　次	2023 年 7 月第 1 版	□印次 2023 年 7 月第 1 次印刷	
□书　　号	ISBN 978-7-5487-5442-8		
□定　　价	98.00 元		

编委会

主　编

李成媛　中南大学湘雅三医院

马金旗　中南大学湘雅三医院

徐　婧　中南大学湘雅医院

张亚男　中南大学湘雅三医院

副　主　编

封艳辉　中南大学湘雅三医院

沈震宇　湖南医药学院第一附属医院

张　科　常德市第一人民医院

白　佶　海口市人民医院

周　璐　中南大学湘雅三医院

前　言

　　近年来,随着对肿瘤疾病认识的深入,从基础研究到临床研究成果显著。随着分子靶向药物在临床获得巨大的成功,新一代测序技术的迅猛推进,精准医疗概念的深入人心,伴随临床诊断和分子检测技术得到了前所未有的广泛应用,尤其将分子病理与传统形态学、免疫组织化学和原位杂交手段相互整合,使病理诊断的内容更为丰富多彩和意义明确。

　　本书主要介绍了肿瘤学的基础理论和分子检测等内容,尽可能吸取近年来的肿瘤研究成果,尤其是对进展显著的细胞生物学、分子生物学等内容进行了较详细的介绍。通过肿瘤分子诊断技术,可定性定量地检测肿瘤患者体内遗传物质的分子结构和表达水平,将分子特征检测和形态学观察进行有机结合和分析。

　　由于肿瘤研究发展太快,加之编者水平和时间有限,内容若有欠妥之处,望广大读者批评指正。

目　录

第一章　肿瘤学绪论

第一节　肿瘤的概念

肿瘤是机体细胞在不同致癌因素长期作用下，在基因水平上失去了对其生长的正常调控而导致的克隆性异常，所形成的新生物称为肿瘤。肿瘤学是研究肿瘤的发生、发展和防治的学科。肿瘤分为良性肿瘤和恶性肿瘤，恶性肿瘤又称癌症，包括来源于外胚层组织的癌与来源于间叶组织的肉瘤两大类。肿瘤的定义中主要包括四个方面的内容：①不同致癌因素，病因多种多样，非常复杂，目前还未研究得十分清楚；②致癌因素长期作用，导致机体细胞异常增生发生质变；③机体细胞过度增生，即超出正常的增生能力，并且这种增生不受机体调节，一旦形成肿瘤，即使致癌因素消除，肿瘤也不消退；④分化异常，分化异常也称异型性。即肿瘤细胞与正常细胞相比，越是相似（异型性小）分化程度越高（Ⅰ级），不相似则为分化程度低（Ⅲ级），分化程度高的恶性程度低，分化程度低的恶性程度高。

癌变是一个复杂的过程。宿主受某些化学、物理、生物等致癌因素的作用，细胞的 DNA 发生改变，形成变异细胞，此阶段称为启动阶段。致癌因素持续影响，进入促进阶段，癌细胞开始形成。癌细胞形成还受宿主因素的影响，如基因、遗传、免疫功能等。癌细胞形成后，生长并形成克隆，也可形成不同亚克隆，即为肿瘤的异质性。肿瘤本质上表现为细胞失去控制的异常生长，这种异常生长的能力除了表现为肿瘤本身的持续生长外，恶性肿瘤还表现为对邻近正常组织的侵袭及经血管、淋巴管和体腔转移到身体其他部位，这往往是不能彻底治愈的主要原因。转移的肿瘤与原发肿瘤的生物学特性基本一样，对放化疗的敏感性也基本一样。某些肿瘤细胞不但形态异常、有浸润性和转移性，还有分泌功能，如分泌激素、表达癌胚抗原等，这些情况导致临床症状复杂、容易误诊。

（张亚男）

第二节 肿瘤研究的现状

现在,分子遗传学知识的增长极大地促进了癌症生物学相关知识的重大进展。这些进展有许多是依靠先前从流行病学研究中得来的信息。相同亲缘关系反映出许多癌症类型与亲缘关系有关,也就是与遗传的基因有关。研究癌症高发率家族,有助于识别能致癌的遗传缺陷,如患有视网膜母细胞瘤(retinblastoma,Rb)的儿童中视网膜母细胞瘤基因(RB)的突变、利-弗劳梅尼综合征中 TP53 基因的突变、乳腺卵巢癌易感基因(BRCA,包括 BRCA1 和 BRCA2)的突变与家族性乳腺癌及卵巢癌有关。对 DNA 损伤修复方面存在缺陷的家族的癌症发病率研究,也证明 DNA 损伤修复基因在预防癌症中发挥着作用。因此,癌症也被认为是一种遗传疾病。

分子生物学技术的快速发展已经能让各种特性基因的克隆和序列在表达中发生突变或改变,并导致细胞恶性转化。癌细胞发展的现行模式是细胞正在遭受一系列的各种方式带来的遗传突变,导致细胞不能对那些控制增殖、分化及最后死亡的细胞内外信号做出正常的反应。大量的研究发现,不同类型的癌症所需要的遗传基因改变的数量至少要有 2 个,并且在肿瘤恶性程度加深时遗传基因改变的数量会进一步增加。其间,不同肿瘤或同一种肿瘤不同个体之间发生突变的基因数量或种类不同及基因突变导致的基因不稳定性决定了肿瘤存在异质性。遗传基因突变、化学性或放射性因素导致的 DNA 损伤和遗传不稳定性、肿瘤病毒整合进入细胞 DNA 或细胞 DNA 合成中的随机错误等均可直接或间接导致遗传学改变或(和)表观遗传学改变,从而使细胞通过激活自给自足生长信号、诱导对生长信号的抗性,抵抗细胞凋亡,激发潜力无限的复制能力,维持持续的血管生成、组织浸润和转移,逃逸免疫攻击,促进炎症的发生发展,细胞能量异常,进一步导致基因组不稳定和突变等,最终形成肿瘤恶性转化。在这一过程中,多基因的改变和复杂的相互作用,是肿瘤形成的分子基础。因此,肿瘤被认为是分子网络疾病。肿瘤研究策略也从着重于研究单一相关基因转向研究基于网络系统生物学的基因网络。

近年来研究发现,因为肿瘤所在组织结构、功能、代谢和肿瘤细胞自身内在环境的改变形成的肿瘤微环境(TME),在肿瘤形成过程中产生重要作用。TME 可以导致基因组不稳定,诱导干细胞双向分化,提供支架和屏障,产生免疫逃逸区,从而促进肿瘤发生发展。在肿瘤发展过程中,又形成缺氧、pH 降低、营养缺乏和肿瘤血管形成等特点的新的微环境。肿瘤微环境既是肿瘤形成的原因,又是肿瘤形成的结果。微环境和肿瘤细胞相互作用,形成内稳态,提供了肿瘤生存增殖的土壤。因此,肿瘤微环境被认为有可能成为肿瘤防治的新靶点。

在多种恶性肿瘤组织中成功分离出的肿瘤干细胞群具有潜在的自我更新和无限增殖、侵袭和转移、抵抗凋亡等能力。它们可长期处于休眠状态，受某些因素作用或因环境改变而激活，在肿瘤的存活、增殖、转移及复发过程中发挥重要作用。上皮—间充质转化（EMT）参与胚胎发育、伤口愈合、肿瘤形成等重要生理和病理过程。发生 EMT 的淋巴细胞具有很强的凋亡抗性，其在肿瘤转移的病理过程中作用更为显著。发生 EMT 的淋巴细胞具有干细胞的生物学特性。

临床上根据病理学变化程度，将肿瘤的进展分为良性、恶性、转移等许多类型，但现有的分子生物学知识、方法的普及和应用更有利于不同类型肿瘤的判定。因为遗传改变能够影响细胞增殖生长的潜力，这些基因表型改变的细胞经过一段特定时间的调适而被机体选择或清除。日益增长的细胞信号转导途径知识表明细胞的很多功能诸如增殖、分化和死亡，均是通过从细胞内外获得的正性与负性信号来调控平衡的。因此，对特定信号反应能力的缺乏或增加可导致细胞无限增殖，而其他信号通常难以改变正常的增殖状态。

肿瘤的形成是一个长期的、慢性的、多阶段的过程。在其病理过程中的不同阶段，我们都有可能针对特异性靶点，采用安全有效的天然、合成生物物质减缓或逆转肿瘤的发生发展。以有效地预防高危人群肿瘤的发生，即为肿瘤化学预防。高效低成本的肿瘤化学预防已为世人关注，并在进一步探讨和实施中。

目前，癌症治疗仍依靠相对非特异的方法，通常会累及正常组织。虽然有些治疗方式可将治疗范围局限在肿瘤团块，如手术或放射治疗（简称"放疗"），但化学治疗（简称"化疗"）使用的药物更多的是针对增殖旺盛的细胞而不仅仅是癌细胞。因此现在利用癌症分子特性而获得发展的治疗方式，其目的在于改变分子异常导致的细胞不正常生长。然而，对于传统治疗和修饰细胞分子特性来说，不断进行的基因变异使肿瘤细胞亚群增加，能产生各种抵抗机制，这些肿瘤细胞就可存活下来，瘤体重新增大。在个体肿瘤中，癌细胞遗传的不稳定性和细胞表型的变异性是影响抗肿瘤治疗有效性的主要难题。

（张亚男）

第三节　肿瘤学的展望

肿瘤流行病学对恶性肿瘤病因的认识、预防及控制作出了重大贡献，与此同时，流行病学方法本身也有了快速发展。在新的时期，人类将面临经济全球化、人口老龄化、环境变化等问题，肿瘤研究将面临更多、更新的机遇和挑战。

由于人类平均寿命的延长，中老年人比例的增高，慢性疾病如心血管病、恶性肿瘤已成为严重威胁人类健康的多发病和常见病。随着人们对肿瘤病因的不断深入认识,肿瘤防治战略前移,将重点从治疗转向预防,已成为全球肿瘤研究工作者的共识。肿瘤的预防将成为肿瘤研究的焦点和主流之一。不断探索肿瘤病因、制定合理的预防策略并通过流行病学研究方法在人群中对实施效果进行评估,肿瘤流行病学将在肿瘤预防中发挥不可替代的作用。

另外,随着人类基因组计划的完成和后基因组时代的到来,特别是近年来高通量分子生物学技术的快速发展,为肿瘤流行病学的发展提供了良好的机遇和空间。肿瘤流行病学应充分抓住这个机遇,充分利用人类基因组学研究成果和分子生物学技术,从微观上深入探索环境致病因素和宿主遗传因素的交互作用在肿瘤发生发展中的影响,从生物学机制上认识肿瘤发生发展的生物学行为,通过群体研究筛选肿瘤生物标志物,在肿瘤预警、早诊、个体化预防和治疗等方面发挥重要作用。同时,我们也要清醒地认识到,目前大部分肿瘤发生的危险因素尚不明确,如何在病因研究中排除混杂、避免偏倚,如何有效合理利用高维度的组学数据,如何将新的分子流行病学研究成果转化为切实可行的肿瘤预防措施,任重道远又亟待解决。

(张亚男)

第二章 肿瘤流行病学

第一节 肿瘤流行病学概论

一、概念

肿瘤流行病学是研究人群中恶性肿瘤的分布,阐明分布的原因,并采取相应对策和措施的一门科学。肿瘤流行病学研究的主要目的在于识别与肿瘤发生有关的各种因素,以便采取措施预防肿瘤的发生;其研究的特点是收集人群中暴露于主要因素的各种癌症发生的资料,以探索暴露因素与癌症发生的关联性。流行病学研究可以归纳为5个方面:①阐明地区间差别影响和因时间变化而致疾病发生的概率呈上升或下降趋势的因素;②研究不同社区间发病率与人们生活习惯和环境间的相互关系;③比较患恶性肿瘤与不患恶性肿瘤人群之间的异同;④对可能导致恶性肿瘤的因素进行干预,并评估其效果;⑤对发病的机制和模型进行定性和定量的研究,阐明其发病机制。迄今为止,恶性肿瘤病因尚不够清楚,不同恶性肿瘤的病因各有其不同,同时亦受年龄、性别、种族、生活方式、遗传背景、患者健康状况等多种因素混杂影响或交互作用;由于病因很复杂,因此须用流行病学的方法研究。

二、流行病学研究的对象与范畴

流行病学研究的对象是自然人群,包括健康者和患病者。患病者人群中存在有症状、体征典型和不典型的恶性肿瘤患者,亦有处于亚临床期的恶性肿瘤患者。这些病例的年龄、性别、职业特征都不一样,他们的生活方式、疾病状态等亦各有其特点。没有比较就没有鉴别,没有对照就显示不出他们的特点。对照者应该从不患病的健康人中去寻找,因此流行病学研究的对象既包括患病者(D),又包括健康者(H)。患病者例数除以研究的对象例数,形成此病发病率[D/(D+H)×100%]。肿瘤流行病学研究要收集各种素材,进行统计学研究,近年来五大洲各国恶性肿瘤发病率材料已出版了数卷,对肿瘤流行病学的研究有重大作用。

三、肿瘤流行环节

病因、宿主和环境是肿瘤流行的三个环节,好比种子、土壤和空气的关系一样。宿主的遗传易感性是发生恶性肿瘤的基础。宿主的免疫、内分泌状态等亦与某些肿瘤的发生有关。环境可分为生物环境,物理、化学环境和社会环境三部分。生物环境包括人们所处的生态环境和动植物环境。如食物来源不同,在不同的温度和湿度下,黄曲霉素的生成条件不同,对人群发生肿瘤的作用亦不同。人们所处的理化环境不同,生活在不同纬度由于紫外线等照射强度的不同,皮肤癌的发病率也不同。在不同的社会环境和社会经济环境中,恶性肿瘤的发病率不同。病因可分为生物因素、化学因素、物理因素和营养因素等。常用统计指标有以下几种。

1.发病率

发病率指在一特定时间中,暴露人群内发生的新病例数。一般指 1 年中发生新病例数,常以 10 万分率来表示。计算公式为:发病率=某年该地新发病例数/同年该地平均暴露人口数×10 万。发病率和死亡率一样可以计算各种专率。

2.患病率

在现况调查时,由于很难区分新老病例,因此只能计算某一时期和时点的患病率。患病率的分子为时点、时期中发生的新老病例总数,分母为暴露人口。计算公式为:患病率=(时期内新、老病例数/时期内暴露人口数)×10 万。

3.死亡率

死亡率在肿瘤流行病学研究中仍作为一项重要指标。死亡率的分子为一年中当地人口中死亡人数,分母为当年平均人数(一般指该年 7 月 1 日零时人数,亦可以用年初人数加年末人数除以 2 得到)。计算公式为:死亡率=(某年该地死亡人数/同年该地平均人数)×10 万。

4.年龄调整发病(死亡)率(标化率)

由于恶性肿瘤不同年龄组发病(死亡)率差别较大,在比较不同人群间或不同时间的肿瘤发病(死亡)率时,不能用粗率(即总例数除以总人口数所得的率),而要进行年龄调整。调整方法有直接和间接的区别,调整后称为年龄调整发病(死亡)率。

5.人年发病(死亡)率

队列调查时由于暴露人群随时有加入或退出的可能,计算他们的发病(死亡)率时,年平均人数很难计算。因此需要将随访者的随访时间折算成人时间,一般用人年。计算人年时常用:①精确法,按照队列研究中暴露人数乘以随访期限,如 10 个暴露对象观察 1 年为 10 人年,1 个暴露对象观察 10 年亦为 10 人年。②近似法,即将初期观察人数乘以观察期限。③寿命表法,按初期观察人数减去 1/2 失访人数,再乘以随访时间求出暴露人年数。

6.累积发病率

将某一特定年龄段发病率累积起来,可以得到累积发病率。累加的方法有求和法和寿命表法。

四、流行病学研究方法

肿瘤流行病学研究方法可分为描述性研究、分析性研究、实验性研究。通过全国死因回顾调查,部分市、县死因登记报告,以及全世界肿瘤流行情况来描述各恶性肿瘤死亡率上升或下降趋势,称为描述流行病学;根据描述流行病学调查结果,通过生态学研究、病例对照调查、前瞻性调查等进一步寻找发病率高或低的原因,称为分析流行病学;上述两种研究方法均属于非控制性研究。实验流行病学研究分为随机性临床试验和非随机性临床试验,最广泛应用的是随机双盲对照试验、社区干预试验和临床试验,这些研究方法对于研究病因、开展预防、寻找新的防治方案等有重要意义。

五、描述流行病学

恶性肿瘤在人群中的时间、空间和人群间的分布是肿瘤研究的基础。

1.全国死因回顾调查

我国曾动员成千上万名调查员对 3 年内死亡者采取死因回顾推断方法,并经与公安部门掌握的死亡人数和死因、医院的死亡人数和死因进行校对,共调查了8.5亿人口,获得了珍贵的资料。用相应的统计学方法进行处理,将获得的死亡原因数据进行公布。

2.部分市、县死因登记报告

我国部分市、县实行了死因登记报告制度,可以反映部分恶性肿瘤变化趋势。采用统计学方法处理,对死亡原因进行描述。

3.全世界肿瘤流行情况

全世界肿瘤流行情况:在发达国家发生的主要癌症为肺癌、结/直肠癌、乳腺癌、胃癌和前列腺癌;在发展中国家发生的主要癌症为胃癌、口/咽癌、食管癌、宫颈癌和乳腺癌。同理,也可以根据数据描述出某一区域某种肿瘤的发病情况。

六、分析流行病学

根据描述流行病学研究的结果,了解哪些肿瘤发病率高,哪些肿瘤发病率低,什么地区发病率高,什么地区发病率低,在什么人群中发病率高,在什么人群中发病率低,并且进一步统计分析发病率高或低的原因。

1.生态学研究

以不同梯度人群发病(死亡)率为基础,观察各种效应指标之间的关系即为生态学研究。

2.病例对照调查(亦称回顾性调查)

病例对照调查以患某特种疾病的患者作为病例,以不患该病但具有可比性的个体作为对照,然后比较这两组人发病前暴露于各种危险因素的比例,并计算疾病和因素间联系的程度,分析其流行病学。

3.前瞻性调查

前瞻性调查从暴露与非暴露人群着手随访两组或多组人群疾病发生的情况(发病率或死亡率)。由于在发病之前了解暴露情况,因此对人群暴露与否、暴露的剂量都比较明确。队列调查可直接计算发病(死亡)率,尤其是人年发病(死亡)率。

七、实验流行病学

肿瘤流行病学研究分实验性研究和非实验性研究,非实验性研究也称观察性研究,实验性研究是将所欲研究的因素随机地分配或施予研究对象;干预流行病学与实验流行病学相似。实验和干预流行病学研究的设计与队列调查类似,但除要进行研究的因素外,其余的因素都必须进行严格控制。因此,此项研究应用最广泛的是随机双盲对照试验。此外,还有社区干预实验和临床试验。

（白　佶）

第二节　肿瘤流行病学研究方法

一、恶性肿瘤发病率

恶性肿瘤发病率是指在一定时期内,一定人群中新发恶性肿瘤病例出现的频率。观察时间单位通常以年表示。

$$发病率 = \frac{一定时期内某人群恶性肿瘤新发病例数}{同时期该人群人口数} \times 100000 / 10万$$

发病率可按不同特征(如年龄、性别、种族等)分别计算。由于发病率的水平受很多因素的影响,所以在对比不同资料时,应考虑年龄、性别等的构成,进行发病率的标化。比较不同特征人群的恶性肿瘤的发病率,并将之用于病因学的探讨和防治措施的评价。

二、恶性肿瘤患病率

恶性肿瘤患病率也称现患率或流行率,是指某特定时间内一定人群中恶性肿瘤新旧病例所占比例。患病率可按观察时间的不同分为时点患病率和期间患病率,时点患病率的观察时间一般不超过一个月,期间患病率的观察时间通常超过一个月。

$$时点患病率=\frac{某一时点一定人口中现患恶性肿瘤新旧病例数}{该时点人口数}\times 100000/10\ 万$$

$$期间患病率=\frac{某观察期间一定人口中现患恶性肿瘤新旧病例数}{同期平均人口数}\times 100000/10\ 万$$

患病率是横断面研究常用的指标,通常用来反映恶性肿瘤的流行情况及对人群健康的影响程度。患病率可为医疗设施的规划、卫生人力的需要量、医疗费用的投入等提供科学的依据。

三、恶性肿瘤死亡率

恶性肿瘤死亡率表示在一定期间内,一定人群中患者死于恶性肿瘤的频率。

$$死亡率=\frac{某期间内恶性肿瘤死亡总数}{同期平均人口数}\times 100000/10\ 万$$

死亡率也可按不同特征(如年龄、性别、种族等)分别计算。对不同地区死亡率进行比较时,须将死亡率进行标化后才可进行比较。对于病死率高的恶性肿瘤,死亡率与发病率十分接近,而且死亡率准确性高于发病率,因此常将死亡率用作探讨病因的指标。

四、恶性肿瘤生存率

恶性肿瘤生存率又称存活率,是指接受某种治疗的恶性肿瘤患者,经过若干年(通常为 1、3、5 年)后,尚存活的患者数所占的比例。

$$生存率=\frac{随访满\ n\ 年尚存活的病例数}{开始随访的病例数}\times 100\%$$

生存率反映了恶性肿瘤对生命的危害程度,也可用于评价某种治疗的远期疗效。5 年生存率是临床评价肿瘤预后的重要指标。

五、恶性肿瘤潜在减寿年数

恶性肿瘤潜在减寿年数(PYLL)是某种肿瘤某年龄组人群死亡者的期望寿命与实际死亡年龄之差的总和,即因肿瘤死亡所造成的寿命损失。

$$PYLL = \sum_{i=1}^{e} a_i d_i$$

其中 e 为预期寿命，i 为年龄组，a_i 为剩余年龄，d_i 为某年龄组的死亡人数。

恶性肿瘤潜在减寿年数不仅考虑到某一恶性肿瘤死亡率的高低，而且反映了死亡发生时统计的年龄对预期寿命的影响，是测量人群中某种肿瘤疾病负担的一个直接指标，可用于衡量不同肿瘤对人群的危害程度，确定重点卫生问题，为确定不同年龄组重点疾病提供依据。

（周　璐）

第三章　肿瘤病因学

第一节　环境因素

目前,多数肿瘤的病因还不十分清楚,肿瘤的病因十分复杂。人们认识到某些因素与肿瘤的发生有直接联系,有些是间接联系,目前认为环境污染是癌症发生的主要原因,科学家认为80％癌症的发病与生活习惯和环境因素有关,动物实验也证明有千余种化学物质能诱发肿瘤。世界卫生组织国际肿瘤研究所已确定50多种化学物质对人类有致癌性。肿瘤的病因相当复杂,有时多种因素起作用。虽然目前对肿瘤的病因研究还不十分明确。美国一项致癌因素分析表明,饮食因素占35％,烟草占30％,饮酒占3％,药物及病毒各占1％。人们采取适当预防措施,至少可以预防65％的癌症。按传统划分可把病因归纳为外因和内因,其中外因是主要的。外因可分为化学、物理、生物因素,而且化学性致癌物占全部致癌因素的90％以上。内因主要与遗传因素有关。

一、生活中的致癌物

1.烟草

很多病的病因归于吸烟,1/3的肿瘤死亡直接由吸烟所致,肺癌的发生与吸烟关系更密切。据估计,美国85％～90％的肺癌与吸烟有关。根据30多年的研究与调查,吸烟与呼吸道、上消化道、胰腺、肾盂和膀胱的癌症有关,而鼻烟及咀嚼烟草则与口腔、鼻腔、肾与膀胱的癌症有关。烟草已成为人类癌症主要的病因之一。烟草的致癌作用可以分为燃烧的卷烟、雪茄的烟雾吸入与不经燃烧的鼻烟、咀嚼烟草及槟榔两大类。主要致癌物包括稠环芳烃(苯并芘、9-苯基蒽、二苯蒽、苯并芴等),芳香族及其胺类、亚硝胺、酚类、酮类、醛类、喹啉、吖啶、偏二甲基肼、氨基甲酸乙酯等有机物,以及砷、镍、铬、镉、铅等无机物。

2.饮酒

人类饮酒已经有几千年的历史,根据长期经验已知少量饮酒可促进血液循环,使神经系统轻度兴奋,活络关节肌肉。过量饮酒导致的疾病很多,危害严重。长期过量饮酒使一些癌症的发病率与死亡率增加。已证实饮酒能诱发肝癌、食管癌、咽喉癌等。

3.食物烹调

有学者报道了煎烤或烟熏的牛肉、鱼表面切下的焦痂物质有很强的致癌突变性,远远强于其中苯并芘或稠环芳烃类化合物所能引起的突变。这类食品热解产物总称为氨基咪唑氮杂芳烃(AIA),也称杂环胺类化合物,可分为三大类:喹啉、喹喔啉、吡啶。另外,长期高脂饮食与结直肠癌发病呈正相关。

4.药品

致癌药物中最主要的一类为烷化剂,其次为免疫抑制剂、激素等。

5.腌制食品

腌制食品(腌鱼、咸菜、酸菜、泡菜)均含有亚硝酸盐,亚硝酸盐是食管癌、胃癌等的致病因素之一。

二、化学性致癌因素

(一)化学致癌物

1.烷化剂

氮芥、硫芥、环磷酰胺、白消安、苯丁酸氮芥、美法仑、噻替哌。这类主要是化疗药。烷化剂的共同特点是有烷化性能及活泼的化学反应性。

2.多环芳烃化合物

3,4-苯并芘,这类主要是各种有机物,如脂肪、煤炭、石油等的不完全燃烧产生的。

3.芳香胺类化合物

芳香胺类化合物常引起肝、肠、乳腺、外耳、膀胱等处的肿瘤,如联苯胺、α-苯萘胺、4-氨基联苯、4-硝基联苯、甲苯胺、金胺、邻联茴香胺等。

4.氨基偶氮染料

如氨基偶氮甲苯这一类主要是纺织品、食品与饮料的染料或添加剂。长时间大剂量接触常引起肝癌。

5.亚硝基化合物

N-亚硝胺、N-亚硝酰胺、亚硝基,这一类主要是工业有害物质,可引起40多种恶性肿瘤。

6.金属致癌物

铍、镉、铬、钨是潜在的致癌物。钼、镁、铜、锌则对癌症发生起双重作用,大剂量发挥致癌作用,小剂量则发挥抗癌作用。

（二）致癌机制

有的化学致癌物直接作用于基因,称基因毒性类,基因毒性类表现为直接基因毒性,使基因突变。基因毒性类主要包括烷化剂、乙烯亚胺、二氯甲基醚、氯乙烯、苯并芘、2-萘胺以及金属离子镍、铬、镉等。有的化学致癌物作用于基因水平以上称基因水平以上致癌物。基因水平以上致癌物不直接作用于基因,而通过其他环节导致或诱导肿瘤发生或转移。基因水平以上的致癌物包括锡箔、石棉、二乙基己烯雌酚、硫唑嘌呤、环孢素、氯贝丁酯等。

三、生物性致癌因素

（一）生物致癌物分类

1.乙肝病毒

乙肝病毒感染与肝癌关系密切。乙肝高发区也是肝癌高发区,乙肝多在数十年后发生肝癌。

2.EB病毒

世界上多数人都感染EB病毒,一旦感染终身带有病毒。EB病毒感染与淋巴瘤、鼻咽癌有关。

3.艾滋病病毒

艾滋病病毒可引起卡波西肉瘤,这种肉瘤是一种恶性皮肤肿瘤。

4.人乳头瘤病毒

人乳头瘤病毒可引起宫颈癌。45%的日本宫颈癌患者,80%的欧美宫颈癌患者的癌组织中发现人乳头状瘤病毒的存在。

5.黄曲霉

被黄曲霉污染的粮油食品,如花生、玉米、黄豆、大米、小米、棉籽及果仁等,会产生黄曲霉毒素,该毒素属剧毒,毒性超过眼镜蛇和金环蛇毒液,比氰化钾毒性高100倍以上,比1605、1059毒性高28～33倍。黄曲霉毒素有数十种,其中以AF_{B1}致癌作用最强,可引起肝癌、胃癌、肾癌、结直肠癌及卵巢癌。

（二）致癌机制

致癌病毒可分为DNA病毒和RNA病毒。DNA病毒有多瘤病毒、腺病毒、疱疹病毒、人乳头瘤病毒。RNA病毒有白血病病毒、肉瘤病毒,RNA病毒为反转录病毒。DNA病毒和RNA病毒中都存在癌基因,如SV40病毒中的基因,白血病病毒的*onc*基因,都是引起癌变的关键因素。DNA病毒通过联结或整合酶与细胞DNA结合而插入到机体细胞DNA中,这一过程称为整合。整合使细胞遗传性发生转变,代谢调节紊乱,从而使细胞分裂和增殖失控而发生癌变。RNA病毒不能直接整合到细胞 DNA 中,须先由病毒反转录酶以病毒 RNA 为模板,合成互补的单链 DNA,从而使细胞癌变。黄曲霉素中的 AF_{B1} 在还原型辅酶 A 存在时,经肝微粒体混合功能氧化酶处理,使 AF_{B1} 活化为最终致癌物 AF_{B1}-2,3-环氧化物,其 C-2 环具有很强的亲电子性,它可与核酸中 G-N7 发生反应,生成 AF_{B1}-DNA 加合物,从而引起细胞癌变,发生肿瘤。

四、物理性致癌因素

(一)物理致癌因素

1.电磁辐射

电磁辐射包括电离辐射和紫外线照射。电离辐射常见的有 X 射线、γ 射线、粒子射线、彩电射线、机场行李检查系统、夜光表表盘、烟草、某些玻璃和陶瓷制品。原子弹爆炸区和核泄漏区肿瘤发生率均较高。紫外线是阳光中波长最短的光,紫外线也是电磁波,频率较低,穿透力差。长期在阳光下暴晒,皮肤癌的发病率高,尤其是白种人。对于射频和微波辐射的致癌作用的研究结果存在较大争议。

2.异物刺激

已发现有些异物长期地刺激可引起肿瘤,如玻璃纸、涤纶、尼龙、聚苯乙烯、电木等。

3.损伤

慢性损伤可引起肿瘤,如烧伤瘢痕、龋齿、义齿、胃部瘢痕性溃疡、萎缩性胃炎、胃息肉、宫颈糜烂、溃疡性结肠炎、结肠腺瘤、结肠息肉等。

(二)致癌机制

物理因素主要致癌机制是激活癌基因和引起 DNA 损伤,可以是直接作用,也可为自由基的间接作用。DNA 损伤的形式包括核苷酸碱基损伤、交联、DNA 单链和双链的断裂。碱基损伤和 DNA 双链断裂的错误修复是细胞基因突变和染色体畸变的原因。物理致癌因素引起的病有皮肤癌、白血病、骨肉瘤、肺癌、甲状腺癌、淋巴瘤、咽喉癌、乳腺癌及胃肠道肿瘤。电磁辐射是常见的物理致癌因素,可分为低剂量辐射和高剂量辐射,低剂量辐射是指低于 0.2 Gy 的剂量。低剂量辐射须长时间接触。高剂量辐射多为人为因素造成的放射性物质大量释放,高剂量辐射在生活中少见。

(封艳辉)

第二节 遗传因素

一、肿瘤的遗传流行病学

遗传流行病学着重研究遗传因素与环境因素在疾病发生中所起的作用,作用的方式、后果和预防控制方法。肿瘤遗传流行病学在研究遗传易感性与环境暴露对肿瘤发生发展影响的过程中通常先研究肿瘤家庭聚集性,然后用双生子法、遗传度估算等来确定家族聚集性是先天因素抑或环境因素所致,阐明遗传与环境间的关系。

(一)肿瘤的家族聚集现象

1.癌家族

癌家族指同一个家族中较多成员发生同一种或者几种解剖学部位相同的肿瘤。肿瘤的发病率高,而且发病年龄早,通常按常染色体显性遗传方式遗传。有学者发现一个腺癌高发家族,该家族首个男性患者的 9 个子女中,4 男 2 女患癌;家族达 7 代时,人数 929 例,在世 665 例,平均年龄 45 岁,共有 115 例癌症患者,8 人为多发性原发癌,其中 1 人有 5 处原发癌。女性多患子宫内膜癌,男性则多发胃癌、结肠癌,40~50 岁是家族中发生肿瘤的危险年龄,男女发病比例为 47∶48,接近 1∶1,呈垂直传递,符合常染色体显性遗传规律。有学者将此归纳为“癌家族综合征”,其特点为:①腺癌发病率高;②发病年龄早;③原发性、多发性恶性肿瘤发病率高;④常染色体显性遗传。

2.家族性癌

家族性癌指一个家族中有多个成员患同一种癌,一般指人类较常见的恶性肿瘤。患者一级亲属发病率较一般人群患病率高 3~5 倍,通常不符合孟德尔遗传规律。例如,12%~25%结肠癌患者都有结肠癌家族史。原发性肝癌无论在低发区或高发区,均呈现家族聚集现象。

肿瘤的家族聚集现象提示肿瘤发生有一定的遗传背景。家族性癌综合征的分子生物学研究表明,癌是体细胞遗传学疾病,对于阐明常染色体显性遗传的患癌高危险家族的遗传学基础和散发性癌的发病机制具有重要意义。

(二)肿瘤发病率的种族差异

某些肿瘤在不同种族中有显著差异。例如,中国人鼻咽癌发病率居世界首位,并且世界各地的中国移民发病率比当地人种发病率高十几至几十倍;日本人松果体瘤患病率较其他民族高十几倍;黑种人中 Kaposi 肉瘤、Burkitt 淋巴瘤发病率较高,欧美人多见乳腺癌等。这表明造成种族差异的遗传因素在肿瘤发生中具有重要作用。

(三)双生子发病一致率

家族聚集现象,除与遗传有关外,还可能由于家族成员暴露于共同环境因素或与教养传递有关。家族聚集性分析可为肿瘤与遗传相关的可能性提供重要信息,不能区分这种聚集性是由遗传所致,还是由环境所致。对此,还需要进一步分析遗传与环境因素在肿瘤发生发展中的相对作用大小,最常用的方法就是双生子法,还有养子、半同胞分析和 logistic 回归分析等。

有研究调查 77 对患白血病的双生子,结果发现,同卵双生子发病一致率很高,另有 20 对同卵双生子在同一部位患同种肿瘤。同卵双生子的遗传基础几乎完全相同,其较高的发病率表明肿瘤发生与遗传有关。

(四)遗传模式及易感基因的确定

肿瘤的遗传模式及相关易感基因的确定也是遗传流行病学在肿瘤病因研究中的一个重要内容。通过分离分析法确定遗传模式对下一步连锁分析定位易感基因具有重要意义。经典的分离分析法是 Li-Mantel-Gart 法。有学者计算中国食管癌的分离比为 0.0839,明显低于 0.25,从而说明食管癌为多基因遗传方式。复合分离分析是经典分离分析方法的拓展,该方法是综合研究人类质量和数量性状在家系中的传递方式以及分离检验多基因中主基因作用的一种方法。有研究对 216 例不吸烟女性肺癌先证者家系调查,采用最大似然比复合分离分析法,结果表明一种罕见的常染色体显性遗传基因可能是不吸烟患肺癌的危险因素,是所观察患者家族聚集性的原因。

确定易感基因的方法有细胞遗传学改变分析、连锁分析、相关分析、突变分析等。随着 RFLP、STR、SNP 多态性遗传标记的发现和应用以及测序技术的飞速发展,可以对肿瘤易感基因进行较为准确的定位。

二、肿瘤中的染色体异常

几乎所有的肿瘤细胞中都存在染色体异常。同一肿瘤的细胞由于起源于一个共同的突变细胞而具有共同的染色体异常,但肿瘤在发展过程中受内外环境影响而不断地变异、演化,形成了多种核型。某些核型的细胞是致死性的,在选择过程中逐渐被淘汰,而有些核型的细胞却获得增殖优势。当恶性肿瘤发展到一定阶段时往往出现 1~2 个较突出的细胞系,细胞系内全部细胞的染色体数目、结构都相同。在一种肿瘤中,如果某种细胞系生长占优势或细胞百分数占多数,就称为该肿瘤的干系,干系的染色体数目称为众数,干系以外处于劣势的细胞系称为旁系。

肿瘤细胞中染色体数目异常多为非整倍体,实体瘤染色体的数目多在二倍体左右或为三倍体、四倍体,癌性胸腹水中常见高异倍体(染色体数目为正常个体的四倍以上)。肿瘤细胞中常见的染色体结构畸变有断裂、缺失、环状染色体、微小体、双微体、双着丝粒染色体、易位、重复等。如果某一种结构异常的染色体较多地出现于某种肿瘤细胞内,就称为标记染色体。标记染色体可分特异性和非特异性两类。前者指经常出现于同一种肿瘤中,是该肿瘤具有代表性的异常染色体(表 3-2-1);后者指同一种肿瘤中不同类型的异常染色体或不同类型肿瘤中相同类型的异常染色体。

表 3-2-1　肿瘤中的特异性标记染色体

肿瘤	标记染色体
慢性粒细胞白血病	t(9;22)
急性早幼粒细胞白血病	t(15;17)
前列腺癌	del(10q)
视网膜母细胞瘤	del(13)(q14)
Burkitt 淋巴瘤	t(8;14)(q24;q32)
	t(2;8)(p12;q24)
	t(8;22)(q24;q11)
软组织肉瘤	t(12;22)(q13;q12)
肾母细胞瘤	del(11)(p13p14)
小细胞肺癌	del(3)(p14q23)
肺腺癌	del(6)(q23qter)
胃癌	del(7)(q22)
	del(7)(q15)
	t(1;3)(p11;q11)

费城染色体(简称 Ph 染色体)是慢性粒细胞白血病(CML)的特异性标记染色体,它是 22 号染色体长臂 1 区 1 带(22q11)处断裂后形成的一个很小的近端着丝粒染色体。22 号染色体断片通常易位于 9q34。现已知这种易位使 9q34 上的原癌基因 ABL 与 22q11 上的 *BCR* 基因形成了 *BCR/ABL* 融合基因,编码出具有酪氨酸激酶活性的蛋白 P210,这是 CML 的分子生物学病因。约 95% 的 CML 患者 Ph 染色体阳性并出现于早期患者骨髓细胞中,故可作为早期诊断和鉴别诊断的依据,Ph 阴性患者对治疗的反应差,预后不良。根据有关报道,化疗后 Ph 小体可消失,因而 Ph 小体的有无又可以作为判定治疗效果的一种指标。

人类染色体上有一些易发生断裂的部位,称为脆性位点。有些脆性位点与癌细胞中染色体异常的断裂点一致或相邻,有些与癌基因部位一致或相邻,提示脆性位点可能与癌的发生有关,但两者之间的特异性联系不高。

三、癌基因

基因改变是肿瘤起源与发展的分子基础。能够使细胞发生癌变的基因统称为癌基因。癌基因原是正常细胞中的一些基因,为细胞生长发育所必需。一旦这些基因在表达时间、表达部位、表达数量及表达产物结构等方面发生了异常,就可能导致细胞无限增殖并出现恶性转化。

(一)癌基因控制细胞的正常生长与发育

许多癌基因是由正常的原癌基因突变而来,原癌基因是一类控制细胞增殖与分化的基因。目前已经确定了至少 340 个人类癌基因(家族),包括与之对应的正常的原癌基因。

许多已定性的人类癌基因与从致癌的 RNA 病毒中分离出来的病毒癌基因有关联。相对于病毒癌基因,细胞中正常的原癌基因又被称为细胞癌基因。原癌基因在进化上有高度的保守性,例如,原癌基因 H-RAS 和其对应的蛋白质在酵母和人等生物体中均有发现,表明其蛋白产物对维持基本的生命活动必不可少。原癌基因的蛋白产物在信号转导和细胞生长的调控方面起重要作用,当这些调节或转导发生改变时,细胞可能发生恶性转化。

根据原癌基因蛋白产物的功能及生化特征,可以将其分为五类:生长因子、生长因子受体、信号转导因子、转录因子及其他,如细胞凋亡调节因子等。

(二)癌基因的激活机制

癌基因的激活是由于细胞原癌基因的遗传特性改变。这些遗传特性变异的结果使细胞获得一定的生长优势。不同癌基因的激活机制与途径不同,一般可以分为以下四种情况,这些机制或改变原癌基因的结构,或增加其表达。

1.点突变

原癌基因中由于单个碱基突变而改变编码蛋白的功能或使基因激活并出现功能变异。原癌基因点突变是癌的早期变化,具有明显的始动作用。人类肿瘤中,典型的癌基因突变多数是错义突变导致的,即编码蛋白中仅有一个氨基酸的变异。例如在原癌基因 RAS(K-RAS、H-RAS、N-RAS)家族中经常可以检测到点突变,K-RAS 的突变在恶性肿瘤中尤为常见。在 30% 肺腺癌、50% 结肠癌及 90% 胰腺癌中存在 K-RAS 的突变。

2.染色体易位

由染色体断裂与重排导致细胞癌基因在染色体上的位置发生改变。这可能使原来无活性或低表达的癌基因易位至一个强大的启动子、增强子或转录调节元件附近,或由于易位而改变了基因的结构并与其他高表达的基因形成所谓的融合基因,进而控制癌基因的正常调控机制的作用减弱,并使癌基因激活及具有恶性转化的功能。

例如,在慢性粒细胞白血病中,可在造血干细胞中观察到第9号染色体与第22号染色体的易位,结果第22号染色体上的原癌基因 *ABL* 易位到9号染色体的 *BCR* 基因处,*BCRDNA* 序列与 *ABL* 序列相连表达一个融合蛋白,它比正常的 *ABL* 蛋白要长,但酪氨酸激酶活性增强。用反转录病毒载体构建的 *BCR/ABL* 融合基因导入正常鼠的骨髓中,结果实验鼠发生了血细胞癌,其中也包括慢性粒细胞白血病,该结果表明 Ph 染色体的这种易位可能会引起癌变。

3.基因扩增

很多基因突变涉及染色体的部分重复或缺失。一旦细胞某些染色体位点(通常含一个或多个癌基因以及毗邻的遗传单位)出现多个拷贝(常常20个以上),就导致了基因扩增现象,即基因组中某个基因拷贝数的显著增加。基因通过其在基因组内异常扩增,引起核型改变,并产生均染区(HSRs)和双微体(DM)等(图 3-2-1)。均染区是缺少正常深、浅区带的染色体区段;双微体是成对存在的无着丝粒的微小遗传结构。均染区、双微体均代表基因组 DNA 高度扩增,其中至少含有几百个拷贝。扩增使基因的表达量增高,为细胞生长提供优势。

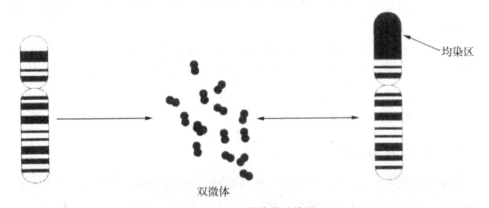

均染区

双微体

图 3-2-1　双微体及均染区

人类肿瘤核型中频繁出现均染区与双微体,表明在肿瘤某些原癌基因的扩增是很常见的,其中 *MYC*、*EGFR* 及 *RAS* 原癌基因家族的扩增在人类肿瘤中占很大比例。

4.病毒诱导激活

启动子插入原癌基因附近,可导致原癌基因激活。此外,原癌基因中被插入一个病毒基因组中包含强大的启动子的序列也可以被激活,如反转录病毒基因组中的长末端重复序列(LTR)。

(封艳辉)

第四章　肿瘤病理学

第一节　肿瘤病理的概念

肿瘤的确切病因及发生机制迄今尚不完全明确。根据目前对肿瘤的认识水平，可将肿瘤的概念归纳如下：肿瘤是在多种致瘤因子长期作用下，机体某部位的组织细胞出现异常增生和分化所产生的新生物，这种新生物常表现为局部肿块，即使在诱发肿瘤的病因消除之后，肿瘤仍可继续生长。

细胞的增殖，特别是异常增殖是肿瘤形成的物质基础。在炎症或组织损伤时，局部组织细胞虽亦出现增殖，但属于修复性增殖，并不导致肿瘤的发生，这种增殖称之为非肿瘤性增殖。而导致肿瘤发生的增殖常表现为克隆性的异常增殖，这种增殖称之为肿瘤性增殖。

肿瘤性增殖所形成的肿瘤细胞，由于其基因水平的异常和遗传特征的改变，肿瘤细胞具有和正常细胞明显不同的生物学特性，并可将其特性克隆性地、持续性地传给子代细胞。由肿瘤性增殖所导致的肿瘤细胞的生物学特性可归纳为以下四个方面。

一、旺盛的增殖和自主性生长

正常细胞增殖时，有许多调节因素参与调控，而肿瘤细胞由于失去了此种调控作用，故使瘤细胞呈现旺盛的异常增殖。在正常细胞增殖达到一定程度时，则出现接触性抑制而停止增殖，而肿瘤性增殖丧失了接触性抑制，加之肿瘤细胞不同程度地脱离了机体的调控作用，故常表现为不可遏制的自主性生长。但是，这种所谓的自主性生长也是相对而言的，因为机体的免疫功能和内分泌状况总会在一定程度上影响肿瘤的生长与发展。

二、去分化或异常分化引起肿瘤细胞的不成熟分化

瘤细胞失去了正常细胞的调节机制而出现去分化或者异常分化状态，故瘤细胞达不到正常细胞那样的分化及成熟程度，与正常细胞相比，在结构和功能上常有

很大差异,瘤细胞的恶性程度越高,其差异性就越明显。某些肿瘤除了在结构和功能上存在不成熟分化的特性外,还可产生某些酶学改变或出现胚胎幼稚组织的一些指标。例如,患前列腺癌时,其酸性磷酸酶活性增高;患骨肉瘤时,其碱性磷酸酶活性增高;患原发性肝癌时,其甲胎蛋白(AFP)水平明显增高。临床上检测这些指标对肿瘤的诊断具有一定的价值。

三、浸润及转移

一般情况下,良性肿瘤生长仅限于机体的某个局部,不向周围扩散浸润;而恶性肿瘤则往往穿破基底膜,或沿组织间隙向周围组织扩散浸润,或通过血管、淋巴管等向局部及远隔部转移,具有显著的侵袭和转移能力。

四、可移植性

将瘤细胞特别是恶性肿瘤细胞移植(种植)于同种动物、转基因动物或免疫缺陷动物(如裸鼠)体内,瘤细胞可增生繁殖并发展成与原发瘤完全相同的肿瘤组织(移植瘤)。

肿瘤细胞上述的生物学特性是肿瘤对人体危害的重要体现。研究、探讨并熟悉这方面的知识,对肿瘤的防治具有重要的实践意义。

（马金旗）

第二节 肿瘤的命名和分类

肿瘤的命名和分类,是肿瘤病理诊断的重要内容,不同的肿瘤病理诊断名称有着不同的临床含义。肿瘤的种类繁多,命名十分复杂,一般根据其组织学分化方向(过去也称组织来源)和生物学行为进行命名和分类。

根据肿瘤的生物学特性及其对机体的影响和危害,一般将肿瘤分为良性肿瘤和恶性肿瘤。良性肿瘤多无浸润和转移能力,肿瘤通常有包膜或边界清楚.呈膨胀性生长,生长速度缓慢,瘤细胞分化程度高,对机体危害较小。恶性肿瘤是指具有浸润和转移能力的肿瘤,肿瘤通常无包膜,边界不清,呈浸润性生长,生长迅速,分化差,异型性较大,对机体危害大,常出现复发、转移。另外,有些肿瘤组织形态和生物学行为可介于良性和恶性之间,称之为交界性肿瘤,这类肿瘤的诊断标准往往不易界定。

一、肿瘤的命名

（一）良性肿瘤的命名

一般良性肿瘤的命名原则是在组织或细胞类型的名称后加一个"瘤"字（英文后缀为-oma），如腺上皮的良性肿瘤，称为腺瘤；血管源性的良性肿瘤，称为血管瘤。

（二）恶性肿瘤的命名

（1）上皮组织的恶性肿瘤统称为癌。命名方式是在上皮名称后加一个"癌"字，如腺上皮的恶性肿瘤称为腺癌，鳞状上皮的恶性肿瘤称为鳞状细胞癌，同时具有上述两种成分的癌则称为腺鳞癌。

（2）间叶组织的恶性肿瘤统称为肉瘤。间叶组织包括纤维组织、脂肪、肌肉、血管、淋巴管、骨、软骨等。其命名是在间叶组织名称后加上"肉瘤"二字，如骨肉瘤。

（3）同时具有癌和肉瘤两种成分的肿瘤称为癌肉瘤。

（三）其他

除上述一般命名方法外，有些肿瘤的命名是约定俗成的，不依照上述原则。"母细胞瘤"因其形态类似发育过程中的某种幼稚细胞而命名，性质可为良性或恶性。例如肌纤维母细胞瘤为良性，而肾母细胞瘤、髓母细胞瘤等为恶性；白血病和精原细胞瘤等虽然名称中有"瘤"和"病"字，实为恶性肿瘤；恶性黑色素瘤、恶性畸胎瘤等直接称"恶性……瘤"，表示性质；尤文肉瘤、霍奇金淋巴瘤则直接以最初描述者或研究者的名字而命名。

二、肿瘤的分类

肿瘤可从病因、组织分化、病理形态和肿瘤发展阶段等方面来分类。新出版的WHO肿瘤病理分类不仅以病理学形态改变为基础，而且结合了临床、免疫组织化学表型和分子遗传学改变。表4-2-1列举了部分肿瘤的命名及分类。

表 4-2-1　肿瘤的命名及分类

组织分化（来源）	良性肿瘤	恶性肿瘤
上皮组织		
鳞状细胞	鳞状细胞乳头状瘤	鳞状细胞癌
基底细胞		基底细胞癌
腺上皮细胞	腺瘤	腺癌
尿路上皮（移行细胞）	尿路上皮乳头状瘤	尿路上皮癌
间叶组织		

组织分化（来源）	良性肿瘤	恶性肿瘤
纤维组织	纤维瘤	纤维肉瘤
脂肪	脂肪瘤	脂肪肉瘤
平滑肌	平滑肌瘤	平滑肌肉瘤
横纹肌	横纹肌瘤	横纹肌肉瘤
血管	血管瘤	血管肉瘤
淋巴管	淋巴管瘤	淋巴管肉瘤
骨	骨瘤	骨肉瘤
软骨	软骨瘤	软骨肉瘤
滑膜		滑膜肉瘤
间皮	间皮瘤	恶性间皮瘤
淋巴造血组织		
淋巴细胞	淋巴瘤	
造血细胞	白血病	
神经组织和脑脊膜		
胶质细胞	弥漫性星形细胞瘤	
神经细胞	节细胞神经瘤	神经母细胞瘤、髓母细胞瘤
脑脊膜	脑膜瘤	恶性脑膜瘤
神经鞘细胞	神经鞘瘤	恶性外周神经鞘膜瘤
其他肿瘤		
黑色素细胞	黑色素痣	恶性黑色素瘤
胎盘滋养叶细胞	葡萄胎	侵袭性葡萄胎、绒毛膜上皮癌
生殖细胞		精原细胞瘤、无性细胞瘤、胚胎性癌
性腺或胚胎残件中的全能细胞	畸胎瘤	恶性畸胎瘤

（马金旗）

第三节 肿瘤的组织结构、分化及异型性

一、肿瘤的组织结构

任何肿瘤的组织结构均由实质和间质两部分组成。

(一)肿瘤的实质

肿瘤的实质由肿瘤细胞构成,是肿瘤的主体成分,决定肿瘤的生物学特性,并代表该种肿瘤的特点。肿瘤的命名和分类也都是依据肿瘤的实质来决定的。

由于人体任何组织几乎都可发生肿瘤,因此肿瘤实质的形态复杂多样,绝大多数肿瘤的实质由一种肿瘤细胞组成,少数肿瘤的实质由两种或两种以上瘤细胞组成,如乳腺纤维腺瘤的纤维和腺上皮两种成分均为肿瘤的实质。

瘤细胞的排列组合方式亦是多种多样的,一般来说,其排列方式往往可反映肿瘤的起源。由上皮组织来源的肿瘤多呈巢状或条索状排列,实质与间质分界相对较为清楚;由间叶组织来源的肿瘤,其实质成分多呈弥散性排列,实质与间质的分界不甚清楚。

由于肿瘤的实质代表了肿瘤的生物学行为,所以重点而细致地观察肿瘤实质成分的特点,对于肿瘤病理诊断、临床治疗及患者的预后判断均十分重要。

(二)肿瘤的间质

除白血病或原位癌等少数情况,几乎所有肿瘤都有间质。肿瘤的间质由结缔组织和脉管两种成分组成。肿瘤间质虽和实质互为依存,但各种肿瘤的间质成分基本相同,故属于肿瘤的非特异性成分。间质的主要功能是对肿瘤起支架和营养的作用。在不同的肿瘤,其实质与间质的比例不尽相同,如肿瘤实质的比例明显大于间质,其质地相对较软,相反则质地较硬。随着肿瘤的生长,肿瘤细胞可产生血管生成因子,刺激间质中毛细血管的增生,从而使肿瘤细胞持续增殖。当肿瘤细胞生长过快,而间质血管不能提供足够的营养时,肿瘤组织将会发生继发性坏死。此外,间质中浸润的淋巴细胞、巨噬细胞等具有重要的免疫功能,可参与机体对肿瘤组织的免疫反应。

二、肿瘤的分化

肿瘤组织在形态和功能上均可出现与来源组织不同程度的相似之处,这种与正常组织的相似性称为分化。

分化是衡量肿瘤生物学行为和良、恶性的一个标尺,也是病理和临床医师分析判断肿瘤性质经常提及的一个学术名词。一般来讲,某个肿瘤实质的形态和功能

比较接近于来源的正常组织,则表明该肿瘤的瘤细胞比较成熟,分化程度较高,其生物学行为倾向于良性,可称之为高分化肿瘤。反之,如肿瘤实质成分与来源正常组织相似性很小,则表明该瘤细胞较为幼稚,分化程度较低,其生物学行为倾向于恶性,可称为低分化肿瘤。如果某一肿瘤的实质非常幼稚,与正常组织缺乏相似之处,则称为未分化肿瘤。

在病理诊断中,由于良性肿瘤分化都比较好,所以多不再以分化程度而进行分级。在多数恶性肿瘤,常根据其分化程度分为:高分化(分化好)、中分化、低分化、未分化几个级别,一方面可为临床方案的设计提供依据,另一方面可作为患者预后的判断指标。

三、肿瘤的异型性

任何肿瘤,其组织结构和细胞形态都与其来源组织有不同程度的差异,这种形态结构上的差异称为异型性。异型性是判断肿瘤良、恶性及生物学行为的另一个重要指标,也是从另一角度确定肿瘤性质、判断患者预后常涉及的另一重要名词。肿瘤的异型性表现为细胞异型性和结构异型性两个方面。

(一)肿瘤的细胞异型性

肿瘤的细胞异型性可表现为以下五个方面。

(1)肿瘤细胞的形体通常比正常细胞大。

(2)肿瘤细胞的大小、形态很不一致(多形性),有时可出现单核或多核的瘤巨细胞。但是一些分化很差或未分化肿瘤,由于瘤细胞十分幼稚,其形体一般较小,且大小、形态比较一致。

(3)核大浓染,核浆比增高。正常上皮细胞的核浆比多为$1:6\sim1:4$而肿瘤细胞由于胞核增大,其核浆比可达$1:1$,甚至细胞质缺如。瘤细胞核内DNA增多,故常表现为核浓染及染色质粗大,粗大的染色质分布不均,常堆积于核膜之下。

(4)核仁明显,体积增大,数目也可增多。

(5)核分裂象增多。在恶性肿瘤时,除核分裂象增多外,还可出现不对称性、顿挫型、多极等病理性核分裂象。

(二)肿瘤的结构异型性

肿瘤组织在空间排列方式上与来源正常组织的差异称为结构异型性。其常表现为瘤细胞的排列紊乱和失去正常的层次及结构。例如鳞状上皮癌,其上皮排列紊乱且正常的排列极向消失;腺癌出现腺体共壁、大小形态不一的奇异腺腔,甚至形成无腺腔结构的实性巢团等。

肿瘤的异型性是瘤细胞或组织出现分化或成熟障碍的结果。一般来讲,肿瘤的异型性越大,瘤细胞的分化程度和成熟程度就越低,其生物学行为也趋向于恶性,反之亦然。当某些恶性肿瘤分化极差,异型性特别明显时,则称之为间变性肿瘤,间变性肿瘤为高度恶性肿瘤,其生物学行为极差。

(马金旗)

第四节　良、恶性肿瘤的区别

　　区别肿瘤的良、恶性具有重要的临床意义。它是确定肿瘤治疗方案的先决条件,又是关系着患者的治疗效果和预后的重要问题。例如,将恶性肿瘤误诊为良性肿瘤,就会贻误治疗时机,甚至危及患者生命;而将良性肿瘤误诊为恶性肿瘤,则将采取不必要治疗措施(如根治性手术等),使患者蒙受不必要的痛苦和身心损害。为了能准确地区别肿瘤的良、恶性,就必须熟悉和掌握良性肿瘤和恶性肿瘤的不同特征,以便掌握鉴别诊断的原则和方法。

　　区别肿瘤的良、恶性,主要根据瘤细胞的分化程度、生物学行为及对机体的危害程度这三个方面的因素(表4-4-1)。

表 4-4-1　良性肿瘤与恶性肿瘤的区别

项目	良性肿瘤	恶性肿瘤
分化程度	分化成熟,异型性小,与起源组织相似,核分裂象少或无	分化不成熟。异型性大,与起源组织不相似,核分裂象多见,并常见病理性核分裂象
生物学行为		
生长速度	缓慢	较快
生长方式	膨胀性生长,常有包膜,分界清楚,可推动	浸润型生长,无包膜,分界不清楚,多数不能推动
继发性改变	较少发生坏死,出血	常发生坏死,出血,溃疡
转移	不转移	常有转移
复发	术后很少复发	易复发
对机体的危害程度	危害程度小,主要为局部压迫或阻塞作用	危害程度大,除压迫阻塞外,还浸润破坏组织器官,并发出血、感染,晚期出现恶病质

　　根据以上区别要点,可以区别多数肿瘤的良、恶性,但在实践中,在对具体肿瘤进行分析时,还要正确理解如下几个方面的关系。

一、从总体角度分析判断肿瘤的良、恶性

　　肿瘤良、恶性的区别要点是肿瘤良、恶性特征的综合评价,必须从总体角度去

理解和运用它,否则,就可能出现片面性。

二、重视肿瘤的生物学行为

一般而论,肿瘤的形态、生物学行为和对机体的危害程度呈正相关,即肿瘤细胞形态表现为良性(分化成熟),生物学行为也表现为良性(不浸润、转移),对机体的危害程度也小,反之亦然。但是,有的良性肿瘤虽无浸润和转移,而其肿瘤细胞却有异型性,如非典型性纤维黄色瘤和甲状腺非典型腺瘤。而另一些恶性肿瘤(如甲状腺滤泡性腺癌)虽有浸润和转移,但肿瘤细胞的异型性却很小。可见肿瘤的形态表现和生物学行为有时并非完全一致。然而,在确定肿瘤的良恶性问题上,生物学行为起着重要作用,对凡有转移的肿瘤,不管瘤细胞形态如何,均可考虑为恶性。

三、交界性肿瘤

良性肿瘤与恶性肿瘤之间并无绝对界限,肿瘤从良性到恶性之间,可有一个中间带,即存在一种似良性非良性、似恶性非恶性的交界性肿瘤,如膀胱乳头状瘤、腮腺多形性腺瘤等,这些肿瘤的瘤细胞分化尚好,但生物学行为可有恶性倾向。因此,在实际工作中,要适当改变对肿瘤认识上那种非良即恶的绝对化观点,对一些形态学上良恶难分的肿瘤,可以诊断为"增生活跃的肿瘤"或"有恶变倾向的肿瘤"。临床上对交界性肿瘤的处理,应采取符合这种病变性质的手术方式,特别要注意预防这种肿瘤的术后复发。此外,有些良性肿瘤如治疗不及时,有时可转变为恶性肿瘤,称为恶性变。这种恶性变的肿瘤,如获得及时手术治疗,其预后一般较原发性恶性肿瘤好。

(马金旗)

第五节 肿瘤的组织病理学检查

组织病理学诊断是指将经活检或切除的组织制成病理切片进行组织形态学等检查而作出的诊断。目前组织病理学诊断为最可靠的诊断。

一、肿瘤标本的获取

标本的种类根据取材方式的不同,常分为以下四种。①针芯穿刺活检:即用带针芯的粗针穿刺病变部位,抽取病变组织制成的病理组织切片,有较完整的组织结构,可供组织病理学诊断。②钳取活检:用活检钳通过内镜或其他器械钳取病变组织进行组织病理学诊断,如消化道内镜活检、支气管纤支镜活检。制成的病理组织切片往往也有较完整的组织结构。③切开活检:手术切取小块病变组织并尽可能包括周围正常组织的活检方式。④切除活检：将整个病变全部切除后获得的病变组织。切除组织可仅为肿块本身，也可包括肿块边缘组织和区域淋巴结。此法同时有肿瘤外科治疗的目的。

二、肿瘤大体形态观察

肿瘤的大体形态多样，并可在一定程度上反映肿瘤的类型及良、恶性。临床送检病理检查时送检单应准确描述肿瘤的部位、数目、大小、形状、颜色、质地和包膜等重要信息。

1.部位

虽然肿瘤可发生于任何部位，但不同的肿瘤常有其好发部位。例如恶性黑色素瘤好发于足底、横纹肌肉瘤好发于头颈部、胃癌好发于胃窦部。

2.数目

肿瘤多为单发，也可多发，常具有一定诊断价值，如肠道的多发性息肉应高度警惕家族性多发性息肉病的可能。对肿瘤进行检查应注意肿块的数目及各肿块之间的关系。

3.体积

不同肿瘤的体积差异很大，体积小者仅显微镜下才能发现，体积大者直径可达数十厘米。肿瘤的体积通常与生长时间和发生部位有一定关系。生长缓慢、体积较大的肿瘤多为良性；恶性肿瘤生长迅速，体积不一定大；生长缓慢、体积较小的肿瘤（如神经纤维瘤病）若在短期内体积迅速长大应高度怀疑存在恶变的可能。

4.形状及生长方式

肿瘤的形状多种多样。肿瘤的形状与其发生部位、组织来源、生长方式和肿瘤的良、恶性密切相关。例如良性肿瘤多呈结节状、有包膜且膨胀性生长，而溃疡型、呈浸润型生长的包块多为恶性。

5.颜色与质地

肿瘤的颜色与质地也可提示肿瘤的类型。例如血管瘤呈暗红色，黑色素瘤呈黑色；成骨性肿瘤质地坚硬，若间叶组织肿瘤质地呈鱼肉状常高度提示为肉瘤。

三、肿瘤标本的处理和保存

正确地处理和固定标本，是保证病理诊断准确无误的必要条件，也是标本能否很好地用于后续诊断或研究的前提。通常标本离体后必须在一小时内放入 10 倍体积的 10% 中性缓冲甲醛固定液中，固定时间应以 6～48 小时为宜，较大的标本还应正确地切（剖）开后再固定。

四、肿瘤标本制作组织病理切片

标本经过肉眼大体检查和取材选取病变组织后,一般有以下四种制片方法。①常规石蜡切片:是肿瘤病理学诊断中最常用的制片方法,适用于各种标本的组织学检查;②冷冻切片:采用恒冷切片机制作切片,常用于术中病理诊断;③快速石蜡切片:是将常规石蜡制片过程通过加温或微波等方法加快组织处理时间,约30分钟即可完成制片,现多已被冷冻切片取代;④印片:即将巨检所见可疑组织与玻片接触,制成印片染色后观察,作出快速诊断,此法虽属细胞学诊断,但常与冷冻切片同时应用,以提高术中诊断的确诊率,也可作为无法进行冷冻切片时的应急措施。

五、病理诊断报告书的基本内容和解读

1.基本内容

一份完整的病理报告需要包括患者基本信息和病理诊断信息。一般包括以下内容。①患者基本信息:包括病理号、姓名、性别、年龄、送检医院或科室、住院号、门诊号、送检和收验日期等;②大体和显微镜检查:包括标本类型、大体所见、肿瘤的组织学类型、病理分级(分化程度)、浸润深度、脉管和神经浸润情况、淋巴结转移情况、切除标本的切缘有无肿瘤浸润,以及有无继发性病变或伴发性病变等;③病理学诊断的相关特殊检查:包括免疫组织化学、电镜、细胞和分子遗传学等特殊检查的结果和解释。

2.肿瘤组织病理学病理诊断报告书的阅读和理解

如前所述,病理诊断也存在局限性。因而病理诊断在表述上常用下列几种形式,其含义也各不相同。

(1)明确的或基本明确的病理学诊断:该类诊断中取材部位、疾病名称、病变性质明确或基本明确。此类报告可作为临床诊疗的依据。

(2)不能完全肯定或有所保留的诊断:指由于各种因素影响,不易判定病变性质或疾病名称,常常以这种诊断形式表述,即多在拟诊疾病/病变名称之前或后加上具有不太确切含义的修饰词:如"考虑为""倾向于""病变符合""疑似""可能性大"或"不能排除"等字样。如临床工作中遇到这种表述的病理诊断,临床医生不能将此类病理报告作为治疗的充分依据,应结合临床实际情况进行诊疗。

(3)描述性诊断:指送检组织不能满足对各种疾病或病变的诊断要求。此时只能根据形态描述。

(4)术中冷冻切片和快速石蜡切片的诊断报告的准确性不能等同于组织病理诊断报告,要以术后的石蜡切片报告为准。

(马金旗)

第五章　头颈部肿瘤

第一节　鼻咽癌

鼻咽癌是原发于鼻咽黏膜上皮的恶性肿瘤,占头颈部恶性肿瘤的78%,是耳鼻咽喉科最常见的恶性肿瘤。发病年龄为30～49岁。95%以上属低分化癌和未分化癌类型,恶性程度高,生长快,易出现浸润型生长及早期转移。其中以鳞状细胞癌最为多见。

一、常见病因

鼻咽癌的病因可能与下列因素有关:EB病毒感染、环境与饮食、遗传因素。鼻咽癌的发病机制还不清楚,但诸多研究表明鼻咽癌高发区的华人子女染色体的不稳定性与鼻咽癌的发生有关。淋巴结转移是鼻咽癌主要的转移途径。远处转移是血行转移的结果,是晚期的表现。

二、临床表现

1.症状

鼻咽癌以回吸性涕血、耳鸣、听力减退、耳内闭塞感、头痛、面麻、复视、鼻塞为主要症状。

2.体征

鼻咽癌患者颈部淋巴结肿大、舌肌萎缩和伸舌偏斜、眼睑下垂、远处转移、伴发皮肌炎,女性可有停经表现。

三、辅助检查

鼻咽癌辅助检查有鼻咽镜检查、鼻咽活检、脱落细胞学检查、X线检查、B型超声检查、CT检查、磁共振成像(MRI)检查、放射性核素检查、血清学诊断。

病理学诊断是鼻咽癌确诊依据。

四、治疗原则

鼻咽癌早期治疗,效果较佳。

1.放射治疗

放射治疗为目前治疗鼻咽癌的主要方法,包括深部 X 线照射、^{60}Co 放射治疗或加速器,亦可并用腔内放疗。

2.化学治疗

化学治疗主要用于临床Ⅲ期、Ⅳ期已明确有淋巴结转移或远处转移患者,放疗前后的辅助性治疗。采用联合化疗,可以使肿瘤缩小或消灭微小病灶,提高治疗效果,降低药物不良反应。常用化疗药物有环磷酰胺＋博来霉素＋氟尿嘧啶(CBF 方案)、氟尿嘧啶＋顺铂(DF 方案)等。

3.中医药治疗

中医药治疗作为鼻咽癌的辅助治疗手段,可提高机体免疫力,并有一定的抗肿瘤作用,可减轻放、化疗的毒性反应,达到协助西药抗癌、提高疗效的目的。

五、护理

1.护理评估

(1)病因:患者有无 EB 病毒感染、有无食用咸鱼及腌制食物的饮食习惯,有无家族史、是否居住在高发区等。

(2)临床表现:出血症状及生命体征改变,如鼻涕或痰中带血、头痛、面部麻木、耳鸣、听力减退、耳内闭塞感、复视、鼻塞等。

(3)查体:有无舌肌萎缩和伸舌偏斜、眼睑下垂、眼球固定及对进食、视力、活动等的影响。

(4)辅助检查:阳性检查结果、营养指标及有无复发或远处转移症状。

(5)精神心理状况:患者的压力源、压力应对方式及社会支持系统。

(6)其他:评估患者放、化疗的作用及不良反应,观察胃肠道反应,如恶心、呕吐、腹泻、便秘;骨髓抑制情况,如血常规以及肝肾功能、发热等的发生及程度。

2.护理要点及措施

(1)鼻腔出血的护理。

1)放疗开始 1 周左右,给予鼻腔冲洗,保持鼻咽部清洁,每日用生理盐水加庆大霉素冲洗鼻腔 1 次。

2)对鼻咽分泌物多且无出血倾向的患者,可每日冲洗 2 次,预防误吸脓涕及脱落的坏死组织引起肺部感染,有防臭、消炎和收敛作用。

3)对鼻腔干燥的患者,可使用液状石蜡、芝麻油、鱼肝油滴鼻剂等润滑、湿润鼻腔,防止干燥出血,一定要保证鼻腔适宜的温度和湿度。

4)并发症:鼻出血,由肿瘤侵犯血管破裂引起。如出血量少者,给予止血药局部应用,出血点烧灼、冷冻、激光、射频等治疗。出血中等量时,用1%麻黄碱、0.1%肾上腺素浸润纱条或凡士林油纱条填塞前鼻孔或后鼻孔,止血效果好。

5)大出血时,保持呼吸道通畅,立即让患者平卧、头偏向一侧,嘱患者及时将血吐出,防止误吸引起窒息,密切观察生命体征的变化。放置冰袋于鼻上部或用手指压迫颈外动脉止血。即刻建立2条以上静脉通道,备血、查血常规、出凝血时间等,给予快速扩容抗休克治疗,必要时输血、行外科手术血管结扎或栓塞介入止血治疗。

(2)跌倒的护理。

1)对复视、视力下降或丧失的患者要防止跌倒和坠床。

2)对放、化疗后疲乏,胃肠道反应大,进食少的患者要防止摔倒,尤其是老年体弱者。可适当加床档保护,减少活动范围。定时巡视,给予及时协助,做好预见性护理。

3)协助患者进行生活护理,尤其是晨晚间护理。

(3)心理护理。

1)做好疾病及治疗相关知识的健康教育,增强患者的信心,减轻压力。

2)鼓励患者选用积极的应对方式,避免消极的情绪。

3)对听力下降者,与其耐心交流,必要时借助纸、笔,减轻听力障碍的影响及避免增加口咽部不适,影响交流。

4)对焦虑的患者,注意"四轻"(走路轻、说话轻、操作轻、关门轻),保持环境的安静、整洁、舒适,避免不良刺激。

5)运用系统脱敏疗法,建立焦虑等级量表,进行放松练习,用放松对抗焦虑,逐渐减轻或缓解焦虑。

6)对抑郁的患者,注意进行适量的运动,家人多给予陪伴,促进其与他人交流,增加愉悦感。

7)对抑郁症状明显者,严格防止自杀行为,逐级上报,做到班班交接、人人知晓,按时巡视。

(4)营养失调的护理。

1)放疗期间应给患者补充足够的水分,可让患者口含话梅、橄榄、无花果等,刺激唾液分泌,减轻口干不适。

2)对食欲减退者,适量增加一些调味品,如甜食、酸食、新鲜蔬菜及水果以刺激食欲。

3)胃肠道反应明显者,可根据情况酌情进食流质、半流质或普通饮食,宜进清淡、少油腻、高热量、高蛋白质、高维生素、易消化的食物,少量多餐;避免进食过冷或过热的食物;避免酸性或辛辣等刺激性食物;避免低血糖的发生。

4)不强迫患者进食,以减轻胃肠道负担及心理压力,使其更快恢复。

5)监测血红蛋白、血清白蛋白、电解质等指标,观察有无营养失调,必要时口服专用营养剂,遵医嘱给予肠内、外营养支持。

(5)舒适改变的护理。

1)如有头痛等不适,观察疼痛的程度,按三阶梯止痛原则给予镇痛治疗,并做好疼痛护理。

2)如有面部麻木,避免冷刺激,减轻局部症状。

(6)口(鼻)腔黏膜、皮肤及放疗不良反应的护理。

1)口腔护理:放疗期间餐前、餐后、睡前含漱 1∶5000 呋喃西林溶液,避免口腔感染,定时观察患者口腔黏膜变化。吞咽困难或口腔溃疡者给予吸管吸入,避免食物刺激黏膜;进食前给予 1% 利多卡因喷雾以减轻进食时的疼痛;给予康复新液以促进溃疡组织黏膜的修复。

2)照射野皮肤护理:按国际抗癌联盟(UICC)急性放射反应评分标准评定放射性皮肤损伤程度。0 度:无变化;Ⅰ度:滤泡、轻度红斑、干性脱皮、出汗减少;Ⅱ度:明显红斑、斑状湿性皮炎、中度水肿;Ⅲ度:融合性湿性皮炎、凹陷性水肿;Ⅳ度:坏死、溃疡、出血。从放疗开始即嘱咐患者保持放射野皮肤清洁、干燥,防止外伤,勿用肥皂水擦洗或搓洗,勿随意涂抹药膏或润肤霜,避免阳光暴晒放射野皮肤,勿受过冷、过热刺激。Ⅰ度皮炎可外用冰片滑石粉或喜疗妥喷涂;Ⅱ度皮炎片状湿性脱皮时可用喜疗妥湿敷,Ⅲ度融合性湿性脱皮时必须先用湿敷,每天 3~4 次,一般 1~2 d 渗出消失,肉芽生长,4~5 d 即可愈合。

3)练习张闭口:张口受限为鼻咽癌患者远期放疗反应,重在预防,无特殊治疗措施,患者放疗后应经常做张口运动,防止咀嚼肌及周围组织的纤维化。一旦发生张口受限,应指导患者进行功能锻炼。

(7)化疗不良反应的护理。

1)给予中心静脉置管或静脉留置针,首选经外周静脉穿刺的中心静脉导管(PICC),因保留时间长,注意避免化疗药物对外周静脉的刺激。

2)遵医嘱预防或治疗性使用止吐、抑酸、保肝、水化、退热等药物。

3)观察药物不良反应,观察尿液的颜色及有无尿路刺激征,嘱咐患者多饮水,每日饮水量在 2000 mL 以上,减轻对肾及膀胱的毒性、促进药物的代谢。

4)Ⅳ度骨髓抑制者住隔离病房,谢绝探视、避免感冒,预防性使用抗生素,严格无菌操作及加强各种管道护理等;紫外线消毒房间,每天 2 次,每次 30 min,避免感染的可能;用软毛刷刷牙,避免磕碰,减少出血的可能。观察有无头晕、耳鸣、腹痛等颅内及内脏出血的可能。遵医嘱使用集落刺激因子,给予升白细胞及血小板的药物并观察药物的效果。

3.健康教育

(1)告知患者保持鼻腔的湿润清洁,不能抠鼻孔,尤其鼻腔填塞及鼻出血停止以后,防止血痂脱落、引起再出血。

(2)告知房间内须保持适宜的温度及湿度,室温 18～22 ℃,湿度 50％～60％。

(3)向患者说明出现咳痰咯血时不要食燥热性食物,如韭菜、葱蒜、桂皮及油煎食物,多饮水,可食用化痰止咳、润肺的食物,如甘草、梨。

(4)嘱咐患者变换体位时要慢,防止摔倒,增强安全意识。

(5)向患者说明在放疗期间须保持皮肤放射野标记的清晰,不能私自涂改,以免照射部位有误,影响疗效及造成其他部位的损伤。

(6)说明可服用益气补虚、扶正抗癌的中药,以利于增强机体免疫力,巩固疗效,减少复发的可能。

(7)向患者说明饮食的重要性,嘱咐患者多食新鲜蔬菜、水果、大豆及其制品、花生、香菇、西红柿、柑橘等,可以滋阴润肺,提高人体免疫力;少食用咸、熏、烤、腌制品。

(8)告知健康的生活方式:戒烟戒酒,生活起居有规律,劳逸结合,适当进行有氧运动,增强免疫力,促进康复。

(9)重视健康体检、知识宣教,早发现、早治疗。如生活在我国鼻咽癌高发地区或经常接触油烟、化学毒物,经常吸烟、饮酒或家人、亲属患有鼻咽癌,建议定期体检,每 1～2 年进行 1 次。如年龄 30～49 岁,有血涕、鼻塞、头痛、耳鸣、耳聋、颈部肿块等,首先考虑鼻咽癌的可能性,应积极进行全面检查。

(10)向患者说明放化疗疗程结束后,仍须定期复查,按医生说明的时间复查,如有不适,要随时到医院专科就诊。

(徐　婧)

第二节　甲状腺癌

甲状腺癌是由数种不同生物学行为以及不同病理类型的癌肿组成,主要包括乳头状腺癌、滤泡状癌、未分化癌、髓样癌 4 种类型。甲状腺癌约占所有癌症的1％,各国甲状腺癌的发病率逐年增加。甲状腺癌以女性发病较多,其平均发病年龄为 40 岁。

一、常见病因

具体确切的病因目前尚难肯定,但从流行病学调查、肿瘤实验性研究和临床观察,甲状腺癌的发生可能与下列因素有关:电离辐射;饮食因素,如缺碘地区甲状腺癌发病率高;性别和激素;遗传和癌基因;部分甲状腺良性病变。发病机制目前尚不清楚。

二、临床表现

1.症状

颈前肿物缓慢或迅速增大,出现声音嘶哑、呼吸困难等压迫症状,颈前肿物伴腹泻或阵发性高血压。

2.体征

甲状腺结节、颈淋巴结肿大。

三、辅助检查

1.影像学检查

PET-CT 检查对甲状腺良、恶性病变的诊断准确率较高。

2.血清学检查

包括甲状腺功能检查、血清降钙素测定等。

3.病理学检查

包括细胞学检查和组织学检查,确诊应根据病理切片检查结果。

四、治疗原则

1.手术治疗

外科手术治疗为主,如确诊为甲状腺癌,应及时行根治手术。

2.放射治疗

外放射治疗:未分化癌临床以外放射治疗为主,放疗通常宜早进行;内放射治疗:临床上常用^{131}I来治疗分化型甲状腺癌。

3.化疗

甲状腺癌对化疗敏感性差。化疗主要用于不可手术或远处转移的晚期癌,常用药物为紫杉醇+顺铂等。

4.内分泌治疗

主要是长期服用甲状腺素片。

五、护理

1.护理评估

(1)病史:有无吸烟、喝酒等嗜好,有无长期接触放射性物质,有无营养不良、感染及其他局部刺激因素等。

(2)身体评估:生命体征,尤其是体温的变化。

(3)评估各项辅助检查结果。

(4)评估有无出血倾向。

2.护理要点及措施

(1)心理护理:高度重视肿瘤患者的心理活动、情绪变化及生活态度等。具体包括谨慎告知诊断、协助行为矫正、积极心理暗示、实施心理疏导、引导有效应对、强化社会支持、增强榜样示范和归属感、保护患者自尊、具备预见性。

(2)饮食护理:饮食营养应均衡,宜进食高蛋白质、低脂肪、低糖、高维生素、无刺激性软食,多吃新鲜蔬菜、水果,以及海带、紫菜等,禁烟、酒,少吃多餐。

(3)并发症的观察与护理:如出血、乳糜漏、呼吸困难、低钙血症等。

(4)静脉化疗的护理。

1)熟悉该病常用化疗药物的作用、给药途径和毒性反应。了解化疗方案、患者病情、给药顺序及时间,准确执行医嘱。有针对性的护理,将毒性反应降到最低。

2)静脉通道护理:首次化疗患者进行 PICC 置管的宣教,未置管者按化疗选用血管原则进行。拒绝行 PICC 置管术患者,给予留置套管针。经研究表明,微量利多卡因联合适当心理暗示有利于缓解留置针穿刺的疼痛。

3)化疗期间护理:随时观察其表情、精神状态等情况。由于癌症是慢性消耗性疾病,患者需要摄取足够的营养,故化疗期间应加强营养,根据患者口味给予高蛋白质、高热量及多种维生素等清淡易消化饮食。注意保持病房干净整洁,安静舒适,减少不良刺激。减少探视人员,防止交叉感染。消化道反应严重时进干的食物如面包片、馒头,一旦发现异常及时汇报。

4)仔细观察用药反应:如恶心、呕吐、腹痛、腹泻等情况。化疗期间注意观察患者生命体征,及早发现心肌损害。注意观察尿量,鼓励患者多饮水,24 h 尿量应 > 2000 mL。

5)骨髓抑制及护理:当白细胞低于 $2.5 \times 10^9 / L$,血小板计数下降至 $75 \times 10^9 / L$ 时,除停止化疗外,应予以保护性护理,并采取预防并发症的措施,遵医嘱正确使用升血小板药物,必要时遵医嘱输注血小板。为患者创造空气清新、整洁的环境,禁止患者与传染性患者接触,防止交叉感染。严格无菌操作,患者的用物经消毒灭菌处理后方可使用。预防呼吸道感染,病房空气用紫外线消毒,每日 1 次;0.1% 84

消毒液湿式拖地,每日 2 次。观察患者皮肤黏膜有无出血倾向,如牙龈、鼻腔出血、皮肤瘀斑、血尿及便血等。保持室内适宜的温度及湿度,患者的鼻黏膜和口唇部可涂液状石蜡防止干裂。静脉穿刺时慎用止血带,注射完毕时压迫针眼 5 min 以上,严防利器损伤患者皮肤。

(5)疼痛护理:及时发现患者的疼痛情况,同时运用适宜方法评估疼痛,并遵医嘱按照三阶梯原则用药,观察镇痛药的疗效及不良反应等,并积极运用其他非药物治疗方法,使患者能够无痛睡眠、无痛休息、无痛活动,提高患者的生活质量。

3.健康教育

(1)服药指导:向患者说明服药的必要性,指导行甲状腺癌次全切或全切者遵医嘱终身服用甲状腺素片,防止甲状腺功能减退和抑制促甲状腺激素(TSH)增高。甲状腺术后患者定期复查甲状腺功能,医生根据情况调整甲状腺素用量。所有甲状腺癌术后患者服用适量的甲状腺素片可在一定程度上预防甲状腺癌的复发。

(2)讲解功能锻炼的意义及方法:①卧床期间鼓励患者床上活动,促进血液循环和切口愈合。头颈部在制动一段时间后,可逐步练习活动以促进颈部功能恢复。②颈淋巴结清扫术者,斜方肌不同程度受损,因此,切口愈合后应开始肩关节和颈部的功能锻炼,随时注意保持患侧高于健侧,以纠正肩下垂的趋势。特别注意加强双上肢的活动,应至少持续至出院后 3 个月。

(3)向患者讲解生活起居应注意的问题。注意保持卧室空气清新,通风良好,保持一定的湿度。嘱咐患者尽量少去公共场所和人群集中的地方,及时增减衣服,防止感冒。

(4)教会患者自行体检的方法,若发现结节、肿块或异常应及时就诊。

(徐　婧)

第三节　脑胶质瘤

脑胶质瘤是一种最常见的颅内肿瘤,发病率占颅内肿瘤的 44.69%。肿瘤多呈浸润性生长,手术不易全切,对治疗敏感性极差,5 年生存率不足 5%。

一、常见病因

病因可能与以下因素有关:放射线、职业因素、饮食因素。目前脑胶质瘤发病机制尚未完全阐明,已知其发生发展的根本原因是细胞的增殖和凋亡紊乱,尚未发现哪些因素可直接导致胶质瘤的发生。

二、临床表现

根据细胞分化情况可分为：多形性胶质母细胞瘤、星形细胞瘤、少突胶质细胞瘤、室管膜瘤等，其临床表现如下。

1.多形性胶质母细胞瘤

以头痛、颅内压增高、中枢神经系统功能障碍为主要症状。

2.星形细胞瘤

为脑胶质瘤中最常见的一种，恶性程度较低，约占40%，患者可伴有癫痫、头痛、偏瘫、视力障碍和智力改变等表现。

3.少突胶质细胞瘤

临床表现与星形细胞瘤类似。

4.室管膜瘤

约占胶质瘤的12%，恶性程度较高，起源于脑室壁或脑室外部位胚胎期残留的室管膜细胞。第4脑室的阻塞导致脑积水、视盘水肿、小脑受压、共济失调，以及小脑扁桃体向枕骨大孔移位产生颈部的疼痛和僵硬。

三、治疗方式及常用药物

手术是最直接的治疗方式，但因脑胶质瘤呈侵袭性生长，手术很难将肿瘤彻底切除，术后必须尽快进行其他治疗，包括化疗和放疗。

1.脑胶质瘤化学治疗常用药物

洛莫司汀(CCNU)、卡铂、顺铂、甲氨蝶呤、依托泊苷、伊立替康等。

2.替莫唑胺(TMZ)

TMZ是目前胶质瘤化疗单药口服疗效最好的药物，有助于克服耐药的化疗方案，使化疗有效率和生存率提高。

3.术后联合放疗

可有效缓解患者的症状和体征。

四、护理

1.护理评估

(1)详细询问病史，观察了解患者目前的身体、心理状况和肢体功能状况。

(2)评估患者是否有头痛、恶心、呕吐等颅内压增高的表现及神经功能缺失，如偏瘫、失语、情感障碍等。

(3)评估患者有无潜在并发症、脑功能障碍和脑疝。

(4)评估患者生活自理能力。

2.护理要点及措施

(1)病情观察。

1)严密观察神志、瞳孔及生命体征变化。

2)观察有无头痛、恶心、呕吐等颅内压增高表现。

3)患者有无癫痫、偏瘫、失语、记忆和智力损害、视野缺失等神经功能缺失表现。

4)注意有无生活自理能力和认知力下降,有无恐惧、焦虑、烦躁、易怒等心理问题。

5)放、化疗期间患者是否有乏力、出血、头晕及皮肤、黏膜色泽改变。

(2)症状护理。

1)潜在并发症:严密观察颅内压增高的表现。保持出入量平衡。按医嘱给予脱水、利尿治疗。警惕脑疝的发生。一旦出现头痛剧烈,瞳孔忽大忽小或双瞳孔不等大的情况,避免搬动患者,立即遵医嘱给予甘露醇等快速静脉滴注。

2)保持呼吸道通畅:经常翻身、叩背,促进有效排痰。肿瘤侵犯脑干,易出现呼吸障碍,表现为呼吸浅慢、不规则,最后导致呼吸停止。因此,密切观察患者呼吸频率及节律的变化,必要时给予气管插管。

3)放、化疗期间常出现恶心、呕吐,食欲缺乏、便秘等消化系统症状,治疗结束后可自行缓解,其间应酌情给予止吐治疗[5-HT$_3$受体阻断药、激素、NK-1拮抗药、甲氧氯普胺(胃复安)、中枢神经系统镇静药等],积极处理迟发性反应,并给予高能量、高蛋白质、高维生素及易消化饮食,少食多餐。不能经口进食者,给予肠外营养及其他对症处理,便秘者适当用缓泻药物、灌肠等。

4)放、化疗期间勤于复查血常规,每周2～3次,必要时给予输血及集落刺激因子(G-CSF)、白细胞介素-11(IL-11)、促红细胞生成素(EPO)支持,根据骨髓情况调整放、化疗时间,方案,剂量等。

5)放疗期间保持放射野的皮肤清洁、干燥,避免搔抓及用肥皂、碘酊等刺激性化学药品涂搽。局部出现瘙痒、脱屑时可用复方鱼肝油软膏涂搽。

6)加强基础护理,指导和帮助视力障碍、无力或肢体瘫痪等患者完成日常生活料理。意识不清或躁动患者加用床档保护,避免发生坠床、跌倒等意外损伤。

(3)心理护理:积极的应对方式和心理干预可以提高肿瘤患者的免疫功能。护理人员应主动关心患者,建立良好的护患关系,为患者讲解有关疾病治疗知识,使其坚定战胜疾病的信心和勇气,取得家属配合,使用阳性强化法,使焦虑情绪得以减轻。

3.健康教育

(1)嘱咐患者勿用力咳嗽、打喷嚏,避免颅内压增高。

(2)嘱咐患者养成健康的饮食习惯,忌食辛辣、油炸、烟熏等食品。

(3)向患者及家属讲解预防便秘的重要性及方法。

(4)指导患者进行适量的有氧运动及功能锻炼,出门戴口罩,避免到人多的地方去。

(5)讲解定期复查的重要性,出院后在医生的指导下按时服药。

(徐　婧)

第四节　口腔癌

口腔是消化道的起始部,前方为口唇,两侧为颊部,上部为硬腭,下部为口底,后方与口咽部相连,内有舌体的前 2/3 部分。在唇、上下齿龈、硬腭、口底、颊黏膜及舌前 2/3 部分发生的恶性肿瘤都称为口腔癌。在我国,口腔癌是较常见的恶性肿瘤,多发于 40~60 岁的中年人,男性较女性多发。发病率与地区、气候、种族和卫生习惯有关。

一、常见病因

(一)饮食因素

1.嗜好烟酒

口腔癌患者大多有长期吸烟、饮酒史。

2.喜好咀嚼槟榔块

咀嚼槟榔等混合物能引起口腔黏膜上皮基底细胞分裂活动增加,从而导致口腔癌发病率上升。

3.营养摄入不足

维生素 A 缺乏引起的口腔黏膜上皮增厚、角化过度与口腔癌的发生有关。人口统计学研究显示摄入维生素 A 低的国家口腔癌发病率高。

(二)生物因素

1.口腔感染与局部刺激

口腔卫生不良、尖锐牙尖和不良修复体的长期刺激,被认为是口腔癌发生的原因之一。

2.病毒与梅毒

能感染口腔组织又具有潜在致瘤作用的病毒有两种:疱疹病毒和人乳头瘤

病毒。

(三)黏膜白斑与增生性红斑

口腔黏膜白斑与增生性红斑是病因之一,黏膜白斑的癌变率在 3%～6%,舌部扁平苔藓恶变率 4%左右。

(四)环境因素

日光直接照射是唇癌的诱因之一。

二、病理与临床分期

(一)病理

口腔癌 90%为鳞状细胞癌,分为高、中、低分化鳞癌,其中高分化鳞癌占 60%以上。不常见的病理类型有小涎腺癌(腺癌、黏液表皮样癌、腺样囊性癌及涎腺上皮—肌上皮癌)、基底细胞癌、未分化癌、乳头状瘤病变等,极少见病理类型有恶性淋巴瘤、恶性黑色素瘤和肉瘤等。

(二)临床分期

美国癌症联合委员会(AJCC)2002 版口腔癌 TNM 分期见表 5-4-1。

表 5-4-1　口腔癌 TNM 分期

分期	标准
原发肿瘤(T)	
T_x	原发肿瘤无法评估
T_0	无原发肿瘤证据
Tis	原位癌
T_1	肿瘤最大径≤2 cm
T_2	肿瘤最大径>2 cm,但≤4 cm
T_3	肿瘤最大径>4 cm
T_4	(唇癌):肿瘤侵犯穿破骨皮质、下牙槽神经、口底或面部即颏或鼻的皮肤
T_{4a}	(口腔癌):肿瘤侵犯邻近结构,例如:穿破骨皮质、侵入深部舌外肌、舌骨舌肌、腭舌肌和颏突舌骨肌、上颌窦、面部皮肤
T_{4b}	肿瘤侵犯咀嚼肌间隙、翼板或颅底和(或)包绕颈内动脉
区域淋巴结(N)	
N_x	无法评估有无区域性淋巴结
N_0	无区域性淋巴结转移
N_1	同侧单个淋巴结转移,直径≤3 cm

分期	标准
N_2	淋巴结转移
N_{2a}	同侧单个淋巴结转移,直径>3 cm且≤6 cm
N_{2b}	多个同侧淋巴结转移,其中最大直径≤6 cm
N_{2c}	双侧或对侧淋巴结转移,其中最大直径≤6 cm
N_3	转移淋巴结最大直径>6 cm
远处转移(M)	
M_X	无法评估有无远处转移
M_0	无远处转移
M_1	有远处转移
TNM 分期分组	
0 期	Tis、N_0、M_0
Ⅰ期	T_1、N_0、M_0
Ⅱ期	T_2、N_0、M_0
Ⅲ期	T_3、N_0、M_0 或 $T_{1\sim3}$、N_1、M_0
Ⅳa 期	任何 T,任何 N_2,M_0
Ⅳb 期	任何 T,N_3,M_0
Ⅳc 期	任何 T,任何 N,M_1

三、临床表现

(1)口腔癌共同的症状和体征是疼痛、溃疡、白斑和肿块。

(2)口腔癌发生部位不同,临床表现也不同。

1)唇癌:其发病率占口腔癌的 12.5%,以下唇的中外 1/3 部位为多见。病变表面常出现血痂及炎性渗出。下唇癌由于闭合功能受影响,可伴有严重的唾液外溢。

2)舌癌:在口腔癌中最常见,多为鳞状细胞癌,85%以上多发生在舌体。早期症状表现为黏膜表面边界清楚、范围固定、颜色异常。体征明显时,表现为舌部肿块、溃疡伴疼痛不适。肿瘤侵犯舌根时,可出现放射性耳痛;侵入舌外肌引起舌运动受限;全舌受侵则引起舌固定、流涎、进食困难、语言不清。舌癌晚期由于舌运动严重受限、固定、唾液增多外溢,进食、吞咽、语言均感困难,且疼痛剧烈。

3)口底癌:多发生在舌系带两侧的前口底。局部出现肿块和溃疡,逐步可发生疼痛、流涎、舌活动受限、吞咽困难和语言障碍。

4)颊癌:多为鳞状细胞癌,早期病变多表现为黏膜粗糙,随着病情发展,可引起颊部溃疡,出现明显疼痛,严重者可致张口受限,直至牙关紧闭。

5)牙龈癌:次于舌癌,居口腔癌第二位。多为分化程度高的鳞状细胞癌,上牙龈癌比下牙龈癌多见。牙龈癌以溃疡型多见。早期向牙槽突及颌骨浸润,引起牙松动、疼痛。继续发展可破坏颌骨,波及口底,侵入闭口肌群,开口困难,下齿槽神经受损,下唇麻木。上颌牙龈癌可侵犯上颌窦。

6)腭癌:多指硬腭癌,以腺癌为多见。腭癌多为外生型,易渗出和形成血痂,触之易出血,早期易侵犯骨质;晚期可出现牙松动或脱落。腭癌的淋巴结转移主要侵及颌下淋巴结。

7)磨牙后区癌:磨牙后区癌发病率不高,仅占口腔癌的7%左右。主要表现为局部疼痛、溃疡和张口受限,有时疼痛可向耳部放射。淋巴结转移率为26%～44%。

四、诊断

(一)临床检查

望诊和触诊是口腔癌检查或早期诊断最好的检查手段,有助于了解病变波及的范围。

(二)辅助检查

1.X线检查

X线检查在口腔癌侵犯上、下颌骨及鼻旁窦时能提供较多有价值的信息,但对口腔癌的定位信息、肿瘤侵犯范围特别是侵犯原发灶周围软组织的情况尚不能满足诊断和制定治疗计划的需要。

2.MRI、CT检查

MRI、CT检查可帮助确定病变范围和有无骨受侵情况,以帮助准确地进行分期。

3.超声检查

颈部彩色超声对判断颈部淋巴结的性质有一定帮助。

(三)脱落细胞学检查

脱落细胞学检查适用于病变表浅的无症状的癌前病变或病变范围不清的早期鳞癌,作为筛选检查,然后对阳性及可疑病例再进一步做活检确诊。

(四)病理学检查

病理学检查是诊断肿瘤的主要依据。对口腔癌的病理检查主要是直接取材活检。

五、治疗

(一)治疗策略

1.原发灶处理

原发灶处理方法有手术、放疗、化疗及其他治疗(包括低温治疗、激光治疗、免疫治疗、生物治疗等)。治疗方式以手术和放疗为主,手术和放疗的综合治疗效果优于单一治疗。

2.颈部淋巴结处理

如病变小、切缘阴性、厚度小于 2 mm,无其他不良预后因素,可不处理颈部淋巴结;如病灶大、有不利预后因素,则颈部淋巴结需要处理。

(二)手术治疗

早期如没有造成残疾、影响美容和功能的危险,均应首选外科手术治疗,或采用以外科治疗为主的综合疗法。

(三)放射治疗

对早期、未分化癌及低分化的口腔癌可首选放射治疗,对于已累及骨质、颈淋巴结转移的晚期肿瘤行单纯的放疗难以根治,需要进行综合治疗。

(四)化学治疗

化疗多数作为手术和放疗的辅助治疗,晚期患者可给予姑息化疗。口腔癌术前辅助化疗可以缩小肿瘤,为手术创造条件,还可提高远期疗效。常用药物有紫杉类药物、顺铂、氟尿嘧啶、甲氨蝶呤等。

(五)其他

冷冻疗法、激光疗法、高温加热疗法等多用于早期浅表的口腔癌与晚期复发肿瘤的姑息治疗。免疫疗法及生物治疗可用于其他治疗的辅助治疗。

六、护理

(一)护理要点

1.饮食护理

(1)吞咽功能训练:由于口腔的正常功能被破坏,加之手术后手术野涉及会厌和喉返神经,致使经口进食时食物易误入气管引起呛咳,进食受到影响。特别是对于刚拔除胃管改由口进食者,应指导其进行吞咽动作的训练,指导坐位或半坐卧位进食,进食速度不宜过快。

(2)饮食指导:鼓励少食多餐,宜进食高蛋白、高热量、高维生素(B族维生素)、易消化的清淡饮食,进食前后应用温开水漱口,以促进食欲。忌食煎炒、辛辣、刺激性、过硬、过热的食物,以保护口咽部黏膜。避免如热咖啡、冰激凌,以及柑橘类饮料等过热过冷或刺激口腔黏膜的食物。如疼痛影响食欲,可于溃疡面喷雾给予2％利多卡因,减轻疼痛后再进食。因口腔疼痛或吞咽困难不能进食者给予静脉营养支持,以促进组织的修复和神经功能恢复。

2.口腔放疗并发症的预防及护理

(1)放疗前:做好口腔护理预防组织损伤,减少局部刺激非常重要。戒烟禁酒、饭前饭后及时漱口,清洁口腔。放疗前拔除龋齿,常规洁齿,积极治疗隐性感染灶。预防牙源性感染,避免并发放射性颌骨骨髓炎。

(2)放疗期间及放疗后处理:指导患者保持良好的口腔卫生习惯,每次进食后及时漱口,早晚刷牙;放疗除抑制异常细胞增生外,对正常口腔黏膜细胞也有杀伤作用,常因抵抗感染能力下降导致口腔黏膜病变。放疗期间使用含庆大霉素的漱口水与含 2.5％碳酸氢钠的漱口水交替漱口。口腔局部溃疡及感染时,局部涂抹维生素 E 油剂、喷洒表皮生长因子或涂搽碘甘油。如放疗后出现口腔内灼痛时,可于每次放疗结束后含 2％利多卡因的漱口水或冰水漱口,以减轻疼痛。

(3)口腔黏膜疼痛的护理:绝大多数的患者在放疗中甚至放疗后数月口腔黏膜疼痛,使饮食和睡眠受到影响。给予疼痛者低能氦—氖激光理疗,可降低口腔黏膜的疼痛程度,缩短疼痛持续时间;饭前给予含利多卡因的漱口液含漱,减轻进食疼痛,必要时给予镇痛药物,如芬太尼贴剂。

3.口腔修复术后的护理

口腔癌手术往往需要切除一些重要的解剖结构,这不仅造成较大的组织缺损,还会严重影响术后的功能。口腔癌修复不仅能关闭手术创面,还为患者功能恢复创造了一定的条件。术后修复包括软组织缺损的修复、舌和口底缺损的修复、软腭缺损的修复、面颊部洞穿缺损的修复、骨组织复合缺损的修复等。护士须观察皮瓣有无渗血及血供情况,指导患者保持口腔清洁。

（二）健康教育

(1)鼓励加强营养摄入,戒掉不良饮食习惯,避免进食辛辣、坚硬的食物,宜高蛋白、高热量、高维生素饮食,禁烟酒。

(2)养成良好的口腔卫生习惯,保持口腔湿润;鼓励患者进食后立即用淡盐水或温开水漱口。

(3)大部分口腔癌术后存在不同程度的外形改变、社交功能及语言功能的障碍,应指导家属配合调整饮食,鼓励患者参与康复训练。

(4)康复期坚持进行功能锻炼,可进行张口训练、含话梅或咀嚼口香糖等练习,以锻炼舌的搅拌和吞咽功能。

(5)定期复查,治疗后应定期随诊,主要检查局部及颈淋巴结,了解有无复发。出院后 1 年内每 3 个月复查 1 次,2～3 年内每 6 个月复查 1 次,4 年后每年复查 1 次,不适随诊。

七、预后

口腔癌的预后与肿瘤类型和临床分期密切相关。口腔癌无淋巴结转移者 5 年生存率为 50%～70%；早期口腔癌治愈率较高，单纯放疗或手术治疗均能获得良好疗效，5 年生存率可达 95%。舌癌以手术为主进行治疗者的 3～5 年生存率在 60% 以上。早期口底癌的预后较好，晚期预后则较差，平均在 50% 左右。牙龈癌的 5 年生存率较好，为 62.5%，其中下牙龈癌较上牙龈癌好。腭鳞癌的预后比腭涎腺癌为差，5 年生存率为 66%，晚期及有淋巴结转移者预后不良，5 年生存率仅约 25%。颊癌的预后亦受临床分期、病理类型及治疗方式等多种因素的影响。

（徐　婧）

第六章 腹部肿瘤

第一节 胃癌

胃癌是我国最常见的恶性肿瘤之一,是死亡率最高的消化道肿瘤。胃癌是全球性疾病,在不同人种中,不同地区间和同一地区不同时期发病率都有较大差异。男性患者居多,男女患者之比约为 2：1。发病以中老年居多,55~70 岁为胃癌高发年龄段。

一、病因与发病机制

胃癌的确切病因尚未阐明,但已认识到有多种因素影响胃黏膜上皮细胞的增殖与凋亡之间的动态平衡,即癌基因被激活,抑癌基因被抑制。

1.环境和饮食因素

某些环境因素,如火山岩地带、高泥炭土壤、水土含硝酸盐过多、微量元素比例失调或化学污染可直接或间接经饮食途径参与胃癌的发生。流行病学研究提示,多吃新鲜水果和蔬菜、乳品、蛋白质,可降低胃癌的发生风险。经常食用霉变食品、咸菜、腌制烟熏食品,以及过多摄入食盐,可增加发生胃癌的危险性。

2.幽门螺杆菌(HP)感染

胃癌可能是 HP 长期感染与其他因素共同作用的结果,HP 导致的慢性炎症有可能成为一种内源性致突变原;HP 的某些代谢产物可能促进上皮细胞变异;HP 还原亚硝酸盐,而 N-亚硝基化合物是公认的致癌物。

3.遗传因素

胃癌有明显的家族聚集倾向,家族发病率高于人群 2~3 倍。浸润型胃癌有更高的家族发病倾向,这提示致癌物质对有遗传易感者而言更易致癌。

4.癌前状态

癌前状态分为癌前疾病和癌前病变,前者是指与胃癌相关的胃良性疾病,如慢性萎缩性胃炎、胃息肉、胃溃疡、残胃炎等,有发生胃癌的危险性;后者是指较易转变为癌组织的病理学变化,如肠化生、异型增生。

二、临床表现

根据胃癌的进程可分为早期胃癌和进展期胃癌。早期胃癌是指病灶局限且深度不超过黏膜下层的胃癌,与局部淋巴结转移无关。进展期胃癌深度超过黏膜下层,已侵入肌层者称中期胃癌,侵及浆膜或浆膜外者称晚期胃癌。

1.早期胃癌

早期胃癌多无症状或者仅有一些非特异性消化道症状,无明显体征。因此,仅凭临床表现诊断早期胃癌十分困难。

2.进展期胃癌

随着病情的进展可出现胃癌引起的症状和体征。

(1)上腹痛:最早出现。腹痛可急可缓,开始仅为上腹饱胀不适,餐后更甚,继之有隐痛不适,偶呈节律性溃疡样疼痛,但这种疼痛不能被进食或服用制酸剂缓解。在上腹部可扪及肿块,有压痛,肿块多位于上腹偏右,相当于胃窦处。

(2)食欲减退:此症状多伴随上腹痛症状发生,常很明显,表现为食量减少、厌食、体重进行性减轻。胃壁受累时,患者常有早饱感及软弱无力。

(3)其他:贲门癌累及食管下段时可出现吞咽困难,溃疡型胃癌出血时可引起呕血或黑便,胃窦癌可引起幽门梗阻。胃癌转移至肝脏可引起肝区疼痛、黄疸和腹水;转移至肺及胸膜可出现咳嗽、胸痛、呼吸困难等症状或出现胸腔积液;肿瘤侵入胰腺时可出现背部放射性疼痛。某些胃癌患者可能出现副癌综合征,包括反复发作的浅表性血栓静脉炎及黑棘皮症,皮肤褶皱处有过度色素沉着,尤其是双腋下;皮肌炎、膜性肾病、累及感觉和运动通路的神经肌肉病变等。胃癌的转移有4条途径,通常以淋巴转移和直接蔓延为主,在晚期也可经血行转移。此外,癌细胞可以直接种植于腹腔内。淋巴结转移是胃癌扩散的重要途径,而且发生较早,胃的淋巴系统与左锁骨上淋巴结相连接,转移到该处时特称为 Virchow 淋巴结。

3.并发症

胃癌可出现大出血、贲门或幽门梗阻及胃穿孔等主要并发症。

三、辅助检查

1.内镜检查

内镜检查结合黏膜活检,是目前最可靠的诊断手段。对于早期胃癌,内镜检查更是最佳的诊断方法。

2.X线钡餐检查

特别是气钡双重对比造影技术对胃癌的诊断仍然有较大的价值。

3.血常规检查

缺铁性贫血较常见,系长期失血所致。

4.粪便隐血试验

常呈持续阳性,有辅助诊断意义。

5.肿瘤血清学检查

如血清癌胚抗原(CEA)可能出现异常,对诊断胃癌的意义不大,也不作为常规检查。但这些指标对于监测胃癌术后的情况有一定价值。

四、诊断要点

胃癌的诊断主要依据内镜检查加活检以及X线钡餐。早期诊断是根治胃癌的前提。对下列情况应及早和定期进行内镜检查:①40岁以上,特别是男性,近期出现消化不良、呕血或黑便者;②慢性萎缩性胃炎伴胃酸缺乏,有肠化生或不典型增生者;③良性溃疡但缺乏胃酸者;④胃溃疡经正规治疗2个月无效,X线钡餐提示溃疡增大者;⑤X线发现大于2 cm的胃息肉者,应进一步做内镜检查;⑥胃切除术后10年以上者。

五、治疗

1.手术治疗

外科手术切除加区域淋巴结清扫是目前唯一有可能根治的治疗胃癌的手段。手术效果取决于胃癌的分期、浸润的深度和扩散范围。早期胃癌首选手术,对那些无法通过手术治愈的患者,部分切除仍然是缓解症状最有效的手段。

2.内镜下治疗

早期胃癌可在内镜下行电凝切除或剥离切除术(EMR或EPMR)。如癌变累及到根部或表浅型癌肿侵袭到黏膜下层,须追加手术治疗。

3.化学治疗

化学治疗是胃癌综合性治疗的重要组成部分,主要作为手术的辅助治疗及晚期、复发患者的姑息治疗。化疗药物有氟尿嘧啶及氟尿嘧啶衍生物、丝裂霉素C、阿霉素、顺铂、阿糖胞苷、依托泊苷、卡培他滨、奥沙利铂、伊立替康等。目前多采用联合化疗,联合化疗方案种类繁多,一般以氟尿嘧啶和丝裂霉素C为基本药,可以采取口服或通过静脉途径给药。

4.疼痛治疗

疼痛治疗的目的不仅是缓解疼痛,还要预防疼痛的发生(即持续地控制疼痛)。治疗疼痛有药物治疗和非药物治疗两大类。

5.其他治疗方法

体外实验提示,生长抑素类似物及 COX-2 抑制剂能抑制胃癌生长,但对人类治疗尚须进一步临床研究。支持、免疫治疗能够增强患者体质,提高免疫力。

六、常见护理问题

(一)疼痛

1.相关因素

癌细胞的浸润。

2.临床表现

可出现上腹部隐痛不适,也可呈节律性溃疡样痛,最终持续疼痛而不能缓解。

3.护理措施

(1)倾听患者主诉,密切观察患者腹痛的部位、性质和特点,做好疼痛评估。

(2)教会患者减轻疼痛的方法:①帮助患者取舒适的卧位。②饮食应选择清淡、高蛋白质、低脂肪、无刺激、易消化的食物,不宜过饱,可少量多餐。避免服用对胃黏膜产生刺激的药物,如阿司匹林、保泰松、吲哚美辛、泼尼松、利血平等,如确实需要服用,应避免空腹,也可添加胃黏膜保护剂。③保持情绪稳定,焦虑的情绪易加重疼痛感。④转移注意力,可看些书报、漫画等分散注意力。⑤保持环境安静、舒适,给予患者鼓励和安慰,减轻患者心理负担,提高痛阈。⑥遵医嘱使用镇痛药物,用药后注意观察镇痛疗效。

(二)营养失调:低于机体需要量

1.相关因素

胃癌造成吞咽困难,消化吸收障碍,化疗所致恶心、呕吐、癌肿消耗等。

2.临床表现

消瘦,贫血,体重进行性下降,恶病质。

3.护理措施

(1)让患者了解充足的营养支持对机体恢复有重要作用。

(2)为患者提供足够的蛋白质、糖类和丰富的维生素,保证摄入足够的热量,以改善患者的营养状况。

(3)对能进食者,鼓励其尽可能进食易消化、营养丰富的流质或半流质饮食,对食欲缺乏者,选择适合患者口味的食物和烹调方法,并注意变换食物的色、香、味,以增进食欲。

(4)对需要管饲进行胃肠内营养时,应保证营养液的卫生,注意避免污染,并严格掌握好营养液适宜的浓度、温度、输注速度等,每隔 8 h 用生理盐水冲洗管道,防止营养液残留导致堵管。管饲期间,注意监测患者的血糖、血脂等指标。做好口腔护理,保持口腔清洁,防止发生口腔炎或感染。

(5)须胃肠外营养时,要注意维护好静脉置管,如 PICC、CVC 等。在应用期间要注意监测患者的血糖等变化。

(6)定期评价,测量患者体重,监测血清白蛋白、血红蛋白等营养指标以评价患者的营养状态。

(三)有感染的危险

1.相关因素

化疗致白细胞计数减少、免疫功能降低。

2.临床表现

表现为抵抗力弱,容易出现口腔和呼吸道感染,甚至发展为肺炎,女性容易发生泌尿系统感染。

3.护理措施

(1)加强营养。

(2)病房定期消毒,减少探视,保持室内空气流通、新鲜。

(3)严格遵循无菌原则进行各项操作,防止交叉感染。

(4)注意患者口腔、会阴处的清洁卫生。对于生活不能自理者,应每天行口腔、会阴护理。一旦发生真菌感染,应给予相应措施,也可预防性给予 2.5%碳酸氢钠溶液或制霉菌素漱口液漱口。

(5)长期卧床患者,应加强生活护理。勤翻身、叩背,教会患者有效咳嗽,促进痰液排出,必要时可按医嘱给予雾化吸入。

(6)密切观察患者的生命体征及血常规检查的变化,询问患者有无咽痛、尿痛等不适,及时发现感染迹象。

(四)活动无耐力

1.相关因素

疼痛、贫血。

2.临床表现

主诉疲乏,活动后感气促、呼吸困难、胸闷,活动量减少,持续时间缩短。

3.护理措施

(1)嘱咐患者减少活动,注意卧床休息。

(2)给予患者生活上的帮助,将常用的用品置于患者容易取放处。

(3)根据病情与患者共同制订适宜的活动计划,以患者的耐受性为标准。

(4)根据具体情况逐渐增加活动量,教会患者对活动反应(生命体征的变化,如有无头晕、目眩、疲乏、晕厥,有无气促、呼吸困难、胸闷等)进行自我监测。

(5)注意患者安全的防护。

（五）预感性悲哀

1.相关因素

肿瘤晚期、对预后感到绝望。

2.临床表现

患者沉默寡言,伤心哭泣,有自杀念头,拒绝与人交谈和交往,不能配合治疗和护理。

3.护理措施

(1)给予耐心、细致的护理,经常与患者交谈,关心、体贴患者,取得患者的信赖。

(2)给患者提供一个安全、舒适和单独的环境,鼓励患者表达情绪。在患者悲哀时,应表示理解,并注意维护患者自尊,请治疗成功的患者现身说法,鼓励患者重新鼓起生活的勇气。

(3)注意培养个人爱好和兴趣,如养花、阅读等。

(4)鼓励家属、亲友、同事给予支持、关心和陪伴。

(5)鼓励患者及其家属参与护理计划的实施。

（六）潜在并发症:出血

1.相关因素

溃疡型胃癌,化疗后骨髓抑制。

2.临床表现

易发生出血现象,大便隐血试验阳性,出现呕血和黑便。

3.护理措施

(1)给予高热量、易消化饮食,避免过冷、过热、粗糙、辛辣食物及刺激性饮料,如浓茶、咖啡等。

(2)密切监测患者的生命体征及有无出血症状,如呕血、黑粪等。

(3)患者出现出血症状时,首先安慰患者保持镇静,及时清理床旁血迹,倾倒呕吐物或排泄物,避免不良刺激,消除紧张情绪。记录呕血、黑便的性状、颜色、量、次数及出血时间。出血量大时,暂予以禁食。监测血压、脉搏、呼吸、尿量、血红蛋白值等指标。遵医嘱抽血验血型及交叉配血、备血,迅速建立静脉通道输液、输血,补充血容量。遵医嘱给予制酸剂和止血药物。

七、健康教育

（一）生活指导

指导患者制订规律的作息时间表,保证充足的睡眠,根据病情和体力适量活动,增强机体抵抗力。保持良好心理状态,以积极的心态面对疾病。注意个人卫生,特别是体质衰弱者,应做好口腔、会阴、皮肤黏膜等处的护理,防止继发性感染。

(二)饮食指导

选择高热量、高蛋白质、高维生素的饮食,饮食应易消化,避免刺激性。提倡多食富含维生素的新鲜水果、蔬菜,多食肉类、鱼类、豆制品和乳制品。避免高盐饮食,少食咸菜、烟熏和腌制品。食品储存要科学,不食霉变食物。

(三)用药指导

疼痛患者应按"定时服药"的原则用药,避免不痛时不服,痛时过量服用,导致不良反应的发生。使用透皮贴剂时,应教会其正确的使用方法。例如,在使用镇痛药的过程中,出现头晕、嗜睡、恶心、呕吐、烦躁等不适时应及时就医。

(四)定期复诊

胃癌患者应定期来院随访。随访包括血液学、影像学、内镜等项目的检查,目的是监测疾病有无复发或治疗相关不良反应、评估营养状况等。随访频率为治疗后 3 年内每 3～6 个月 1 次,3～5 年为每 6 个月 1 次,5 年后每年 1 次。内镜检查每年 1 次。对全胃切除术后发生大细胞性贫血者,应当补充维生素 B_{12} 和叶酸。

(马金旗)

第二节　肝癌

一、流行病学特征及病因

(一)流行病学特征

原发性肝癌简称肝癌,本病可发生在任何年龄,以 40～50 岁为多见,男女发病率之比为 3:1～5:1。全球发病率逐年增长,发病率居恶性肿瘤发病率的第五位;病死率居恶性肿瘤病死率的第三位。我国发病患者数占全球的 55%。在我国恶性肿瘤病死率中仅次于肺癌,位居第二。我国以东南沿海地区为多见,其中江苏启东和广西扶绥的发病率最高。在国外,非洲撒哈拉地区以南和亚洲太平洋沿岸地区的发病率明显高于其他地区,欧洲、美洲、大洋洲发病率较低。

(二)病因

肝癌的致病原因尚且不明。目前认为可能与下列因素有关。

1.肝炎病毒

(1)乙型肝炎病毒(HBV)感染是发展中国家肝癌发病的主要病因之一,据统计全世界 80% 的肝癌有持续的 HBV 感染。

(2)丙型肝炎病毒(HCV)感染是发达国家肝癌发病的主要病因之一。

2.肝硬化

原发性肝癌合并肝硬化者占 50%～90%。病理检查发现肝癌合并肝硬化多为乙型病毒性肝炎后的大结节性肝硬化。近年发现丙型病毒性肝炎发展成肝硬化的比例并不低于乙型病毒性肝炎发展成肝硬化的比例。在欧美国家,肝癌常发生在酒精性肝硬化的基础上。一般认为血吸虫病性肝纤维化、胆汁性和淤血性肝硬化与原发性肝癌无关。

3.化学因素

(1)黄曲霉毒素(AFT):黄曲霉毒素污染程度与肝癌发病率存在相关性。我国主要粮食黄曲霉毒素污染分布与肝癌分布趋势基本相同。

(2)其他致癌物质:二氧化钍、对二甲按基偶氮苯、二甲基亚硝胺、六氯苯等。

4.饮水污染

大量流行病学研究表明,饮水污染与肝癌发病有关,尤其在 HBV 感染同时存在时,显示出协同的致癌和促癌作用。

5.乙醇

在许多欧洲国家、美国,以及澳大利亚,饮酒是慢性肝病病因中最主要的因素。乙醇有间接促癌作用。

6.微量元素

微量元素如铁、钼、锌、铜、钍、镍、砷与肝癌的发生和发展关系密切。一些研究结果显示肝癌死亡率与环境中硒含量呈负相关。

7.其他危险因素

寄生虫病、性激素、遗传性疾病和自身免疫性疾病、贫血、营养不良和社会、心理、精神因素等均与肝癌发生有关。

二、病理分类、分型及临床分期

(一)分类

肝癌分原发性肝癌和继发性肝癌两种。原发性肝癌是一种我国常见的恶性肿瘤,也是最常见的肝恶性肿瘤。继发性肝癌是肝外各系统的癌肿,特别是消化道及盆腔部位(胃、结肠、胆囊、胰腺、前列腺、子宫和卵巢等)的癌肿,通过门静脉、肝动脉、淋巴管等途径转移到肝。继发性肝癌在病理、临床症状及治疗护理方面都与原发性肝癌相似,故下文主要讨论原发性肝癌患者的护理。

(二)分型

1.大体分型

(1)结节型:多见。结节型肝癌肿瘤结节大小和数目不一,散在分布,一般直径不超过 5 cm,结节多在肝右叶,与四周组织的分界不如块状型清楚。多数患者常有严重的肝硬化。

(2)块状型:常为单发。癌块直径在5 cm以上,大于10 cm者称巨块,可呈单个、多个或融合成块,多为圆形、质硬,呈膨胀性生长,肿块边缘可有小的卫星灶。较少伴有肝硬化或硬变程度较轻微。此类癌组织容易发生坏死,引起肝破裂。

(3)弥漫型:最少见。有米粒至黄豆大小的癌结节占据全肝呈灰色点状结节,易与周围硬化结节混淆,肉眼难以和肝硬化区别,肝大不明显,甚至可缩小。患者往往因肝功能衰竭死亡。

(4)小肝癌型:孤立的直径小于3 cm的癌结节或相邻两个癌结节直径之和小于3 cm者称为小肝癌。

2.组织学分型

(1)肝细胞型(HCC):癌细胞由肝细胞发展而来,我国90%以上原发性肝癌是肝细胞型。癌细胞呈多角形或圆形,排列成巢或索,其间有丰富的血窦而无间质成分。

(2)胆管细胞型(CC):由胆管细胞发展而来,此型少见。癌细胞呈立方形或柱状,排列成腺体,纤维组织较多,血窦较少。

(3)混合型:上述二型同时存在,或呈过渡形态,此型更少见。

(三)临床分期

临床分期是估计肝癌预后和选择治疗方法的重要参考依据。2001年全国肝癌会议制定的肝癌临床分期为:

Ⅰa:单个肿瘤最大直径小于3 cm,无癌栓、腹腔淋巴结及远处转移;肝功能分级 Child A。

Ⅰb:单个或两个肿瘤最大直径之和小于5 cm,在半肝,无癌栓、腹腔淋巴结及远处转移;肝功能分级 Child A。

Ⅱa:单个或两个肿瘤最大直径之和小于10 cm,在半肝或两个肿瘤最大直径之和小于5 cm,在左、右两半肝,无癌栓、腹腔淋巴结及远处转移;肝功能分级 Child A。

Ⅱb:单个或两个肿瘤最大直径之和大于10 cm,在半肝或多个肿瘤最大直径之和大于5 cm,在左、右两半肝,无癌栓、腹腔淋巴结及远处转移;肝功能分级 Child A。或肿瘤情况不论,有门静脉分支、肝静脉或胆管癌栓和(或)肝功能分级 Child B。

Ⅲa:肿瘤情况不论,有门脉主干或下腔静脉癌栓、腹腔淋巴结或远处转移之一;肝功能分级 Child A或B。

Ⅲb:肿瘤情况不论,癌栓、转移情况不论;肝功能分级 Child C。

三、转移途径

1.血行转移

肝内血行转移发生最早,也最常见,肝癌直接侵犯门静脉分支,癌栓经门静脉或肝静脉的分支逐渐阻塞主干引起门静脉高压和顽固性腹水。肝外血行转移多见于肺,其次为骨、脑组织等。

2.淋巴转移

主要累及肝门淋巴结,其次是胰周、腹膜后、主动脉旁及锁骨上淋巴结。

3.种植转移

少见,从肝脱落的癌细胞可向横膈及邻近脏器直接蔓延和种植,转移至腹腔、盆腔,乃至胸腔。

四、临床表现

(一)早期症状

原发性肝癌缺乏特征性的早期表现,大多数患者在普查或体检时确诊。早期可无任何不适,部分患者表现为肝区不适、乏力、食欲减退和消瘦,症状明显后,病程多属晚期。

(二)典型症状和体征

1.典型症状

(1)肝区疼痛:多数患者以此为首发症状,为常见和最主要症状。多呈持续性胀痛或钝痛。由肿瘤增长快速,肝包膜不断扩展,被牵拉所引起。疾病晚期,疼痛加剧,当病变侵犯膈,疼痛可牵涉右肩背部,可因呼吸、咳嗽而增强,有时类似胆绞痛。当肝表面的癌结节破裂,坏死的癌组织及血液流入腹腔时,可突然引起右上腹剧痛,从肝区开始迅速延至全腹,产生急腹症的表现。如出血量大,则引起昏厥和休克。

(2)全身和消化道症状:有进行性消瘦、发热、食欲不振、乏力、营养不良、腹胀等,晚期可有贫血、黄疸、腹水、下肢浮肿、皮下出血及恶病质等。少数肝癌患者由于癌本身代谢异常,进而影响宿主机体而致内分泌或代谢异常,可有特殊的全身表现,称为伴癌综合征,以自发性低血糖症、红细胞增多症较常见,其他罕见的有高血钙、高血脂、类癌综合征等。

(3)发热:常见持续性低热或中度不规则发热,由肿瘤细胞或肝组织坏死后产生和释放致热物质作用于体温调节中枢而引起。

2.体征

(1)肝肿大和肝区肿块:为中、晚期肝癌最常见的体征。肝进行性肿大,质地坚硬,表面凹凸不平,有大小不等的结节或巨块,边缘钝而不整齐,常有不同程度的压痛感。肝癌突出于右肋弓下或剑突下时,上腹可呈现局部隆起或饱满。如肝癌位于膈面,则主要表现为膈抬高,肝浊音界上升,而肝下缘不大。位于肋弓下的癌结节最易被触到,有时因患者自己发现而就诊。

（2）黄疸:一般在晚期出现,可因肝细胞损害而引起,或由于癌块压迫或侵犯肝门附近的胆管,或癌组织和血块脱落引起胆管梗阻所致。

（3）肝硬化征象:肝癌伴有肝硬化门静脉高压症者可有脾大、腹水、静脉侧支循环形成等表现。腹水增多很快,一般为漏出液。血性腹水多因癌侵犯肝包膜或向腹腔内破溃而引起,偶为腹膜转移癌所致。

（三）转移性症状和体征

如发生肺、骨、胸腔等处转移,可产生相应症状和体征。腹腔转移以右侧多见,可有胸腔积液。骨髓或脊柱转移,可有局部压痛或神经受压症状。颅内转移瘤可有神经定位体征。

五、诊断

（一）实验室检查

1.甲胎蛋白（AFP）

现甲胎蛋白已广泛用于肝细胞癌的普查、诊断、判断治疗效果、预测复发,是目前公认的简便而确诊率高的原发性肝癌定性诊断方法。肝细胞癌 AFP 阳性率为 $70\%\sim90\%$。在排除妊娠、肝炎和生殖腺胚胎瘤的基础上,AFP 检查诊断肝细胞癌的标准是:①AFP>500 $\mu g/L$ 持续 4 周。②AFP 由低浓度逐渐升高,不降。③AFP在 200 $\mu g/L$ 以上的中等水平持续 8 周。

2.血清酶学及其他肿瘤标记物检查

肝癌患者血清中谷氨酰转肽酶、碱性磷酸酶、乳酸脱氢酶同工酶等高于正常值,但缺乏特异性,属辅助性检查。

（二）影像学检查

1.超声显像（B超）

B超可显示 $2\sim3$ cm 或更小的病变。能显示肿瘤的大小、形态、所在部位,以及肝静脉或门静脉有无癌栓,可反复检查,诊断符合率为 $93\%\sim95\%$,是目前肝癌定位检查中首选的方法。彩色多普勒血流显像（CDFI）可分析测量进出肿瘤的血液流量,判断病灶的血供情况,有助于鉴别病变的良、恶性质。

2.CT 和 MRI 检查

CT 显示肝内实质性肿物,分辨率高,可显示 1 cm 左右的肿瘤,阳性率在 90% 以上。增强 CT 可显示早期肿瘤,如结合肝动脉造影（CTA）,对 1 cm 以下肿瘤的检出率可达 80％以上。经动脉门静脉成像 CT(CTAP)是经肝动脉注入造影剂后门静脉显影时所做的 CT 扫描,可发现仅 0.3 cm 的小肝癌。MRI 无电离辐射,无须造影剂即可三维成像,在肝癌诊断方面优于 CT。

3.X 线肝血管造影

选择性腹腔动脉和肝动脉造影能显示直径在 1 cm 以上的癌结节,阳性率达 87％,结合 AFP 检测的阳性结果,常用于诊断小肝癌。该检查有一定的创伤性,一般在对 B 超、CT 或 MRI 检查结果不满意时进行,多在结合肝动脉栓塞化疗时使用。数字减影肝动脉造影(DSA)可清楚显示直径大于 1.5 cm 的小肝癌。

4.放射性核素肝显像

应用趋肿瘤的放射性核素镓(^{67}Ga)或镱(^{169}Yb),或核素标记的肝癌特异性单克隆抗体有助于肿瘤的导向诊断。单光子发射型计算机断层显像(SPECT)扫描,易于检出小病灶。正电子发射型计算机断层显像(PET)可显示肝癌组织的代谢情况。

5.肝穿刺活检

在超声、CT、核素、腹腔镜等技术引导下用特制活检针穿刺癌结节,吸取癌组织检查可进行病理诊断。

(三)剖腹探查

对于疑为肝癌的病例,经上述检查仍不能证实或排除时,如患者情况许可,应进行剖腹探查以争取早期诊断和手术治疗。

六、治疗

(一)手术治疗

早期手术切除是目前根治原发性肝癌最好的方法。

1.手术适应证

(1)诊断明确,估计病变局限于一叶或半肝者,未侵及肝门区或下腔静脉者。

(2)肝功能代偿良好,凝血酶原时间不低于正常的 50％,无明显黄疸、下肢浮肿、腹水或远处转移者。

(3)心、肺和肾功能良好,能耐受手术者。

2.手术方式

(1)肝切除术:包括根治性切除和姑息性切除。根据病变累及范围可做肝叶切除、半肝切除、三叶切除、肝部分切除、肝段叶切除等。

(2)肝移植:肝移植的出现完全改变了肝细胞癌的治疗策略。同种异体肝移植术近年来成为我国治疗原发性肝癌的一种方法。

（二）非手术治疗

1.介入治疗

常用肝动脉化疗栓塞治疗（TACE）。对不能手术切除的肝癌,可经股动脉插管行肝动脉灌注化疗（TAI）及栓塞（TAE）。此法已成为肝癌非手术疗法中的首选方法之一。此法可反复进行,创伤小且适应证相对较宽,对肝癌有很好疗效,可明显提高患者的3年生存率。常用化疗药物有氟尿嘧啶、顺铂、丝裂霉素、多柔比星等。常用的栓塞剂有碘化油、明胶海绵、不锈钢圈、微胶囊等。现用多种抗肿瘤药物和栓塞剂混合后注入肝动脉,能发挥持久的抗肿瘤作用。

2.消融治疗

常用经皮穿刺乙醇注射疗法（PEI）,包括使用化学药物的方法（乙醇、醋酸）和改变瘤内温度的方法（射频、微波、激光、冷冻）。经皮穿刺乙醇注射疗法（PEI）有极佳的肿瘤坏死效应,并具有显效快、费用低、易操作、不良反应少的优点,现已广泛运用于临床。射频消融是另一项针对小细胞肝癌的经皮治疗技术,它比PEI有更高的无复发生存率和总生存率。

3.放射治疗

原发性肝癌对放疗不甚敏感,近年由于定位方法和放射能源的改进,疗效有所提高。适用于一般情况较好,肝功能尚佳,无严重肝硬化、黄疸、腹水,亦无肝外转移,肿瘤相对局限而不能手术者。常用的放射能源为^{60}Co和直线加速器,定位技术上有局部小野放疗、适形放疗或立体放疗。

4.生物和分子靶向治疗

国内广泛开展的生物和分子靶向治疗有免疫治疗（细胞因子、过继性细胞免疫、单克隆抗体、肿瘤免疫）、基因治疗、内分泌治疗、干细胞治疗等多个方面。生物治疗特别是分子靶向治疗在控制肿瘤的增殖、预防和延缓复发转移及提高患者的生活质量方面可能有独特的优势。

5.中医治疗

多采用辨证施治、攻补兼施的方法,治则为活血化瘀、软坚散结、清热解毒等。中药与化疗、放疗合用时,以扶正、健脾、滋阴为主,可改善症状,调节机体免疫功能,减少不良反应,提高疗效。

6.系统化学治疗

肝细胞癌通常被认为是一种对化疗抵抗的肿瘤,且肝细胞癌患者多伴有慢性肝病和肝功能不全,使许多化疗药物无法达到标准剂量或无法联合用药,影响了化疗的疗效。

（三）综合治疗

肝癌治疗方法很多,绝非单一的治疗方法可贯彻整个治疗过程,必须合理选择一种治疗方法或多种治疗方法的联合或序贯应用。如对中期大肝癌进行综合治疗,有时可使大肝癌缩小,变得可以切除。或以 TACE 为基础,加上放疗和免疫治疗,肿瘤缩小后再手术治疗或长期带肿瘤生存。

七、护理

本部分重点阐述肝切除术患者护理、肝移植术患者护理及介入治疗患者的护理。

(一)肝切除术患者护理

1.手术前护理

(1)心理护理:肝癌患者临床表现有疼痛、发热、黄疸、营养不良等,加上患者长期合并肝炎、肝硬化等,对治疗和手术的效果缺乏信心,常表现出焦虑、恐惧,甚至绝望的心理。应对患者关心体贴,介绍治疗方法的意义和重要性。对某些患者,应根据其具体情况,适当采取保护性医疗措施,以帮助患者树立良好的治疗心理,配合治疗和护理。

(2)病情观察:有些患者在手术前常出现严重的并发症如肝癌破裂出血、黄疸等,故要密切观察病情,发现问题及时报告医生。

(3)饮食护理:肝癌患者应摄取足够的营养,宜采用高蛋白质、高热量、高维生素饮食,若有食欲不振、恶心、呕吐的现象,可在及时清理呕吐物和进行口腔护理或使用止吐剂后,采用少量多餐的方法,并尽可能布置舒适、安静的环境以促进食欲。对无法经口进食或进食量少者,可考虑使用全胃肠道外的静脉营养法(TPN)。

(4)疼痛护理:80%以上的肝癌患者有中度至重度的疼痛,这是造成患者焦虑及恐惧的主要因素之一,持续性疼痛不仅影响患者的正常生活,而且会引起严重的心理变化,甚至丧失生存的希望。应帮助患者从癌痛中解脱出来,协助患者转移注意力,遵医嘱给予镇痛药或采用镇痛泵镇痛,提高患者的生活质量。

(5)改善肝功能:如有出血倾向和低蛋白血症,患者术前要注意休息,并给患者加强全身支持,以改善营养不良、贫血、低蛋白血症和纠正凝血功能障碍。实行有效的保肝治疗措施,以提高患者对手术的耐受性。

(6)术前准备:①严密观察患者的体温变化,如为肿瘤热,可用相应药物治疗,以使体温恢复正常。②嘱咐患者禁烟,掌握正确的咳嗽及排痰方法,练习在床上进行大小便。③根据手术切除范围大小给予备血。④肠道准备:口服抗生素3日,减少肠道细菌的数量。手术前1日晚进行清洁灌肠,以减少腹胀和血氨的来源,减少术后发生肝昏迷的机会。⑤放置胃管(按需):主要目的是预防术后肠胀气及呕吐、防止肠麻痹的发生。插入胃管时动作要轻柔,特别对食管静脉曲张者,应更注意。⑥预防应用抗生素(按需):肝脏疾病患者的免疫力较低,应提前2日使用抗生素。

⑦改善凝血功能(按需):为防止术中、术后渗血,术前至少应用维生素 K_1 3 日。

2.手术后护理

(1)病情观察:密切观察患者生命体征、神志、全身皮肤黏膜有无出血点、有无发绀及黄疸等情况。观察切口渗血、渗液情况。注意尿量、尿糖、尿比重及各种引流液的情况。

(2)体位:术后第 2 日可予以半卧位,但要避免过早活动,尤其是肝叶切除术后,以免肝断面术后出血。可做一些必要的床上活动,以避免肺部感染及下肢深静脉血栓形成。

(3)吸氧:对肝叶切除体积大、术中做肝门阻断、肝动脉结扎或栓塞、肝硬化严重者,术后均应给予氧气吸入以提高血氧浓度,增加肝细胞的供氧量,促进肝细胞的代偿,以利于肝细胞的再生和修复。吸氧的浓度、时间和方式应根据患者的具体情况及病情变化予以适当的调整。定时观察患者的动脉血氧饱和度情况,使其维持在 95% 以上。

(4)饮食护理:术后禁食、胃肠减压,静脉输入高渗葡萄糖、适量胰岛素以及维生素 B、C、K 等,待肠蠕动恢复后逐步给予流质、半流质及普食。术后 2 周内应补充适量的白蛋白和血浆,以提高机体的抵抗力。广泛肝切除后,可使用要素饮食或静脉营养支持。

(5)引流管护理:保持引流管的通畅,密切观察和记录引流量及性状。如引流量逐日增加且为血性,应怀疑术后出血,须及时通知医生,必要时再次手术。

(6)肝功能监测:术后要定期复查,注意术后有无黄疸和肝昏迷前期的表现。

3.并发症的观察和护理

(1)出血:多发生于术后 24 h 内。应严密观察生命体征的变化。观察腹腔内出血情况、伤口渗血情况、尿量、腹胀等情况。观察引流液的色、质、量。如每小时引流量超过 200 mL 或 8 h 超过 400 mL,应怀疑存在活动性出血的可能。一旦有出血迹象时,应加快输液或输血速度并及时报告医生,妥善处理,为患者赢得抢救时间。

(2)肝功能衰竭:为肝叶切除术后常见且最严重的并发症,是导致患者死亡的主要原因。一般发生在术后数日至 2 周之内。应密切观察患者的神经症状、尿量、黄疸情况及肝功能的变化。清洁肠道,避免便秘。对术后 3 日仍未排便者,应给予灌肠,避免肠道内氨的吸收而致血氨升高。

(3)胆汁瘘:为肝切除术后常见的并发症。应观察腹腔引流液的性质,术后早期可有少量胆汁自肝断面渗出,随着创面愈合逐渐减少。保持引流管通畅,使漏出胆汁充分引流到体外,记录引流液量及性质。观察有无剧烈腹痛、发热等胆汁瘘、胆汁性腹膜炎症状。

(4)膈下脓肿:为肝叶切除术后的一种严重并发症。术后 1 周,患者持续高热不退,上腹部或季肋部疼痛,同时出现全身中毒症状,或伴有呃逆、黄疸、右上腹及右下胸部压痛等应考虑有膈下脓肿的存在。应密切观察体温及脉搏的变化,注意腹部状况,保持引流管的通畅,防止扭曲、受压。加强支持治疗和抗菌药的应用护理。

(二)肝移植术患者护理

1.手术前护理

(1)心理护理:肝移植患者术前普遍存在一些心理问题。①希望心理:患者迫切希望通过肝移植手术彻底治愈。②焦虑心理:患者既希望通过手术解除痛苦,又担心手术风险大,一旦失败可能危及生命,故大多会出现术前焦虑。③忧虑心理:由于昂贵的手术费及术后长期服用免疫抑制剂等医疗费用数额较大,不少患者也会因经济问题而产生忧虑情绪。④抑郁心理:患者长期接受药物治疗,效果不明显,且逐渐加重,会对医生及治疗失去信心,情绪变得消极、低沉、抑郁。⑤另外患者在等待肝移植阶段,由于多方面的因素,会出现或加重一系列心身症状,如恐惧、敏感、注意力增强、情感脆弱及自主神经功能紊乱的症状等。因此医护人员要及时发现患者的心理变化,采取有效的心理干预措施,以缓解患者的负性心理状态,防止不良事件发生。同时要注意调整患者对移植的期望值,使其对移植有一个正确的认识,另外,良好的护患关系是使心理护理取得成功的关键。构建良好的护患关系,患者才能积极配合医护人员的治疗,遵守医院的各项规章制度,愉快地接受、深刻地理解医护人员的健康教育的内容,进而有助于患者做好术前心理准备,提高其心理承受能力。护理人员还应详细了解患者的病情,制订周密的治疗计划,这既是保证肝移植成功的必备条件,也是使患者及家属与医护人员建立信任感的基础。

(2)饮食:术前 1 周进高蛋白质、高糖类、高维生素饮食。

(3)检查:配合医生做好各项检查,如抽血、咽拭子、痰及尿培养等。

(4)纠正凝血机制异常:于术前 3 日开始肌注维生素 K_1,每日 2 次,每次 4 mg。

(5)肠道准备:术前 1 日进软食,术前晚饭进流质,晚上 10 点以后禁食,口服灌肠剂或清洁灌肠。

(6)药物使用:注意患者有无全身或局部炎性病灶。必要时给予抗生素预防用药。术前根据麻醉医生要求用药。

(7)其他:备皮、备血、物品准备等,同一般手术。

2.手术后护理

(1)一般护理。①体位:患者麻醉清醒后改半卧位,卧床期间尽量采取半卧位,上身抬高 30°左右。②观察病情:术后 24 h 是防治休克的关键时期,要由专人护理。严密观察患者生命体征及神志、意识、瞳孔、中心静脉压变化。保持 2 个以上有效静脉输液通路,及时给予液体和药物。如遇患者有面色苍白、烦躁不安、呼吸急促、脉搏增快、四肢潮凉、尿量明显减少、血压下降等休克征象应及时通知医生。③记录每日或隔日进行的相关指标的实验室检查:肝功能、肾功能、肝酶谱、电解质、血气分析、凝血机制全套、血糖、血氨等。④引流管护理:保持胸腔引流管、胃管、胆汁引流管、腹腔引流管、导尿管等的通畅,观察引流液的色、质、量。⑤给药护理:剂量准确、应用准时、现用现配、严格核对、观察不良反应。严格掌握输液量、输液速度,防止肺水肿。⑥预防感染:常规吸氧,超声雾化吸入,协助排痰,注意呼吸次数、呼吸音、有无发绀等。定期做咽部、痰、胆汁、大小便和切口分泌物培养,观察胆汁、大小便、痰液的外观。⑦饮食护理:给予高热量、高蛋白质、高维生素、高糖、低钠、易于消化的饮食,有利于肝脏恢复。术后患者总热量须维持在 10~14 kJ,蛋白质 80~120 g。术后早期进流质,逐渐改为半流质、少渣饮食。黄疸深者饮食应少脂、少渣;使用激素后,患者食欲增加,但消化功能差,应采用少量多餐的方式;由于肝功能不良而出现肝昏迷前期症状的患者,要限制蛋白质的摄入。

(2)保护性隔离:保持病房空气新鲜,每日用紫外线照射 3 次,每次 30 min,病房内物品及地面用含氯消毒液擦拭,每日 2 次。医护人员进入病室前,必须穿戴经过高压消毒的衣、裤、帽子、口罩及鞋子。在移植监护室或隔离室期间严禁陪护、访视。

(3)心理护理:肝移植术后患者须进入隔离病室。隔离病室是一个相对封闭的环境,患者情感交流受阻,因此会产生孤独、失落情绪;应用免疫抑制剂后,患者可能出现精神神经症状,表现为失眠、焦虑、妄想等;患者在隔离病室远离亲人,加之手术疼痛,体内留置各种导管,持续心电监护,医护人员频繁地检查与治疗,会使患者感到不适及恐惧。故医护人员必须让患者及家属了解隔离的重要意义,及早与患者沟通。隔离期间,在病情允许的情况下可让患者通过电话与家属交谈,使患者感受到家属与医护人员的关心、支持,从而理解并配合治疗,减轻恐惧感。病情稳定后,及时转出隔离病室。对患者宜采用通俗易懂的形式,并配合录像或多媒体等进行健康宣教。对负性心理较重的患者可采用情绪干预,教会患者如何发泄怨气,敢于面对现实调整自己的情绪和心态,并通过沉思冥想,放松心身,改善焦虑、抑郁等不良情绪。另外,护理人员应积极地与患者及其家属进行有效的沟通,制订康复目标,鼓励患者主动接受亲戚、朋友及社区服务的帮助,从而维持良好的心理状态。

(4)观察移植肝是否存活:观察 T 形胆汁引流管并记录胆汁量和性质。胆汁分泌的正常标志着肝脏功能的正常。观察体温热型,15~30 min 测 1 次体温,48 h 后根据病情改变改为 1~2 h 测 1 次体温,如体温不升,应注意肢体保暖。结合其他指标,如有转氨酶明显增高、高血钾、意识障碍等则可能提示肝失活。

(5)早期排异反应的观察:常出现在手术后 7~14 日,患者表现为突然出现黄疸,肝区疼痛,食欲减退,烦躁不安,体温上升,腹部胀气,精神萎靡,胆汁分泌减少,颜色变淡,黏稠度降低,血清胆红素、黄疸指数升高,谷丙转氨酶增高,超声波可见肝肿大,厚度增加。一旦发现上述情况,应及时通知医生做必要的处理。

(6)并发症的观察和护理:①感染:体温可高达 42 ℃,呼吸急促,脉搏快,心率在 140 次/min,面颊潮红,精神不振,全身无力。腹腔感染可表现为腹痛、腹胀;肺部感染可表现为呼吸困难。②出血:早期出血可能为小血管出血,渗血明显,中期和后期出血可能为肝功能不良,机体的凝血机制遭到破坏所致,或因胆管梗阻致脂溶性维生素吸收发生障碍。③胆管并发症:胆汁颜色变浅、变稀且量明显减少,腹胀、黄疸明显,血清胆红素明显升高,持续高热,精神萎靡不振,四肢无力,应疑为管道感染或胆管梗阻,及时通知医生。④肝昏迷:患者疲乏无力,神志恍惚,烦躁不安,谵语,嗜睡,口腔散发出"烂苹果味",皮肤、巩膜黄疸,粪便呈灰白色,血清胆红素升高,谷丙转氨酶(GPT)升高,总蛋白减少,白蛋白与球蛋白比例倒置,血氨明显升高。

(三)介入治疗

肝动脉化疗栓塞(TACE)治疗的护理。

1.治疗前的准备

(1)术前检查:肝肾功能、凝血功能、血常规及 B 超、胸片、心电图等。

(2)皮肤准备:根据不同穿刺部位做好皮肤准备。如做股动脉穿刺:术前双侧腹股沟区备皮,同时触摸股动脉及足背动脉搏动强度,标记足背动脉搏动点,以便术后进行双侧的观察比较。

(3)碘过敏试验:术前做碘过敏试验,阳性者可选用非离子型造影剂。

(4)术前 4 h 禁食固态和难消化食物。

(5)术前宣教:患者往往对 TACE 缺乏了解,不安甚至恐惧心理明显,应做好充分的术前宣教,让患者了解 TACE 的目的、意义、过程、配合要求等。

(6)其他准备同一般手术患者:如术中带药及用物准备等。

2.术后护理

(1)病情观察:术后 24~48 h 密切观察生命体征变化,观察足背动脉搏动情况,观察发生造影剂不良反应的情况,并及时处理。

(2)穿刺部位护理:穿刺处伤口局部绷带加压包扎 8 h(或沙袋加压包扎),卧床 24 h,观察穿刺处有无出血、渗液等情况。穿刺侧肢体避免过度屈曲,6~8 h 适当制动,指导患者在床上正确活动。

(3)如有微量注射泵,可将导管连接于该泵上,便于持续注射抗癌药。防止导管堵塞,注药后用 2~3 mL 肝素溶液(50 U/mL)冲洗导管,保持导管内血液不凝固。

(4)预防感染:严格执行无菌操作技术,每次注药前管端消毒,注后须更换消毒纱布,覆盖并扎紧管端,防止细菌沿导管向肝内逆行感染。术后适当应用抗生素。

(5)术后鼓励患者多饮水,积极配合补液以利水化作用。每日输液量为1500 mL以上,以加速造影剂的排泄,防止肾功能受损,亦可用维生素 E、C 等抗氧化剂对抗化疗药引起的肾毒性。

(6)术后不适的护理。①发热:术后第 2 日体温可达 38~39 ℃,甚至高达 41 ℃,一般持续 7~10 日。体温变化与肿瘤大小和坏死程度有关。可给予物理降温或解热镇痛药。②恶心、呕吐:肝动脉栓塞化疗术后呕吐发生率高,其主要原因是抗癌药物对胃肠道的直接毒性损害,严重者可导致消化道出血。因此,术前和术后给止吐药物。另外须注意维持水、电解质及酸碱平衡。③腹痛、腹胀:肝动脉栓塞后由于肝包膜张力增加、肝脏水肿等可引起轻度腹痛不适,一般在术后 48 h 症状会自然减轻或消失。如疼痛剧烈,3~4 日仍持续存在,应考虑有无栓塞其他器官导致坏死的可能。必要时给予胃肠减压,改善血液循环,在病情未明确诊断前勿轻易应用镇痛药。

(7)并发症的防治与护理。①局部血肿:血肿较小可继续加压包扎。如血肿较大,须检查凝血因子,用止血药,必要时可行血肿清除术。②假性动脉瘤:表现为搏动性肿物,可压迫静脉引起血栓性静脉炎,甚至破裂或导致动脉阻塞,应及早发现,向医生报告。③动脉内异物栓子和血栓:表现为动脉搏动减弱或消失,栓塞远端皮温降低,应尽早采取 B 超引导下介入法或手术法取出。④急性血栓性静脉炎:表现为患肢疼痛、肿胀、压痛等,应密切观察,及早发现,尽早采用溶栓药物治疗,无效时可手术取出。

八、健康教育

(1)向患者讲解肝癌的可能病因、症状和体征,尤其是乙型肝炎、肝硬化和高发区的人群应定期进行体格检查,做 AFP 和 B 超检查,以期早发现、早诊断。

(2)指导患者摄取适宜的饮食,多吃含蛋白质的食物和新鲜蔬菜、水果。食物以清淡、易消化为宜。有腹水、水肿者,宜选择低盐饮食。

(3)保持大便通畅,为预防血氨升高,可服用适量缓泻药。

(4)指导患者适当活动,注意休息。

(5)嘱咐患者及家属注意观察病情变化,如有无水肿、体重减轻、出血倾向、黄疸、疲倦等症状,如有及时就诊。

(6)嘱咐患者定期复诊。

(马金旗)

第三节　结直肠癌

一、流行病学特征及病因

(一)流行病学特征

结直肠癌是我国常见消化系统肿瘤之一。随着经济的发展、生活水平的提高和生活方式的改变,结直肠癌的发病率也随之上升。在过去 20 年里,我国结直肠癌流行病学趋势正在发生变化并呈现新的特点:①结直肠癌由低发趋向于高发,由于我国人口基数大,近年来发病和病死的绝对数已超过美国。②结肠癌发病率上升趋势较直肠癌更为明显。③低位直肠癌所占比例高,早期结直肠癌所占比例低。④青年人(<30 岁)比例高,直肠癌平均发病年龄趋同于发达国家水平。

(二)病因

结直肠癌的发病主要与环境因素和遗传因素有关,与生活习惯、饮食方式等有明显相关性。

1.饮食因素

高脂肪、高蛋白质、低纤维素饮食会导致结直肠癌发病率上升。我国上海市结直肠癌发病率时间趋势与膳食结构的相关分析表明,结直肠癌发病率变化与膳食结构的改变密切相关。高纤维饮食抑癌的重要环节是影响肠道酸碱度。通常结直肠癌低发地区粪便的 pH 要比高发地区高。纤维素还具有改变肠道菌群,影响肠黏膜结构和功能的作用,调节肠道酸碱度及通过黏蛋白加强黏膜屏障作用,减少肠内有毒物质对肠上皮的侵害。高脂饮食人群粪便的酸度增加,从而增加结直肠癌的发病危险。研究表明每周摄入 3 次以上油煎炸食物发生结肠癌的风险是摄入不足 1 次者的 2.3 倍。每周摄入 3 次以上盐腌食物发生结肠癌的风险是摄入不足 1 次者的 2.2 倍。

2.遗传因素

在 20%～30%的结直肠癌患者中,遗传因素可能起着重要的作用。

3.疾病因素

结直肠慢性炎症、息肉或腺瘤、血吸虫病和胆囊切除术后等均是导致结直肠癌高发的因素。

二、病理分类及临床分期

(一)早期结直肠癌

1.概念

癌肿限于大肠黏膜层及黏膜下层者称早期结直肠癌。早期结直肠癌一般无淋巴结转移,但其中癌肿浸润至黏膜下层者,有 5％～10％的病例可出现局部淋巴结转移。

2.大体分型

(1)息肉隆起型(Ⅰ型):此型在组织学上多为黏膜内癌。

(2)扁平隆起型(Ⅱ型):此型多为黏膜下层癌。

(3)扁平隆起伴溃疡型(Ⅲ型):此型均为黏膜下层癌。

3.组织学分型

早期结直肠癌的组织学类型与进展型结直肠癌相同,但通常多为管状腺癌或乳头状腺癌。早期结直肠癌根据癌组织生长及浸润的范围,又可进一步分为原位癌、黏膜内癌及黏膜下层癌。

(二)进展期结直肠癌

1.大体分型

(1)隆起型:凡肿瘤的主体向肠腔内突出者,均属本型。肿瘤呈结节状、息肉状或菜花状隆起,有蒂或为广基,边界较清楚,此型肿瘤一般发展较慢,治疗效果较好。

(2)溃疡型:肿瘤形成较深(深达或超出肌层)的溃疡者均属此型。此型肿瘤一般发展较慢,治疗预后较差。

(3)浸润型:肿瘤向肠壁各层弥漫、浸润,使局部肠壁增厚,但表面常无明显溃疡或隆起。肿瘤可累及肠管全周,常伴纤维组织异常增生,有时致肠管周径明显缩小,形成环状狭窄,此时局部浆膜面可见因纤维组织牵引而形成的缩窄环。

(4)胶样型:肿瘤外形不一,或隆起或伴有溃疡形成,但外观及切面均呈半透明胶冻状。

2.组织学分型

(1)乳头状腺癌:癌组织主要呈粗细不等的绒毛状或乳头分支状结构,乳头中心索为少量纤维血管间质。此型预后较好。

(2)管状腺癌:癌组织主要呈管状结构。根据其分化程度分为 3 级:高分化腺癌、中分化腺癌、低分化腺癌。

(3)黏液腺癌:此型癌肿以癌组织中含有大量黏液为特征。根据其形态又可分为两种亚型:一种表现为大片"黏液湖"形成,其中漂浮小堆癌细胞;另一种表现为囊腺状结构,囊内充满黏液,囊壁衬覆分化较好的黏液柱状上皮。

(4)印戒细胞癌:肿瘤由弥漫成片的印戒细胞构成,不形成腺管状结构。此型多见于青少年(尤其是女性青少年),恶性程度较高,预后较差。

(5)其他:包括腺鳞癌、鳞状细胞癌、未分化癌、髓样癌、小细胞癌。

三、临床表现

(一)肿瘤出血引起的症状

肿瘤表面与正常黏膜不同,在与粪便摩擦后容易出血。低位大肠中粪便干硬,故便血最常见。直肠癌患者中 90% 有便血,左半结肠癌患者中 75% 有便血,右半结肠癌患者中有肉眼可见的便血者约占 36%。当长期失血超过机体造血的代偿功能时,患者即可出现贫血。Ⅰ、Ⅱ期结肠癌患者中分别有 35% 及 50% 血红蛋白低于 100 g/L,故贫血并非一定属于晚期表现。但如果右半结肠癌患者除贫血以外,还伴有乏力、体重明显下降,常表明已有转移发生。

(二)大便习惯改变

常为最早出现的症状。常为排便次数增多,排便不畅,里急后重,腹泻、便秘或腹泻与便秘交替出现。

(三)大便形状改变

直肠、肛管肿瘤体积大到一定程度时,常使大便的形状发生改变,表现为大便变细、变形等。

(四)腹痛和腹部不适

腹痛和腹部不适也是结直肠癌的常见症状,结肠癌患者腹痛相对而言更为多见,其发生率可达 81%。腹痛和腹部不适的原因包括:①肿瘤所致的肠道刺激;②肿瘤的局部侵犯;③肿瘤所致的肠梗阻、肠穿孔等。

腹痛性质可分为隐痛、钝痛与绞痛。定位不确切的持续性隐痛最为常见。

(五)腹部肿块

不管是良性还是恶性肿瘤,当肿瘤生长到一定体积时都可出现临床上可扪及的腹部肿块,恶性肿瘤较良性肿瘤更易表现为腹部肿块。文献报道 20%～30% 的结肠癌患者在确诊时已有腹部肿块可扪及。但结肠癌的生物学恶性行为一般比胃癌、胰腺癌等低,因此往往可长至相当体积而尚未远处转移。

(六)肿瘤外侵、转移引起的临床表现

1.局部浸润引起的症状

直肠癌扩散出肠壁,在盆腔内有较广泛浸润时或手术后腔内复发时,可引起腰骶部酸痛、胀坠感。当肿瘤浸润或压迫坐骨神经或闭孔神经根(腰骶丛)时还可出现坐骨神经痛或闭孔神经痛。肿瘤向前侵及阴道和膀胱黏膜时可出现阴道流血或血尿等。结肠癌如侵及与之接触、粘连的小肠,并形成内瘘时可出现餐后腹泻,排出尚未完全消化食物的症状。肿瘤累及输尿管时可出现肾盂积水,如双侧输尿管受累则可引起尿闭、尿毒症,为直肠癌术后盆腔复发而致死的常见原因。

2.血道播散引起的症状

结直肠癌发生血道转移的情况常见,其中以肝转移最常见。有8%～25%的患者在确诊时已有肝转移。结直肠癌手术切除后的患者在随访中有20%～30%发生肝转移。有时结直肠癌患者原发灶症状不明显,却以血行转移如肝转移、骨转移等为首见临床症状。直肠癌患者术后5年内约有15%发生血行转移,最常见的部位为肝、肺、骨,分别占37%、35%、19%。女性患者中4%～8%可发生卵巢转移。有时结肠癌原发灶症状隐而不显,首先表现为"卵巢肿瘤"而行妇科手术,术后病理报告为"转移性卵巢癌",而后始查出结肠癌。

3.种植播散引起的临床表现

癌肿侵及浆膜层时癌细胞可脱落进入腹膜腔,游离,种植于腹膜面。直肠膀胱陷凹或直肠子宫陷凹为腹膜腔最低的部位,癌细胞易集聚种植于此。直肠指检(或直肠—阴道双合诊)可触及该处有种植结节。当腹膜面广泛种植播散时可出现腹水或种植灶浸润压迫肠管而致的肠梗阻。

4.淋巴结转移的临床症状

左锁骨上淋巴结转移为晚期表现。结直肠癌发生髂血管旁淋巴结转移时,淋巴可逆流至腹股沟而发生腹股沟淋巴结转移,亦属晚期表现。但肛管癌腹股沟淋巴结转移时,如尚局限则仍可行腹股沟淋巴结清除,有根治之可能。当腹膜后淋巴结广泛转移,肿大的淋巴结团块压迫下腔静脉、髂静脉时可出现两侧或一侧下肢水肿、阴囊或阴唇水肿等。

四、诊断

(一)临床检查

应进行常规体格检查,重点检查锁骨上区、腹股沟淋巴结,有无贫血、黄疸,有无腹部肿块、腹水,有无肠梗阻体征。

(二)直肠指检

直肠指检是简单而重要的检查方法,对发现早期肛管癌、直肠癌意义重大。在我国,低位直肠癌的发病率高,约有75%的直肠癌可在直肠指检时触及。直肠指检至少可扪清距肛门8 cm以内的直肠壁情况。指检时应注意确定肿瘤大小、肿瘤基底下缘至肛缘的距离、肿瘤向肠外浸润状况、肿瘤的质地等。结肠癌患者也应通过直肠指检或直肠—阴道双合诊检查了解直肠膀胱陷凹或直肠子宫陷凹有无种植灶。

(三)内镜检查

包括直肠镜、乙状结肠镜及纤维结肠镜检查。目前直肠指检与纤维全结肠镜是结直肠癌最基本的检查手段。内镜能明确肿瘤的位置、大小、形态,还可钳取组织,以明确病理诊断。电子结肠镜也可以用来治疗早期结肠癌,对晚期结肠癌进行姑息性治疗以缓解症状,以及解除结肠癌造成的梗阻,为进一步手术创造条件。超声内镜对诊断结肠癌的肿瘤侵犯程度和疾病分期有一定的帮助。

(四)钡灌肠检查

钡灌肠检查为传统检查,但诊断率不高。一般的钡灌肠检查不易发现直径 2 cm 以下的病灶。近年来常用 X 线气钡双重造影来提高诊断率,但其假阳性与假阴性结果较多。肠梗阻、肠坏死、肠穿孔、进行性出血为其禁忌证。

(五)大便隐血检查

结直肠癌患者中 50%～60% 大便隐血试验阳性。大便隐血试验系非特异性的诊断方法,任何情况引起消化道出血时均可导致大便隐血试验阳性。但作为一种简便、快速的方法,大便隐血试验是目前大肠肿瘤普查和筛检最常用的方法。我国多数地区胃癌远比肠癌多见(患者人数比约为3:1),因此对大便隐血阳性者应进行胃和肠的检查。

(六)CT、MRI、腔内 B 超检查

目前此 3 种检查主要用于了解直肠癌的浸润状况和邻近器官累及情况。而此 3 种检查对确定直肠癌有无淋巴结转移的意义有限,因为它们仅能发现直径 10 mm 以上的淋巴结,而 78% 有癌转移的淋巴结直径不超过 5 mm。目前 MRI 还更多地应用于直肠癌术前分期,而在结肠癌中的应用则受到一定的限制。

(七)CT 仿真肠镜技术

早期结直肠癌在普通 CT 检查上缺乏特异征象。近年由于 CT 硬件设施和计算机技术的发展,放射学家在肠管充气后,以螺旋 CT 沿大肠轴线在不同层面上进行交叉横断扫描,再由计算机进行三维结构重建,绘出虚拟结肠图像。这种技术称为仿真肠镜检查。仿真肠镜技术的优点是无创、快速,可评价全结肠,包括那些因肠腔狭窄,传统肠镜无法通过的近侧段肠管。检查不需要任何镇静剂和对比剂,安全、可靠。该技术可检出小至 4～5 mm 的结肠病变。

(八)癌胚抗原检查

癌胚抗原(CEA)不具有特异性诊断价值,同时对早期癌诊断价值不大,但对估计预后和诊断术后复发方面有一定帮助。远处转移者血清 CEA 升高得远比局部复发时多。术前后 CEA 持续增高,常预示肿瘤复发或淋巴结及远处转移。

(九)结直肠癌的鉴别诊断

1.痔疮

痔疮是结直肠癌的主要误诊病种之一,便血是两者的共同表现,直肠癌误诊中约占 1/3,结肠癌则相对较少,约 1/6。对于 30 岁以上便血患者,应常规做直肠指检。

2.肠炎

慢性肠炎常表现为腹泻与便秘交替发作,统计表明 15％～20％结直肠癌的临床表现为腹泻、便秘或两者交替发作。遇到此类患者应进一步检查。

五、治疗

(一)外科治疗

外科治疗在结直肠癌治疗中占据着非常显著的地位,现代外科治疗结直肠癌的 5 年生存率已达 50％,其中结肠癌为 70％以上,直肠癌为 50％～80％。

1.结肠癌手术

结肠癌因肿瘤生长部位不同,手术方式也各不相同;同一部位的结肠癌因分期的不同,切除的范围以及淋巴清扫范围也各不相同。结肠癌根治术切除肿瘤及距肿瘤 10 cm 以上的肠管、肠系膜及区域淋巴结。按肿瘤部位常分为右半结肠癌根治术(适用于盲肠和升结肠及结肠肝曲的恶性肿瘤)、横结肠癌根治术(适用于横结肠中部癌)、左半结肠癌根治术(适用于结肠脾曲和降结肠癌)、乙状结肠癌根治术(适用于乙状结肠癌)。

2.直肠癌手术

(1)腹会阴联合直肠癌根治术(APR 术):适用于直肠下段及肛管癌侵犯齿线近端和某些无条件做保留肛门的直肠中段癌患者。

(2)经腹部直肠癌切除术(Dixon 手术、LAR 术):适用于乙状结肠下段、腹膜返折以上的直肠癌。对低位直肠癌浸润转移的生物学行为研究表明,低位直肠癌的远切缘距离肿瘤 2 cm 即可。这一理念使得 LAR 术得到迅速推广。

(3)经腹直肠癌切除、结肠造口术(Hartmann 术):适用于可经腹切除的中段直肠癌,有以下两种情况或之一者,第一种为患者年老体弱、合并有严重的心肺疾病不能耐受手术者;第二种为肿瘤晚期有远处转移或肿瘤系姑息性切除。

(4)经腹会阴、直肠、子宫附件及阴道后壁整块切除术(后盆腔切除术):适用于女性腹膜返折平面以下直肠前壁癌肿。

(5)全直肠系膜切除术(TME):在中下段直肠癌根治术中,在盆筋膜的脏层和壁层之间进行锐性分离,保持盆筋膜脏层完整性,避免肿瘤在系膜残留,降低术后局部复发率。

(6)经腹直肠切除、结肠肛管吻合术(Parks 术):适用于可经腹切除但经腹吻合困难的直肠癌。

(7)保留盆腔自主神经(PANP)的直肠癌根治术:性功能障碍是直肠癌术后常见的并发症。随着年轻直肠癌患者的增多及生存期延长、对生活质量要求的提高,性功能障碍日益受到直肠癌患者的关注。这种手术在保证肿瘤根治的前提下,辨别和保留盆腔自主神经,在预防直肠癌术后排尿障碍和性功能障碍等方面有显著作用。

(8)局部切除术:直肠癌的局部切除是指将肿瘤及其周围 1 cm 的肠壁全层切除。该手术的理论基础是,当病变局限于黏膜而未超过黏膜肌层时几乎无淋巴结转移风险,但当病变侵及黏膜下层时则有近 5％的概率发生淋巴转移,故当病变局限于黏膜或黏膜肌层时可单纯切除病变部位,无须进行区域淋巴结清扫,即可达到根治目的。局部切除患者术后存在局部复发和转移的风险,因此应严格把握适应证。

3.肛管癌手术

肛管癌未侵犯齿线,可行局部广泛切除,亦可行放疗、化疗为主的综合治疗辅以局部切除。肛管癌已侵犯齿线按直肠癌处理,肛周皮肤癌按皮肤癌处理。

4.结直肠癌急诊手术

结直肠癌急诊手术占全部结直肠癌手术的 1/3。常见适应证如下:

(1)梗阻:7％～29％的结直肠癌以急性肠梗阻为首发症状,是结直肠癌预后不良的因素之一。急性结肠梗阻中,癌性梗阻占 78％。

(2)穿孔:由结直肠癌引起的穿孔的发生率为 6％。穿孔常发生于盲肠和肿瘤两处部位。盲肠穿孔继发于癌性梗阻,肿瘤部位的穿孔是癌性溃疡穿透肠壁的结果。

(3)出血:结直肠癌引起大出血的情况较少见,约占下消化道大出血的 10％。手术治疗仅适用于内科治疗无效的情况,手术应力争切除出血病灶。

在患者一般情况允许的条件下,以上情况均可考虑急诊手术治疗。结直肠癌急诊手术治疗的首要目的是解除威胁患者生命的结直肠癌并发症,其次才是兼顾肿瘤的治疗。手术应在适当准备,如补充血容量,纠正水、电解质紊乱等后进行。最近临床上开展了术前经结肠镜放置肠梗阻导管或肠梗阻记忆合金支架进行减压引流的方法和必要的肠道准备,以提高根治性手术切除率和Ⅰ期吻合率。

(二)放疗

1.放疗种类

结直肠癌的放疗种类按其目的分为根治性放疗,姑息性(对症性)放疗及放疗、手术综合治疗。

(1)根治性放疗:通过放疗彻底杀灭肿瘤细胞。仅适用于少数早期患者及细胞类型特别敏感的患者。

(2)姑息性放疗:以减轻症状为目的,适用于止痛、止血、减少分泌物、缩小肿瘤等姑息性放疗。

(3)放疗、手术综合治疗:有计划地综合应用手术与放疗两种治疗手段。按进行的先后顺序,可分为术前、术中、术后 3 种。

2.放疗的急性和后期并发症

因为肠的放疗耐受性较差,放疗的急性反应主要有:急性肠黏膜炎,临床表现为大便次数增加、腹痛、腹泻,严重者有血便。照射直肠癌时会发生膀胱刺激征,如尿频、尿急、尿痛。后期的并发症有肠的纤维化、肠粘连、肠营养吸收不良,较严重的会出现肠穿孔。

(三)化疗

手术是治疗结直肠癌疗效最好的治疗手段。但当前就诊的患者中约 1/3 是晚期患者,并且在行根治术的患者中约 1/4 以后出现转移复发。因此在争取早期诊断,改进手术水平的同时,应加强包括化疗在内的综合治疗。

1.适应证

(1)术前、术中的辅助化疗。

(2)Dukes B、C 期患者的术后辅助化疗。

(3)晚期肿瘤不能手术或放疗的患者。

(4)术后、放疗后局部复发或远处转移者。

(5)一般情况能耐受化疗者(卡氏评分>60)。

(6)预期生存时间大于 2 个月者。

2.单药化疗

治疗结直肠癌有效的药物不多。公认有确切疗效的传统药物是 5-氟尿嘧啶(5-FU)。近年来治疗结直肠癌有肯定疗效的药物有铂类、拓扑异构酶Ⅰ抑制剂和口服氟尿嘧啶类。

(1)亚叶酸钙(LV):为 5-FU 的生化调节剂,使 5-FU 的细胞毒性作用明显加强。据分析,LV+5-FU 疗效比单用 5-FU 增加 1 倍,目前 LV+5-FU 是晚期结直肠癌的标准治疗方案。

(2)伊立替康(CPT-11):为拓扑异构酶Ⅰ抑制剂,主要不良反应是骨髓抑制和延迟性腹泻。

(3)奥沙利铂(L-OHP):为第 3 代铂类药物,L-OHP 的主要不良反应是蓄积性的外周感觉神经异常。停药后中位时间 13 周可恢复。

(4)口服氟尿嘧啶类:目前较常用的有卡培他滨(希罗达),是 5-FU 前体,疗效好而不良反应少,主要不良反应是手足综合征。

3.常用化疗方案

(1)Mayo Clinic 方案:LV+5-FU 连用 5 日,每日 1 次,每 3~4 周重复。

(2)DeGramont 方案:第 1 日 LV+5-FU,之后 5-FU 持续 46 h,每 2 周重复。

(3)FOLFOX 方案:L-OHP 联合 LV 和 5-FU。

(4)FOLFIRI 方案:CPT-11 与 5-FU 和 LV 联用的 2 周用药方案。CPT-11 第 1 日+LV 第 1～2 日+5-FU 第 1～2 日+5-FU 第 1～2 日维持 22 h。每 2 周重复。

(5)卡培他滨单药口服方案:服用 14 日,停 7 日重复。加用维生素 B_6 可减少不良反应。

4.化疗注意事项

(1)化疗药物会引起骨髓造血功能低下、器官功能损害,故在化疗期间要定期检查血常规、肝功能、肾功能等,以便及时发现问题,及时处理。

(2)化疗期间出现严重口炎、腹泻或出现肝、肾功能损害时,要及时停用化疗药物,并对症处理。

(3)治疗 2～3 个周期后病情无改善或有恶化者,应停药或更换化疗药物。

(四)生物治疗

肿瘤的生物治疗是指通过肿瘤宿主防御机制和生物制剂的作用调节自身的生物学反应,从而抑制和消除肿瘤生长的治疗方法。抗肿瘤的生物治疗已成为治疗肿瘤的第四大主要手段。生物治疗已成为综合治疗的重要组成部分。主要包括肿瘤免疫治疗和肿瘤基因治疗。

总体而言,结直肠癌的生物治疗尚处于试验和探索阶段。仅为数不多的药物上市,如 2004 年美国 FDA 批准贝伐珠单抗和西妥昔单抗治疗晚期结直肠癌。多数药物仍处于不同的临床试验期。

(五)中医综合治疗

中医综合治疗是肿瘤综合治疗的重要组成部分。在肿瘤治愈性手术后,长期中医治疗有抗转移及复发的作用。中医药配合放化疗有增效、减毒作用。在肿瘤晚期,体能状态好者行姑息性放化疗+中药综合治疗可增效、减毒;体能状态差者,中医综合治疗可延长生存期,提高生活质量。结直肠癌常用的中药制剂:①静脉点滴抗癌中药制剂,有康特莱注射液、榄香烯乳注射液、华蟾素注射液等。②口服抗癌中成药制剂,有华蟾素片、参莲胶囊等。

(六)多学科综合治疗

结直肠癌的治疗方式主要是外科治疗,但随着肿瘤内科、肿瘤放射、生物靶向治疗的发展,结直肠癌治疗的 5 年生存率有了很大的提高,美国报道的结直肠癌 5 年生存率高达 64.1%。

结直肠癌多学科治疗协作组的一般由专科外科医生、肿瘤内科医生、放射治疗医生、病理诊断医生、内镜医生、放射诊断医生、专科护士和精神心理医生组成。治疗结直肠癌的相关医护人员共同参与患者的诊治,保证治疗的最佳质量和最好效果。

六、护理

(一)围术期护理

1.术前护理

(1)心理护理:需要行造口手术的患者的心理状态具有特殊性,因此其心理护理要有针对性。担心外形发生的改变及这种改变带来的一系列问题,家人、朋友和同事的看法及社会的眼光;生活、工作上的不便以及尴尬,这都将会给患者在心理上造成很大的压力。耐心倾听患者的诉说,了解他的心理,排解其恐惧及焦虑,给他建立一个疏解的渠道是非常重要的。有一部分患者的焦虑、紧张是对手术的无知所造成的。那么,可以通过看录像、图片、实物等方法向患者介绍肠造口手术的方式、部位、功能及护理等相关知识,使其对整个过程有一个大概的了解,解除其因不了解而带来的焦虑、恐惧等不良心理状态。并可请有相同经历的成功患者进行座谈,通过患者之间的交流,增强他对手术及将来生活的信心,配合手术顺利完成。

同时也要与患者家属进行良好的沟通,取得他们的配合和支持,因为患者今后的康复在很大程度上要依靠家属的帮助。

(2)营养支持:术前给予足够的营养支持。能够进食的患者可给予高蛋白质、高热量、高维生素、易于消化的少渣饮食。如不能进食或因为肠道准备须禁食的患者可给予静脉营养支持,以提高患者的手术耐受性。

(3)肠道准备:结直肠癌手术的肠道准备是非常重要的,包括肠道清洁和减少肠道细菌两个方面。其目的是减少术中污染和术后感染的机会,有利于吻合口的愈合。

1)饮食:术前3日进少渣半流质饮食,术前1日进流质,术前1日晚上开始禁食。

2)清洁肠道:术前1日给予清洁灌肠或口服灌肠剂(术前1日下午在2 h内口服20%甘露醇溶液500 mL+5%葡萄糖氯化钠注射液1000 mL或氯化钠注射液1000 mL,利用甘露醇的高渗作用,吸收肠道内水分,促进肠蠕动,达到清洁肠道的作用,但年老体弱、有梗阻症状、心肾功能不良者禁用)。或术前3日给予番泻叶9 g泡服。对于有肠梗阻症状的患者,其肠道准备的时间须延长,给予低压灌肠,灌肠时的动作要轻柔,以防癌细胞扩散。

常用的还有聚乙二醇快速肠道准备。聚乙二醇电解质中的高分子长链聚合物不被肠道吸收,增加局部的渗透压,使水分保留于结肠肠腔内,粪便被软化,含水量增加,促进肠蠕动,产生导泻的效果。聚乙二醇不被肠道菌群分解,无爆炸的危险。常见用法:成人用量2包,每包以1000 mL纯水稀释,2000 mL在1.5 h左右口服完。一般在4 h后可达到满意的肠道准备效果。

3)药物使用:口服肠道不吸收的抗生素,减少肠道内的细菌。术前 3 日口服甲硝唑 0.4 g,每日 3 次,庆大霉素 8 万 U,每日 3 次。服用肠道杀菌剂后抑制了肠道大肠杆菌的生长,使维生素 K 的合成和吸收减少,因此须补充维生素 K。可口服维生素 K_4 8 mg,每日 3 次或肌内注射维生素 K_1 10～20 mg。

(4)造口定位:对于拟行肠造口的患者应进行行术前肠造口的定位,以降低术后造口并发症的发生率,减少对患者生活习惯的影响,便于患者的自我护理。术前 1 日,由造口治疗师(ET)对患者进行术前访视并做造口定位。定位的基本要求:患者在不同体位时都能看到造口,双手能方便处理造口;坐下后,肠造口不会缩入皮肤皱褶中影响造口器具的使用;定位处皮肤应平整,无瘢痕及皮肤疾患,避开切口部位和骨突处;不影响术后工作和穿戴等。

(5)其他术前准备:术晨给予留置导尿管,排空膀胱,防止术中损伤膀胱。对于行 Miles 手术的女患者应在术前 1 日下午及术晨各进行一次阴道冲洗。

2.术后护理

(1)生命体征的监测:了解患者的术中情况,监测术后的体温、脉搏、呼吸频率和血压,直至平稳,观察伤口引流管及各种导管的情况,以及引流液的色、质、量。

(2)饮食:术后禁食,静脉补液。术后 3 日待肠蠕动恢复之后可进流质,1 周后可进半流质。选择易消化的少渣饮食。

(3)防止尿潴留的护理:直肠癌根治术易损伤骶神经丛或造成膀胱后倾,导致尿潴留,故术后须放置较长时间的导尿管,一般为 2 周左右。在此期间应做好导尿管护理,防止尿道感染。并在拔管前,定时夹管,进行膀胱收缩功能的锻炼。

(4)会阴部伤口的护理:Miles 手术会阴部的创面较大,术后的渗血、渗液较多,潴留在残腔中易引起感染,所以须做好预防措施。①观察伤口渗血、渗液情况,如有渗出及时更换敷料。②保持会阴部引流管通畅,防止引流管扭曲、受压,观察引流液的色、质、量,并做好记录。

(二)肠造口护理

肠造口是指将近端肠段固定于腹壁外,粪便由此排出体外,又称人工肛门。根据造口存在时间的长短分为临时性肠造口和永久性肠造口。根据造口的形状分为单腔肠造口、双腔肠造口、襻式造口等。

1.肠造口的一般护理

(1)开放肠造口:一般在术后 2～3 日肠蠕动恢复后开放肠造口,须观察肠段有无出血、缺血坏死等情况。

(2)卧位:造口处有粪便排出时应取患侧卧位,并可用薄膜敷料覆盖腹部切口,防止粪便污染切口,影响愈合。

2.造口袋的使用

肠造口的患者需要暂时或永久性地使用造口袋。根据不同患者的不同需求，可选用不同类型的造口袋。

(1)造口袋类型:可分为一件式、两件式;闭口式、开口式;透明式、不透明式。一件式是指底盘和袋子是一体的,两件式是指底盘和袋子是分开的;闭口式是指袋子上没有排放口,即不需要袋夹,开口式是指可以通过袋子上的排放口将造口袋内的排泄物倒掉,需要用袋夹将开口夹闭;透明和不透明是指是否可以透过袋子看到袋子内部。根据不同患者的不同需求,可选用不同类型的造口袋。

(2)造口护理相关附件产品:在进行造口护理时可根据自身情况选用一些造口附件产品,如为了保护造口周围皮肤可使用造口护肤粉或皮肤保护膜,增加造口底盘黏性可使用防漏膏和造口腰带,造口周围皮肤有凹陷可使用防漏条,为防止造口袋胀袋可使用活性炭过滤片,去除造口袋异味可使用造口袋清香剂等。

(3)造口袋的选择标准:①造口袋的材质与患者的肤质相适应。简单地说,就是不会发生过敏。②底盘的大小要合适。即造口袋底盘要适合患者造口的大小,因为每位患者的造口大小都是不一样的。造口袋的外观、大小、形状必须要满足患者的需要,质地较柔软,并有隔臭功能。③造口袋的黏性好,不易渗漏。要贴得住,贴不住的造口袋不仅起不到应有的作用反而会添麻烦。④造口袋应容易佩戴及更换。造口袋佩戴时不会妨碍患者的活动。造口袋材质发出的声响要小,有一定的隐蔽性。⑤价格合理。造口袋的价位与患者的经济能力相匹配。在相同质量下应选择价廉的产品,因为造口袋的使用大多是长期的、必需的。

(4)不同的阶段造口袋的选择。

1)术后早期造口袋的使用原则:应选择透明的造口袋以方便观察造口及排便情况;一般术后早期排泄物多为不成形的水样便,加上不方便下床活动可选择开口型造口袋;不妨碍其他引流管或支架的放置;能保护造口周围皮肤;使用方便,感觉舒适。

2)康复期造口袋的使用原则:应考虑造口人士的生活方式及习惯;生理状况,包括身体状况及造口情况,如视力、双手活动情况、造口位置、造口形态、周围皮肤情况等;心理状况,尤指患者对造口的接受程度;工作需要以及休闲、娱乐等情况。

(5)更换造口袋的步骤:去除旧袋→清洁造口及周围皮肤→擦干造口周围皮肤→观察造口及周围皮肤有无并发症,如有则给予相应处理→测量造口大小→裁剪造口袋底盘→适当使用造口护肤粉及其他附件用品→粘贴造口袋。具体操作如下。

1)准备用物:先准备一块质地柔软的专用小毛巾,一盆温水,柔软的卫生纸,一把剪刀,合适的造口袋,造口测量尺,如需要可准备其他造口护理用品(如造口护肤粉、防漏膏、皮肤保护膜等)。

2)去除旧袋:用一只手压住造口袋底盘上缘的皮肤,另一只手稍用力自上而下撕除底盘。

3)清洁造口及周围皮肤:先用卫生纸清除造口上及其周围皮肤上的粪便,应用手抓持而不是来回擦拭,防止损伤造口黏膜。再用湿毛巾将造口及皮肤清洁干净,直至皮肤上没有粪便残渣残留。

4)擦干造口周围皮肤:用毛巾或卫生纸吸干皮肤上的水分,并晾干皮肤。

5)观察:观察造口及周围皮肤有无并发症,如有则给予相应处理。

6)测量造口大小:用造口测量尺测量造口的大小并在造口袋底盘上做相应的绘制。

7)裁剪造口袋底盘:根据绘线裁剪造口底盘,底盘内缘距造口 2 mm 为宜。过大会降低造口底盘的黏性,扩大了粪便与皮肤接触的面积,易导致接触性皮炎。过小则有可能损伤到肠黏膜,造成破损出血。剪裁好后用手捋一下剪裁面以去除毛刺。

8)粘贴造口袋:撕除底盘上的粘贴纸,将底盘平顺服帖地粘在造口周围皮肤上,压平即可。

注意点:造口周围皮肤一定要清洗干净并保持干燥,用清水清洗即可,避免使用消毒剂;若造口及周围皮肤存在并发症,须处理好之后再使用造口袋;粘贴造口袋时要保持腹部皮肤平整无皱褶,如有体毛应予以剃除,以防造口袋粘贴不牢而引起渗漏。根据造口及皮肤情况选用合适的造口附件用品。周围皮肤由于经常擦洗会比较干燥,可使用一些水油平衡型的护肤剂或润肤霜。

(6)造口患者的饮食护理:除了本身患有须注意饮食的疾病外,肠造口患者原则上无须忌口,只要均衡饮食即可。注意饮食卫生,平时可多喝水,多吃水果、蔬菜,避免生冷、辛辣等刺激性食物。但为了提高患者的生活质量,可适当少吃或不吃某些食物。如为了避免造口袋胀气,尽量避免食用产气较多或产臭气的食物,进食时应细嚼慢咽以免吞入过多气体;少吃一些会引起腹泻或便秘的食物等。

3.肠造口并发症的观察和护理

(1)造口坏死:造口缺血坏死是造口术后早期并发症之一。正常的肠黏膜红润,有光泽。当发生缺血坏死时呈黑色或紫色,肠黏膜失去光泽。检查肠管缺血坏死程度的方法:可用玻璃试管放入造口内,在光线照射下观察肠黏膜色泽。

轻度坏死可给予保守治疗,用生理盐水纱布湿敷,一般创面可自行愈合。重度坏死须手术治疗。

(2)造口出血:通常发生在术后 48 h 之内,一般不会造成严重后果。可用 1:1000肾上腺素溶液湿敷。严重的应寻找出血点予以结扎止血。

晚期造口出血常见于造口护理不当引起造口黏膜糜烂出血。护理造口时应动作轻柔,防止损伤黏膜。黏膜破损可以在清洗后涂抹溃疡粉以促进愈合。

(3)造口水肿:术后 2～5 日可见造口黏膜水肿,一般不必特殊处理。如果造口黏膜水肿加重,呈灰白色,则应检查造口肠管血运是否充足,并用生理盐水溶液持续湿敷,必要时加用生物频谱仪外照射。

(4)造口狭窄:腹壁孔太小或未切除部分筋膜或者是感染后形成瘢痕环而造成的。轻度狭窄者可进行扩肛:患者示指戴指套,涂上润滑油,缓缓插入造口,至第 2 指关节处停留5～10 min,每日 1～2 次。重度狭窄者则须进行手术治疗。

(5)造口脱垂:与造口脱垂相关的因素有肥胖、腹内压增高及慢性阻塞性肺疾病等。相应的健康指导有:

1)选用底盘较软的一件式造口袋,在造口袋内涂上润滑油,防止肠管因摩擦出血。底盘剪裁恰当,适当减少换袋次数。

2)告知患者肠梗阻的症状和体征,如有腹痛,腹胀,呕吐,停止排气、排便等症状时应立即就诊。

3)安慰患者,耐心倾听患者的倾诉,告诉患者不要紧张。给予饮食指导,吃无渣、柔软的食物,预防肠梗阻。

4)轻度脱垂可用弹性腹带稍加压迫,防止进一步脱垂。重度脱垂及发生肠坏死时则要进行手术,重做造口。

(6)造口旁疝:是指与造口有关的腹壁切口疝,临床上不少见。小而无症状的造口旁疝首先应采取非手术治疗,常用特制腹带或弹性腹带治疗,以减轻症状,提高生活质量。严重时须做手术修补。相应的健康指导有:

1)术后 6～8 周内避免提举重物,积极治疗慢性咳嗽、前列腺增生等疾病,嘱咐患者咳嗽时用手按压造口部位,减少造口旁疝的发生。

2)选择适合的造口袋,如底盘较软的一件式造口袋,并加用合适的造口腹带。

3)指导患者换袋技巧,学会使用镜子,通过镜子的成像更换造口袋。

4)禁止进行造口灌洗,以免增加腹压,加重造口旁疝。

5)指导患者注意观察肠梗阻的症状,有呕吐,腹胀,腹痛,停止排便、排气等症状时应立即就诊。

6)适当锻炼,减轻体重。

7)解释形成造口旁疝的原因,不是肿瘤复发,不必紧张,减轻患者焦虑、紧张的情绪。

(7)造口回缩:由于肠管长度不足,肠管外置时有张力;缝线脱落过早;支架拔除过早;术后体重猛增等原因。

1)部分回缩:肠端尚在腹腔外,一般无须手术,但须加强对造口创面的护理,严密观察回缩进展情况。

2)重度回缩:造口处看不到结肠黏膜或已有腹膜刺激征,应立即手术。

(8)造口周围皮肤炎症。

1)过敏性皮炎:由对造口袋及黏胶底板过敏而引起的。

处理:详细询问患者的过敏史,过敏严重且原因不明时可做过敏试验,剪一小块底板贴于耳后,观察 24 h,局部红、痒、痛为阳性。指导患者选择其他类型的造口用品。局部皮肤可外用类固醇药物如地塞米松软膏,涂药 10 min 后用清水洗净,待干后贴造口袋。如情况无明显好转,可请皮肤科医生诊治。

2)粪水性皮炎:造口位置差、皮肤有皱褶使造口袋与皮肤粘贴困难或造口护理不当,造成排泄物渗漏,腐蚀了造口周围皮肤。

处理:检查并去除刺激原因,治疗已出现的皮肤问题。更换袋子时先用清水清洗造口周围的皮肤,擦干,涂抹皮肤保护粉,喷上无痛型皮肤保护膜,使用防漏膏后再贴上造口袋。

4.肠造口灌洗

(1)优点:①养成定时排便的习惯。②清洁:灌肠后 24～48 h 内无粪便排出,可不使用造口袋。③减少臭味,增强自尊和社交信心。④减少对造口周围皮肤的刺激。⑤节省开支,提高生活质量。

(2)适应证:适用于肠道功能正常、体质好的乙状结肠或降结肠永久性单腔造口患者。患者有自理能力,能接受灌洗方法,有学习的精神,家庭支持。有独立卫生间并且时间充足。

(3)禁忌证。

1)年龄:婴儿,肠穿孔的机会大;儿童,不能坐太久;高龄老人,可能难以保持体质或精神状况,肢体灵活度有限。

2)结肠造口情况:临时性结肠造口;升结肠或横结肠造口;术前排便无规律;造口脱垂或造口旁疝;结肠持续性病变。

3)全身系统:关节炎、帕金森病、瘫痪、心脏或肾脏疾病;预后差或临终患者。

4)其他:精神不健全者;缺乏卫生设备;盆腔或腹部放射治疗期间,易引起肠穿孔等。

(4)可以开始灌洗的时间:术后 1 个月左右;放、化疗后 3～6 个月后。

(5)用物准备:须备有造口灌洗用具。

(6)备温水 500～1000 mL(39～41 ℃),部分灌洗设备配有内置式温度计。调节压力:水液面至肠造口的距离为 45～60 cm。去除造口用品、清洁造口及造口周围皮肤。润滑灌洗锥头并轻轻插入造口:用手轻压住灌洗圆锥头防止水逆流。打开管夹让水流入肠道内,匀速流 10～15 min。将所须水量灌入后,把管夹关紧,圆锥头仍须压在肠造口停 3 min。约 15 min 后,大部分排泄物已经排出,灌洗者可将袖带尾端扎紧起来活动。待 30～40 min 后粪便才能排除干净。当完全结束时,除去袖带,清洁造口并戴上造口用品,收拾好用具,适当保存。

灌洗后须留意下次排便的时间,如灌洗后 48 h 有大便排出,这就表明应该每 48 h 灌洗 1 次。造口灌洗应定时进行,每日 1 次或 2 日 1 次,最好长期执行。

七、康复支持

造口手术是治疗疾病的一种手段,有了造口并不等于生活的完结。当然造口患者在生活习惯上会有所改变,但只要掌握了正确的护理知识就能回归社会。由国际造口协会(IOA)倡议并得到 WHO 认可,从 1993 年 10 月 2 日开始,每三年的 10 月的第一个星期六为"世界造口日"。

生活中,造口患者要做到起居规律、劳逸结合、饮食适度。在饮食方面,只要没有其他的疾病限制一般没有特别要注意的。当然,为了身体的健康和生活质量的提高,还是需要一些节制。粗、细粮和荤素食物要合理搭配,定时进食,不饮酒,不抽烟,少吃有异味和产气多的食物(如葱、蒜和豆类食品),注意饮食卫生。要细嚼慢咽,吃东西太快容易吸入过多气体引起腹胀。多喝水,多吃水果蔬菜可防止便秘。

在休养的同时要注意适当的活动及运动,防止体重的增加而导致造口并发症,如造口旁疝,造口回缩、凹陷,造口脱垂等。只要不是重体力劳动和增加腹内压的剧烈运动都可以参加。天气变化时要注意防止感冒咳嗽,减少腹内压增加的机会。平时的衣服应柔软、宽松,腰带处不宜过紧以免对造口产生压迫。

应告知患者,有了造口一样可以享受生活,可采用淋浴的方式洗澡,使用中性的皂液。洗澡时水是不会进入造口的,还可以彻底清洁造口及其周围皮肤。游泳时可选用小型造口袋。如果想外出旅游,只要准备充分,随身携带足够的造口护理用品,就可以尽情享受旅途的愉快了。

可以根据朋友的亲密程度决定是否告诉他造口的情况,造口并不是一件可耻的事,一味地保守秘密反而会造成心理的负担,不利于身心健康。多与社会接触,多与他人交流,保持心情开朗,适当参加社会活动,情况允许可重返工作岗位,这些对身体的康复都是非常有利的。

（张 科）

第七章　血液、淋巴系统肿瘤

第一节　白血病

外周血液中包含各种不同类型的细胞,如白细胞、红细胞、巨核细胞等,这些细胞尽管在结构和功能上存在很大差异,但有证据表明它们均属于造血干细胞的"后代"。其中粒细胞、单核细胞和淋巴细胞统称为白细胞。白血病是一类起源于造血干细胞的恶性疾病,其特征为具有增殖及生存优势的白血病细胞在体内无限增生,使正常造血功能受到抑制,并广泛浸润骨髓及其他组织器官,引起一系列临床表现,如贫血,出血,感染,肝、脾、淋巴结肿大等。

白血病被发现迄今已有100多年的时间,最早可追溯到1827年,当时 Velpeau 医生发现一例特殊病例,患者的血液黏稠,像红色的酒上有白色酵母。随后英国生理学家 Bennett 及德国病理学家 Virchow 几乎同时发现这种新型疾病,白血病是一种病死率高,对人类健康及家庭、社会造成巨大影响的疾病。就急性白血病而言,在1947年之前,其1年生存率仅为4%~9%,随着医学的不断发展,化疗、放疗、造血干细胞移植及生物学治疗方法的应用,至今儿童急性淋巴细胞性白血病的5年无病生存率可达70%,成人为40%~50%。我国自1973年着手进行了白血病大规模的流行病学调查,其发病率为3.5~4.18/10万人,男性高于女性,其中白血病发病率在儿童的恶性肿瘤中排名首位。

一、病因

白血病的病因十分复杂,大多数学者认为它是多种致病因素综合作用的结果,但是其确切机制尚不明确。

(一)病毒因素

由于分子生物学技术及分子病毒学的发展,病毒被认为是白血病主要病因的观点受到广泛重视。已经被证实引起鼠、牛、猫、猿等哺乳动物及人白血病的病毒为逆转录科病毒科的 C 型 RNA 肿瘤病毒,其中人类 T 淋巴细胞白血病病毒 I 型(HTLV-1)是一种特殊的逆转录病毒,是于1980年被发现的第一个导致人类患白血病病毒。逆转录病毒能诱发动物及人类产生不同类型的白血病,按其传播方式、致瘤性和致瘤作用的相对速度可分为内源性及外源性两大类。

(二)放射因素

因放射因素引起白血病的方式主要有以下三种:职业性接触、事故性放射损伤、医源性放射性核素的使用。1911年奥地利维也纳首次报道了一位放射工作者发生白血病,1929—1942年国外一项调查发现放射科医生白血病的发生率是非放射科医生的10倍,随着放射线防护措施的不断加强,这个比例有所缩小,但放射科医生患病率仍然偏高。众所周知,1945年的日本长崎、广岛原子弹爆炸事件中白血病的发生率逐年上升,且辐射剂量越大,白血病患病率越高,至第6年达最高峰,直到26年后仍未恢复至对照水平。因疾病原因需要接受放射治疗的患者的白血病的发生率也明显增高,1957年英格兰曾报道,13352例强直性脊柱炎患者经放射治疗后,有37例发生了白血病;鼻咽癌及淋巴瘤患者局部放疗后,其白血病的患病率也有增高趋势。

(三)化学因素

1.苯及其衍生物

在日常生活中人们与苯及其衍生物广泛接触,比如皮鞋制造、油漆、印刷、汽车尾气等,国内外均有文献报道与苯长期接触的人群白血病的患病率远远高于正常人群。其发病机制可能与诱发基因突变、染色体核型异常及干扰核苷酸合成有关。

2.染发剂

特别是黑色染发剂,有研究表明,长期使用染发剂,会使造血系统肿瘤发生的危险性增高。

3.药物

化疗药物、氯霉素、保泰松、乙亚胺等均可引发白血病。其中化疗药物中烷化剂是公认具有导致白血病作用的药物,如氮芥、白消安、美法仑等。氯霉素能阻断线粒体合成、诱发染色体异常,导致无效造血,是引起再生障碍性贫血的原因之一,同时它与白血病也有着密切的联系,因此自20世纪80年代开始,国外已经禁用氯霉素,国内对此药的应用也有着严格的限制。另外还有文献报道保泰松、乙亚胺等药物引起白血病。

(四)遗传因素及染色体异常

流行病研究表明,遗传因素在白血病的发病中也占有一定的比例。有文献报道一个家庭或同一家族相继发生多例白血病。据统计,7%左右的白血病患者一级亲属患急性白血病的风险大约是普通人群的3倍。近年来研究表明白血病患者染色体异常主要表现为核型异常或染色体结构、数目的异常,其中染色体结构异常包括缺失、倒位及易位。

二、分类

(一)按病程分类

1.急性白血病

起病急,病情重且发展迅速,骨髓及外周血中以原始和早期幼稚细胞为主,不能转变为慢性白血病。

2.慢性白血病

病程较长,病情较轻且发展缓慢,骨髓及外周血中以成熟白血病细胞为主,最后可发生急性病变。

(二)按细胞形态学分类

根据白血病细胞的形态及细胞组织化学染色特点,可分为粒细胞、淋巴细胞及单核细胞白血病等。还有一些少见类型的白血病,如嗜碱性粒细胞白血病、嗜酸性粒细胞白血病、浆细胞白血病、毛细胞白血病等。

(三)FAB 分类

法国、英国、美国三国协作组(FAB协作组)于 1976 年根据光学显微镜下白血病细胞形态及细胞组织化学染色的特点提出了急性白血病的分型诊断标准,后经多次修改及补充,现为国际所公认。FAB 将原始细胞≥30%作为急性白血病的诊断标准,急性白血病分为急性髓系白血病及急性淋巴细胞白血病。

1.急性髓系白血病(AML)

(1)急性髓系白血病微分化型(M_0):骨髓中原始细胞胞质透亮、无颗粒。

(2)急性粒细胞白血病未分化型(M_1):骨髓中原始细胞占非红细胞系有核细胞的 90%以上,至少有 3%的原始细胞过氧化物酶或苏丹黑染色阳性,早幼粒及以下阶段的单核细胞和粒细胞<10%。

(3)急性粒细胞白血病部分分化型(M_2):骨髓中原始细胞占非红细胞系有核细胞的30%~89%,早幼粒及以下阶段的粒细胞>10%,单核细胞<20%,此为M_{2a}型,M_{2b}型骨髓中以异常增生的中幼粒细胞为主,此类细胞占非红细胞系有核细胞的 30%以上。

(4)急性早幼粒细胞白血病(M_3):骨髓中大量异常的早幼粒细胞占非红细胞系有核细胞的 30%以上,其中 M_{3a}型称为粗颗粒型,M_{3b}型称为细颗粒型。

(5)急性粒—单核细胞白血病(M_4):骨髓非红细胞系有核细胞中,原始细胞>30%,原始粒细胞及以下阶段的粒细胞占 30%~79%,不同阶段的单核细胞>20%,外周血单核细胞≥$5×10^9$/L,或者<$5×10^9$/L 但血或尿溶菌酶为正常值的3倍以上。骨髓细胞形态学符合 M_2,但外周血中单核细胞≥$5×10^9$/L 或者血或尿溶菌酶为正常值的 3 倍以上即可诊断为 M_4。

（5）急性单核细胞白血病（M_5）：骨髓中单核系细胞占非红细胞系有核细胞的80％或以上，可分为 M_{5a} 和 M_{5b}。

（7）急性红细胞白血病（M_6）：骨髓中有核红系细胞≥50％，原始细胞占非红细胞系有核细胞的 30％或以上，红系病态造血改变，这种形态改变的细胞占有核红细胞比例＞10％。

（8）急性巨核细胞白血病（M_7）：骨髓中原始、幼稚巨核细胞占非红细胞系有核细胞的 30％或以上。

2.急性淋巴细胞白血病（ALL）

根据细胞形态及其异质性可将 ALL 分为 L_1、L_2、L_3 三种亚型，其中 L_1 型预后较 L_2 好，L_3 预后差。

（四）慢性白血病

慢性白血病分为慢性粒细胞白血病（CML）、慢性淋巴细胞白血病（CLL）、慢性粒—单核细胞性白血病、慢性单核细胞白血病、慢性中幼粒细胞白血病、毛细胞白血病及幼淋巴细胞白血病。其中欧美国家以 CLL 多见，我国以 CML 多见。

（五）免疫学分型

此种方法对 ALL 具有重要意义，不仅能清楚分辨其细胞来源、分化阶段，还可指导治疗及判断预后，1986 年以前采用的是五分法，即普通型、未分化型、T 细胞型、前 B 细胞型及 B 细胞型五个亚型。1986 年以后采用的是两大类九分法，也是我国常采用的分型方法，即分为非 T-ALL 和 T-ALL 两大类，根据 HLA-DR、CD19、CD10、CD20 等的表达情况将非 T-ALL 分为六个亚型，根据 CD2、CD3、CD4 等的表达情况将 T-ALL 分为三个亚型。

三、实验室检查

（一）血常规检查

血常规检查是白血病诊断中一种简便易行的方法，当患者出现异常的血常规及外周血涂片中出现大量白血病细胞，此时便可初步判断为白血病。急性白血病患者的白细胞数大多在 $50×10^9$/L 以上，当白细胞数＞$100×10^9$/L 时，称之为高白细胞性白血病，患者易发生颅内出血及呼吸窘迫综合征，死亡率高。急性白血病患者早期常出现红细胞及血红蛋白的减少，属于正细胞正色素性贫血；而慢性白血病患者在早期红细胞及血红蛋白基本正常，随着病情的进一步变化会明显降低；急性白血病患者的血小板计数常明显减少，其中以急性早幼粒细胞白血病患者最为明显；而慢性白血病患者的血小板计数可正常或增高，其中慢性粒细胞患者的血小板计数可高达 $1000×10^9$/L。

（二）骨髓检查

骨髓检查是确诊白血病的重要手段。急性白血病初期大多数骨髓象呈增生活跃或明显活跃,其中可见大量的原始细胞及幼稚细胞,而正常造血的幼红细胞及巨核细胞明显减少。慢性白血病骨髓中有核细胞增生明显活跃,以异常的成熟型细胞为主,其次为幼稚细胞。

（三）细胞化学染色

应用细胞化学染色技术能够进一步明确白血病的分型,并对临床治疗效果的判断及预后的评估提供可靠的依据,包括有苏丹黑染色、过氧化物酶染色、过碘酸—雪夫染色、NAP 染色等。

（四）免疫学检查

白血病的免疫学检查是用特异的抗体检测白细胞的核、浆或膜上的抗原。白血病细胞是肿瘤性的增生,它的分化、成熟与正常细胞有异,因此白血病细胞的形态、细胞化学反应和免疫表型不一致,根据其免疫细胞化学反应所进行的白血病的免疫分型是白血病治疗、用药的一项根据。ALL 相应的细胞发育阶段为淋巴母细胞,其免疫标记特点为 TdT 阳性;CLL 多数是 B 系细胞,瘤细胞有 B 细胞相关抗原;双表型白血病是同时有淋系和髓系标记抗原的瘤细胞。

（五）染色体及基因检测

白血病患者的染色体异常包括数量及结构的异常,如 90% 左右的 CML 患者中存在 Ph^1 染色体;急性早幼粒细胞患者中 90% 以上存在 t(15;17)(q22;q21)易位;大约有 2/3 的 ALL 患者有可识别的染色体畸变等。主要有三种基因检测技术用于白血病检测:Southern 印迹法、PCR 及 FISH。白血病中的癌基因包括有 CML 中典型的 *BCR-ABL* 融合基因、ALL 中的 *BCR-APL* 融合基因等。

四、临床表现

AML 的起病方式多为突发性、急骤性,但老年患者则较为缓慢,多以进行性乏力、发热、上呼吸道感染、骨痛和出血为首发症状;ALL 主要累及儿童,起病多为突发的、没有任何前驱症状,以倦怠、乏力、发热和骨关节疼痛为主要的首发症状;CML 患者起病缓慢、无特异性,多因左上腹的包块(巨脾)就诊;CLL 患者起病隐秘、症状轻微或者无症状,多在体检抽血化验时才发现。

（一）急性白血病

1.贫血

贫血为急性白血病最常见的症状,发展迅速,呈进行性加重。表现为面色苍白、疲倦、乏力、头晕、心悸、胸闷、气短、耳鸣、听力减退等,其主要原因为异常增生的白血病细胞排斥或抑制红细胞的增殖。

2.发热

发热为急性白血病患者就诊的最常见原因,可有不同程度的发热及热型,引起发热的主要原因是感染,而感染则是由于白细胞功能障碍、正常白细胞数目减少、成熟粒细胞缺乏等原因。常见的感染部位有上呼吸道、肺部、泌尿系统、肛门及肠道等,其中以咽峡炎、口腔炎、肛周炎最常见。感染的临床特点为极易扩散并波及全身,容易形成菌血症或败血症。感染病灶的局部症状不明显,早期多为细菌感染,晚期则为复合型感染,感染难以控制。

3.出血

出血为急性白血病患者的主要表现之一。特别是急性早幼粒细胞白血病的患者早期就表现为严重而广泛的出血,其原因为早幼粒细胞中含有大量的溶酶体颗粒,具有促凝活性,这些物质释放入血,激活凝血系统,诱发弥散性血管内凝血(DIC),大约有 60% 的患者发生 DIC,最常见的凝血功能异常表现为血纤维蛋白原减少、纤维蛋白降解产物增加、凝血酶原时间及凝血酶时间延长,此类型起病急、病情重、早期死亡率高,死亡原因大多为出血,但 AML-M$_3$ 患者对化疗敏感,持续缓解的时间较长。

急性白血病患者出血的主要原因为血小板减少,出血部位以皮肤、黏膜最多见,表现为散在的出血点、瘀点或瘀斑,以穿刺部位最明显,鼻出血、牙龈出血、消化道出血也较常见,颅内出血是导致患者死亡的主要原因。

4.肝脾肿大

肝脾肿大是急性白血病比较常见的症状。肝多呈轻度至中度肿大,以急性单核细胞白血病最多见,临床表现为腹胀、食欲减退、消瘦等。ALL 脾肿大较 AML 脾肿大常见,肿大的脾脏表面光滑,通常在肋缘下 4 cm 以内,少数可达脐水平,极少发生脾梗死。

5.淋巴结肿大

淋巴结肿大是急性白血病患者常有的临床症状,多为轻度,直径<3 cm,以 ALL 发生率最高。T 细胞的 ALL 常有纵隔淋巴结肿大及中枢神经系统白血病,可导致上腔静脉压迫综合征及脑膜白血病。急性单核细胞白血病常因口腔、牙龈或咽部炎症导致颈部淋巴结肿大。

6.骨、关节疼痛

骨、关节疼痛以 ALL 多见,其原因是白血病细胞大量增生使骨内张力升高而引起疼痛,同时它也可浸润、破坏骨的皮质及骨膜而引起疼痛。常表现为胸骨压痛,对急性白血病的诊断具有临床意义。白血病也可浸润关节,如肘、腕、膝、髋等,以儿童多见。

7.神经系统

中枢神经系统多表现为出血及浸润。出血多见于白血病细胞大量增生,并发DIC或血小板明显减少者,临床上主要表现为头痛、眼底出血、意识障碍等,一旦发生颅内出血,则预后差、死亡率高。由于化疗药物难以透过血脑屏障,中枢神经系统成为白血病细胞的"庇护所",隐藏其中的白血病细胞不能被彻底杀灭,从而引发脑膜白血病,临床上表现类似脑膜炎,但不发热,有颅内压增高的表现,如头痛、呕吐、视神经盘水肿等。另外,急性白血病并发电解质紊乱,如低钠、低钾时也可出现精神障碍。由于机体抵抗力低下,也可合并中枢神经系统感染而出现一系列症状。多次鞘内注射化疗药物可并发周围神经炎,甚至白质脑病,表现为感觉麻痹、肢体瘫痪、痴呆等。

8.皮肤

皮肤损害分为特异性皮肤损害及非特异性皮肤损害两大类。特异性皮肤损害是由白血病细胞浸润所导致,多见于急性单核细胞白血病,表现为结节、肿块、剥脱性皮炎等。非特异性皮肤损害是由皮肤感染、出血所导致,表现为瘀点、瘀斑、带状疱疹、多形性红斑等。

9.五官及口腔

眼眶是绿色瘤的好发部位(绿色瘤常见于急性原粒细胞白血病,是 AML 中的一种)。鼻黏膜浸润可发生糜烂、破溃及出血;耳部的浸润多见于内耳,表现为眩晕、耳鸣、眼球震颤等。急性白血病的口腔表现主要是由于浸润、感染和出血所引起,以急性单核细胞白血病多见,表现为口腔溃疡、齿龈肿胀增生,整个牙齿都被肿胀增生的齿龈所包裹而看不见。

10.肺及胸膜

肺及胸膜的表现主要是由于感染、浸润及白细胞淤滞。肺部浸润部位主要为肺泡壁及肺泡间隙,也可浸润支气管、胸膜、血管等处,引起咳嗽、咯血、胸痛、呼吸困难等。肺部感染以细菌、真菌感染多见。急性白血病患者初诊时可因为白血病细胞的大量增生导致肺内白细胞的淤滞,此时肺内微血管栓塞、麻痹,临床表现为咳嗽、气短、进行性呼吸窘迫等,以急性单核细胞白血病多见。

11.胃肠道系统

胃肠道系统的表现主要是由于感染、浸润。胃肠道浸润发生坏死、穿孔者少见,发生出血者则较多见,临床表现为呕血及便血。

12.心血管系统

白血病细胞浸润心脏及大血管较罕见,原始单核细胞可浸润心肌、心包膜及动脉血管壁,表现为心律不齐、心包积液及心力衰竭。急性白血病常用的蒽环类化疗药物如柔红霉素、去甲氧柔红霉素等均可引起急、慢性心脏毒性。

13.电解质及代谢紊乱

肿瘤溶解综合征是由于白血病细胞大量被破坏,表现为高尿酸血症、高钾血症、高磷酸盐血症及低钙血症,出现急性肾损害、严重心律失常、手足抽搐等。低钾血症在急性白血病患者中较常见,主要是由于血及尿中的溶菌酶释放损伤肾小管,使钾离子排出增多。

14.其他

泌尿生殖系统、乳腺等也可被白血病浸润而引起一系列的临床表现。

(二)慢性白血病

1.慢性粒细胞白血病(CML)

CML 常见症状有贫血、出血、脾脏肿大、多汗及体重下降等。出血症状一般较轻,常表现为皮肤的瘀斑或者鼻出血等,其中脾脏肿大是 CML 的主要体征,多数患者在肋缘下可以触及肿大的脾脏。

2.慢性淋巴细胞白血病(CLL)

CLL 的早期症状不明显,多因乏力、体重减轻而来就诊,随着疾病的进展,出现淋巴结肿大、肝脾肿大、贫血、紫癜、皮肤损害、感染、骨骼疼痛等症状。其中以淋巴结肿大为最常见的症状,多为全身性、无痛性,常见的部位有颈、腋下及腹股沟等。

五、诊断标准

白血病的诊断主要依据患者的临床症状、体征、血象及骨髓象的检查,为了进一步分类、分型则还需要依靠细胞化学染色、免疫学及遗传学的检查。

1.临床症状

以贫血、出血、感染为主要表现。

2.体征

皮肤瘀点、瘀斑、胸骨压痛、肝脾、淋巴结肿大等。

3.实验室检查

(1)血常规检查:多数白血病患者白细胞增高,少数正常或减少,均有不同程度的红细胞、血红蛋白及血小板的减少。

(2)骨髓细胞学检查:为诊断白血病最重要的方法,骨髓中可见大量的白血病细胞。

(3)骨髓病理学检查:材料可以取自吸取标本中的骨髓小粒或骨髓活检,在白血病诊断中不占主要地位。

(4)细胞化学染色:为急性白血病分型的主要方法。

(5)免疫学检查:主要是检测白血病细胞的免疫分型,根据白血病细胞的免疫化学反应,进行的白血病的免疫分型是白血病治疗、用药的根据之一。

(6)染色体、基因检测。

六、治疗

白血病的治疗方法有支持治疗、化学治疗、放射治疗、生物免疫治疗、基因治疗、造血干细胞移植等。

(一)支持治疗

白血病患者临床上常有不同程度的贫血、出血、感染及白细胞浸润症状,因此支持治疗是保证患者生活质量、治疗得以顺利进行的关键。

1.防治感染

在使用化学治疗前,应去除或控制患者原有的感染病灶,如龋齿、痔疮、呼吸系统感染等。一旦患者发生感染,出现发热,应早期、足量使用抗生素,反复采取血、尿、痰、大便、咽拭子等做病原菌培养以明确病原菌,调整抗生素进行针对性的治疗。但是很多白血病患者特别是粒细胞缺乏或减少的患者,往往难以找到明确的病原菌,此时仍应经验性使用抗生素。对于抗生素治疗无效的患者则应考虑真菌感染,可给予两性霉素 B、伊曲康唑、科赛斯等。对于粒细胞缺乏或减少的患者应给予粒细胞刺激因子(瑞白、吉粒芬等)或粒—单核细胞刺激因子(特尔立等)。

2.纠正贫血

对于严重贫血、体质虚弱的患者输注一定量的红细胞混悬液可以在一定程度上改善患者的贫血状况。常见的红细胞制剂有浓缩红细胞、去白细胞红细胞及洗涤红细胞等。浓缩红细胞中含有一定量的白细胞,输注后会导致非溶血性发热及同种抗体的产生,因此临床上一般选用去白细胞红细胞进行输注,溶血性贫血患者则选用洗涤红细胞输注。

3.防治出血

对于血小板计数过低,一般认为血小板 $<20\times10^9/L$ 时应考虑输注血小板,但多次输注血小板混悬液后会导致血小板输注无效,这是由于血小板中混入的白细胞刺激受者产生针对 HLA-A、B 抗原的同种异体抗体,这些抗体与血小板表面的抗原相结合使得血小板的破坏加速,因此应尽量选用与 HLA 配型相同的血小板。

(二)化学治疗

化学治疗是治疗白血病最常用的方法。目前临床上常用的化疗药物有 30 多种。

1.白血病常用化疗药物分类

(1)烷化剂。属于细胞周期非特异性抗白血病药物,可用于治疗急性白血病和慢性白血病。①环磷酰胺、异环磷酰胺:常见不良反应为骨髓抑制、恶心呕吐、肝功能损害及出血性膀胱炎等;②苯丙氨酸氮芥(美法仑):常见不良反应为骨髓抑制、恶心、呕吐,大剂量使用时会出现皮疹、瘙痒;③苯丁酸氮芥(瘤可宁):大剂量时可出现神经精神症状;④洛莫司汀(环己亚硝脲):主要不良反应为迟发性骨髓抑制和胃肠道反应;⑤白消安(马利兰):骨髓抑制、色素沉着、皮疹是其常见的不良反应。

(2)蒽环类。临床上主要表现为慢性、蓄积性的心脏损害,一旦发生很难恢复,因此临床上目前将累积量限制在<550 mg/m²。①柔红霉素:不良反应主要表现为骨髓抑制、心脏毒性、恶心、呕吐及局部刺激等;②多柔比星:与柔红霉素的不良反应类似,对心脏的毒性略低于柔红霉素;③阿克拉霉素:心脏毒性较柔红霉素及多柔比星轻;④表柔比星:为多柔比星的同分异构体,对心脏的毒性小于多柔比星,其心脏毒性的累积量为多柔比星的2倍;⑤去甲氧柔红霉素:是柔红霉素的衍生物,具有疗效高、心脏毒性低的特点;⑥米托蒽醌:骨髓抑制作用较显著,而且持续时间较长,但对心脏的毒性较低。

(3)抗代谢类。①甲氨蝶呤:常见的不良反应为口腔溃疡、胃肠道反应及骨髓抑制等;②6-巯基嘌呤:骨髓抑制、肝脏损害是其主要的不良反应;③阿糖胞苷:剂量越大,对白血病细胞杀灭作用越强,但其对非血液系统的毒性也越明显,如皮疹、发热、肝脏损害、间质性肺水肿等,称为阿糖胞苷综合征;④氟达拉滨:主要不良反应为骨髓抑制、末梢神经病变。

(4)植物生物碱类。①长春新碱:主要的不良反应为末梢神经炎、胃肠道反应,以及脱发;②三尖杉碱、高三尖杉碱:胃肠道反应及心脏毒性是其主要的不良反应。

(5)酶类。左旋门冬酰胺酶:须做皮试,皮试阴性者方可静脉输注,主要不良反应为发热、过敏、肝功能损害,以及急性胰腺炎。

(6)激素类。最常用的有泼尼松及泼尼松龙,主要不良反应为高尿酸综合征、高血压、糖尿病等。

(7)维生素A衍生物。全反式维A酸:为治疗急性早幼粒细胞白血病的首选药物,在治疗过程中常有可能引起维A酸综合征,表现为发热、体重增加、肌肉骨骼疼痛、呼吸窘迫、肺间质浸润、胸腔积液、心包积液、急性肾衰竭、颅内压增高等。

(8)其他。①依托泊苷:静脉滴注时须避光;②羟基脲:降低血小板的作用较强;③博来霉素:可导致肺纤维化;④三氧化二砷:是传统毒剂砒霜的主要成分,主要用于治疗急性早幼粒细胞白血病,主要不良反应表现为胃肠道反应、手足麻木、血清转氨酶增高、颅内压增高等。

2.主要类型白血病的化疗方案

白血病采用的是联合化疗的方式,根据其治疗目标可分为诱导化疗、巩固化疗、维持强化化疗及再诱导化疗等几个阶段。

(1)急性粒细胞白血病的化疗方案:①诱导治疗DA方案(柔红霉素和阿糖胞

苷联合使用)是 AML 的标准诱导方案;TAD 方案在 DA 方案上加用了 6-巯基鸟嘌呤;HA 方案(三尖杉碱＋阿糖胞苷)等。②缓解后的治疗:巩固治疗对于经诱导化疗完全缓解的 AML 患者,原则上是继续使用原方案巩固 2～3 个疗程。AML 患者经过诱导化疗达到完全缓解,并经过巩固治疗后,还应该定期进行维持或强化治疗,否则短期内容易复发,必须进行的标准维持及强化方案为中/大剂量阿糖胞苷。

(2)急性早幼粒细胞白血病。①诱导治疗:维 A 酸治疗 AML-M$_3$ 并不是传统意义上将白血病细胞杀伤,而是对早幼粒白血病细胞起诱导成熟分化的作用,对于初治的 AML-M$_3$ 患者完全缓解率可达 90%,是 AML-M$_3$ 的首选诱导方案;三氧化二砷主要用于维 A 酸治疗失败或难治、复发的 AML-M$_3$ 患者。由于化疗药物在杀伤早幼粒白血病细胞时,细胞内的促凝血物质会大量释放,加重凝血,诱发或加重 DIC,因此联合化疗不适用于 AML-M$_3$ 患者的治疗;②缓解后治疗:同其他 AML 一样,以联合化疗进行系统的巩固、维持强化治疗。

(3)慢性粒细胞白血病:慢性粒细胞随着病情的发展可分为慢性期、加速期及急变期三期。①慢性期的治疗:造血干细胞移植是唯一有可能治愈 CML 的一种治疗方法,亲缘性(同胞)造血干细胞移植是 CML 慢性期的首选治疗方法。当无 HLA 配型相合的同胞供者时,可用干扰素或格列卫治疗。格列卫是一种细胞分子靶向药物,不良反应小,主要表现为轻度的恶心、呕吐、肌肉疼痛及肌肉痉挛等。②加速期的治疗:进入加速期的 CML 患者,有条件者仍应尽快给予造血干细胞移植,如果没有合适的供体,应首选格列卫治疗。③急变期的治疗:CML 一旦进入急变期,对各种治疗的反应均较差,病死率高。目前临床上主要应用格列卫或通过造血干细胞移植进行治疗。

(4)慢性淋巴细胞性白血病:CLL 的发展较为缓慢,苯丁酸氮芥是 CLL 的首选化疗药物,使用苯丁酸氮芥无效的患者则首选氟达拉滨。

(三)高白细胞白血病的治疗

当外周血白细胞＞$100×10^9$/L 时,患者容易发生颅内出血、栓塞、呼吸窘迫综合征、肿瘤溶解综合征等危及生命的严重并发症,另外,化疗药物迅速杀灭大量白血病细胞容易导致 DIC 及一系列代谢异常,从而加重病情,因此高白细胞白血病死亡率高。

1.白细胞单采术

白细胞单采术是高白细胞白血病的首选,可以迅速去除白血病细胞,避免急性肿瘤溶解综合征的发生。

2.化疗药物

羟基脲、环磷酰胺。

（四）放疗

放射治疗在白血病患者中应用主要有两个方面,首先是造血干细胞移植前给予全身放疗,有利于移植的顺利进行,其次是进行中枢神经系统及其他部位局部放疗,以预防和治疗髓外白血病,如中枢神经系统白血病、睾丸白血病等。

（五）生物及免疫治疗

1.供者白细胞输注

供者白细胞输注是给造血干细胞移植后白血病复发患者进行过继免疫治疗的一种方法。

2.细胞因子诱导的杀伤细胞（CIK）

CIK 是多种细胞因子激活的杀伤细胞,具有较强增殖及杀伤肿瘤细胞的活性,是一种新型的免疫治疗方法,与化疗及造血干细胞移植联用,其目的是希望通过免疫方法继续杀灭体内残存的白血病细胞,以减少或防止白血病的复发。方法为将分离出的外周血单个核细胞,经过配制、培养后分 2～3 天回输给患者,并自输注 CIK 当日起,每日给患者注射白细胞介素 7～10 天。

（六）造血干细胞移植

七、造血生长因子在白血病治疗中的应用

细胞因子对细胞的生存、增殖、分化及凋亡起调节作用,可分为四类,包括对病毒增殖具有抑制作用的细胞因子、具有免疫调节作用的细胞因子、介导炎症的细胞因子及造血调控因子,其中具有造血生长调控活性的细胞因子有白介素、集落刺激因子、促红细胞生成素及血小板生成素等。

1.粒细胞集落刺激因子（G-CSF）

G-CSF 主要生物学作用为对髓系造血的促进,注入体内后可使外周血中的中性粒细胞迅速增加。持续用药 4～7 天,同时也可刺激其他造血祖细胞的增殖,如单核细胞、淋巴细胞等。G-CSF 在白血病治疗中的应用主要是为了促进化疗后中性粒细胞的恢复,临床上一般当白细胞<2×10^9/L 或者中性粒细胞<1×10^9/L 时即开始使用,常见的有瑞白、吉粒芬等。不良反应主要为发热、皮疹、头痛、骨痛等。

2.粒细胞—巨噬细胞集落刺激因子（GM-CSF）

主要刺激粒—巨噬祖细胞的增殖、分化,延长其造血祖细胞、成熟细胞的生存期,促进其生长,增加其活性。临床上常见的有特尔立,其适应证及不良反应与G-CSF相同。

3.白细胞介素-11（IL-11）

主要作用于 B 细胞及骨髓巨核细胞,促进骨髓巨核细胞的增殖,增加血小板的数量,IL-11 在白血病治疗中主要用于化疗后血小板减少的患者,常见的有迈格尔、

巨和粒、吉巨芬等,主要不良反应有可逆性贫血、关节痛、肌肉痛、头痛及水肿等。

4.促红细胞生成素(EPO)

EPO主要由肾脏合成,诱导晚期红系爆式集落形成单位(BFU-E)和红系集落形成单位(CFU-E)的生长,促使其分化成为红细胞,主要用于白血病化疗后贫血的患者。给药方法有静脉滴注、腹腔灌注及皮下注射,其中皮下注射相对安全有效,因此临床上多采用皮下注射的方法。主要不良反应有高血压、过敏及流感样症状等。

5.血小板生成素(TPO)

TPO能刺激巨核细胞的增殖、分化和成熟,迅速提高外周血中血小板的计数并维持血小板水平的恒定,同时它还能支持其他造血祖细胞的增殖,临床上主要用于化疗后血小板明显减少的患者。

八、护理

(一)心理护理

白血病是血液系统的一种恶性疾病,预后差、治疗费用昂贵,因此对患者及家属来说不仅在心理上是一种沉重的打击,在经济上也是巨大的负担,患者及家属都容易有恐惧、焦虑及绝望的情绪。作为护士,首先应建立患者及家属的信心,向其介绍国内外此类疾病的进展及身边成功的案例,在允许的情况下,请治疗成功的患者与其进行交流,树立其战胜疾病的信心。同时,护士还应详细评估患者的身体状况、对疾病的了解程度,以及家庭经济情况,并积极与医生进行沟通,尽量减轻患者的经济负担。初治的白血病患者对化学治疗及骨髓穿刺不了解,会产生害怕、紧张的心理,因此在化疗及骨穿之前我们应告知其方法、目的、注意事项及可能会出现的不良反应,以减轻患者及家属的负面情绪。对于一些比较特殊的患者,比如一听到化疗药物的名字或者一看到所熟悉的化疗药物就会呕吐不止的患者,此时可以采取适当"隐瞒"的方法,以减轻患者的胃肠道反应。

(二)饮食

白血病患者应进高热量、高蛋白、高维生素、清淡、易消化的食物。化疗药物大多会引起不同程度的恶心、呕吐、便秘、腹泻等消化道症状,因此化疗期间应少食多餐,多饮水,禁辛辣、油腻、不易消化的食物,进食后半小时内宜采取半卧位或坐位,以免食物反流加重胃肠道反应。白细胞减少时须保证食物干净、新鲜,食具高温消毒,注意饮食卫生,不吃生、冷食物,同时患者及家属均应注意手卫生,防止"病从口入"。血小板减少时应吃易消化的软食或半流质食物,如面条、粥等,禁食坚硬,油炸及辛辣、刺激性食物,刺较多的食物如鲫鱼等也不宜食用,以防止口腔、牙龈及消化道损伤而引起出血。

（三）休息

白血病患者均有基础代谢率的增高，临床上表现为发热、乏力、出汗等。因此应指导患者卧床休息、减少活动，当患者血小板＜$20×10^9/L$时应指导其绝对卧床休息，预防颅内出血。化疗间歇期，患者症状明显得到改善时，可根据患者的情况给予活动指导。

（四）感染的预防及护理

白血病细胞大量增生，导致正常白细胞减少，白细胞功能障碍，患者容易发生感染，加之联合化疗会导致不同程度的骨髓受抑，从而引起中性粒细胞减少或缺乏，患者更易发生各种感染。

1.环境

保持环境的干净、整洁，减少探视，防止交叉感染。床头柜、地面每日消毒，房间空气使用空气消毒装置，每日定时进行消毒。当中性粒细胞≤$0.5×10^9/L$时，患者易发生重复感染，且感染灶不易发现，感染难以控制，此时应入住层流病房进行保护性隔离，如无层流病房则应入住单人房间，或使用层流床，谢绝探视，患者及家属戴口罩，医务人员进入该患者的房间前应戴口罩，接触该患者前应进行手消毒。

2.病情观察

巡视患者时应注意观察及询问患者有无不适，特别是牙龈、咽部、肛周有无红、肿、疼痛，以及有无咳嗽、咳痰、腹痛、腹泻及尿频、尿急、尿痛等，一旦发现应及时通知医生进行处理。同时应特别注意患者体温的变化，体温升高时应协助医生做好血液、咽拭子、尿液及大便等培养标本的留取，并及时送检。血培养采血时应保证足够的血量，瓶口用乙醇消毒，不可用活力碘消毒，用注射器抽取时应先将血液注入厌氧菌的培养瓶，再注入需氧菌的培养瓶，用采血针抽取时则正好相反。

3.口腔护理

保持口腔清洁，防止感染。每日饭前、饭后、晨起及睡前均应用朵贝氏液和1%～4%碳酸氢钠液交替漱口。呕吐后应及时漱口，清理口腔内的残渣，保持口腔清洁。观察患者有无龋齿、牙龈肿痛、口腔溃疡等感染病灶。龋齿应于化疗前治疗；牙龈肿痛时应使用过氧化氢或甲硝唑溶液漱口，加强口腔护理，避免食物残渣残留在牙龈内；当发生口腔溃疡时应增加漱口次数，局部涂以碘甘油或喷以金因肽，每日3～4次，交替使用。

4.皮肤护理

注意保持皮肤的干净、清洁，定期更换病员服、床单及被套。当皮肤出现皮疹、瘙痒时应避免搔抓，避免使用肥皂进行擦洗或沐浴，穿宽松棉质的衣裤。嘱咐患者当皮肤出现感染灶时不可自行处理，应通知医生并及时给予处置。发热时给予物理降温或药物降温，出汗多时应及时更换汗湿的衣裤，保持皮肤及床单的清洁干燥,更换衣物时避免受凉。化疗后白细胞下降时应特别注意中心静脉导管及皮肤注射部位的护理,预防感染。

5.眼、鼻的护理

指导患者保持眼、鼻的清洁,勿用手揉眼、挖鼻,注意观察及询问患者有无不适及感染的症状,一旦发现异常须及时通知医生进行处理。

6.肛周护理

保持肛周清洁及大便通畅,每次便后用温水进行清洗。对于有痔疮的患者应注意观察有无水肿及感染征象,必要时可使用马应龙痔疮膏。当化疗后白细胞下降时,指导患者使用1:5000的高锰酸钾溶液坐浴,预防肛周感染及肛周脓肿的形成。

7.外阴或会阴部

保持清洁,勤清洗。特别是女性患者月经期,更应注意会阴部的清洁,防止感染,每日用温水清洗2~3次,勤换月经棉,月经期时不宜用高锰酸钾溶液坐浴。

8.浓缩粒细胞输注的护理

粒细胞$<0.5×10^9$/L,伴有严重感染,经24~72小时抗生素治疗无效是粒细胞输注的指征。由于粒细胞抗原性强,易引起免疫反应,出现严重的呼吸困难、肺水肿及过敏性休克等反应,因此临床上较少使用。

9.造血调控因子应用的护理

G-CSF及GM-CSF可以通过皮下注射,也可以通过静脉滴注。皮下注射时应注意推药速度宜慢,因为该药刺激性较强,注射时患者会出现明显的疼痛感,静脉滴注时速度也宜慢,一般将其配制于100 mL的生理盐水中,滴注时间为1小时。注射前应向患者详细讲解该药应用的目的、方法、注意事项及不良反应。注射后观察患者有无发热、皮疹及头痛、骨痛情况,出现发热时应密切观察体温变化,注意与感染引起的发热区分,给予物理或药物性降温;出现骨痛、头痛时应评估疼痛的部位、性质,准确进行疼痛评分,必要时给予镇痛药如扶他林、双氯芬酸钠等,使用镇痛药半小时后应重新进行疼痛评估,评估镇痛药使用后的效果。

10.真菌感染的预防及护理

白血病患者由于机体抵抗力低,长期大量使用抗生素等原因易导致真菌感染,其中深部真菌感染是白血病患者死亡的主要原因,病原体以白色念珠菌和曲霉菌为主。

(1)对于长期使用抗生素的白血病患者,应注意观察口腔黏膜及咳嗽、咳痰等情况,遵医嘱预防性使用抗真菌药物。

(2)真菌感染大多侵犯肺部,注意观察患者的体温变化及咳嗽、咳痰等症状,由于抗真菌治疗时间比较长,费用比较高,因此应向患者及家属做好解释工作,关心、鼓励患者,取得他们的配合。

(3)常用的抗真菌药物有两性霉素 B、注射用两性霉素 B 脂质体(安浮特克)、伊曲康唑、卡泊芬净(科赛斯)等。其中两性霉素 B 须避光,不能使用有内置过滤装置的输液器,只能加入葡萄糖溶液中进行静脉滴注(禁用生理盐水),输注前后应用5%葡萄糖冲管,输注速度宜慢,一般每次滴注时间应在 6 小时以上。由于两性霉素 B 会引起寒战、高热、血压下降、严重头痛、恶心呕吐、肝及肾毒性等,因此在使用前应向患者及家属详细讲解药物使用的目的、注意事项及不良反应,取得配合,避免患者在用药期间因出现不适而不能坚持治疗。使用期间须注意观察患者的生命体征、消化道反应及检测肝肾功能。两性霉素 B 局部刺激性大,易引起血栓性静脉炎,因此在静脉滴注过程中应经常巡视,观察局部皮肤情况,防止渗漏。安浮特克是两性霉素 B 的脂质体,大大降低了两性霉素 B 的毒性,但仍须避光注射。

(五)出血的预防及护理

白血病细胞大量增生,抑制了血小板的生成以及化疗药物对血小板的破坏作用等原因导致外周血液中血小板的计数明显下降,加之部分白血病患者存在其他凝血因子缺乏或凝血功能障碍的情况,因此患者容易出现皮肤、口腔、眼鼻以及脏器甚至颅内出血,危及患者的生命。

1.病情观察

观察有无新增的出血情况及出血的部位、时间、出血量,警惕内脏出血及颅内出血的发生,如呕血、黑便、血尿、头痛、呕吐、视物模糊等,一旦发现应立即告知医生,给予处理。

2.饮食

进易消化的软食或半流质食物,禁辛辣、油炸、坚硬及刺较多的食物。

3.休息

当血小板$<50\times10^9/L$ 时,指导患者尽量卧床休息,减少活动,保持大便通畅,避免情绪激动;当血小板$<20\times10^9/L$ 时,指导患者绝对卧床休息,一切活动均在床上进行,包括进食及排便等,但可在床上进行适当的呼吸功能及肌肉功能锻炼,如深呼吸、肢体的被动运动等,注意翻身,预防压疮。

4.结膜下出血

血小板减少,患者频繁呕吐,以及用力揉眼等原因容易出现结膜下出血,因此指导患者勿揉眼,呕吐时使用塑料袋,避免因呕吐时头低得过下而引起出血。一旦发生,应指导患者减少活动、家属留陪、避免跌倒、减少用眼时间,如少看或不看书及电视等。

5.鼻出血的预防及护理

鼻黏膜干燥是鼻出血的原因之一,特别是秋冬季,保持室内湿度在50%～60%。当鼻腔干燥时,用棉签蘸液体石蜡润滑,指导患者勿挖鼻、用力擤鼻、揉鼻,以及避免外力撞击鼻部。一旦发生出血,少量时可使用棉球填塞,无效者可用1∶1000肾上腺素棉球填塞止血,出血严重时请耳鼻喉科医生用凡士林纱条或膨胀海绵做后鼻腔填塞,时间不超过72小时,如72小时取出后仍出血,则须更换纱条或海绵重新填塞。

6.牙龈出血的预防及护理

指导患者使用软毛牙刷刷牙,必要时使用大头棉棒行口腔护理,避免用牙签剔牙,避免食用质地较硬及刺较多的食物,如苹果、玉米棒、鱼等。当出现牙龈渗血时可使用肾上腺素棉球,保持口腔清洁,预防感染。

7.皮肤出血的预防及护理

避免不必要的注射及穿刺,避免长时间扎止血带,避免皮肤摩擦、碰撞及肢体受挤压而引起的出血。进行穿刺及注射时应迅速、准确,拔针后延长按压的时间,直至无出血,按压时不宜太过用力。观察皮肤出血点、瘀点及瘀斑的部位、大小及有无新增情况。

8.颅内出血

当血小板<$50 \times 10^9/L$,尤其是<$20 \times 10^9/L$时,患者易发生颅内出血,此时指导患者卧床休息,保持情绪稳定,保持大便通畅,避免因颅内压增高导致颅内出血。当患者出现头痛、呕吐、视物模糊、颈项强直等颅内出血的症状时,应立即通知医生,同时做好以下工作。

(1)将患者去枕平卧,头偏向一侧。

(2)保持呼吸道通畅,给氧。

(3)建立静脉通道,遵医嘱快速输入20%甘露醇、呋塞米、地塞米松等降低颅内压。

(4)心电监护,密切观察病情。

(5)遵医嘱给予同型血小板输注。

9.造血调控因子的应用及护理

IL-11及TPO是临床上常用的升血小板的药物。其中IL-11注射时局部刺激性较强,因此推药时应分散患者的注意力,速度宜慢。注射后会出现头痛、关节痛、水肿等症状,注意观察疼痛的性质、部位及评分,必要时给予镇痛药;对于水肿则应注意观察患者水肿的部位、程度,每日定时测体重,当患者明显无法耐受不良反应时可改用TPO。

（六）贫血的护理

贫血是白血病患者的常见症状,白血病细胞可抑制正常多功能干细胞和红系祖细胞生成,并破坏红系诱导微环境,导致红细胞生成减少,血红蛋白减少,其携氧及运输的氧也随之减少,全身各组织器官便出现一系列缺氧的症状,如头晕、乏力、胸闷、心悸、记忆力减退等。根据血红蛋白的计数可将贫血分为四度:轻度,血红蛋白 $91\sim120$ g/L;中度,血红蛋白 $61\sim90$ g/L;重度,血红蛋白 $31\sim60$ g/L;极重度,血红蛋白 30 g/L 以下。应指导患者卧床休息,预防跌倒,必要时给予氧气吸入及红细胞混悬液输入。轻度时患者应避免重体力劳动及剧烈运动;中度时应减少活动,增加卧床休息的时间;重度及极重度时应绝对卧床休息,加强生活护理。

促红细胞生成素(EPO)是常用的升红细胞的药物,临床上常用的方法为皮下注射或从莫非氏小壶内滴入。当患者出现血压升高、过敏、流感样症状时,指导其不必过于紧张,这些症状可能与 EPO 的不良反应有关,通知医生予以处理。

（七）血制品输注的护理

白血病患者常输注的血制品有血小板、红细胞混悬液、血浆、冷沉淀。血标本采取时应分别、分处采取,禁止同时采集两位患者的血标本,输血前必须两人核对无误后方可输入,将血制品拿到患者床前,须再次询问患者血型(造血干细胞移植后患者除外,因供、受者血型不同,输注的血制品与患者血型不一定相同,此时应严格遵医嘱中的血型要求输注),确认无误后进行输注。输血前须测量体温,如果因患者发热无法输注时,应立即将血制品送回血库保存。

(1)常用的血小板制品须先在 $20\sim24$ ℃环境下振荡,使其解聚后方可输注,在 $20\sim24$ ℃条件下振荡保存,忌在冰箱冷藏、静置及剧烈振摇,以免血小板聚集、破坏。随保存时间的延长,血小板存活率及功能持续降低,如同时输几种血液成分,应优先输注血小板。输注速度宜快,以患者能耐受为准,每分钟 $60\sim100$ 滴,一次输注时间不超过半小时。输注时使用常规输血滤器,不得使用微聚集纤维滤器。

(2)常温下输注 200 mL 红细胞一般 $\leqslant 4$ 小时,洗涤红细胞、冰冻红细胞制成后须尽快(24 小时内)输注。输注时轻轻振摇,使红细胞悬液混悬均匀。红细胞制剂内禁止加任何药物。

(3)冷沉淀(CP)输入前须在 37 ℃水温中融化,融化后尽快输注。前 15 分钟的速度可控制在 5 mL/min 左右,此后应以患者可耐受的最快速度在 6 小时内尽快输完。如经 37 ℃水浴 10 分钟后 CP 仍没有完全融化,则提示纤维蛋白析出,不能再使用。未能及时输注的制剂不宜在室温下放置过久,也不宜再冰冻。

(4)新鲜冰冻血浆(FFP)是新鲜血在采集后 $6\sim8$ 小时内于 4 ℃离心并迅速在 -30 ℃以下冰冻制成,-20 ℃以下一般可保存 1 年。FFP 保存了血浆中不稳定的蛋白成分,包括全部凝血因子特别是凝血因子 V 和 VIII,其浓度与 $6\sim8$ 小时内采集的全血相似。使用前应将其放置在 37 ℃水温中不断轻摇,直至完全溶解,使用输血器以 5～10 mL/min 的速度输注,并一次输完。解冻后的血浆 10 ℃保存时间不得超过 2 小时;4 ℃保存不能超过 24 小时,且不可再冰冻。血浆经 37 ℃加温后仍不融化,则提示纤维蛋白原已转变为纤维蛋白而不能使用。

(八)化疗药物不良反应的护理

1.局部血管反应

化疗药物对血管具有强刺激性,静脉输注后会导致局部血管形成静脉炎,甚至血管闭锁。如果发生渗漏则可引起局部组织坏死,因此应建议患者进行中心静脉置管,如 PICC 或静脉输液港,以保证化疗药物安全、有效地输注。如果患者拒绝置管或者因疾病原因无法置管时,须签署特殊药物静脉治疗知情同意书。

2.消化道反应

大多数化疗药物都会引起不同程度的消化道反应,指导患者进食清淡可口、易消化的饮食,少食多餐,化疗前、后给予止吐剂。

3.骨髓抑制的护理

骨髓抑制多发生在化疗后 7～14 天,恢复期为之后的 5～10 天。此期应做好预防感染及出血的护理,同时此期间患者体质虚弱,预防跌倒也是重点。

4.肿瘤溶解综合征

白血病细胞大量被破坏,会出现高尿酸血症、高钾血症、高磷酸盐血症等肿瘤溶解综合征的表现,因此化疗期间应指导患者多饮水,准确记录尿量,保证患者 24 小时尿量在 3000 mL 左右,同时给予碳酸氢钠碱化尿液以及别嘌醇减少尿酸的形成。

5.特殊化疗药物不良反应的防护

(1)环磷酰胺:注意观察尿液的颜色、性质及量,鼓励患者多饮水,保证液体摄入量在 3000 mL 以上,及时准确使用解毒剂美司钠,以预防发生出血性膀胱炎。

(2)长春新碱:观察患者有无手足麻木感,或类似"手套"感、"脚套"感等末梢神经炎的表现,指导患者,勿触碰过冷或过烫的物品,防止发生冻伤或烫伤。遵医嘱注射维生素 B_{12} 以缓解末梢神经炎的症状。

(3)柔红霉素:观察患者的心律及心率的变化,给予营养心肌的药物,如右丙亚胺等。

(4)门冬酰胺酶:用药前应询问过敏史及做皮试,用药期间应注意患者血糖的变化,指导患者低糖低脂饮食,不可暴饮暴食,预防糖尿病及胰腺炎的发生。

(5)甲氨蝶呤:及时准确使用解毒剂亚叶酸钙,鼓励患者多饮水,化疗后 24 小时指导患者勤用亚叶酸钙溶液漱口,预防口腔溃疡。

(6)维 A 酸:注意观察有无发热、体重增加、呼吸窘迫、肺间质浸润、胸腔积液、心包积液、急性肾衰等维A酸综合征的表现。一旦发现,应及时通知医生,立即停药,给予氧气吸入,遵医嘱静脉注射地塞米松、呋塞米等,必要时使用白细胞单采术。

6.鞘内注射化疗药物的护理

术前向患者及家属做好解释工作,以取得配合。术中协助患者取侧卧位,双膝屈曲于胸前,双手抱膝,弓起腰部呈胎儿体位,防止移动。术后指导患者去枕平卧4～6小时,以避免因脑脊液外漏造成颅内压降低而引起头痛,保持穿刺部位干燥,防止感染。

(九)健康指导

1.心理指导

树立患者战胜疾病的信心,指导患者保持开朗、乐观的心理状态,避免悲伤、绝望的负面情绪。

2.休息与活动

保证充足的睡眠,生活有规律,根据身体状况适当进行活动,如散步、慢跑等。

3.饮食

进食高热量、高蛋白、高维生素、易消化食物,注意新鲜、卫生,不宜食辛辣、刺激、卤制品、腌制品及烧烤类食物。

4.定期复查,不适随诊

5.预防感染

避免到人多的公共场所,注意保暖,避免感冒。

6.用药指导

避免使用氯霉素、保泰松、乙亚胺等对骨髓造血系统有损害的药物。按医嘱定时定量服用药物,不可随意停药、减药及加药。

7.其他

避免接触苯(如油漆)、避免使用染发剂。长期接触放射性物质或接触苯类化学物质的工作人员,应定期体检。

(李成媛)

第二节　淋巴瘤

淋巴器官是由大量淋巴组织所组成的器官,根据其功能可分为中枢淋巴器官和周围淋巴器官。其中中枢淋巴器官有胸腺、骨髓;周围淋巴器官有淋巴结、脾及扁桃体等。淋巴瘤是一大组复杂的淋巴造血系统恶性肿瘤的总称,它起源于淋巴结和淋巴组织,是在机体内外因素的共同作用下,不同发育阶段的免疫活性细胞发生分化和增殖异常所引起的疾病,以进行性、无痛性的淋巴结肿大,尤其以浅表淋巴结肿大为主要临床表现,可发生在身体的任何部位,其中淋巴结、扁桃体、脾及骨髓等部位最易受累。按组织病理学改变,淋巴瘤可分成霍奇金淋巴瘤(HL)和非霍奇金淋巴瘤(NHL)两大类。

美国是淋巴瘤的高发区,约占其全部恶性肿瘤的5%,其中HL的高发地区为北美及西欧,NHL的高发区为西欧、美国及中东,中国和日本为低发病区。淋巴瘤发病率有逐年升高的趋势,尤其是NHL发病率明显上升,全世界现有患者450万人以上,我国淋巴瘤的总发病率男性为1.39/10万,女性为0.84/10万,男性发病明显高于女性,城市的发病率高于农村,我国淋巴瘤病死率为1.5/10万,其恶性程度高于欧美国家。

一、病因

淋巴瘤的病因虽至今尚未完全阐明,但宿主免疫功能与感染性因素及其他环境因素的相互作用似乎是所有淋巴瘤发病的一个共同因素。

1.感染

感染是恶性淋巴瘤的病因之一,包括病毒感染和细菌感染。EB病毒(EBV)与HL之间的关系已经确立,其中有一部分病例是由EBV引起,另一部分与EBV非相关的病例可能与其他感染有关,如疱疹病毒。与NHL有关的病毒包括EBV、人嗜T淋巴细胞病毒Ⅰ型(HTLV-Ⅰ)和人类疱疹病毒8型(HHV-8)等。幽门螺杆菌与胃黏膜相关淋巴瘤的发生有关。另外最近还发现了眼附属器淋巴瘤的发生与鹦鹉衣原体感染有关。

2.物理化学因素

有机溶剂、杀虫剂、除草剂等化学物质可能与恶性淋巴瘤的发生有关,苯妥英钠、麻黄碱,以及部分抗癌药也可能与NHL有关。日本广岛和长崎在遭遇原子弹爆炸后的数年来NHL的发病率明显升高。有研究报道,过度暴露于紫外线下也可增加患恶性淋巴瘤的机会。

3.免疫功能失调

某些原发性免疫缺陷患者如高IgM综合征和移植后的患者患HL的风险性增高。NHL的发病率在严重免疫功能失调者中增高,以多次移植后的患者尤为明显。

4.遗传因素

遗传因素与恶性淋巴瘤的病因关系有许多报道,由此可见明显的家族聚集性。HL的一级亲属中发病风险增加,青壮年的兄弟姐妹中患HL的风险比非兄弟姐妹高5～9倍。近亲,尤其是兄弟姐妹或父母中有某种血液/淋巴系统恶性疾病史者患 NHL 的发病风险增加 2～4 倍。

5.其他

不良生活方式有增加恶性淋巴瘤的风险,如染发、吸烟等。

二、病理分型

淋巴细胞占白细胞总数的 20%～30%,在人体内的分布非常广泛,根据其发生部位、表面特征及免疫功能的不同,可分为胸腺依赖淋巴细胞(简称 T 细胞)、骨髓依赖淋巴细胞(简称 B 细胞)及自然杀伤性淋巴细胞(简称 NK 细胞)等。淋巴瘤是源于淋巴细胞的恶变,根据病理、临床特点以及预后转归分为 HL 和 NHL。HL 与 NHL 病理及临床特点完全不同,HL 为单一疾病,经过治疗后,比 NHL 预后好。

(一)霍奇金淋巴瘤

根据 R-S 细胞的形态学及数量等,1966 年 Rye 会议将 HL 分为淋巴细胞为主型、结节硬化型、混合细胞型和淋巴细胞消减型四个亚型。2001 年世界卫生组织(WHO)则在欧美淋巴瘤分型修订方案(REAL 分型)的基础上将 HL 分为结节性淋巴细胞为主型和经典型 HL,共两类五型。

1.结节性淋巴细胞为主型霍奇金淋巴瘤(NLPHL)

病理组织学特点:结节性浸润,主要为中小淋巴细胞,无"经典"RS 细胞,可见称为"爆米花"样细胞的变异型 R-S 细胞。

临床特点:病变局限,预后较好。

2.经典型霍奇金淋巴瘤

(1)富于淋巴细胞典型霍奇金淋巴瘤(LRCHL)。

病理组织学特点:结节性浸润,主要为中小淋巴细胞,可见"经典"R-S 细胞。

临床特点:病变局限,预后较好。

(2)结节硬化型霍奇金淋巴瘤(NSHL)。

病理组织学特点:交织的胶原纤维将浸润细胞分隔成明显结节,R-S 细胞较大,呈腔隙型。淋巴、浆、中性及嗜酸性粒细胞多见。

临床特点:年轻人多见,诊断时多为Ⅰ、Ⅱ期,预后较好。

(3)混合细胞型霍奇金淋巴瘤(MCHL)。

病理组织学特点:纤维化伴局限坏死,浸润细胞呈多形性,伴血管增生和纤维化。淋巴、浆、中性及嗜酸性粒细胞与较多的 R-S 细胞同存在。

临床特点:有播散倾向,预后相对较差。

(4)淋巴细胞消减型霍奇金淋巴瘤(LDHL)。

病理组织学特点:主要为组织细胞浸润,弥漫性纤维化及坏死,R-S 细胞数量不等,多形性。

临床特点:老年多见,诊断时多为Ⅲ、Ⅳ期,预后差。

(二)非霍奇金淋巴瘤

NHL 的病理分型经历了漫长的历史演变过程,20 世纪 70 年代,人们认识到淋巴系统是由淋巴细胞组成,这些淋巴细胞在生物学行为和功能上均不同,据此提出了多种分类方法,1994 年国际淋巴瘤研究组结合病理形态学、免疫学表型等提出了 REAL 分类,2001 年世界卫生组织(WHO)则在 REAL 分型的基础上制订了新的 NHL 分型方案(表 7-2-1)。

表 7-2-1　WHO 制订的非霍奇金淋巴瘤分型方案(2001)

B 细胞肿瘤	T 细胞/NK 细胞肿瘤
前体 B 细胞肿瘤	前体 T 细胞肿瘤
前体 B 淋巴母细胞白血病,淋巴瘤	前体 T 淋巴母细胞白血病/淋巴瘤
成熟 B 细胞肿瘤	母细胞性 NK 细胞淋巴瘤
慢性淋巴细胞白血病/小淋巴细胞淋巴瘤	成熟 T/NK 细胞肿瘤
B 细胞幼淋巴细胞白血病	T 细胞幼淋巴细胞白血病
淋巴浆细胞性淋巴瘤	T 细胞大颗粒淋巴细胞白血病
脾边缘区淋巴瘤	侵袭性 NK 细胞白血病
毛细胞白血病	成人 T 细胞淋巴瘤,白血病
浆细胞骨髓瘤	结外 NK/T 细胞淋巴瘤,鼻型
骨的孤立性浆细胞瘤	肠病型 T 细胞淋巴瘤
骨外浆细胞瘤	肝脾 T 细胞淋巴瘤
黏膜相关淋巴组织结外边缘区 B 细胞淋巴瘤	皮下脂膜炎性 T 细胞淋巴瘤
淋巴结边缘区 B 细胞淋巴瘤	蕈样肉芽肿
滤泡性淋巴瘤	Sezary 综合征
弥漫性大 B 细胞淋巴瘤	周围 T 细胞淋巴瘤,非特指型
原发纵隔大 B 细胞淋巴瘤	血管免疫母细胞 T 细胞淋巴瘤
血管内大 B 细胞淋巴瘤	间变性大细胞淋巴瘤
原发渗出性淋巴瘤	恶性潜能未确定的 T 细胞增殖
伯基特淋巴瘤/白血病	淋巴瘤样丘疹病
恶性潜能未确定的 B 细胞增生	HL

B 细胞肿瘤	T 细胞/NK 细胞肿瘤
淋巴瘤样肉芽肿病	结节性淋巴细胞为主型 HL
移植后淋巴增生病变	经典型 HL

三、临床表现

淋巴瘤虽然好发于淋巴结,但是淋巴系统的分布特点,使得淋巴瘤细胞增生引起淋巴结肿大,压迫、侵犯全身各个器官组织引起各系统症状,这成为 HL 和 NHL 的临床表现的共同之处,但由于不同的病理类型、受侵部位和范围,因此两者各有其临床特点。

HL 主要侵犯淋巴系统,一般发生浅表淋巴结肿大,多见于青少年。

1.首发症状

以浅表淋巴结肿大为首发症状,其中多为颈淋巴结肿大;头颈部症状以咽痛、鼻塞及扁桃体肿大为主要首发症状;胸部症状则以胸闷、胸痛、咳嗽、气短为主;腹部症状以腹痛、腹部包块为主要表现。首发症状中淋巴结外浸润少见。

2.全身症状

HL 以发热、盗汗和体重减轻多见,其次是皮肤瘙痒和乏力。HL 的发热可以是任何形式,且抗感染治疗无效;盗汗多发生在夜间;持续明显消瘦,6 个月内体重减轻 10％以上是 HL 常见的全身症状;皮肤瘙痒由局部可发展至全身,表现为瘙痒、表皮脱落、皮肤色素沉着等。

3.淋巴结肿大

HL 是一种淋巴结恶性病变,大多数患者会出现横膈上的淋巴结病变,前纵隔也常被累及。其中以浅表淋巴结肿大最为常见,主要为颈部淋巴结,其次为腋下和腹股沟淋巴结。肿大的淋巴结的特点为无痛性和进行性增大,表面光滑、可以活动,也可以互相融合成块,与皮肤粘连。纵隔淋巴结肿大,包括肺门淋巴结肿大可以压迫上腔静脉,引起上腔静脉压迫综合征,也可压迫食管和气管,引起吞咽受阻及呼吸困难。

4.淋巴结外受累

(1)脾脏:较常见,多表现为脾脏肿大,但脾脏体积大小不能作为脾脏受累的依据。

(2)肝脏:较脾脏少见,多为晚期表现。临床表现为肝脏弥漫性肿大,甚至肝功能异常,可出现黄疸、腹水等症状。

(3)胃肠道:以小肠和胃较常见,临床上常出现腹痛、呕吐、呕血及黑便等,体检可发现腹部包块。

(4)肺部：多由胸腔内 HL 侵犯肺实质或胸膜所导致,典型表现为刺激性干咳、随着病情的进展可出现胸闷、胸痛、气促、咳黏液性浓痰等症状,同时约有一半的患者会出现发热、盗汗、体重减轻等全身症状。

(5)心脏：很少见,主要表现为胸闷、气促、心律失常及上腔静脉压迫综合征等

(6)皮肤：一般出现在疾病晚期,分为特异性及非特异性皮肤损害两种。特异性病变部位发生在真皮内,表现为皮内结节、剥脱性红皮病等;非特异性病变表现为瘙痒、丘疹、湿疹等。

(7)骨骼、软组织：骨骼受累部位多见于胸椎、腰椎和骨盆,临床表现为骨骼持续性疼痛;软组织受累主要表现为软组织肿块及压迫邻近组织器官所产生的功能障碍;HL 累及骨髓较少见,但 HL 治疗后,骨髓受累增多。

(8)神经系统：中枢神经系统受损多发生在晚期,以脊髓压迫最常见,脑膜浸润多发生于脑底、小脑和脊髓。可出现头痛、颅内压增高、癫痫样发作等。

(9)泌尿生殖系统：NHL 较 HL 多见,多为双侧肾脏受累。

(10)其他：如胸腺、前列腺、肾上腺等。

5.非霍奇金氏淋巴瘤

NHL 与 HL 的临床表现十分相似。相对于 HL 而言,NHL 淋巴结外侵犯及远处扩散较常见,但全身症状,如贫血、发热、盗汗、消瘦等不及 HL 多见。

四、诊断及分期

(一)病理学检查

淋巴瘤必须依靠病理诊断确诊,完整的淋巴结活检是确诊和分型的首要方法。取表浅淋巴结时最好完整切除;尽量选择受炎症干扰小的淋巴结;纵隔淋巴结肿大,尤其是无浅表淋巴结肿大的患者,也应在全面检查后取活检;取样过程中,注意勿挤压组织。淋巴结活检、印片:选取较大的淋巴结,完整地取出,避免挤压。肺及腹腔等深部淋巴结可采用 B 超或 CT 引导下的穿刺活检。

(二)分期检查

全身性的全面检查是淋巴瘤,尤其是 NHL 必不可少的检查手段。

1.病史

尤其是发热、盗汗、消瘦(近 6 个月体重无明显原因下降≥10％,须特别警惕)。

2.体格检查

详细检查浅表淋巴结,咽淋巴环及肝脾有无肿大等。

3.实验室检查

血象、血沉、乳酸脱氢酶、β_2-微球蛋白等。HL 常有轻或中度贫血,少数白细胞

轻度或明显增加;NHL白细胞数多正常,伴有淋巴细胞绝对和相对增多。晚期并发急性淋巴瘤细胞白血病时可呈现白血病样血象。疾病活动期血沉加快,血清乳酸脱氢酶活性增高。

4.骨髓检查

骨髓浸润多是血道扩散所致,多见于NHL,如骨髓涂片找到R-S细胞则是HL侵犯骨髓的依据。

5.影像学检查

(1)胸部X线。

(2)CT检查:纵隔及肺、腹腔、盆腔的淋巴结检查,建议行增强CT。

(3)超声波检查:能发现直径＞2 cm的淋巴结,但不能判断此淋巴结是慢性炎症还是反应性增生。

(4)骨扫描:骨痛的患者建议选择该检查。

(5)磁共振成像(MRI):怀疑有脑或脊髓受累时可行该检查。

(6)正电子发射计算机断层显像(PET):PET是一种根据生化影像来进行肿瘤定性诊断的方法,其阳性符合率更高。

6.淋巴细胞分化抗原检测

淋巴细胞分化抗原检测可以区分B细胞或T细胞免疫表型,NHL大部分为B细胞型;还可以了解淋巴瘤细胞的成熟程度。

7.染色体检查

染色体检查有助NHL的分型诊断。3q27异常是弥漫性大B细胞淋巴瘤的染色体标记;t(8;14)异常是伯基特淋巴瘤的标记;t(14;18)异常是滤泡细胞淋巴瘤的标记;t(11;14)异常则是外套细胞淋巴瘤的标记。

(三)分期

淋巴瘤最早采用的是1966年Rye会议所制订的分期,在1971年Ann Arbor会议上进行了修改,将其分为四期,于1989年Cotswolds会议上再次进行了修订,沿用至今。

Ⅰ期:侵犯单个淋巴结或侵犯1个淋巴组织。

Ⅱ期:侵犯2个或2个以上的淋巴结区,均位于横膈的一侧。

Ⅲ期:淋巴结区或淋巴组织的侵犯涉及横膈的两侧。

Ⅲ1:有或无脾门、腹腔或门脉区淋巴结受侵。

Ⅲ2:有主动脉旁、髂部、肠系膜淋巴结受侵。

Ⅳ期:弥散性或播散性侵犯1个或更多的结外器官,可伴有或不伴有相关淋巴结受侵。

A:无全身症状。

B：不明原因发热，体温＞38 ℃，连续 3 天以上，盗汗，近 6 个月不明原因体重下降 10%。

X：大瘤块，直径大于纵隔宽度 1/3 者，淋巴结融合的最大包块的最大直径＞10 cm 者。

E：单一结外部位受侵，病变侵犯到与淋巴结/淋巴组织直接相连的器官/组织时，不记录为Ⅳ期，应在各期后加注字母"E"。

五、治疗

(一)霍奇金淋巴瘤

HL 虽然是起源于淋巴造血组织的恶性肿瘤，但随着近代放射学及多种联合化疗方案的出现，HL 由不治之症成为可治愈性的疾病。因此化疗、放疗相结合的综合治疗是 HL 治疗的基本原则。

1.化疗

对于Ⅲ～Ⅳ期的 HL 患者；具有明显危险因素的Ⅱ期患者；在紧急情况下须迅速解除压迫症状的患者及局部淋巴瘤患者，作为放疗的辅助治疗时须采用化疗。一线化疗方案有 ABVD(多柔比星、博来霉素、长春碱类、达卡巴嗪)方案，其余常用的有 COPP(环磷酰胺、长春新碱、丙卡巴肼、泼尼松)方案、MOPP(氮芥、长春新碱、丙卡巴肼、泼尼松)方案或 MOPP/ABVD 方案交替等。

2.放疗

HL 对射线敏感，因此放疗在 HL 中也起着重要作用。早期放疗的原则是在保证控制肿瘤的前提下尽可能减少正常组织的损伤；巩固放疗一般适用于化疗后部分缓解和具有纵隔巨大肿块(直径≥5 cm)的患者，特别是组织学亚型为结节硬化型。

3.造血干细胞移植

(二)非霍奇金淋巴瘤

NHL 对放、化疗均高度敏感，NHL 的治疗中化疗联合放疗也成为主要的治疗策略。

1.化疗

(1)CHOP(环磷酰胺、多柔比星、长春新碱、泼尼松)方案为侵袭性 NHL 的标准治疗方案，常用于弥漫大 B 细胞淋巴瘤、滤泡细胞淋巴瘤等；

(2)R-CVP(美罗华、环磷酰胺、长春新碱、泼尼松)方案，用于小淋巴细胞淋巴瘤、滤泡细胞淋巴瘤等；

(3)hyperCVAD(环磷酰胺、美司钠、多柔比星、长春新碱、地塞米松)方案，用于伯基特淋巴瘤、外周 T 细胞淋巴瘤等；

(4)R-CHOP(美罗华联合 CHOP)方案,用于弥漫大 B 细胞淋巴瘤;

(5)CHOEP(环磷酰胺、多柔比星、长春新碱、依托泊苷、泼尼松)方案,用于侵袭性淋巴瘤。

(6)GDP(吉西他滨、地塞米松、顺铂)方案、GEMOX(吉西他滨、奥沙利铂)方案及 ESHAP(依托泊苷、甲泼尼龙、顺铂及阿糖胞苷)方案主要用于复发、难治 NHL 的治疗。

2.放疗

惰性 B 细胞淋巴瘤,Ⅰ期、Ⅱ期非巨块病变的 1、2 级滤泡性淋巴瘤患者以放疗为主;Ⅲ期、Ⅳ期患者以美罗华加联合化疗为主;Ⅰ期、Ⅱ期非巨块型侵袭性淋巴瘤患者采用 R-CHOP 方案化疗联合受累淋巴区放疗;Ⅰ期、鼻腔 NK/T 细胞淋巴瘤病变局限鼻腔的患者首选放疗,超出鼻腔的患者行放疗联合化疗的综合治疗等。

3.其他治疗

包括生物治疗、造血干细胞移植等。

六、护理

1.饮食

鼓励患者进食高热量、高蛋白、高维生素食物,禁食辛辣、刺激性食物及腌制品等。化疗期间进食清淡、易消化食物,不宜食用肥腻、油炸食物。化疗后白细胞下降期间应注意饮食卫生,食物应干净、新鲜。

2.休息

淋巴瘤患者常伴有乏力、消瘦等症状,应指导患者卧床休息,根据其身体状况进行可以耐受的活动。化疗后骨髓受抑期时应减少活动,增加卧床休息的时间,尤其是当血小板$<20\times10^9/L$ 时,应指导患者绝对卧床休息,一切活动均在床上进行,包括大、小便等。

3.病情观察

(1)观察浅表淋巴结肿大的部位及程度,有无进行性增大,如有破溃、渗液时应注意防止感染,及时换药。

(2)观察深部淋巴结肿大所引起的相应症状,腹腔淋巴结肿大或肠道受累时应观察患者腹痛、腹泻、腹部肿大的程度,定期测量腹围,防止发生肠梗阻(注意观察患者有无排气及大便次数、性质);咽淋巴结病变影响进食时指导患者进流食(如米汤、牛奶等),严重者给予鼻饲饮食;纵隔淋巴结肿大时,应注意观察患者有无上腔静脉压迫综合征的表现,如面颈部水肿、颈静脉怒张及呼吸困难等,当患者出现胸闷、气促等呼吸困难的症状时应指导患者取半卧位,遵医嘱给予氧气吸入。

(3)观察全身症状,淋巴瘤患者常伴有发热、盗汗、体重下降等全身症状,注意观察体温变化,发热时给予物理或药物降温,鼓励患者多饮温开水;出汗较多时指导患者家属多备用干毛巾,注意保持皮肤的清洁,及时更换汗湿的衣服及床单,防止感冒;短期消瘦明显的患者须监测体重的变化,加强营养的摄入。

4.化疗的护理

(1)观察蒽环类药物的心脏毒性:多柔比星,累积剂量为 550 mg/m²,如与 VCR、BLM、CTX 联用或心脏、纵隔同时或曾经放疗者应减至 300~450 mg/m²;表柔比星,以往未曾用过多柔比星者,最高累积量为 900 mg/m²;如曾用过多柔比星但低于 550 mg/m²,则用量为多柔比星剩余量的 2 倍。因此,使用蒽环类药物前须检查心电图的变化,化疗时使用心电监护,注意观察患者有无心率、心律及血压的变化。

(2)观察肝功能损害:甲氨蝶呤、达卡巴嗪、门冬酰胺酶和环磷酰胺等均可引起不同程度的肝脏损害。药物性肝功能损害主要表现为血清酶学改变,如 ALT、AST、γ-GT 等显著升高,而临床症状不甚明显。短期内出现的肝功能损害多为一过性,停药后可自行恢复。应了解患者以往用药史、饮酒史,以及有无肝功能不全情况,化疗前、后定时检查肝功能;指导患者多进清淡并富含维生素、矿物质及高蛋白的食物,避免高糖、高脂肪饮食以加重肝脏负担。

(3)观察肺毒性:博来霉素累积量不宜超过 300 mg,一旦发生肺毒性应立即停药,应用大剂量类固醇皮质激素,并配合抗生素有效预防感染,给予患者低流量氧气吸入。

(4)大剂量甲氨蝶呤:治疗原则为保证肾功能正常,治疗期间密切监测肾功能,血清肌酐浓度大于 1.5 mg/dL 或肌酐清除率小于 25 mL/min 时不用 MTX 治疗;加强水化、碱化尿液,保证 24 小时尿量 3000 mL 以上,尿 pH 7.0 以上;治疗期间每天监测血清 MTX 浓度,直至血 MTX 浓度降至 0.1 μmol/L 为止;常规使用甲酰四氢叶酸钙,MTX 结束后 12 小时开始,每 6 小时一次,共 7~8 次,直至血清 MTX 浓度降至 0.1 μmol/L,如 72 小时血清 MTX 浓度仍高于 0.1 μmol/L,则应延长给药时间,直至血清 MTX 浓度降至 0.1 μmol/L。治疗期间应注意观察患者黏膜溃疡表现,给予碳酸氢钠漱口水与亚叶酸钙漱口水交替漱口,预防口腔溃疡。记 24 小时出入量,保证尿量为 2000~3000 mL/d,每日测尿常规,每次测尿 pH,保证尿 pH>7.0。甲氨蝶呤开始用药 24、48、72 小时分别抽血检测甲氨蝶呤的血清浓度,密切监测肝肾功能。

(5)美罗华:利妥昔单抗又名美罗华,由于它是一种人鼠嵌合型单克隆抗体,因此过敏反应较常见,一般发生在输注后 0.5~2 h 内,常规在使用美罗华前30 min给予异丙嗪肌内注射或地塞米松静脉注射,其他常见的不良反应有低血压、心律失常、发热及关节痛等。使用美罗华最初 1~2 h 内容易出现发热及关节痛,因此在美罗华输注前 30 min 使用双氯芬酸钠,用药前、后应密切观察体温变化,每 30 min 测量 1 次,同时注意观察关节疼痛情况,如有异常及时处理。美罗华在静滴过程中可出现暂时性低血压,因此在输注该药前 12 小时和输注过程中应停止抗高血压治疗(特别是高血压患者须暂停使用降压药物)。

在输注过程中应持续心电监护,1 h 以内每 15 min 记录 1 次心率、呼吸、血压、血氧饱和度的变化,如无异常改每小时记录一次至静滴完毕。每 15 min 巡视 1 次患者,严格按输注要求控制输液速度,注意病情变化。起始速度为 50 mg/h,60 min 后,可每 30 min 增加 50 mg/h,直至最大速度 400 mg/h。指导患者用药期间卧床休息,用药结束以后继续卧床休息 4 小时。

5.放疗的护理

淋巴瘤患者的放疗剂量不及其他实体瘤,放疗后所导致的不良反应也较轻,但仍须做好以下护理。

(1)皮肤黏膜:照射区域皮肤会出现色素沉着、充血、脱皮等,口腔、咽部黏膜会出现充血、水肿、溃疡,腋窝、腹股沟处由于皮肤皱褶多,易引起慢性湿性脱皮。注意观察皮肤黏膜的表现,局部皮肤可使用比亚芬进行涂搽,但放疗前 4 小时禁用,以免影响放疗效果,指导患者穿棉质、低领、宽松衣物,禁用肥皂水擦洗放射区域,当局部皮肤出现破溃感染时可使用"烧伤三号"湿敷。对于口咽部出现症状的患者可使用漱口水、金因肽、碘甘油及雾化等方法减轻局部症状。

(2)胃肠道:观察患者有无恶心、呕吐、腹痛、腹泻等症状,及时通知医生,给予护胃、止吐等治疗。

(3)放射性肺炎:表现为咳嗽、发热及呼吸困难等,其治疗原则是控制症状和避免并发症。注意观察体温、咳嗽、咳痰及血氧饱和度的变化,出现呼吸困难时及时给予氧气吸入。

(4)张口困难:主要见于鼻腔 NK/T 的患者放疗时,放疗前、后定期测量患者最大张口后上下门齿间的距离,指导患者每日行张口训练。

(5)放射性脊髓炎:观察患者有无肢体感觉消失、运动障碍、肌肉萎缩、偏瘫等表现。

6.骨髓抑制期的护理

密切观察患者血常规的变化,做好感染、出血、贫血的预防及护理。

7.造血调控因子的使用及护理

及时正确使用造血调控因子,当白细胞低于 3.0×10^9/L 时可考虑使用粒细胞集落刺激因子(G-CSF),作为二级预防时,G-CSF 在化疗后 24~72 小时便开始使用,注射后注意观察体温、过敏及骨痛等表现;当血小板低于 60×10^9/L 并有可能继续下降时,可考虑使用白细胞介素-11(IL-11)或血小板生成素(TPO),低于

20×10^9/L并有出血倾向时,除了 IL-11 和 TPO 还应输注血小板,注射后注意观察水肿、关节疼痛等表现;当血红蛋白低于 10 g/L 时可考虑使用 EPO,注射后注意观察过敏、血压及有无流感样症状。

8.健康教育

(1)提高抵抗力,避免 EB 病毒、幽门螺杆菌等感染,教会自查淋巴结的方法,如出现不明原因的发热、盗汗、消瘦或浅表淋巴结肿大时,应及时就诊。

(2)向患者及家属介绍本病的病因、临床表现、治疗方法及新进展,树立其战胜疾病的信心,使其能更好配合治疗护理。

(3)定期复查,不适随诊。

(4)保证休息,加强营养,适当锻炼,增强体质。

（李成媛）

第三节　多发性骨髓瘤

多发性骨髓瘤(MM)是一种浆细胞恶性增生性疾病,由于血液中的浆细胞克隆性增生,骨质被破坏和异常免疫球蛋白大量生成,导致体内多器官损害,产生临床症状与体征,如骨质破坏、贫血、肾功能不全、高钙血症及感染等。其肿瘤细胞起源于骨髓中的浆细胞,而浆细胞是 B 淋巴细胞发育到最终功能阶段的细胞。MM是继淋巴瘤之后第二多发的血液系统肿瘤,约占血液系统肿瘤的 10%,在欧美等国家的发病率约为 4/10 万人口,我国的发病率低于欧美各国,发病率约为1/10 万人口。MM 好发于中老年人,欧美国家诊断时的中位年龄为 65 岁,发病年龄高峰为 60～80 岁;我国 MM 的发病年龄较欧美明显提前,中位年龄为 57 岁,发病年龄高峰为 40～60 岁。

一、病因

目前 MM 的发病原因尚不清楚,可能与以下因素有关。

(一)辐射

日本广岛、长崎原子弹爆炸后,MM 的发病率有明显增加;近 40 年前,放射工作者中 MM 的死亡率增加,且长期低剂量射线接触者的 MM 发病风险成倍增加;在美国从事镭漆工业的女性中,MM 的发生率和死亡率也均增加;频繁的 X 线接触者 MM 风险增加;核工业工作者中 MM 的发生率较一般人群高。

(二)职业及环境因素

已报道的与 MM 相关的职业接触有:农业、金属、橡胶、苯、木材、皮革、纺织品、汽油、染发剂等。其中农业生产是众多职业中主要的与 MM 发病有关的职业,许多研究表明,从事农业的工作者,患 MM 的风险明显增高,已有报道包括苯氧基及氯酚在内的除草剂是 MM 发生的潜在原因。

(三)药物因素

处方及非处方药物,有研究表明,下列药物使用可能与 MM 发生具有相关性,它们是苯妥英、苯巴比妥、地西泮、普萘洛尔、布洛芬、兴奋剂、轻泻剂;有调查显示曾使用过药物如红霉素、氯苯那敏、庆大霉素硫酸盐、磺胺甲基异噁唑、松油二醇水合物者,MM 发病率明显增加。

(四)家族和遗传因素

不同人种、民族的 MM 的发病率不同,日本人和中国人 MM 发生率最低,美国黑种人的发病率是白种人的 2 倍。流行病学表明 MM 的发生更多是由遗传因素决定,且有明显家族聚集倾向。

(五)慢性抗原刺激与免疫功能紊乱

MM 的发病风险增加与患者既往有慢性感染、炎症、组织粘连、自身免疫及过敏性疾病史有关。近年来病毒(如 EB 病毒和人疱疹病毒 8 型)感染被疑为浆细胞性疾病的重要病因,因为大约 10% 的被病毒感染的动物会出现 M 蛋白血症。

二、诊断与分型

(一)诊断标准

MM 的诊断依据临床表现、细胞学检查及实验室检查。

WHO 于 2008 年重新制订了 MM 的诊断标准(表 7-3-1)。

表 7-3-1　WHO 制订的多发性骨髓瘤诊断标准

主要标准	次要标准
1.组织活检证实的浆细胞瘤	1.骨髓中浆细胞占 10%～30%
2.骨髓中浆细胞＞30% 3.单克隆免疫球蛋白 IgG＞35 g/L 或 IgA＞20 g/L,或尿轻链≥1 g/24 h	2.单克隆免疫球蛋白低于上述水平 3.有骨髓瘤相关溶骨性病变 4.正常免疫球蛋白 IgM＜0.5 g/L,IgA＜1 g/L 或 IgG＜6 g/L

确诊 MM 至少具有 1 项主要标准加 1 项次要标准;或具有 3 项次要标准,但其中必须包括第 1 项和第 2 项。

(二)分型

根据血清蛋白电泳、免疫电泳及轻链定量方法将 MM 分为 8 个类型。

1.IgG 型

IgG 型是最常见的 MM 亚型,占 MM 的 55％～60％,具有 MM 的典型临床表现。

2.IgA 型

IgA 型占 MM 的 20％～25％,除具有 MM 的一般表现外,IgA 易聚集成多聚体引起高黏滞血症。

3.轻链型

轻链型占 MM 的 17％～25％,此型瘤细胞分化较差,增殖迅速,骨骼破坏多见,肾功能损害较重。

4.IgD 型

IgD 型除具有 MM 的一般表现外,此型还具有发病年龄相对较轻、髓外浸润及骨质硬化病变多见等特点。

5.IgM 型

IgM 型仅占 MM 1％左右,除具有 MM 的一般临床表现外,因其分子量大易发生高黏滞综合征。

6.IgE 型

IgE 型罕见,因外周血中浆细胞增多,可呈现浆细胞白血病的征象。

7.双克隆或多克隆型

双克隆或多克隆型较少见,仅占 MM 1％以下。

8.不分泌型

不分泌型占 MM 不到 1％,具有 MM 的典型临床表现,但血清中无 MM 成分。

(三)分类

根据 NCCN,MM 相关疾病可分为以下四类。

1.意义未明的单克隆免疫球蛋白血症(MGUS)

(1)血清 M 蛋白≤30 g/L。

(2)骨髓克隆性浆细胞＜10％。

(3)无其他 B 细胞增殖性疾病的症状。

(4)无骨髓瘤相关器官或组织损害(无靶器官损害包括骨损害)。

2.冒烟型骨髓瘤(闷火型骨髓瘤)

(1)血清 M 蛋白≥30 g/L 和(或)骨髓克隆性浆细胞≥10％。

(2)无骨髓瘤相关器官或组织损害(无靶器官损害,包括骨损害)。

3.症状性(活动性)骨髓瘤

(1)血清和(或)尿中有 M 蛋白,血清 M 蛋白≥30 g/L。

(2)骨髓(克隆性)浆细胞增多≥10%。

(3)骨髓瘤相关器官或组织损害(靶器官损害,包括骨损害)。

4.骨孤立性浆细胞瘤

(1)血清或尿中无 M 蛋白。

(2)由克隆性浆细胞引起的单个区域骨质破坏。

(3)骨骼检查正常(包括脊柱和盆腔 MRI)。

(4)骨髓表现与多发性骨髓瘤不同。

(5)骨骼检查正常。

(6)无骨髓瘤相关器官或组织损害(除孤立性骨损害外无靶器官损害)。

三、临床表现

多发性骨髓瘤是恶性克隆性浆细胞瘤。主要表现为骨髓瘤细胞增生、浸润和破坏骨组织及髓外其他组织,引起骨痛、病理性骨折、贫血、出血、反复感染、高钙血症、肾脏病变、高黏滞综合征、淀粉样变等症状。

(一)骨痛和病理性骨折

骨痛和病理性骨折常为 MM 的首发症状,也是本病的主要症状之一。约有2/3的患者因骨痛和病理性骨折为首发症状而就诊。骨痛程度轻重不一,早期常常是轻度的、间断性的疼痛,也可呈游走性或向下肢放射性的疼痛,因而有些被误诊为风湿病、类风湿性关节炎、肋软骨炎等。骨痛部位以腰背部最为多见,其次为胸骨、肋骨,四肢长骨较少见。当骨痛加剧常提示发生了病理性骨折。骨髓瘤细胞自骨髓向外浸润,侵及骨皮质、骨膜及邻近组织,形成骨骼肿块,常为多发性的,好发于肋骨、锁骨、颅骨等。

(二)贫血、出凝血异常

贫血是 MM 的另一常见临床表现。以贫血为首发症状者仅占 10%～30%,但初诊患者发生率达 70%。随着疾病进展,几乎所有患者最终均出现贫血,晚期患者多为重度贫血。导致贫血的主要原因是大量的骨髓腔被骨髓瘤细胞侵占,正常造血组织无生长空间,红细胞生成受到抑制,当患者慢性肾功能不全时,可发生贫血。正常造血抑制,血小板生成障碍,大量 M 蛋白覆盖于血小板表面,导致血小板聚集功能异常等原因可引起出血倾向,以出血为首发症状就诊的患者占 9.2%,MM 出血的程度一般不严重,多为黏膜渗血和皮肤紫癜,出血部位多为鼻腔、牙龈、皮肤,晚期可发生脏器或颅内出血。血栓是 MM 出凝血异常的另一种表现,MM 患者血栓栓塞性事件(TEE)的发生率国内外均无确切统计资料,近年来,随着沙利度胺及其衍生物在临床广泛用于 MM 患者,TEE 的发生率明显增高,在不使用预防性抗凝治疗的情况下,沙利度胺单药治疗 MM,其 TEE 的发生率<5%,而联合

地塞米松或其他化疗药物,血栓的发生率为 10%~58%。

(三)感染

反复发生的感染是 MM 治疗过程中的严重并发症之一,也是患者死亡的主要原因之一。MM 对各种病原菌的易感性明显高于正常人群,感染部位以呼吸道最常见,其次为泌尿道或消化道(其中呼吸系统感染以咽部、肺部感染多见),严重的感染可导致败血症。反复出现感染主要是由于正常的、多克隆性免疫球蛋白生成减少,而恶性浆细胞分泌的单克隆免疫球蛋白又缺乏免疫活性,此外,MM 患者尚存在的 B 和 T 淋巴细胞功能异常,也是造成反复感染的重要因素。

(四)肾脏损害

肾脏损害是 MM 常见而有特征性的临床表现,患者以尿量减少、尿中泡沫增多、尿色改变、颜面或下肢水肿等症状就诊。临床上以慢性肾功能不全最常见,发生率在 40%~50%。肾衰竭是 MM 主要致死原因之一。

(五)高黏滞综合征

高黏滞综合征是 MM 患者中一组较为少见的特殊临床表现,骨髓瘤细胞产生大量的 M 蛋白,其本身在血液循环中使血液黏滞度增加,同时又包裹红细胞,降低红细胞表面负电荷之间的排斥力而导致红细胞发生聚集,进一步增加血液黏滞度。当血清黏滞度超过 4 cp 时,可以造成显著的血流淤滞和微循环障碍,导致组织缺氧,毛细血管壁损害、通透性增加,引起一系列临床症状如头晕、头痛、耳鸣、耳聋、眼花、视物模糊、皮肤紫癜、鼻出血、手足麻木、视盘水肿、眼底渗出、出血等。最常见于巨球蛋白血症(IgM 型单克隆 M 蛋白)。

(六)高钙血症和高尿酸血症

高钙血症的症状出现较快,表现为头痛、嗜睡、厌食、恶心、呕吐、烦渴、烦躁、多尿、便秘等,重者可致心律失常、昏迷。钙盐沉积在肾脏可引起肾脏损害或加重肾功能不全,严重者可引起急性肾衰竭,威胁生命。故高钙血症是 MM 预后不良的因素之一。MM 患者合并高尿酸血症很少有明显的痛风样症状的临床表现,血尿酸升高是骨髓瘤细胞分解释放尿酸增高,以及肾脏排泄尿酸减少等因素共同作用的结果,特别是患者接受放化疗时,大量骨髓瘤细胞被破坏,可造成血尿酸急剧升高,并成为急性肾衰竭的重要诱因之一。

(七)淀粉样变性

淀粉样变性的淀粉样物质为免疫球蛋白轻链的 N 端片段,称之为 AL 淀粉样蛋白。沉积于体内各器官和组织的血管壁中,受累器官较为广泛,临床表现取决于受累部位和程度。心脏受累表现为心肌肥厚、心脏扩大、心律不齐等;胃肠道表现为便秘、腹泻、吸收不良等。

（八）神经系统损害

神经系统损害可以是 MM 患者的初发症状,也可在整个病程出现。可表现为周围神经病变的神经根综合征,也可表现为中枢神经系统受损害的症状。

（九）其他

半数患者有肝肿大,少数有脾肿大,淋巴结肿大较少见。关节疼痛在部分 MM 患者中可见到。髓外浆细胞瘤可在 10 余年后发展成典型的 MM。

四、治疗

到目前为止,多发性骨髓瘤仍然是一种不可治愈的疾病,治疗的目的主要是延长生存期,减少和预防并发症。治疗有效表现为血清或尿的 M 蛋白下降。

（一）化学治疗

由于骨髓瘤细胞对化疗药物较为敏感,多种药物联合化疗仍是目前 MM 最基本的治疗方法。治疗后患者的中位生存期一般为 2~3 年。常用的化疗方案有以下几个。

1.VBMCP 方案（长春新碱、卡莫司汀、美法仑、环磷酰胺、泼尼松）

每 35 天为 1 周期,至少应用 1 年。本方案中泼尼松的应用剂量视患者情况而定,对于显效较慢、伴有持续骨痛或贫血严重的患者,可在 1~14 天给予较高剂量的泼尼松,在前 2~3 周期的其他时间则给予低剂量维持治疗。

2.VAD 方案（长春新碱、多柔比星、地塞米松）

每 28~35 天为 1 个周期,至 M 蛋白取得最大缓解后再给予 4 个周期。

3.MP 方案（美法仑、泼尼松）

每 4~6 周重复 1 次,共 1 年。

4.靶向治疗药物及方案

(1)沙利度胺（又名反应停）:为人工合成谷氨酸的衍生物。长期被作为镇静剂及免疫抑制剂使用。通过调节免疫和抗血管新生、促凋亡及细胞周期（G1 期）阻滞等作用于骨髓瘤细胞及微环境,有研究表明,复发、难治性 MM 给予沙利度胺 200~800 mg/d 口服,大约 30% 的患者可以获得缓解,与地塞米松联合用于初治 MM,缓解率可达到 70%。主要不良反应为强致畸作用（"海豹胎"）、深静脉血栓、周围神经病变、便秘、嗜睡等。

(2)硼替佐米（velcade,PS-341）:硼替佐米是 MM 的一线治疗药物。它是一种小分子蛋白酶体抑制剂,通过与酶的活化位点紧密结合特异性地抑制 26S 蛋白酶体,使与泛素结合的蛋白降解受到抑制,从而导致包括骨髓瘤细胞在内的肿瘤细胞凋亡。另外它还可提高肿瘤细胞对化疗药的敏感性,逆转耐药。复发、难治性 MM 应用硼替佐米,缓解率为 30%~43%,与地塞米松联合用于初治 MM,缓解率为

70%～90%。主要不良反应为头晕、便秘、手脚麻木等临床表现。

（二）放射治疗

浆细胞瘤对于放疗很敏感，但由于病变大多为全身性，故限制了放疗的应用。对于骨的孤立性浆细胞瘤和髓外浆细胞瘤，放疗是首选的治疗方法，也是 MM 局部剧烈疼痛的减症治疗方法。全身放疗是自体和异基因造血干细胞移植前预处理方案的一部分。

（三）造血干细胞移植

1.自体造血干细胞移植

自体造血干细胞移植为多发性骨髓瘤治疗的一大进步，其疗效明显优于常规化疗，目前已被广泛采用。

2.异基因造血干细胞移植

异基因造血干细胞移植是根治本病的唯一方法，但相关死亡率高，主要用于有合适供者的年轻患者。异基因造血干细胞移植只能使大约 20% 的骨髓瘤患者获得长期生存，对于年龄在 55 岁以下，具有不良预后因素且有合适供者的患者，可以考虑在首次缓解时采用异基因造血干细胞移植。

五、护理

（一）心理护理

MM 是一种不可治愈的疾病，预后差、费用高，加之患者年龄大，多为老年患者，由于心理上的恐惧及不愿造成子女的负担等原因，常常表现为不愿接受治疗。护士应加强与患者及家属的沟通交流，介绍该病的进展及身边成功的病例，树立其战胜疾病的信心，同时让家属配合医务人员对患者进行心理疏导，让患者感受到家庭的温暖，使其能积极配合治疗及护理。

（二）症状的护理

1.骨痛、病理性骨折的护理

除非脊柱骨折急性期，一般不建议患者绝对卧床，应适当活动如散步等，可防止脱钙，有助于增加骨强度和促进骨重塑，若因骨痛活动受限可适当给予镇痛药，并观察疼痛部位、强度、性质、持续时间，了解镇痛药的有效剂量及使用时间，正确预防其不良反应。限制患者活动并配备矫正性支架加以保护，指导患者取舒适卧位、卧硬板床，使其骨骼、脊柱保持平直，以免骨组织受到损伤。护士操作时动作要轻柔，避免推、拖、拉、拽，患者多因疼痛取被迫卧位，协助其翻身时应采取轴线翻身，动作轻柔协调，防止发生病理性骨折。可服用钙剂、活性维生素 D、氟化物、蛋白同化激素(如丙酸睾酮、司坦唑醇)等药物以减轻和预防骨质破坏，更推荐使用双膦酸盐类药物通过抑制骨质破坏和肿瘤生长以减轻疼痛。

2.肾功能损害的护理

患者应维持足够的液体摄入量,多饮水,保证每日尿量为2000~3000 mL,有助于轻链蛋白、钙和尿酸的排出,避免用经肾排泄的药物,避免肾盂造影,以免加重肾损害而诱发急性肾衰。伴急性肾衰者须进行血液透析治疗,以促进毒素的排泄。检测肾功能维持水电解质平衡,防止高钾血症和代谢性酸中毒。肾功能异常的患者应给予优质低蛋白饮食,限制高磷食物的摄入。

3.高钙血症的护理

MM伴发的高钙血症主要是由于肿瘤细胞分泌的破骨活性因子刺激骨骼后导致钙质释放。血钙浓度＞2.58 mmol/L即为高钙血症,当血钙升高但浓度≤3 mmol/L,患者可有厌食、口干和呕吐的症状;血钙浓度为3~4 mmol/L可出现多饮、多尿、抑郁,或神志紊乱;血钙浓度≥4 mmol/L,可出现昏睡、昏迷甚至死亡,常伴随脱水和可逆性肾衰竭。遵医嘱给予水化治疗,保证每日尿量为2000 mL以上,初治出现高钙血症的患者,可遵医嘱给予双膦酸盐治疗。双膦酸盐的药理作用主要是抑制骨吸收,在体外可抑制破骨细胞活动,诱导破骨细胞凋亡,还可通过与骨的结合阻断破骨细胞对矿化骨和软骨的吸收。此外,唑来膦酸还能抑制由肿瘤释放的多种刺激因子引起的破骨细胞活动增强和骨钙释放。指导患者忌食富含磷、钙的药物及食物,如奶类、蛋类、虾皮等。

4.大剂量口服糖皮质激素的护理

泼尼松或地塞米松易致中枢神经系统兴奋,为患者创造安静舒适的休息环境,将治疗护理集中进行,避免夜间过多地打扰患者;指导患者临睡前热水泡脚,适量饮用牛奶等。如上述措施无效则可遵医嘱给予口服艾司唑仑等药物帮助睡眠,服用艾司唑仑的患者须指导其起床速度宜慢,家属留陪等预防跌倒。根据患者的病情指导合适的体育锻炼或体力活动,增加关节的协调性,遵医嘱适当补充钙剂、维生素D,预防骨质疏松。观察有无水钠潴留及感染现象,及时予以处理。

5.淀粉样变性的护理

主要为对症护理,其治疗原则是控制原发病,减少淀粉样纤维蛋白的产生,消退沉积灶,对症支持治疗。

(三)用药护理

(1)口服沙利度胺应观察其药物不良反应,主要不良反应为便秘和嗜睡,其他还有皮疹、感觉障碍、抑郁、共济失调、恶心和头痛等。与地塞米松合用时应注意观察深静脉血栓和神经病变的发生,如用药过程中出现神经病变应立即停药。

(2)进行硼替佐米静脉推注时禁止与其他药物同时滴注,如患者正在持续静脉滴注其他液体,须暂停滴注原药物,用0.9%氯化钠注射液冲洗去除输液管中残留药物,然后静脉推注硼替佐米(用 3.5 mL 0.9％氯化钠注射液将药物完全溶解后,按照医嘱准确吸取所需剂量,于 3 秒内静脉推注),推注完硼替佐米后再使用 0.9％氯化钠注射液进行冲洗。静脉推注硼替佐米时持续心电监护 1 小时,密切观察心率、心律的变化,每隔 15 分钟测血压 1 次,指导患者改变体位时动作应缓慢,防止血压下降。患者出现周围神经感觉异常症状,如手指麻木,及时消除紧张情绪,双手给予保暖、按摩,必要时戴手套,不进食冷饮及冷食,并做好安全防护,防止意外的发生。如果患者出现难治性的恶心、呕吐、呼吸困难、心脏损害等不能耐受的症状和体征时,须立即通知医生,停止治疗。

(四)健康教育

(1)向患者及家属介绍疾病的相关知识,避免暴露于可能引发本病的病因。

(2)指导患者适当休息,避免过度劳累。

(3)嘱咐患者睡硬板床,减少活动,慎防各种创伤,活动时注意动作轻柔,避免牵拉韧带等动作,必要时使用支架加以保护,防止病理性骨折的发生。

(4)注意保暖,预防感冒,积极防治感染。由于免疫缺陷,放、化疗期间患者的抵抗力更差,因此应保持个人卫生,勤洗澡、勤更衣,女性患者注意外阴清洁,避免感染诱因,长期卧床的患者应多做咳嗽、咳痰动作,以防止坠积性肺炎;多饮水多排尿,以防止泌尿系统感染。

(5)严格按医嘱服药,不可随意停药、减药,如有不适应立即停药并马上就医。

(6)注意观察小便的颜色、量及性质,定期复查,监测肾功能。

(李成媛)

第八章　分子学概论

第一节　肿瘤分子学的发展及现状

一、肿瘤分子诊断的发展

分子生物学的发展促进了整个生命科学的发展,促进了分子诊断学的发生和发展。分子诊断学的发展大致可以分为四个阶段:

(1)分子诊断学的诞生是学者利用液相 DNA 分子杂交技术对 α-地中海贫血进行基因诊断,它标志着分子生物学技术进入基因诊断时代,这是分子诊断的初始阶段,所能检测的遗传病种类非常少,主要利用 DNA 分子杂交的方法来进行遗传病的基因诊断。

(2)1983 年 PCR 技术被发明之后,由于只需要简单的操作,因此在普通实验室条件下就可扩增大量靶 DNA 序列,它突破了先前研究中靶 DNA 不易获取的瓶颈,在分子生物学技术领域引发了一场革命。PCR 技术由于具有操作简便、快捷、适用性强等优点,已被广泛应用于分子生物学领域。

(3)应用以生物芯片技术为代表的高通量密集型技术。根据在芯片上的不同探针,生物芯片分为基因芯片、蛋白质芯片、组织芯片等。传统的核酸印记杂交具有技术复杂、自动化程度低、检测分子数少、通量低等缺点。然而,生物芯片技术可以同时在支持物上固定很多数量的探针,因此可以同时进行大量的检测和分析。生物芯片还可以进行基因表达谱分析、突变检测、多态性分析、基因组文库作图及杂交测序。由于生物芯片的工作原理和样品结果的处理方式不同,它远优于传统的检测方法,具有样品处理能力强、应用广泛、自动化程度高等特点,广阔的应用前景使其成为分子生物学技术领域的热点,极大促进了分子诊断学的发展。

(4)第二代测序(NGS)技术,能检测到未知疾病相关突变。NGS 通过序列比对和数据分析实现大规模并行 DNA 测序的同时还能测定多种遗传畸变。第一代 Sanger 法测序通量低、速度慢、成本高,目前的高通量第二代测序技术已逐渐取代第一代 Sanger 法测序。NGS 主要包括 Roche 454 焦磷酸测序,Illumina Solexa 合成测序、ABI SOLID 测序及 Ion Torrent 测序等,其优点为样本量小、高通量、敏感性高、检测成本低、时间短等,可进行靶向基因组测序,根据已知的致病基因设计合适的芯片,应用于癌症亚型的临床诊断与治疗;外显子组测序和基因组测序可用于确定未知病因的疾病突变信息的突变位点;转录组测序可用于研究细胞表型和功能;甲基化测序可用于研究表观遗传学标记信息。随着科学研究需求的提高及科技的进步,第三代测序技术单分子荧光测序(单分子实时 DNA 测序技术,测序过程无须进行 PCR 扩增)和第四代测序技术纳米孔测序(纳米孔单分子)也日臻完善。测序技术的快速发展也加速了该技术在临床分子诊断中的广泛应用。

二、肿瘤分子诊断的现状

分子诊断逐渐从实验室进入应用阶段,国内外关于基础研究和应用研究的报道迅速增加。我国的分子诊断研究从 20 世纪 80 年代中期以来即有了快速发展,流式细胞仪、分子杂交技术、测序技术及核酸扩增技术等,用于人类遗传疾病的基因诊断和产前诊断、肿瘤、感染性疾病(细菌、病毒感染)、多基因病、组织器官移植配型、性别鉴定、法医鉴定等各个方面中。目前在中国,免疫诊断和生化诊断所占市场份额高达 55%,分子诊断占比仅 11% 左右,且分子诊断的试剂及仪器的研发几乎被国外供应商垄断,国内替代产品在产业上游领域所占份额微乎其微。但中国分子诊断行业正处于蓬勃发展的时期,在人口老龄化、城市化、人民健康意识增强及政策支持的大背景下,中国的分子诊断技术正在升级,有望成为最有前景的体外诊断细分领域之一。

肿瘤分子诊断已然是肿瘤研究的热点,将分子生物学原理及技术应用在对肿瘤的研究,能提供肿瘤患者体内遗传物质的结构、表达水平的变化,表观遗传学改变和参与抗肿瘤药物代谢相关基因的结构及表达调控状况的资料。这些数据不仅有助于肿瘤的早期诊断及分期分型,还可预测肿瘤的生物学行为,结合传统影像学、实验室诊断、分子病理学诊断、临床症状和其他相关资料信息,有助于临床医生制订最有利于患者的个体化治疗方案。

(徐 婧)

第二节 癌症的传统与分子细胞遗传学

一、传统细胞遗传学

传统细胞遗传学分析方法是通过对(分裂)中期的细胞进行操作,使之提供关于整个染色体组的信息。多种组织类型细胞均可通过培养并收集分裂中期细胞进行分析,包括外周血、绒毛膜绒毛、羊水、骨髓、淋巴结和实体肿瘤。外周血、绒毛膜绒毛及羊水的分析是分析和筛选染色体胚系异常的经典方法(也就是说,这些染色体的异常在出生时就可以表现在每一个细胞上,除了嵌合体)。这些标本种类的细胞培养条件与肿瘤细胞的培养条件不同。在基本层面上,培养过程都具有同样的目标,换句话说,就是尽可能地优化细胞培养的条件,如培养基、温度、pH 和无菌,以促进细胞进入细胞周期中的有丝分裂阶段(各种培养步骤可见描述)。细胞首先从提供的样本中被分离出来,液体样本可采用离心沉淀法,固体组织样本可采用裂解法,然后将其放入组织培养基内。根据不同的样本类型不同的实验室会有各自独特的、优化培养条件的方法,包括在培养方式的选择(贴壁对悬浮)、培养时间长短的变化、促细胞分裂剂类物质的添加,以及纺锤丝抑制剂如秋水仙碱的处理时间上都会有所不同。培养的细胞在通过低渗溶液处理后置入固定液中固定,随后被采集,经典的固定液为 Carnoy 固定液(甲醇:冰乙酸＝3:1)。将获得的细胞悬液用吸管滴到玻璃片上,这一关键性操作步骤受环境条件(如温度和湿度)、样本的细胞性质和技术人员的经验影响。

　　综上所述,不同的研究(针对体细胞或针对肿瘤)和不同组织来源的细胞遗传学分析,都需要有针对性地处理,从而获得更多处于有丝分裂中期的目的细胞。这在癌症研究中是很关键的,因为恶性肿瘤与胚系基因异常不同,胚系基因异常会出现在身体的每一个细胞中,而恶性肿瘤相关的染色体畸变仅仅存在于病变组织中,在白血病这类肿瘤中,染色体畸变甚至仅仅存在于某一个特定的细胞系中。例如,在成熟细胞来源的淋巴造血系统恶性肿瘤中(如成熟 B 细胞和浆细胞),这些细胞可能不会活跃地分裂,培养时可能需要加入促细胞分裂剂来刺激这些细胞加速分裂。研究表明,在 G 显带染色体核型分析中,添加 DSP30 磷酸胞苷酰寡脱氧核苷酸(CpG-ODN),并联合白细胞介素-2(IL-2)可刺激慢性淋巴细胞白血病细胞,增加异常染色体核型的检出。将制备好的玻片标本放入烤箱加热数小时以使其熟化,并使用蛋白水解酶如胰蛋白酶或胰液处理,然后放入 Giemsa 缓冲染液中染色,最终产生具有一系列明暗相间条纹(G 显带)特征的 22 对常染色体和 1 对性染色体。

　　接下来由细胞遗传学技术员对至少 20 个有丝分裂中期的细胞逐条对比分析,值得注意的是,不可忽略那些染色体形态较差的细胞,因为那些可能恰恰是肿瘤细胞。G 显带分析可以评估整个染色体组有无数目(增加或减少)、结构(如易位、缺失及倒位等)上的异常。这些细胞的染色体图像由与显微镜相连的数码照相机输入电脑,技术人员通过特殊的图像分析软件对其进行处理分析。至少须制作两个核型图(将成对染色体依次排列对齐的图像)。G 显带分析对染色体异常的诊断提供了关键的信息,并能够评估是否需要做 FISH。G 显带分析还能对患者进行随访,定期检测细胞遗传学的演化情况,甚至检测之后才发现疾病进展的形态学证据。

　　早在细胞遗传学成立之初,研究人员们就认识到需要建立一个统一的标准命名来对他们的新发现进行准确地描述与交流。一组细胞遗传学家共同合作建立了一个标准,以求能够简明扼要地描述复杂的染色体数量变化和(或)结构异常。其讨论结果出版成册,就是现在为人熟知的人类细胞遗传学命名的国际体制(ISCN)。从首次出版以来,ISCN经历了数次修订和更新,并针对新的科技研究成果如FISH、基因组芯片检测等做出增补。ISCN提供了每一个染色体的核型模式图及其在各种分辨率下显示条带的不同表现。这些核型模式图使细胞遗传学家能够检测出染色体的断裂点以及染色体结构重组中的条带。ISCN可以被当作一本字典或命名标准:首先,ISCN使用各种缩写来描述复杂的染色体异常,并且界定了诸如克隆之类专有名词的基本概念。其次,其提供了描述染色体组型的系统命名规则。

　　由于G显带分析可适用的样本种类丰富,因此它成为多种肿瘤性疾病中用于检测染色体数量和结构异常的主要手段。由于它可提供这些疾病的全基因组信息,所以对于使用诸如FISH之类的更有针对性的研究方法时可能会漏掉的某些基因异常,它也能识别和研究。尽管在之后的章节中我们也将介绍在染色体疾病和肿瘤性疾病中已被普遍使用的针对全基因组检测的其他方法,如比较基因组杂交芯片等,然而G显带分析已在费城染色体的发现中崭露头角,并将在未来的肿瘤诊断与治疗中发挥重要的作用。

二、分子细胞遗传学

　　传统的G显带往往提供了恶性肿瘤中基因参与的初步线索。但是即使通过G显带染色检测出证据确凿的染色体易位,由于在G显带染色分析中每个条带都含有5~10 Mb的DNA碱基对,所以仍无法确定是否存在特征性的基因重排。荧光标记探针通常是一段与已知基因序列互补的单链,能够被用来针对某个特殊位点检测其多种结构重组,如易位、倒位等。这些探针还能够检测出一些G显带检测中无法检测出的染色体异常,检测不出往往是由于分辨率过低或特征类似的条带互换所导致。虽然FISH能够用于检测分裂中期的细胞,然而在肿瘤病例中最常见的情况往往是还检测了分裂间期(非分裂期)的细胞,从而可以快速检测大量的细胞,因此它获得比G显带染色分析更高的敏感性和更短的检测周期。

　　分裂间期的细胞可以通过常规G显带染色分析中细胞培养后的标本获得,但是由于FISH检测不需要分裂期的细胞,因此可用于许多其他类型的标本检测,如外周血和骨髓涂片、印片、细胞学涂片、经甲醛固定的石蜡包埋组织(FFPE)和一些经过细胞富集(如基于表面抗原的流式细胞仪或磁珠分离技术)处理过的标本。有关 FISH 检测各类标本的优缺点见表 8-2-1。用于与临床疾病相关的基因检测的探针,可以通过商业渠道购买,也可以由自己开发。除了一些已经被美国食品药品监督管理局(FDA)批准的探针之外,大部分的探针目前是以特殊分析试剂的名义被售卖的,因此在临床应用之前需要实验室对其试验效果进行确认和验证。

表 8-2-1 各类样本用于 FISH 检测的适用性

样本	优点	缺点
培养后的细胞悬液	能与 G 显带染色的发现联系起来 通常会与核型分析产生相符的结果	单核细胞谱系的细胞无法容易地被鉴别 需要等到细胞培养后获得细胞,耗时较长
涂片(血、骨髓)	现成的样本 可在 1 天内开始检测(不需要细胞培养)	红细胞可能有时会掩盖信号
印片	容易制备和储存 能够在 1 天之内开始 FISH 检测 少量标本可产生强烈的信号,伪影很少	无法保留组织架构 如果太厚,细胞重叠将影响观测
石蜡组织	现成的标本 组织结构保存良好 样本能够被归档	信号强度会受到多种因素的影响(如固定时间、固定剂的类型、脱钙) 玻片制备过程中需要切破细胞而使细胞核被截断,从而造成人为的信号缺失 需要更长的准备时间,1 天之内无法完成周转
分选、分离出的细胞群	细胞浓缩可增加检测灵敏度	分离过程费时费力 可能产生较弱的信号强度

相比 G 显带分析,FISH 检测需要的时间与劳动力的消耗更少,同时伴随着其对样本要求的改进(可用于悬液、涂片、印片及石蜡组织),FISH 检测几乎可用于所有的标本种类。简单地说,就是将适宜的探针与缓冲液的等比混合液放在待检玻片的限定区域内,而限定区域已被确认拥有合适密度的细胞核。细胞的密度是相当重要的,并且只能对没有核重叠的细胞进行评估。因此,当针对印片标本行 FISH 检测时,轻柔地制片往往会获得更好的 FISH 结果。然后用盖玻片覆盖反应区,并在周边以树胶密封。将探针与样本 DNA 进行加热变性,这通常需要在热循环仪之类的自动化仪器内进行。依样本类型的不同,变性 2~5 分钟后,仪器冷却

到 37 ℃孵育 6～14 小时;这个杂交过程使探针与目标序列结合。通过洗去残留探针以及加入 4′,6-二脒基-2-苯基吲哚(DAPI)复染后,在荧光显微镜下对待检细胞进行观察。分裂间期细胞的评估应按已在每个实验室验证过的标准,同时参考制造商的建议和已发布的文献标准进行。定义正确的正常范围(临界值)以避免假阳性结果是非常重要的。同时实验室工作人员还需要有一个针对在诊断期及随访期分别需要评估多少个细胞的明确标准。这个评估标准的评分主要依据荧光信号的大小、强度、相对位置及数量。这种评分标准要求在单色滤光片(只允许一种颜色的荧光被显示出来,从而使信号更容易被捕捉)下至少对一些信号非常小的细胞也能评估,例如在基因插入突变的情况下,那些小的信号可能出现重叠,而被伙伴基因的信号所掩盖。一些不常见或意外的基因异常形式[如一个基因座(位点)增益代替了其重排]也必须能够被判断出来。

(徐　婧)

第三节　分子诊断在临床的应用

分子诊断越来越多地影响癌症患者诊疗的各个部分,包括肿瘤诊断、预后、特殊治疗疗效预测及微小残留病的监测。这些均取决于检测或评估一个或多个疾病特异性地控制细胞增殖、分化或细胞死亡的异常遗传或表观遗传分子标志物。另外,分子诊断也开始应用于预测体内药物代谢过程,如利用 *TPMT* 等位基因的多态性预测巯基嘌呤代谢的速度,进一步确定患者使用巯基类药物的剂量。同时,分子诊断在骨髓移植后的评估,以及骨髓及实体器官移植的组织分型中也起着非常重要的作用。

理想的肿瘤标志物仅与疾病相关,而与机体正常状态无关。肿瘤标志物的应用主要依赖于标志物能预测何种临床效应、该种临床效应的大小及此效应的证据强度。应用于临床的生物标志物需要高水平的分析有效性,临床有效性和临床应用可行性。分析有效性是指整个实验过程能够准确地检测到、很多病例均能测量到的标志物。临床有效性是指生物标志物能够预测特定疾病行为及治疗反应。临床应用的可行性是最难评估的,旨在设法解决通过生物标志物获得的信息是否真正有利于患者健康。

标志物可以是多种形式的,包括染色体易位和其他染色体重排、基因扩增、拷贝数异常、点突变、单核苷酸多态性、基因表达的改变(包括 microRNAs)及表观遗传学的改变。广泛应用的大部分标志物,可以代表在关键的信号转导通路中的功能获得或缺失。那些发生在肿瘤早期并且发生频率较高的标志物很可能驱动突变,并且其功能对肿瘤细胞的增殖和(或)生存很重要。这些生物标志物,非常有用,因为它们通常代表重要的治疗靶点。然而,肿瘤细胞可以积累很多遗传学改变,称为"乘客"突变,这些突变发生频率较低,主要存在于一小群肿瘤异质细胞中,作用于肿瘤的表型但并不是肿瘤细胞绝对必需的。利用不同的功能实验区分驱动突变中的"乘客"突变成为肿瘤转化研究中的主要焦点。同一个标志物在不同的情况下发挥作用。例如,慢性粒细胞白血病特征性的 *BCR-ABL1* 易位的检测不仅可用于诊断、治疗方案的选择,还可以用于治疗过程中或治疗后微小残留的监测。

肿瘤研究中应用最多的遗传学标志物,特别是在血液系统肿瘤中,主要是染色体易位。根据目前的 WHO 指南,对于某些疾病,如慢性粒细胞白血病,*BCR-ABL* 的易位,以及在伯基特淋巴瘤中免疫球蛋白基因与 *MYC* 的易位检测对于诊断是必需的。鉴定染色体易位在急性白血病的分型与诊断中很重要(如急性早幼粒细胞白血病中 *PML-RARA* 和变异易位的检测),同样在肉瘤的诊断中,如尤因肉瘤也很重要。染色体易位的发现,如前列腺癌中 *TMPRSS-ETS* 的易位和非小细胞肺癌中 *ALK* 的易位,凸显了检测染色体易位在实体肿瘤中的重要性。检测染色体易位经典的方法主要为染色体核型分析,特别是血液系统恶性肿瘤。这种方法的局限性主要在于检测细胞为有活性的和正在分裂期的细胞,而这种细胞在实体肿瘤的活检中经常无法获得。除此之外,通过传统的染色体核型分析,相当一部分染色体易位无法获取。例如,5%~10% 的 CML 中,G 显带无法检测到 t(9;22) 的易位。这些隐匿型易位需要用其他方式检测,下文会讨论,包括荧光原位杂交(FISH),聚合酶链反应(PCR)和单核苷酸测序。

某些情况下,如果细胞是克隆形成的,可能对检测有帮助。例如,在淋巴细胞浸润中,这些细胞分化良好,可能很难去判断淋巴细胞是反应性浸润,还是恶性浸润。如果细胞被分散开,可以获得细胞,通过流式细胞仪检测是否存在表达免疫球蛋白 κ 或 λ 链的单克隆种群。理论上,可以通过免疫组化检测轻链上的免疫球蛋白去判断是否源于同一克隆,然而在实际中,应用 RNA 原位杂交检测轻链上的免疫球蛋白 κ 或 λ 的转录更敏感。检测 B 细胞群克隆性最敏感的方法是利用 PCR 方法分析由 *VDJ* 重排后断点簇区的大小。反应性 B 细胞会显示 *VDJ* 重排后 *IGH*、*IGK* 或 *IGL* 大小的不同分布,而克隆性细胞只有代表主克隆 VDJ 区域大小的主带。同样,有时也难以区分反应性 T 细胞浸润中的肿瘤细胞。考虑到 T 细胞有大量抗原受体,在 T 细胞恶性增殖中,很难通过简单的 IHC 和流式方法检测克隆性。一种方法是利用 T 细胞抗原受体的异常缺失帮助诊断 T 细胞恶性疾病。另一种方法是通过 PCR 方法检测新鲜或石蜡包埋组织中的 T 细胞受体 γ 基因(*TCRγ*)的 *VDJ* 区域的克隆性重排。

基因扩增在肿瘤中是另一种重要的分子机制,目前发现在一部分肿瘤中很有效用。$MYCN$ 扩增发生在 40% 的未分化及分化不良的神经母细胞瘤的亚型中,以双微体或均质染色区形式存在。$MYCN$ 扩增提示不良预后,特别是处于局部病变(第一或第二期)的患者或出现四期转移的婴儿,小于 50% 的患者生存期超过 5 年。

染色体其他异常的检测大部分局限于血液系统疾病的诊断及预后判断。近一半的髓系疾病存在细胞遗传学异常,如 5 号或 7 号染色体单体、部分染色体缺失($5q^-$,$7q^-$)或复杂性染色体异常。有些染色体异常是独立发生的($5q^-$),这种异常患者有良好预后。相反其他大部分细胞学检测异常(有 3 个及以上的异常复杂核型),预后较差。在儿童急性白血病中染色体倍体差异性被证明是有价值的预测指标,与低倍和近二倍体相比,具有多倍染色体(大于 50 条染色体)的患者预后明显更好。总体来说,DNA 倍性可以通过流式细胞分析检测。特定染色体的拷贝数改变可以通过常规核型分析、阵列杂交法或 FISH 来检测。

拷贝数变异(CNV)为染色体结构异常改变中的最常见类型,受拷贝数变异影响的区域通常从 1000 到几兆碱基不等,变异方式为扩增或缺失。据估计,健康人基因组中存在 0.4% 的不同拷贝数。拷贝数变异导致的某些基因缺失,如 $BRCA1$、$BRCA2$、APC、错配修复基因和 $TP53$ 等在很多高外显性的肿瘤中发挥作用。拷贝数变异可以通过 FISH、比较或阵列基因组杂交检测或者应用单核苷酸多态性微阵列进行虚拟核型分析。拷贝数变异也越来越多地通过二代测序的方法检测。

肿瘤的大规模测序已经找到许多与预后及治疗相关的基因突变。下面将讨论已经用来检测点突变的一系列方法。需要引起重视的是许多核苷酸变异发生在人群中的任意等位基因上。常规来讲,单核苷酸多态性是存在于大于 1% 的人群中的遗传差异,相反突变是较低频的差异。然而,实际上,不管发生频率如何,多态性通常用于描述非病理性改变,而突变用于描述有害性改变。

根据突变对基因结构的影响,可以对突变进行分类。这些与疾病相关的改变最常见的是单核苷酸置换(点突变);然而其他很多缺失、插入、基因重排、扩增、拷贝数改变也都被发现具有重要的临床意义。点突变可能影响启动子、剪切位点及编码区。根据对密码子的影响,编码区突变可以根据对密码子的影响分为三类:错义突变,指核苷酸的改变使一种氨基酸改变为另一种氨基酸;无义突变,指核苷酸改变引起密码子提前终止,出现截短蛋白质;沉默突变,指核苷酸改变没有影响氨基酸编码。

(徐　婧)

第四节 癌症中基于微阵列的研究

一、微阵列的类型

现已有大量的 DNA 微阵列,它们在结构、设计以及所应用的分析技术上有所不同。有 3 种普遍的分类方法,从中可以显现其主要的不同点。DNA 微阵列的分类主要基于 3 点:①制作微阵列的方法;②应用于微阵列的探针类型;③微阵列芯片杂交的样本数量。我们首先依次介绍每一种方法,然后介绍标准研究和软件/数据库,其在过去的 10 多年里使微阵列数据资料分析变得容易。

(一)微阵列的结构

大批技术用于开发微阵列,其最大的不同点在于芯片中探针的存放方式。它包含两种主要的方法:点样和原位合成。对于第一种技术,探针预先合成,然后点样于薄片上。合成的探针或者用一种针使其沉积在薄片上或者用一种特定的类似喷墨打印的设备使其印在薄片上。第二种方法,用光刻合成方法将探针直接合成于薄片上。原位合成微阵列中应用最广泛的是美国昂飞公司的基因芯片,其他公司包括罗氏公司。

总之,因为点的大小相对不同,所以点样的微阵列密度要比原位合成的低。制作点样微阵列的技术不需要特定的仪器设备或者复杂的化学合成,这就使其在实验室内制作成为可能,多个学院已经建立了核心设备去做这项工作。而原位合成微阵列技术,其过程更加复杂,这使其基本上只用于商业性生产。这些不同导致不一样的结果:点样微阵列有更好的灵活性,很容易根据用户的需求改变微阵列上探针的种类。然而,原位合成微阵列由于商业化生产和使用标准化的试剂及设备,可以获得更好的可重复性。

(二)微阵列探针

DNA 微阵列有两种主要类型的探针。其中之一是双链 DNA 探针(dsDNA),通常是从聚合酶链式反应(PCR)获得。通过 PCR 引物扩增,获得长度为 200～800 bp 的产物。可以通过 cDNA 文库、鸟枪法的克隆或已知基因组序列设计引物。这些探针只能应用于点样技术,因为它们在印于微阵列薄片之前已经合成。第二种探针是寡核苷酸探针,是一种较短的化学合成序列。这种探针典型的序列长度范围为 20～100 bp。不同于 dsDNA 探针,这种探针类型既可以应用于点样微阵列,也可以应用于原位合成微阵列。

由于 dsDNA 探针的长度长于寡核苷酸探针,所以理论上 dsDNA 探针应该有更好的敏感性和特异性。然而,长的探针更可能存在交叉杂交(例如,基因家族间的交叉反应),且包含非特异性元件,从而导致特异性降低。为了进一步提高敏感性,寡核苷酸微阵列为相同靶点设计了复合探针。更短片段的应用使提高分辨率成为可能,例如,检测特定外显子或检验基因多态性。

(三)微阵列样本杂交

不同微阵列类型的另一个重要差别是杂交于单个微阵列芯片的样本数量。一些微阵列类型能测定单一样本,而另一些微阵列类型就能够同时测定两个样本。在杂交之前,一个样本由一种荧光基团标记,通过检测荧光基团强度就可以测定靶点信号。当一个样本杂交于阵列上,就使用一种荧光基团(单色微阵列)。然而,如果是检测两个样本的微阵列,每一个样本使用不同的荧光基团。两种样本混合后共同杂交于单一的微阵列薄片(双色微阵列),并竞争性地与阵列上的探针杂交。单色微阵列测量荧光强度的绝对值,而双色微阵列测得的是荧光强度的比值。显而易见,由于探针间杂交亲和力的不同,因此没有任何一种方法能有效地测定RNA/DNA 的绝对丰度。

(四)微阵列技术的进展:标准化研究

DNA 微阵列技术出现后,已经有了实质性的进展。最初的微阵列只能够检测几百种目标分子,而现在的微阵列能够检测百万级别的分子特性。除探针的密度增加外,技术的进步还表现在微阵列设计和生产能力的提升,以及 DNA 或 RNA扩增方法的改进,从而使得所需起始量显著降低,甚至单个细胞水平都可能实现。

从最初的 DNA 微阵列出现开始,对人类基因组和转录组的认识已经有了显著提高。在 DNA 微阵列技术发展和认识初期,测定完整基因组的人类基因组计划也正式启动。人类基因组测序的草图发布,这大约占最终形成基因序列的 1/4。基因组信息显示以往大部分探针的设计是错误的。相应地,在实验平台和物种之间,更新探针标识和绘制微阵列探针的相应方法得以发展,这使不同的实验平台之间获得的数据有了更好的可重复性和可比性。

为提高 DNA 微阵列数据的可重复性和可靠性,其他努力也在进行中。微阵列质量控制研究Ⅰ期和Ⅱ期的结果显示,依据恰当的数据分析,可能得出较一致的结果。微阵列数据的专业分析技术、生产的标准化、样本的准备、杂交及其分析方法的改进,已能够进一步提高数据的可重复性和可靠性。

(五)软件和数据库

随着对数据质量和可重复性的复杂性、多面性认识的加强,对有关数据和计算方法采用简单易懂的报告形式的需求变得日益明显。面对成倍发表的数据,数据分享很重要,尤其是 DNA 微阵列数据的分享更重要。首先,其他人要能够重复结果;其次,数据要能够被其他人进一步研究并得出更多的见解。此外,患者的资料提供了荟萃分析的机会,并提高了潜在研究的能力,例如生物标记物的研究。公共数据库,例如基因表达综合数据库(GEO)和 ArrayExpress 的建立,可以满足这些需要。更进一步,也有介绍微阵列实验标准的,即有关微阵列实验的最小信息库(MIAME)。MIAME 描述的微阵列实验信息应该是专业的,然而这仅仅是关于内容的建议而非技术形式的建议。因此,尽管采用 MIAME,但在获取数据或重复结果方面还常常使人感到困难。作为 MIAME 的标准之一,获得高通量的数据通常是发表成果或者获得经费支持的一个基本条件。

针对微阵列数据处理和分析,已经以商业模式和一种开放的资源开发了综合软件包。例如,开放资源软件 bioconductor 提供了多种阵列工具以用于复杂的微阵列数据分析,并提供给研究人员探索其他方法的机会,以便这些方法能被其他人更便捷地获取。

二、微阵列的应用

(一)测定 RNA 丰度

几种不同类型的 RNA 分子能够使用微阵列进行分析,其中包括但不限于信使 RNA(mRNA)、小 RNA(miRNA)和干扰 RNA(RNAi)。对于转录本的研究,尽管 RNA 分子能够被直接标记,但还是要先将 mRNA 反转录成 cDNA,然后杂交于单色或双色阵列。相类似地,miRNA 首先被反转录,然后被不同的荧光分子标记,并杂交于预先点样的阵列。通常,对于单通道 mRNA 表达数据,先用粗略的多阵列平均算法(RMA)进行预处理。RMA 包括 3 个关键步骤:背景的校正、分位数矫正(使来自不同阵列的强度值有相同的分布)和中位数平滑概括。相反,对于双色 mRNA 阵列来说,没有普遍一致的标准方法。可以采用不同的算法例如,经典贝叶斯方法模型、limma、变异—稳态模型,方法的选择很大程度上依赖于数据资料。相类似,多重标准化方法可以用于 miRNA 资料的分析,包括中位数中心化、分位数矫正、变异—稳态正常化,这使得内在的样本变异被校准而非依赖于平均强度。最后,以微阵列为基础的方法还被应用于短发夹 RNA(shRNA),shRNA 分子被广泛应用于评估基因突变所导致的功能获得或缺失。一种被命名为基因调整阵列平台的方法被设计用来同时研究全基因组中基因数量大于 248000 的独特 shRNA。细胞被慢病毒包被的 shRNA 载体感染,制备基因组 DNA 并杂交于 GMAP 阵列。通过非特异性结合探针的 GC 背景校正以及应用 CyclicLoess 实现标准化,可以降低复制产物内部的差异。

(二)RNA 其他方面的测定

测定不同种类 RNA 的丰度是微阵列技术中最常见的应用,除此以外,微阵列技术还能应用于 RNA 分子的其他方面。例如,核糖核蛋白(RNP)复合物是一种有趣的组合物,它由 RNA 和蛋白质组成,在 mRNA 的翻译和成熟中起重要作用。

RNP 用 RNA 免疫沉淀法(RIP)获取。RIP 开始于交叉耦合过程,这保存了 RNA 与蛋白质之间的相互作用,接下来与抗体进行孵育。提取的 RNA 反转录成 cDNA 并杂交于微阵列(定义为 RIP-Chip)。分析 RIP-Chip 数据可采用不同的分析方法。其中一种方法是通过阵列的平均探针强度区分每一种探针的强度,然后使用滑动窗方法计算落入设定窗口的所有探针强度的总和。在预设的校正 P 值以下的那些探针被认为是有意义的。

mRNA 的循环率研究同样可以使用微阵列技术,且是一个很重要的研究领域,因为 mRNA 在调节基因表达方面起着很重要的作用。mRNA 的时间序列实验结合微阵列技术可以说明 mRNA 衰退的共同特征。应激诱导后,在不同的时间点收集细胞,然后用蛋氨酸、脉冲追踪和免疫沉淀法进行代谢标记。分离的 mRNA 杂交于微阵列中以用于全球研究。RNA 的强度用内部对照进行标准化,用非线性模型来计算每一种 mRNA 的衰变率常数和半衰期。

相类似地,mRNA 翻译也可以用全基因组学方法进行研究,其对细胞生长、细胞周期和药物耐受都有重要作用。在 mRNA 翻译过程中,多个核糖体附着于 RNA 上,这种结构叫作多核糖体。mRNA 的翻译过程开始于捕捉到这些多核糖体结构。过程起始于首次使核糖体运动静止。用蔗糖梯度离心法分离复合体使其成为组分。对每一个组分的纯化 RNA 进行反转录,然后用不同染料标记,以杂交于微阵列。标准化的制订是相对于标准化内参的集合而制订的,这样就会使所有标准化内参的强度信号对每一个阵列都是相同的。获得最高平均值的部分被定义为峰值,峰值的不同显示 RNA 分子是正处于活跃转录还是非活跃转录状态。

(三)DNA 序列和结构的分析

微阵列能够分析 DNA 结构的几个方面,包括是否存在特定碱基对序列变异(也称为重新排序或基因型)以及基因组不同区域的拷贝数状态。

单核苷酸多态性(SNP)是 DNA 序列中单个核苷酸水平的变异,其发生于部分人群中。随着技术的进步,单核苷酸的变化能够通过高通量阵列(如微阵列)识别。几种以分馏为基础的 SNP 富集方法已被应用。简言之,就是将 DNA 在限制性内切酶的混合物中孵育,这样就可以在 DNA 片段的末端得到短的凸起。引物识别这些短凸起,随后与 DNA 片段结合,并以衔接子介导的 PCR 进行扩增。有时,在 PCR 扩增之前对 DNA 片段的大小进行筛检,以降低样本的复杂性。扩增的 DNA 在片段化后,标记上荧光,并杂交于 SNP 阵列。昂飞公司提供了各种不同类型的阵列,包括 10k、100k 和 500k 阵列,以解决不同的需求。SNP 阵列需要进行预处理,然后才能分型为 AA、AB 或 BB 基因型。SNP 阵列有各种不同的预处理方法。在标准化之前,一些方法可以校正探针序列和片段长度。阵列的强度被分位数标

准化,从而保证了所有的样本有相同的分布。通常使用中位数平滑分析概括与
SNP 中相同等位基因结合的探针。有多种基因型算法可以被用,用得比较成功的
算法包括对已知基因型的初始分析。除了基因型分析,拷贝数量也能通过 SNP 阵
列获得,方法为使用分层聚类方法或 P 值阈值选择的隐马尔科夫模型(HMM)和
非隐马尔科夫模型。

　　对于基因拷贝数量的变异分析,使用频率更高的方法通常是比较基因组杂交,
其能同时测定 400 万个单核苷酸。来自一个样本(例如肿瘤)和另一个样本(例如
正常组织)的基因组 DNA 用不同的荧光标记(分别用 Cy5 和 Cy3)。来自这两个样
本的 DNA 都杂交于 cDNA 微阵列。Cy5/Cy3 荧光强度比值显示基因拷贝数的状
态。红色(Cy5)代表肿瘤样本中基因拷贝数的获取,绿色(Cy3)代表肿瘤组织中基
因拷贝数的丢失,黄色代表与正常组织相比 DNA 拷贝数没有变化。多重分割元
方法使数据资料分割成相等拷贝数的单元,一些方法包括 HMM 法(HMM)、循环
二进制分割法(CBS)和高斯模型法(GLAD)。

(四)表观遗传学方面的应用

　　除了直接测定 RNA 和 DNA 分子,微阵列技术还应用于观察蛋白和 DNA 之
间的关系。染色体免疫沉淀(ChIP)能够检测转录因子结合位点,通过甲醛固定和
超声处理使 DNA 和蛋白质进行交联,并降解未结合的 DNA 片段。感兴趣的蛋白
被各自的抗体标记以完成免疫沉淀过程。结合于这些蛋白的 DNA 被释放,然后
使用微阵列(ChIP-Chip)分析。有多种方法分析 ChIP-Chip 数据。平铺阵列的分
析模型通过参照 GC 含量探针序列和探针拷贝数量来标准化探针。一些方法使用
隐马尔科夫模型,而另一些则使用基于滑窗的方法来判定 ChIP 的富集区。直接使
用每一种探针的强度值作为潜在的 DNA—蛋白的相互作用点可能会导致很高的
假阳性,因而滑窗方法通常会被建议用来分析 ChIP-Chip 数据资料,这时固定的窗
口沿着基因组移动然后分析概括落入窗内的所有探针。任何从概括窗口方法得到
的峰值都将被认为是结合位点。

　　类似地,微阵列能够研究表观遗传学的变化和具体的 DNA 甲基化。甲基化
的 DNA 片段能通过各种方法得以富集(表 8-4-1)。富含甲基化的 DNA 片段杂交
于微阵列以行全面的检测。获得数据资料后,探针强度需要进行标准化。各种方
法可以用来标准化甲基化数据,包括 RMA(如前所述),其常常用来分析 mRNA 表
达资料;MAT 和 Potter,其将信号强度、序列及所有探针的拷贝数量纳入标准化模
型。类似于 ChIP-Chip 分析,滑窗方法通过基因组区域来概括探针水平值。滑窗
方法的选择依赖于信息资源、生物学问题和被求证的资料类型。

表 8-4-1　富集甲基化 DNA 片段的不同方法

富集方法	描述
亚硫酸氢盐处理	亚硫酸氢盐处理基因组 DNA 将使非甲基化胞嘧啶转化为尿嘧啶，而甲基化胞嘧啶则不变。这些可以通过基于芯片或基于 NGS 的方法识别为 SNP
甲基化敏感性限制性内切酶(MSRE)富集	限制性酶可以靶向甲基化或非甲基化 DNA，从而通过 PCR 扩增分别富集非甲基化或甲基化片段
甲基化 DNA 免疫层析(MeDIP)	5-甲基胞嘧啶—特异性抗体靶向及免疫层析甲基化 DNA

（徐　婧）

第五节　精准医疗与肿瘤

肿瘤是世界范围内主要致死疾病之一，肿瘤的早期诊断和有效治疗已成为各国生命科学研究的重点。精准医疗计划有助于清除"精准肿瘤"上的障碍，这些障碍主要为基因组异质性肿瘤、不明原因的耐药性、肿瘤监测反应及对肿瘤复发的了解有限。

目前肿瘤精准治疗的主要依据是发现与肿瘤遗传相关的易感癌基因，并可在分子水平上检测这些基因的变化，由此提供生物指标和信息，从而实现个体化和预见性的治疗。这些基因包括癌基因和抑癌基因，而癌基因的激活和抑癌基因的失活是肿瘤发生的关键因素。目前发现的癌相关基因已超过 400 个。这些癌相关基因的突变、扩增和过度表达，抑癌基因的缺失和低表达等形式特征变化，在肿瘤发生和发展的不同阶段，与肿瘤的发生、演进和转移密切相关。

一、对基因突变的检测

基因突变可分为四种类型：点突变、移码突变、缺失突变和插入突变。肿瘤发生的主要诱因为癌基因和抑癌基因的突变，因此突变基因的检测对于肿瘤诊断而言，具有重大意义。目前，更为成熟的分子检测技术包括等位基因特异性寡核苷酸分析法、等位基因特异扩增法、突变体富集 PCR 法、杂合双链分析法、变性梯度凝胶电泳等。

二、对基因扩增的检测

基因扩增是指基因的拷贝数和转录产物 mRNA 增加的现象。基因扩增有两种经典的检测方法：DNA 杂交(Southern 杂交)和 RNA 杂交(Northern 杂交)。然而应用最为广泛的检测方法是组织细胞原位分子杂交。近些年来,基因芯片技术发展迅速,其在肿瘤分子诊断中具有重要的应用价值。基因芯片可同时将大量的探针分子固定在固相支持物上,然后通过原位合成或合成点样等方式将待测的核酸片段与探针进行杂交,通过分析杂交信号来判断基因的变化。基因芯片具有检测效率高、自动化程度高、所需样品量少等优点,在很大程度上弥补了传统核酸印迹杂交的不足,但其也有一些不足之处,即技术复杂、成本较高、信号检测的敏感度和特异度有待提高。

三、对基因表达量改变的检测

基因表达产物的检测包括蛋白质水平和 mRNA 水平,常用检测蛋白质的方法有酶联免疫吸附测定(ELISA)、蛋白质印迹法、流式细胞术、蛋白质芯片检测等,其中前两者最为常用。蛋白质芯片检测是近几年刚发展起来的新技术,蛋白质芯片中发展最快的是抗体芯片,它的技术越来越成熟,有些已经用于临床肿瘤检测。蛋白质芯片具有微型化、集成化和高通量化的优点,因此是很有前途的检测技术。近几年 mRNA 水平的检测,侧重于对 miRNA 的检测,常用的检测技术有 miRNA 芯片、第二代测序和实时荧光 PCR。miRNA 芯片具有自动化程度高、检测率高、检测速度快等优点,缺点是精确定量效果不是很理想。第二代测序具有高通量检测并分析核酸序列的优点,但其成本较高。实时荧光 PCR 有敏感度高、操作简单、所需样本量少、检测特异性强、自动化程度高等优点,但缺点是通量低,单管只能一次检测到一种 miRNA。

每种肿瘤的发生都与特定致癌基因的突变和相关信号通路的异常相关,该信息是确定药物治疗靶点和干扰途径的基础。近年来,许多医院开展了靶向治疗,分子靶向药物可作用于参与肿瘤发生、侵袭转移的蛋白质分子,这些分子是肿瘤信号通路中的关键因子。分子靶向治疗属于微创或非侵入性的治疗,其目的是有效控制肿瘤并减少肿瘤周围正常组织的损伤,具有高选择性、高特异性、低反应性的优点。这种新的生物治疗模式,通过找出可能导致细胞癌变的某些环节,如细胞信号转导通路、原癌基因和抑癌基因、细胞因子及受体、肿瘤异常血管形成、自杀基因等,并以其为标靶从分子水平来逆转肿瘤恶性生物学行为,从而抑制肿瘤细胞的生长。分子靶向治疗针对肿瘤细胞里的蛋白质分子或核苷酸片段或基因产物进行治疗,只有肿瘤细胞会受到攻击,对正常细胞的影响非常小,因此被称为"生物导弹"。其特异性很强,只针对癌细胞,因此具有更好的安全性和耐受性,化疗常见的不良反应很少。可以说,分子靶向治疗将成为 21 世纪肿瘤治疗中最有希望的治疗方法。据研究统计,在临床前期和临床Ⅰ～Ⅲ期 600 多种肿瘤候选新药物中,30％以上的药物是针对个体化治疗的靶向药物。目前,已上市的靶向药物有十余种,主要分为抗体类药物和小分子药物。靶向药物克唑替尼是间变型淋巴瘤激酶的分子靶标，阿法替尼是 *EGFR* T790M 耐药突变的分子靶标，这两种靶向药物都取得了良好的疗效。

目前已有相应靶向药物的基因主要有 *HER-2*、*EGFR*、*K-RAS* 原癌基因、*B-RAF*、*C-KIT* 及血小板衍化生长因子受体-α 基因等。

许多靶向治疗药物正在进行临床试验，有些已经上市。随着这些药物不断涌现，一些预测患者对药物反应的"伴随诊断"也应运而生。

（徐 婧）

第九章　癌症基因组

第一节　癌症基因和突变

一、基因组的概念

基因组(genome)一词指的是单倍体细胞中整套染色体,随后被定义为整套染色体中的全部基因。随着人们对染色体、DNA 和基因概念认识的不断深入,以及不同生物基因组 DNA 测序的获得,对基因组概念作出了更精确的定义。现在一般认为,基因组是指生物体或细胞中一套完整单体的遗传物质的总和;或指原核生物染色体、质粒,真核生物的单倍染色体组、细胞器,以及病毒中所含有的一整套基因,包括构成基因和基因之间区域的所有 DNA。需要指出的是,在有些资料中,基因组也指一条或多条染色体一组基因的总和。基因组一般分为原核生物的基因组和真核生物的基因组两类。原核生物的基因组就是其细胞内构成染色体的 DNA 分子总和。真核生物的基因组又可分为核基因组和细胞器基因组。核基因组是指单倍体细胞核内整套染色体所含的全部 DNA 分子。例如,人类基因组就是指 23 对染色体的所有 DNA 序列,包括所有的基因和基因之间的间隔序列。细胞器基因组,也叫细胞器 DNA,是指细胞器内含有的全部 DNA 分子,如线粒体基因组、叶绿体基因组等。细胞器基因组在结构和功能上与某些真细菌的基因组性质相似。因此,一般认为它们是由寄居在早期真核细胞中的内共生生物演化而来的。在细胞器的进化过程中,大量细胞器的基因都被转移到了核基因组中,细胞器基因组和核基因组在功能上的高度整合是细胞器功能所必需的。

二、癌症基因和突变

癌症基因广义上分为癌基因和抑癌基因。做一个经典的比喻,癌基因可比作汽车的油门,所以癌基因突变相当于连续踩油门。抑癌基因则恰恰相反,起到刹车的作用,因此当它们没有发生突变的时候能抑制肿瘤的生成。癌基因和抑癌基因可以根据它们在肿瘤中的体细胞突变特性来分类。癌基因的突变往往发生于特定的突变位点,在不同肿瘤中常影响同一密码子或聚集于相邻的密码子。此外,癌基因的突变大多为错义突变,并且突变常常只影响一个等位基因,导致它们发生杂合改变。相反,抑癌基因经常在整个基因都发生突变,大量的突变可导致编码蛋白的截短,并且通常同时影响一对等位基因,导致杂合性丢失。恶性肿瘤中体细胞突变的主要类型包括碱基替换、碱基插入和缺失、染色体重排和拷贝数变异。

(马金旗)

第二节　基因组学

一、结构基因组学

结构基因组学是基因组学的一个重要组成部分和研究领域,它是一门通过基因作图、核苷酸序列分析确定基因组成、基因定位的学科。遗传信息在染色体上,但染色体不能直接用来测序,必须将基因组这一巨大的研究对象进行分解,使之成为较易操作的小的结构区域,这个过程就是基因作图。根据使用的标志和手段不同,作图有三种类型,即构建生物体基因组高分辨率的遗传图谱、物理图谱、转录图谱。

1.遗传图谱

通过遗传重组所得到的基因在染色体上的线性排列图称为遗传连锁图。它是通过计算连锁的遗传标志之间的重组频率,确定它们的相对距离,一般用厘摩(cM,即每次减数分裂的重组频率为1%)来表示。绘制遗传连锁图的方法有很多,但是在DNA多态性技术未开发时,鉴定的连锁图很少。随着DNA多态性的开发,可利用的遗传标志数目迅速扩增。早期使用的多态性标志有限制性酶切片段长度多态性(RFLP)、随机扩增多态性DNA(RAPD)、扩增片段长度多态性(AFLP);20世纪80年代后出现的有短串联重复(STR,又称微卫星)、DNA遗传多态性分析和20世纪90年代发展的单核苷酸多态性(SNP)分析。

2.物理图谱

物理图谱是利用限制性内切核酸酶将染色体切成片段,再根据重叠序列确定片段间的连接序列以及遗传标志之间的物理距离[碱基对(bp)或千碱基(kb)或兆碱基(Mb)]的图谱。以人类基因组物理图谱为例,它包括两层含义:一是获得分布于整个基因组30000个序列标志位点(STS,其定义是染色体定位明确且可用PCR扩增的单拷贝序列)。将获得的目的基因的cDNA克隆,进行测序,确定两端的cDNA序列,约200 bp,设计合成引物,并分别利用cDNA和基因组DNA作模板扩增;比较并纯化特异带;利用STS制备放射性探针,与基因组进行原位杂交,使每隔 100 kb 就有一个标志。二是在此基础上构建覆盖每条染色体的大片段:首先是构建数百 kb 的酵母人工染色体(YAC),对 YAC 进行作图,得到重叠的 YAC 连续克隆系,被称为低精度物理作图;然后在几十个 kb 的 DNA 片段水平上进行将 YAC 随机切割后装入黏粒的作图,称为高精度物理作图。

3. 转录图谱

通过对 cDNA 文库中随机条区的克隆进行测序所获得的部分 cDNA 的 5′ 端或 3′ 端序列称为表达序列标签(EST),一般长 300～500 bp。利用基因表达序列标签作为标记所构建的分子遗传图谱被称为转录图谱。一般来说,mRNA 的 3′ 端非翻译区(3′-UTR)是代表每个基因的比较特异的序列,将对应于 3′-UTR 的 EST 序列进行 RH 定位,即可构成由基因组成的 STS 图。这些 EST 不仅为基因组遗传图谱的构建提供了大量的分子标记,而且来自不同组织和器官的 EST 也为基因的功能研究提供了有价值的信息。此外,EST 计划还为基因的鉴定提供了候选基因。其不足之处在于通过随机测序有时难以获得低丰度表达的基因和在特殊环境条件下(如生物胁迫和非生物胁迫)诱导表达的基因。因此,为了弥补 EST 计划的不足,必须开展基因组测序。通过分析基因组序列能够获得基因组结构的完整信息,如基因在染色体上的排列顺序、基因间的间隔区结构、启动子的结构及内含子的分布等。

二、功能基因组学

基因组 DNA 测序是人类对自身基因组认识的第一步。随着测序的完成,功能基因组学成为研究的主流,它从基因组信息与外界环境相互作用的层面,阐明基因组的功能。

功能基因组学又称为后基因组学,它利用结构基因组所提供的信息,发展和应用新的实验手段,通过在基因组水平上系统、全面分析基因的功能,使得生物学研究从对单一基因或蛋白质的研究转向对多个基因或蛋白质同时进行系统地研究。这是在基因组静态的碱基序列研究清楚之后转入基因组动态的生物学功能学研究。研究内容包括基因功能发现、基因表达分析及突变检测、人类基因组 DNA 序列变异性研究、基因组表达调控的研究、模式生物体的研究和生物信息学的研究等。

功能基因组学的研究内容包括以下几方面。

1. 基因组表达及调控的研究

在全细胞的水平,识别所有基因组表达产物 mRNA 和蛋白质及两者的相互作用,阐明基因组表达在发育过程和不同环境压力下的时空整体调控网络。

2.人类基因信息的识别和鉴定

要提取基因组功能信息,识别和鉴定基因序列是必不可少的基础工作。基因识别须采用生物信息学、计算生物学技术和生物学实验手段,并将理论方法和实验结合起来。基于理论的方法主要从已经掌握的大量核酸序列数据入手,发展序列比较、基因组比较及基因预测理论方法。识别基因的生物学手段主要基于以下的原理和思路:根据表达序列标签(EST)对染色体特异性黏粒进行直接的 cDNA 选择;根据 CpG 岛、差异显示及相关原理、外显子捕获及相关原理、基因芯片技术、基因组扫描、突变检测等体系对基因进行识别。

3.基因功能信息的提取和鉴定

其包括人类基因突变体的系统鉴定,基因表达谱的绘制,"基因改变—功能改变"的鉴定,蛋白质水平、修饰状态和相互作用的检测。

4.测序和基因多样性分析

人类基因组计划得到的基因组序列虽然具有代表性,但是每个人的基因组并非完全一样,基因组序列存在着差异。基因组的差异反映在表型上就形成个体的差异,如黑人与白人的差异、高个与矮个的差异、健康人与遗传病患者的差异等。出现最多的基因多态性就是单核苷酸多态性(SNP)。

三、比较基因组学

比较基因组学是在基因组图谱和测序的基础上,对已知的基因和基因组结构进行比较,以了解基因的功能、表达机制和物种进化的学科。利用模式生物基因组与人类基因组之间编码序列上和结构上的同源性,克隆人类疾病基因,揭示基因功能和疾病分子机制,阐明物种进化关系及基因组的内在结构。目前,从模式生物基因组研究中得出了一些规律:模式生物基因组一般比较小,但编码基因的比例较高,重复序列和非编码序列较少;其(G+C)百分含量比较高;内含子和外显子的结构组织比较保守,剪切位点在多种生物中一致;DNA 冗余,即重复;绝大多数的核心生物功能由相当数量的直系同源蛋白承担;同线性连锁的同源基因在不同的基因组中有相同的连锁关系等。模式生物基因组研究揭示了人类疾病基因的功能,利用基因序列上的同源性克隆人类疾病基因和模式生物实验系统上的优越性,在人类基因组研究中应用比较作图分析复杂性状,加深对基因组结构的认识。

将人类基因组与模式生物基因组进行比较,一方面有助于根据同源性方法分析人类基因的功能,另一方面有助于发现人类和其他生物的本质差异。

（马金旗）

第三节　癌症基因组的全景图与综合分析

一、癌症基因组全景图

通过考察鉴定出的基因突变的整体分布情况,重新定义了癌症基因组全景图,发现少数几个常见的突变基因形成了"山峰",而"丘陵"则代表绝大多数低频突变基因。肿瘤基因组全景图最吸引人的一点是,不同的癌症基因集合的突变存在组织特异性。继续用这个比喻,我们观察结肠癌、肺癌或乳腺肿瘤,会看到完全不同的景色。这表明,尽管许多基因在各种胚胎和成人组织中表达,但特定基因的突变可以导致特定位置发生肿瘤或者与发育、细胞分化或者肿瘤形成的特定阶段相关。此外,不同类型的肿瘤根据其必须获得的遗传变异的组合,遵循特定的遗传通路。例如,非肠道癌症从不遵循结直肠癌发生的经典遗传通路。又如,*KRAS* 基因突变几乎存在于所有的胰腺癌,但在乳腺癌中却很罕见,甚至没有。同样,在 60% 的黑色素瘤中存在 *BRAF* 突变,但在肺癌中的突变频率却非常低。癌症基因组全景图的另外一个有趣的特点是,普遍存在的管家基因,如参与 DNA 修复或制造能量的基因,它们的改变仅仅发生在某些特定的肿瘤类型。

除了组织特异性,肿瘤基因组全景图也与性别和激素状态相关。例如,两种与乳腺癌的发展有关的遗传变异 *HER-2* 扩增和 *PIK3C2A* 突变,与雌激素受体的激素状态相关。研究者对癌症基因突变谱存在组织和性别特异性的分子基础仍然知之甚少。器官特异性表达谱和细胞特异性的恶性转化是出现这种现象可能的原因。鉴定不同组织和性别的癌症突变模式对确定个性化的治疗途径具有重要的意义。

二、癌症基因组的综合分析

除了那些来自全外显子组或全基因组测序的信息,新的高通量技术的应用从很多不同途径为我们提供了癌症样本的海量信息。因此,越来越需要整合肿瘤样本的基因组、表观基因组、转录组和蛋白质组全景图的信息,然后与癌症患者的临床结果联系起来。有一些人类恶性肿瘤病例已使用了这种综合方法,如急性粒细胞白血病、胶质母细胞瘤、髓母细胞瘤、肾细胞癌、结直肠癌、卵巢癌、子宫内膜癌、前列腺癌和乳腺癌。在这些病例中,整合了全外显子组和全基因组测序,并涉及基因组 DNA 拷贝数阵列、DNA 甲基化、转录组阵列、miRNA 测序和蛋白质表达谱的研究,有助于改进复杂的异质性肿瘤的分子分类。这些综合的分子分析为特定肿瘤类型或亚型中的破坏机制提供了新的见解,并加强了基因组信息与癌症患者的不同临床参数、新治疗靶点发现的联系。在确定癌症基因组和表观基因组相互影响与相互合作促进肿瘤形成的机制方面也有了巨大的进步。因此,许多抑癌基因突变或表观遗传沉默失活,并且在一些病例中,如结直肠癌,两种机制协调合作,为肿瘤形成创造了合适的环境。另外,表观遗传调节因子突变,如 DNA 甲基转移酶、染色质重塑、组蛋白和组蛋白修饰,在许多肿瘤中经常出现,如肝细胞癌、肾癌、白血病、淋巴瘤、胶质母细胞瘤和髓母细胞瘤。表观遗传调节因子的遗传改变引起广泛的转录组改变,从而放大了在癌症基因组水平发生突变的初始效果。

(马金旗)

第四节　基因组杂交在癌症中的应用

一、染色体重排与癌症

基因组不稳定性是癌症的一个标志。肿瘤的发生发展过程中伴随着基因变异的逐步积累,同时基因组不稳定性是预后不良的一个指标。染色体不稳定(CIN)是基因组不稳定的一种常见形式,涉及整条或局部染色体的缺失及复制,这种改变被称为剂量改变。肿瘤细胞基因组中常常能检测到小至 10kb 的 DNA 片段的碱基插入或缺失所致的灶性 DNA 剂量改变。

导致遗传物质增加或丢失的体细胞 DNA 剂量改变和重排被称为不平衡改变。相反,在平衡改变中,如平衡易位,并不会导致遗传物质的增加或丢失(图 9-4-1)。在许多种类的癌症中常常发现增加或扩增的 DNA 片段包含癌基因,如 *ER-2/NEU*、*MYC*;或丢失的染色体片段包含抑癌基因,如 *TP53*。许多基因改变是某些肿瘤类型或亚型的特征性变化。比较基因组杂交芯片(aCGH)是一种用于检测肿瘤基因组中 DNA 剂量改变的分子细胞遗传学技术,常应用于科研和临床试验中。

二、aCGH 技术的原理

在比较基因组杂交技术发明之前,染色体核型分析和荧光原位杂交(FISH)技术常分别用于检测染色体及局部特异性位点的改变。核型分析是对分裂中期染色体进行吉姆萨染色,通过观察染色体 G 显带特征来分析染色体重排。FISH 法是利用局部特异性探针来识别特定 DNA 片段的缺失、扩增和易位。染色体涂染技术和光谱核型分析技术拓展了 FISH 方法,从而可同时检测多条染色体或多个染色体片段。

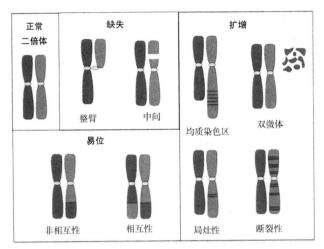

图 9-4-1　染色体重排

正常二倍体携带着 2n DNA 的剂量。异常的染色体数量(染色体非整倍体)或异常的染色体片段数量(染色体片段非整倍体)是肿瘤发生过程中的常见事件,并对疾病的预后影响显著。染色体缺失将导致遗传物质的丢失。缺失可以涉及整条染色体臂或特异性片段(中间缺失,不影响染色体末端)。易位:相互易位不会导致遗传物质的数量改变,而非相互易位会导致遗传物质的增多或丢失。扩增:均质染色区(HSR)是指复制或扩增的染色体片段仍然位于同一染色体内而形成的一段染色体结构。双微体是染色体外小片段 DNA 分子的基因扩增形式。局部扩增是指特定 DNA 片段拷贝数的增加,这些 DNA 片段通常包含一个或多个基因,称为选择性生长的克隆。断裂插入是指一条染色体的片段复制后插入到另一条染色体的不同区域。

aCGH 技术是一种"反向荧光原位杂交",其探针置于载体上而样本被标记。同时,它也是一种"竞争杂交",肿瘤样本 DNA 与被不同标记的参考二倍体基因组DNA 竞争着与探针结合。在基因芯片发明之前,比较基因组杂交以平铺于玻片上的正常细胞分裂中期染色体作为竞争性杂交的靶点。

三、aCGH 技术的发展

第一代全基因组 aCGH 技术平台将 DNA 克隆片段固定于芯片的微阵列上来研究基因组中特定的靶序列。有学者应用含有 0.1Mb 人类 DNA 片段的细菌人工染色体(BAC)及其他克隆,研究 2460 个位点的拷贝数变化。

基于人类基因组物理图谱发展起来的嵌合芯片可覆盖整个基因组。分辨率小于兆碱基的嵌合芯片(SMRT)首次涵盖了人类的全基因组,由 32433 个 BAC 克隆构成,每个靶点重复点样 3 次。BAC 克隆的重叠式排列使得检测标记克隆之间的序列改变的操作不需再做。SMRT 芯片技术可检测＞80kb 的 DNA 拷贝数变化。

高密度芯片的应用增加了 CGH 芯片的分辨率。寡核苷酸探针是一类含有 25～80 个核苷酸的序列,将其高密度地排列在芯片上可制备聚集有成千上万到数百万寡核苷酸探针的 aCGH。单核苷酸多态性(SNP)探针芯片可进行等位基因分析,包括拷贝数平衡的杂合性缺失(LOH)以及仅涉及一个位点复制或扩增的等位基因失衡。

四、现代 aCGH 技术

随着基因芯片技术的进展,目前的 aCGH 技术平台主要应用高密度芯片,例如 Agilent SurePrint G3aCGH 含有 1000000 个探针。为了同时获得拷贝数及等位基因的信息,人全基因组 Affymetrix SNP 6.0 芯片(包含 906600 个 SNP 标记物及 946000 个 CGH 标记物)和 Illumina HumanOmni5-Quad BeadChip(每张芯片上含有 430 万个探针,其中包括 230 万个 SNP 探针)目前已实现商品化。每一种技术平台都拥有其特殊的芯片制作技术:Agilent SurePrint 技术合成 60 mer 的寡核苷酸探针,Affymetrix 利用化学及光刻技术合成 25 mer 的寡核苷酸探针,而 Illumina BeadChip 技术将寡核苷酸探针固定在微珠表面。最佳寡核苷酸探针的长度视不同的技术平台而定。Affymetrix 的每组探针都由 25 mer 的探针对构成,识别待测样本是完全匹配还是碱基错配。Agilent 和 Illumina 平台使用 50～60 mer 的寡核苷酸探针以达到最高灵敏度。值得注意的是,芯片的分辨率并不是依赖于芯片成分的长度(比如,含 25 mer 芯片成分的分辨率并不是 25 bp),而是依赖于探针的密度和分布。探针越短越有助于检测到基因小的改变。

五、应用 aCGH 检测肿瘤的基因变异

在血液系统肿瘤中,目前依靠 aCGH 基因检测的高分辨率,人们已经认识到常规细胞遗传学技术无法检测的基因失衡。这些发现证实了疾病机制与疾病预后是相关的。骨髓增生异常综合征(MDS)中发现的基因拷贝数变化说明了这一点。5 号染色体长臂缺失的 MDS 患者拥有更短的总生存率,microRNA 基因缺失有可能通过单倍剂量不足介导了 5q 染色体综合征的产生。用 aCGH 对慢性淋巴细胞白血病(CLL)患者进行纵向队列研究,检测其基因改变,结果显示在疾病进展过程及化疗耐药进展过程中瘤细胞显示出复杂的克隆演化。同样,用 aCGH 技术可以对同一患者的克隆细胞群进行基因组比对。最近的研究表明,淋巴结内起源于同一克隆的多重亚克隆的出现预示着成人 T 细胞白血病/淋巴瘤发生了克隆演化。在套细胞淋巴瘤中也是如此。

在肉瘤的研究中,DNA 拷贝数及基因突变谱的确立让我们发现了亚型特异性

的基因组变异,并有助于治疗靶点的开发。在未分化多形性肉瘤及平滑肌肉瘤中用 aCGH 可检测出预示预后不良的基因组信号。同样,由于基因表达特征与基因组复杂性有关,因此结合 aCGH 及表达谱分析法可预测软组织肉瘤是否会发生转移。

在实体瘤中,aCGH 有助于发现肿瘤特异的基因改变。在非小细胞肺癌中,用 aCGH 比较鳞状细胞癌及腺癌的基因组发现了特异性基因变异谱。例如,位于14q13 上的 NK2 同源框 1 基因(*NKX2-1*),也被称为甲状腺转录因子 1(*TTF-1* 或 *TITF1*),在腺癌中会发生扩增;而 3q26.33 上的 SRY-BOX2(*SOX2*)和 8p11.23 上的 RNA 聚合酶Ⅲ起始转录因子 BRF2 亚基(*BRF2*)在鳞状细胞癌中可发生原发性扩增。这些是使得细胞系能够存活下来的癌基因的主要范例。

DNA 拷贝数变异的生物学效应不仅仅局限于单一基因。在一个多成分体系诸如信号通路或蛋白复合物中,其中一个成分的基因变异会影响整个复合物。复合物中单个成分的基因变异或许是一个低频率事件,但不同患者可能发生不同成分的变异,从而使得蛋白复合物发生破坏变得普遍。例如,虽然基因剂量改变是一个低频率事件,但其却是 KEAP1-CUL3-RBX1 复合体成分及其 NF-κB 激活底物 IKBKB 破坏的重要遗传学机制。在近期的非小细胞肺癌研究当中,超过半数的研究结果显示一个或多个复合物成分发生了基因变异。复合物中多个成分的破坏是新发现的关于肺癌中 NF-κB 激活的机制。

基因剂量改变同样会影响治疗反应。例如,*HER-2/NEU* 基因扩增和 *EGFR*(表皮生长因子受体)拷贝数状态可预测患者对 EGFR 靶向治疗的反应。EGFR 扩增的肺癌患者相较于 *EGFR* 基因水平或蛋白水平正常的患者,其使用吉非替尼(一种 EGFR 抑制剂)的有效率明显增加(现在的临床数据表明,*EGFR* 基因突变才是预测吉非替尼疗效的关键因素)。此外,结合 aCGH 及二代测序(NGS)可检测循环肿瘤细胞的复杂基因重排,从而有助于监测肿瘤的进展、治疗及复发情况。

(马金旗)

第五节　癌症基因组与肿瘤的新分类

破译癌症基因组已在多个层面影响了临床实践。一方面,鉴定了新的癌症基因,如最近在胶质瘤中鉴定出的 *IDH1* 基因,另一方面,它已重新划分了肿瘤的分类。

基因组革命之前,肿瘤基本上按两个标准进行分类:它们的定位(发生的部位)和外观(组织学)。这些标准目前仍是决定预后以及确定最佳治疗方案的主要因素。几十年来,人们已经知道,组织学类型相似的肿瘤患者具有不同的临床治疗效果。此外,组织学分析无法区分的肿瘤对于相同的治疗方案也会有完全不同的治疗效果。

研究者越来越清楚的是,癌症基因的突变频率和分布可用于某些肿瘤基因组织学分类的重新划分,肺癌和结直肠癌就是典型的例子。基因组分析发现了肺腺癌中的酪氨酸激酶受体 EGFR 中的激活突变。EGFR 突变的存在在分子水平上定义了非小细胞肺癌(NSCLC)的一个亚型,这个亚型主要发生在不吸烟的妇女中,预后较好,并且对表皮生长因子受体(EGFR)的靶向治疗效果较好。同样,最近发现的 EML4-ALK 融合基因也界定了非小细胞肺癌的另一个亚型,这种亚型与存在 EGFR 突变的亚型有着完全不同的流行病学和生物学特征,对 ALK 抑制剂敏感。

第二个例子就是结直肠癌(CRC),这是目前基因组全景图精度最高的肿瘤类型。根据 KRAS 基因通路涉及的基因突变谱可以将 CRC 进行清楚地分类。目前已知约 40% 的 CRC 都有 KRAS 基因突变。另一种 CRC 亚型(大约 10%)存在 BRAF 基因的突变。BRAF 是 KRAS 的直接下游靶基因。

在 CRC 和其他类型的肿瘤中,KRAS 和 BRAF 基因突变是相斥的。相斥模式表明这些基因在同一条信号通路上发挥作用。大规模流行病学研究表明,具有野生型 KRAS/BRAF 基因的 CRC 患者的预后通常比具有 KRAS/BRAF 基因突变的患者更好。值得注意的是,最近发现 KRAS 和 BRAF 的突变削弱了 CRC 患者对于抗 EGFR 单克隆抗体的治疗反应。在预后和治疗反应方面,NSCLC 和 CRC 可以在遗传学上清楚地鉴定出明显不同的亚型。可能一旦定义了其他肿瘤类型的基因组全景图,类似于前面所述的分子亚型就可以被定义。

在临床肿瘤学中,对肿瘤组织进行基因分型以寻找具有可操作信息的体细胞遗传改变已经成为常规做法。实体瘤的遗传图谱已经从外科手术和活检标本中获得。分析肿瘤组织的技术变得越来越复杂,我们已经认识到这种方法的局限性。正如前面讨论的,癌症具有异质性,同一个肿瘤的不同区域表现出不同的基因特征(即瘤内异质性);同样,异质性也存在于同一患者的转移灶内(即转移灶间异质性)。为了捕捉肿瘤的异质性,需要能够对单一患者整体疾病的遗传全景进行探查的技术。

曾经发表的一篇文章描述了人类血液中的循环游离 DNA(cfDNA)的存在,为这一领域创造了前所未有的机会(当时很可能没有重视)。后来,人们才认识到这一空前的发现的巨大潜力。几个研究团队报道了循环肿瘤 DNA(ctDNA)的分析,原则上可以提供和肿瘤组织中一致的遗传信息。肿瘤患者 cfDNA 的水平通常比健康人高,表明通过简单的血液测试筛选疾病是可能的。

虽然 ctDNA 检测具有巨大的潜力,但由于几个原因,也面临着很大的挑战。

首先,需要从正常的循环 DNA 中区分出肿瘤细胞释放的 DNA(即 ctDNA)。从正常的游离环状 DNA 分辨 ctDNA 可以依靠肿瘤 DNA 具有突变的事实而获得。这些体细胞突变,一般是单碱基对置换,只存在于癌细胞或癌前细胞基因组中,在同一个体正常细胞的 DNA 中不存在。因此,ctDNA 有精确的特征作为标志物。不幸的是,源于肿瘤细胞的 cfDNA 仅代表所有 cfDNA 的很小一部分(1%),因此限制了这种方法的应用。新一代测序技术及最近发展的数字 PCR 技术的发展和改良,可以从复杂 DNA 混合物中定义罕见的突变体。应用这些方法可以从几毫升血浆中检测个体基因的点突变、重排和基因拷贝数变异。最近,几个团队开辟了一个新领域,即从癌症患者血液中提取循环 DNA 进行外显子组分析。

从患者血液中检测肿瘤特异性遗传变异(通常称为液体活检),在肿瘤学领域有以下几个用处。当组织样本不能得到或很难得到时,cfDNA 分析可用于肿瘤基因型分型。ctDNA 片段包含和肿瘤本身相同的遗传缺陷,因此血液能揭示肿瘤点突变(*EGFR*、*KRAS*、*BRAF* 和 *PIK3CA*)、重排(如 *EML4-ALK*)及肿瘤扩增(*MET*)。液体活检也可用于监测肿瘤负荷,这是癌症患者管理的核心,通常靠影像学评估。在这方面,一些调查研究表明 ctDNA 可以作为肿瘤负荷的替代性指标,很像病毒负载的变化(如 HIV 病毒载量水平),也表明了 ctDNA 水平与临床疗程相关。ctDNA 的另一个应用是手术或肿瘤根治性治疗后检测微小残留病灶。最后,液体活检可用于监测治疗后肿瘤的基因漂移(克隆进化)。在这种情况下,血浆样本经过治疗前、治疗中和治疗后,进行 ctDNA 分析,使我们了解了原发治疗抵抗,特别是获得性抵抗治疗的机制。

重要的是,测序技术的进步使癌症个性化治疗成为现实,这在过继细胞治疗(ACT)领域最为明显。虽然使用患者自体肿瘤浸润淋巴细胞(TIL)的治疗已经用于临床,但是它从测序技术的进步中获益很大。最近研究表明,全外显子组数据结合主要组织相容性复合体(MHC)的算法,可用于鉴定被患者 TIL 识别的候选肿瘤抗原表位。这项研究使未来直接测序患者肿瘤获得的信息可以快速用于产生肿瘤反应性 T 细胞,然后用于个性化治疗。

总之,遗传学病变作为主要标准的肿瘤分类学正在被改写。基于基因组的信息可以提高诊断水平,基于肿瘤个体的遗传全景图可以用于确定个体化的治疗方案。

(马金旗)

第十章 分子检测技术

第一节 一代测序技术

一、Sanger 双脱氧链终止法

Sanger 双脱氧链终止法又称为 Sanger 法。在 DNA 聚合反应体系中引入一定比例的 2′,3′-双脱氧核苷三磷酸（ddNTP）作为终止剂，2′-脱氧核苷三磷酸（dNTP）和 2′,3′-双脱氧核苷三磷酸（ddNTP）结构相似，只是 ddNTP 的核糖基 3′-碳原子上连接的是氢原子而不是羟基（图 10-1-1）。DNA 聚合酶 I 不能区分两者，ddNTP 可以掺入新生单链中，掺入之后则不能与下一个核苷酸（dNTP 或 ddNTP）形成磷酸二酯键，合成的新链在此终止，终止点由反应中相应的双脱氧核苷三磷酸而定。

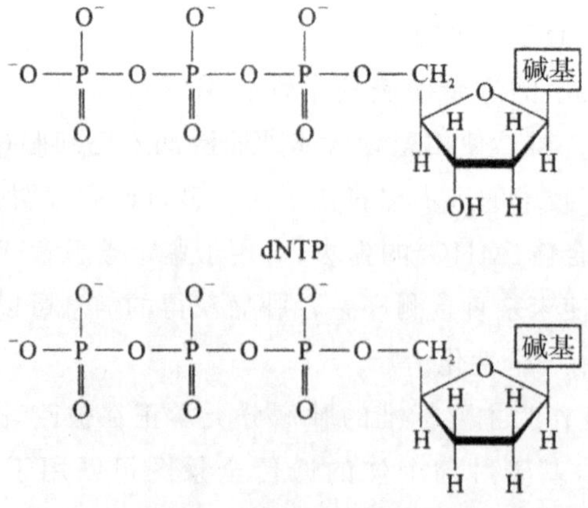

图 10-1-1　双脱氧核苷三磷酸(ddNTP)和脱氧核苷三磷酸(dNTP)结构式比较

在 4 个反应管中，同时加入一种待测序的 DNA 模板、引物（经放射性同位素标记）、DNA 聚合酶 I、四种脱氧核苷三磷酸（dTTP、dATP、dGTP、dCTP），并且在 4 个管子中分别加入不同的 2′,3′-双脱氧核苷三磷酸（ddNTP：ddTTP、ddATP、ddGTP、ddCTP）。经过反应之后，将会产生不同长度的 DNA 片段混合物，它们具

有相同的 5′ 末端，带有 ddNTP 的 3′ 末端。反应终止后，分 4 个泳道进行凝胶电泳，分离长短不一的核酸片段，长度相邻的片段相差一个碱基。经过放射自显影后，根据片段 3′ 末端的双脱氧核苷，便可依次阅读合成片段的碱基排列顺序。

二、化学降解法

化学降解法也称 Maxam-Gilbert 法。化学降解法与 Sanger 双脱氧链终止法不同，须利用一些特殊的化学试剂对原 DNA 进行化学降解。不同的化学试剂，分别作用于 DNA 序列中的 4 种不同碱基。这些碱基经过处理之后，它们在核苷酸序列中形成的糖苷键连接变弱，因此很容易从 DNA 链上脱落下来，造成 DNA 链在碱基缺失处的断裂。

首先对待测 DNA 链末端进行放射性标记，再通过 5 组（也可以是 4 组）相互独立的化学反应分别得到部分降解产物，其中每一组含有不同的特定化学试剂，特异性地针对某一种或某一类碱基进行切割，只要严格地控制反应条件，就可以使各组中的 DNA 单链分子在特定的碱基位点上发生降解，并使其断裂。因此，产生 5 组（或 4 组）不同长度的放射性标记的 DNA 片段，每组中的每个片段都有放射性标记的共同起点，但长度取决于该组反应针对的碱基在原样品 DNA 分子上的位置。此后各组反应物通过聚丙烯酰胺凝胶电泳进行分离，通过放射自显影检测末端标记的分子，并直接读取待测 DNA 片段的核苷酸序列。

化学降解法所应用的 DNA 片段，可以是单链也可以是双链，若是双链标记后，将双链分子变性为单链，回收其中一条单链分子。化学降解法不需要进行酶催化反应，因此不会产生由于酶催化反应而带来的误差；对未经克隆的 DNA 片段可以直接测序；化学降解法特别适用于测定含有 5-甲基腺嘌呤 A 或者 GC 含量较高的 DNA 片段，以及短链的寡核苷酸片段的序列。化学降解法既可以标记 5′ 末端，也可以标记 3′ 末端。如果从两端分别测定同一条 DNA 链的核苷酸序列，相互参照测定结果，可以得到准确的 DNA 链序列（表 10-1-1）。

表 10-1-1 化学降解法测序的常用化学修饰试剂

碱基体系	化学修饰试剂	化学反应	断裂部位
G	dimethyl sulfate（硫酸二甲酯）	甲基化	G
A+G	piperidine formate（哌啶甲酸），pH 2.0	脱嘌呤	G 和 A
C+T	hydrazine（肼，联氨 $NH_2 \cdot NH_2$）	打开嘧啶环	C 和 T
C	hydrazine＋NaCl（1.5mol/L）	打开胞嘧啶环	C
A＞C	90 ℃，NaOH（1.2mol/L）	断裂反应	A 和 C

三、DNA 自动测序法

有学者将双脱氧链终止法与计算机自动化技术相结合,DNA 序列测定逐渐从手工测序发展为自动测序。自动测序采用毛细管电泳取代传统的聚丙烯酰胺平板电泳,并利用荧光标记代替同位素标记。在 PCR 测序反应过程中,分别用四色荧光染料标记四种双脱氧核苷酸,与四种三磷酸核苷在同一器皿中依照双脱氧链终止法的条件进行反应,因此通过单引物 PCR 测序生成的 PCR 产物是相差 1 个碱基的 3′末端为 4 种不同荧光染料的单链 DNA 混合物。然后将 PCR 产物在一根毛细管内进行凝胶电泳,结果这条泳道上出现一系列带有不用荧光颜色的图谱,其中每一种荧光颜色代表一种碱基对应的核苷酸(图 10-1-2)。分析软件可自动将不同荧光转变为 DNA 序列,从而达到 DNA 测序的目的。分析结果能以凝胶电泳图谱、荧光吸收峰图或碱基排列顺序等多种形式输出。

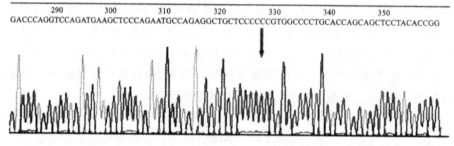

图 10-1-2 测序仪 ABI Prism 310 Genetic analyzer 实际测得的一段 DNA 序列结果

DNA 自动测序中所采用的仪器为 DNA 测序仪,该仪器主要包括电泳系统、激光器和荧光检测系统,大致可分为自动进样器区、凝胶块区和检测区等结构功能区,实现了灌胶、进样、数据收集分析的自动化。因此,大大缩短了测定时间,而且结果准确可靠,是目前较好的测序方法。

(张亚男)

第二节　二代测序技术

自 Sanger 测序法问世以来,直到 20 世纪 90 年代初,DNA 测序一直依赖这项技术。该技术执行包括模板变性、引物退火和引物延伸在内的"循环测序反应",对目的片段进行简单放大。每一轮引物的延伸均由带有荧光标记的 ddNTP 识别扩展核苷酸后终止。经过 30 年的工艺改进,Sanger 测序法的读长已可达 1000 个碱基对,精确度高达 99.99%。随着 NGS 技术的发展,基因组的分析生产成本更低、价格更低廉,并且得到了普遍应用,从而大大促进了相关生物医学和生物学的研究。其中的一些 NGS 技术介绍见下文。这些平台由各种各样对生物化学和芯片的测序所产生,但它们的工作流程在概念上是相似的。文库构建通常是通过对 DNA 的随机剪切,随后连接共同适配器所制成。

一、合成测序技术

市售的第一代 NGS 平台正是利用该技术的罗氏 454 GS20,随后被 454 GSFLX钛测序所替代。454 测序技术,即微型焦磷酸测序技术,它允许直接掺入天然核苷酸,而不是重复地掺入、检测和剪切循环。修剪后的 DNA 模板链连接到衔接子后,与捕获亲链霉素的磁珠芯片结合,并通过微小油包水 PCR 法实现扩增。

在油包水体系中每个珠子即为一个独立的扩增反应器,可产生约 107 个独特的 DNA 模板克隆拷贝。单个小珠与 DNA 聚合酶、引物和反应所需其他酶一起被转移到铬尖晶石板的一个孔里以进行焦磷酸测序。在这个焦磷酸测序过程中对释放的焦磷酸盐通过 pyrogram 或酶发光技术的焦磷酸检测法(ELLIDA)进行跟踪,该检测法与正确的核苷酸顺序相对应。由于化学发光信号的强度正比于释放的焦磷酸量,因此均聚序列延伸长度的错误估计容易导致掺入的碱基数目及焦磷酸测序方法出错。一种隐秘的马尔可夫模型(HMM)的提出可以对此类错误进行明确辨识和统计学分析,该分析方法被称为 PyroHMMsnp。PyroHMMsnp 是基于贝叶斯方法,并根据误差模型重新对读取的序列进行测序从而推断潜在基因型的 SNP 调用程序。目前最先进的由罗氏应用科学部与 GSFLX 钛系统销售的 454 平台能够在 23 小时的运行周期内生成 700 个碱基对读长的共计高达 700 Mb 的碱基序列,其过滤后的精度可达 99.9%。罗氏曾将一个叫 GS Junior 的台式系统联合应用于 454 测序系统,并将其单次反应所输出数据的数量级提升至 14 Gb 个碱基。

尽管理论上认为测序数据的读取与掺入的碱基数量成正比,但事实上产生的信号多种多样,从而产生诸如过度调用和调用不足的错误翻译。这些过度调用和调用不足往往表现为插入和缺失的错误,从而导致测序结果的误差。

二代测序技术是将单个 DNA 分子的克隆扩增与循环合成测序方法相结合开发的。推动了从台式 MiSeq 测序仪到高通量 HiSeq 2500 测序仪的许多测序仪器的商业化。第一个测序仪是继罗氏 454 上市之后推出的 Illumina(Solexa) Genome Analyzer(GA),目前在测序技术市场上占据主导地位。由固定的适配器库变性到单链并转移到流动池,接着扩增以产生 1 亿~2 亿空间分离模板簇。这些自由端模板可以杂交相邻的通用测序引物(等温扩增桥),以形成集群,并启动 NGS 反应。测序之前,文库在裂解酶的帮助下变性成单链。从配有不同切割荧光染料和终止子抑制基的 4 个脱氧核苷酸(ddATP、ddGTP、ddCTP、ddTTP)中,DNA 聚合酶结合到引物的模板增加了一个只有荧光标记的核苷酸,它表示与模板碱基的互补。未结合的核苷酸被冲走,然后成像,以确定掺入的核苷酸的身份。

第一台设备,即 Solexa GA,单次运行的数据输出量为 1 G,其测序所需的酶、缓冲液和流动池的条件均得到改进,目前升级的 Genome Analyzerllxs 系列运算工具单次运算数据量高达 85 G。最新的 HiSeq 2500/2000 采用了与基因组分析仪相同的测序技术,并在 2～11 天的周期内可输出 600 G 的数据量,但其读长仅为 200 bp,而 454 测序仪读长为 700 bp。其数据过滤后的错误率平均仅 2%。目前,HiSeq 2000 测序仪所需测序成本最低,百万个碱基对仅需 $0.02,它需要 HiSeq 控制软件对其程序进行控制,需要实时分析软件用于基本提示,需要 CASAVA 进行二次分析。对于 GC 含量较高的 DNA,其测序效率一直较低,而 HiSeq 2000 测序仪非常适合于此类 DNA 模板。将短读长数据有效匹配到参考基因组上的这一过程非常具有挑战性,最近许多比对算法的出现可以促进研究人员充分利用 NGS 技术。这些比对算法能够有效地对准百万序列,并能够检测出真正的基因组多态性。传统算法,例如 BLAST 和 BLAT,既耗时又费用昂贵。最近,癌症基因组图谱计划(TCGA)比较了很多算法,对 Genome Analyzer Ⅱ 所产生的数据读长的效果进行了比对,发现 BWA 和 Bowtie 这两种算法相对更为高效。

二、寡核苷酸连接和检测测序法

测序者们利用捆绑测序技术进行了双碱基测序。文库的构建可以通过任何方法,目的是制备短的、衔接子侧翼片段的混合物。这些连接寡核苷酸衔接子的 DNA 片段带有直径 1 μm 的顺磁珠并与补体寡核苷酸相连,DNA 片段利用油包水 PCR 对每个磁珠—DNA 复合物进行扩增。测序模板是通过油包水 PCR 产生并被顺磁珠捕获的扩增子。在固体流动池,双链反应同时进行,其中一条链被扩增,另一条链被用于成像。通用引物互补的接头序列须与扩增珠芯片进行杂交。每个测序周期起始阶段的通用引物都需要退火,从而与固体流动池内的文库片段结合。驱动合成测序的酶是 DNA 连接酶而不是聚合酶。须加入与受体互补的八聚体寡核苷酸,并与 DNA 片段 3′ 末端相连。荧光读值可根据循环数显示八聚体相应的第 2 或第 5 位置。化学裂解步骤通过攻击第 5 和第 6 碱基,去除荧光基团,而使随后的第 6 至第 8 碱基发生解离,从而引发新一轮的配对连接。先进的八聚体连接技术使得一次测序可以读取 5 个碱基。经过多次循环后,延伸的引物会发生变性,从而须重置系统。

TCGA 项目对数据比对软件的性能进行了对比,与 ZOOM、SeqMap 和 RMAP 相比,Novoalign 显示出了最佳性能。

三、HeliScope

Helicos Heliscope™测序技术也被称为单分子测序系统。该平台包括两个流动池,可在其表面捕捉数十亿个 DNA 分子。由随机片段和 poly-A 尾制备的 DNA 模板被杂交至反应池表面的 poly-T 引物所捕获,从而产生一个单分子测序模板芯片。加入荧光标记的单种 dNTP 和 DNA 聚合酶,从而使得杂交模板链以模板依赖的方式延长。未结合的 dNTP 会被洗脱,随后会进行成像,去除荧光基团,之后是延伸和成像循环。几百个单一碱基延伸循环过后,可实现平均读长≥25 bp。该系统的显著特征包括其与 454 平台测序相似的以序列依赖方式进行的非同步测序方法(即一些模板由于未能结合,可导致其提前或错后,尽管在下一个位置即有其合适的配对碱基)。因此,标记的核苷酸没有末端部分,并且同聚体运行的问题可以通过限制结合的速率来解决。此外,标记的核苷酸上均聚物连续结合可产生荧光淬灭反应,从而导致一些碱基序列很难被鉴别(例如 A、AA 与 AAA)。

四、半导体芯片技术

通过检测在合成过程中掺入的核苷酸释放的质子,离子激流系统可控制半导体技术的力量。该技术区别于其他测序技术的一个特点为,它是通过测量 pH,而不是通过感光来检测聚合的。其文库制备过程类似于 454 测序系统。零散的 DNA 片段被链接到特定的接头序列,并且一个单一 DNA 模板被固定到珠子(离子球体粒子)上,并通过使用油包水 PCR 方法克隆扩增。磁珠被装载到芯片上,含有 dNTP 的溶液以预定的顺序流过这些珠子表面,在每次流动过程中没有或者有多个 dNTP 与磁珠结合。然而 454 测序系统可以顺序引入 4 个核苷酸,而离子激流技术可以引入 32 个核苷酸。这个被称为桑巴的复杂的流动周期提高了克隆模板在珠子上的同步性,但并未对读长进行优化。单个核苷酸的质子释放会降低周围溶液的 pH,从而可以通过离子传感器来测得并转换成流量值。Base-caller 可纠正这些流量值和信号损失,并将关键码标准化,同时对每个反应池中的每次流动产生正确的碱基需求,从而生成测序读值。每个读值均须在两个信号依赖的过滤器之间顺序通过,从而去除欠准确的读值。每个碱基的质量由 Phred 法进行预测,从而对相位模型预测与观察信号之间的相似性进行量化。

(张亚男)

第三节 三代测序技术

一、概述

分子生物学已经被各种测序技术所主导,第二代测序技术具有较短读长(几百个 bps)和高通量(每次运行多达数十亿次读取)的优点,可以帮助科学家快速寻找一组疾病病因相关突变、外显子,甚至有助于全人类基因组研究和临床试验的条件设置。然而短读长阻碍读取到基因组中的复杂结构和突变的构象,难以解析重复区,同时从头测序的过程中会引入间隙和两端不确定区域。文库制备和(或)实际测序反应期间的扩增步骤还会引入嵌合读码。这些缺点影响了诊断变异检测的实用性。

第三代测序以单分子测序为特征,与基于克隆的第二代测序方法有根本区别。第三代测序根据技术原理主要分为两大阵营:第一大阵营是单分子荧光测序,代表性的技术为美国螺旋生物的 SMS 技术和美国太平洋生物的 SMRT 技术。脱氧核苷酸用荧光标记,显微镜可以实时记录荧光的强度变化。第二大阵营是纳米孔测序,代表性的公司为英国牛津纳米孔公司(ONT)。新型纳米孔测序法是采用电泳技术,借助电泳驱动单个分子逐一通过纳米孔,通过电信号的差异鉴别碱基类别。

超长的读序列使得从头开始的基因组组装无须准备复杂的配对文库,无须进行 PCR 扩增,也可以用来确定包含长序列的基因组区域序列,还可以研究基因组内部的结构变化,可以直接观察碱基修饰,如甲基化,甚至进行包含 uracil 碱基的 RNA 分子的直接测序。

二、技术原理和步骤

(一)SMRT 测序法

1.技术原理

PacBioSMRT 技术基本原理:DNA 聚合酶和模板结合,4 色荧光标记 4 种碱基(即是 dNTP),在碱基配对阶段,不同碱基的加入,会发出不同光,根据光的波长与峰值可判断进入的碱基类型。同时这个 DNA 聚合酶是实现超长读长的关键因素,读长主要跟酶的活性保持有关,它主要受激光对其造成的损伤影响。SMRT 以随机打断的双链 DNA 文库为输入材料,通常需要 $\geqslant 5$ μg 的量。由简单的结扎发夹衔接到所述文库的 DNA 分子,从而环化它们放入一个构建体称为 SMRT bell。接下来,将引物和聚合酶退火至衔接子上,然后将文库加载到 SMRT 单元中,该单元包含用于 RSII 系统的 15 万个纳米级观察室[零模式波导(ZMW),在最新的芯片平台上可容纳多达一百万个]。然后聚合酶结合 SMRT bells 被装入 ZMW。

ZMW 是 PacBio SMRT 技术的一个关键,目的是将反应信号与周围游离碱基的强大荧光背景相区分。实际的测序反应发生在每个 ZMW 内,ZMW 的直径仅允许最小的可用体积进行光检测。如果直径大于微波波长,能量就会在衍射效应的作用下穿透面板而泄漏出来,从而与周围小孔相互干扰。如果孔径小于波长,能量不会辐射到周围,而是保持直线状态(光衍射的原理),从而可起保护作用。同理,在一个反应管(SMRT cell:单分子实时反应孔)中有许多这样的圆形纳米小孔,即 ZMW(零模波导孔),外径 100 多纳米,比检测激光波长(数百纳米)小,激光从底部打上去后不能穿透小孔进入上方溶液区,能量被限制在一个小范围里,正好足够覆盖需要检测的部分,使得信号仅来自这个小反应区域,孔外过多游离核苷酸单体依然留在黑暗中,从而实现将背景降到最低。

每个 ZMW 内的聚合酶结合荧光标记的核苷酸,其发射由相机实时地记录荧光信号。这些信号被转换为长序列,称为连续长读(CLR),线性阅读或聚合酶阅读。对于短的插入文库,分子的环状结构导致插入序列被 CLR 覆盖多次。原始链的每次通过都称为子读取。另外,从同一分子所有子读取可以组合成一个高度精确的共有序列称为圆形共有序列(CCS)或读入的嵌件(ROI),这两个术语通常可以互换使用,但是根据定义,区别在于 CCS 需要插入序列进行两次完整测序,而 ROI 甚至可以从部分通过开始进行定义。

2.技术步骤

测序始于从发夹衔接子连接的双链 DNA(A)中制备文库(B)。此后,此库被加载到由纳米级观察室[零模式波导(ZMWs)]组成的 SMRT 单元上。文库中的 DNA 分子将被拉至 ZMW 的底部,聚合酶将并入荧光标记的核苷酸(C)。核苷酸发出的荧光由照相机实时记录。因此,不仅可以记录荧光色,还可以记录核苷酸掺入之间的时间[称为脉冲间持续时间(IPD)]。当测序聚合酶遇到 DNA 链上含有(表观遗传)修饰的核苷酸时,例如 6-甲基腺苷修饰,则与未甲基化的 IPD 相比,IPD 将被延迟。由于库的圆形结构,连续的长读(CLR)将多次覆盖短插入。原始 DNA 分子的每次通过均称为亚读,可与一个高度准确的共有序列组合,称为环状共有序列或插入阅读。尽管 SMRT 测序始终使用环形模板,但长插入文库通常只有一次通过,因此会生成具有单次通过错误率(黑色核苷酸)的线性序列。之后,可以将重叠的单遍图像合并为一个高质量的共有序列。总体而言,CCS 读取具有非常准确的优势,而单遍读取的长读取长度(>20 kb)则非常突出。

(二)纳术孔测序

1.技术原理

Oxford Nanopore Technologies 公司所开发的纳米单分子测序技术与以往的

测序技术皆不同,它是基于电信号而不是光信号的测序技术。该技术的关键之一是,他们设计了一种特殊的纳米孔,孔内共价结合有分子接头。当 DNA 碱基通过纳米孔时,它们使电荷发生变化,从而短暂地影响流过纳米孔的电流强度(每种碱基所影响的电流变化幅度是不同的),灵敏的电子设备检测到这些变化从而鉴定所通过的碱基。

2.技术步骤

在测序之前,将衔接子连接到基因组 DNA 或 cDNA 片段的两端。这些衔接子促进链捕获和在一条链的 5′端上装载过程性酶。需要这种酶,以确保在毫秒时间尺度上沿着链的单向单核苷酸位移。衔接子还将 DNA 底物集中在纳米孔附近的膜表面,从而将 DNA 捕获率提高了数千倍。另外,发夹衔接子通过将一条链与另一条链共价连接而允许对双链体分子的两条链进行连续测序。在纳米孔中捕获 DNA 分子后,酶沿一条链进行处理("模板读取")。酶通过发夹后,对互补链重复此过程("互补读码")。

(1)通过纳米孔进行 DNA 易位的步骤:①开放通道。②纳米孔捕获带有先导衔接子(蓝色),结合分子马达(橙色)和发夹衔接子(红色)的 dsDNA。③前导衔接子。④模板链(金)。⑤发夹衔接子。⑥补体链(深蓝色)。⑦尾随衔接子(棕色)的易位。⑧状态返回开放频道。

(2)单个 48 kb 人 dsDNA 构建体通过纳米孔的原始电流轨迹。标记了与步骤①~⑦对应的迹线区域。

(3)对应于步骤①~⑦的原始电流迹线的扩展时间和电流刻度。每个适配器都会生成一个独特的电流信号,用于辅助基站呼叫。

当 DNA 通过孔时,传感器会检测到离子电流的变化,这些电流是由占据孔中的核苷酸移位序列差异引起的。这些离子电流变化被分割为离散事件,这些离散事件具有相关的持续时间、平均幅度和方差。然后使用图形模型将该事件序列计算为 3~6 个核苷酸长的单词序列。使用事件序列的成对比对,将模板和补体读取中的信息结合起来以产生高质量的"2D 读取"。

另一种文库制备方法不使用发夹连接双链体分子的链。而是,纳米孔仅读取一条链,这产生了模板读取。这允许从流通池获得更高的通量,但是这些"1D 读取"的准确性略低于"2D 读取"。

(张亚男)

第四节 聚合酶链反应

一、PCR 原理和基本步骤

PCR 的原理已经在大量的文献中被详细描述。简单来说,PCR 体系包括 DNA 模板、反应缓冲液、脱氧核苷三磷酸混合物(dNTPs)、热稳定 DNA 聚合酶、镁离子(Mg^{2+})和特定的 DNA 引物(其侧翼为可被扩增区域,该区域也被称为扩增产物)。一个典型的 PCR 循环可分为三个基本步骤:双链目的 DNA 的热诱导分离(变性),人工合成的寡核苷酸引物与目的 DNA 序列结合(退火),DNA 模板—引物结合物在 DNA 聚合酶的作用下延伸(图 10-4-1)。这个循环一般重复 25～40 次。为了防止非特异性的引物二聚体形成,在有的实验中,酶以无活性的形式加入,这就需要一个额外的初始酶激活步骤(通常为加热)。可以通过很多方法对扩增产物进行分析和(或)定量。在这个基本原理基础上改变一些试剂、步骤和检测方法,已经拓展了 PCR 技术在研究和临床应用上的潜力。

(一)变性步骤

目的双链 DNA(dsDNA)的热变性是反应的第一步。一个失败的反应往往是由于 DNA 变性不充分。dsDNA 只有变性成单链 DNA(ssDNA),才能和单链引物进行杂交。目的 DNA 的初始变性通常设置为 94 ℃,6～8 分钟,在随后的循环周期中可以减少为 1～2 分钟。在 PCR 过程中,随着 PCR 扩增的产物量增加,基因组 DNA 会相应减少,所以有人建议使用较低的变性温度以减少 Taq 聚合酶的热变性。

(二)退火步骤

引物的退火温度主要由引物的组合成分和其解链温度决定。引物在摩尔浓度上过剩,可通过靶 DNA 的再退火,促进目的 DNA 和引物杂交,因为在溶液中,小分子的引物比大分子的 ssDNA 移动速度要快。

(三)延伸步骤

引物延伸步骤需要调整温度和延伸时间。延伸温度由所使用的 DNA 聚合酶最佳功能温度决定,而延伸时间由目的 DNA 序列的长度决定。例如,使用 TaqDNA 聚合酶,经典的延伸温度是 72 ℃,延伸时间是 1 分钟,在此条件下可得到长达 2 kb 的产物。一些实验程序会将退火和延伸合并为一个步骤。

(四)循环数

PCR 所需要的循环数和起始目的 DNA 拷贝数成反比。例如,起始浓度为 10^5 的模板分子,需要 25 个循环才能在凝胶电泳中经溴化乙锭作用显出条带。拷贝数低的目的 DNA 需要更多的循环数。如果起始时 DNA 拷贝数为 2,鉴于目的 DNA 在每个 PCR 循环后将翻倍,那么理论上在 n 个循环后 PCR 扩增产物将会达到 2^n 个。然而经过 25 个循环,PCR 扩增产物将进入平台期,这是因为反应成分(大部分为 dNTPs)的消耗导致反应速度减慢。此外,热变性导致的 DNA 聚合酶效率稳步下降也是一个原因。

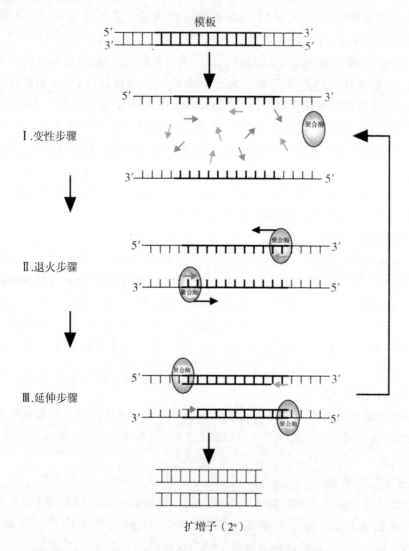

注:红色箭头＝上游引物,绿色箭头＝下游引物。

图 10-4-1　聚合酶链式反应基本步骤简图

一个典型的 PCR 循环包括三个步骤:将双链 DNA 分离为两条单链的变性步骤,发生引物与模板杂交的退火步骤,在聚合酶作用下合成与模板互补链的延伸步骤。理论上，如果开始有两条 DNA 链，经过 n 个循环后 PCR 扩增产物将会达到 2^n。

二、PCR 试剂

（一）目标特异性引物

因为使用了目标特异性引物，所以与其他核酸分析方法相比，PCR 的主要优点之一为具有高度特异性。两条单链引物分别结合到所需要的双链目的 DNA 序列的 $5'$ 端和 $3'$ 端。引物（通常被定义为上游引物和下游引物）与变性的单链 DNA（相应地被定义为正义链和反义链）互补结合。设计引物时要掌握目的 DNA 序列相关的知识。

设计理想的引物须注意以下几个原则。①引物应具有特异性，其只能与目的 DNA 序列结合，以尽量减少非特异性扩增的机会。②引物自身或引物之间不应存在互补序列，以防止引物二聚体形成。引物二聚体可能会影响 PCR 的进行，更糟的是，可能会导致虚假的结果。也应该避免出现超过 3 个或 4 个相同的碱基、二级结构，如发夹结构和回文序列。③应该加入比目的 DNA 摩尔浓度更高的引物，因为引物在每个循环中都会被消耗。最后，优化退火温度对于特异性来说是很有必要的，因为温度太低容易产生非特异性结合，而温度太高会导致退火失败。退火温度是由引物的解链温度决定的。

（二）DNA 模板

PCR 的稳健性来自它具有扩增不同来源 DNA 的能力，如来源于组织、外周血或其他材料（如头发或指甲标本）。组织可以是新鲜的、冷冻的或是经甲醛固定的。此外，核酸可以是 RNA、基因组 DNA 或者是线粒体 DNA。事实上，PCR 是非常高效的，甚至能将来源于甲醛固定的石蜡包埋组织中的片段 DNA 在纳克水平上进行有效的扩增。DNA 的抽提步骤是一个限速步骤。一般来说，新鲜组织用蛋白酶 K 消化可以得到产量最大、质量又最高的 DNA。但是，这个过程相当费力，其中涉及多个酚氯仿提取步骤。另一种替代的、更快的提取方法是，将新鲜组织在无菌水中煮沸 15 分钟，但这种方法得到的 DNA 产量和质量均较低。通过上面描述的任何一种方法，均可以从归档样本、染色切片或细胞制剂中成功提取 DNA。在提取 DNA 时，应避免使用含有 EDTA 的缓冲液，因为它会影响 Mg^{2+} 浓度。此外，应避免有机溶剂的污染，因为它会影响其他的 PCR 试剂。

（三）dNTPs

dNTPs 可以通过冷冻干燥或中和水溶液的方法获得。它们也可以作为标记核苷酸（放射性或荧光标记），以用于后续的杂交和测序反应。目前，它们通常由专门生产 PCR 试剂的制造商以储存液的形式提供，最后的工作液浓度是 50～200

μM,足够合成 $6.5\sim25\ \mu$g 的 DNA。

(四)PCR 缓冲液

大多数 PCR 一般选择浓度为 10 mM、pH 为 8.5 或 9.0、温度在 25 ℃的 Tris 缓冲液。Tris 缓冲液的 pH 与温度相关,比如温度为 25 ℃时,缓冲液 pH 为 8.8,温度为 72 ℃时,pH 为 7.4。50 mM 氯化钾和氯化钠会促进引物退火;然而,浓度过大会抑制 Taq 聚合酶的活性。通常不使用磷酸盐,因为它会在 PCR 温度升高时沉淀 Mg^{2+}。反应缓冲液的另一个关键因素是特定浓度的 Mg^{2+},每次扩增反应须根据经验确定其浓度。同时,添加剂可用于进一步优化 PCR 扩增。大多数反应缓冲液由制造商以 10×浓度捆绑提供,附带或不带 Mg^{2+} 和添加剂。

(五)DNA 聚合酶

彻底改变 PCR 的关键试剂是在极端环境中生存的微生物中发现的耐热 DNA 聚合酶。大多数蛋白质在 DNA 的变性温度下会变性,而这种聚合酶仍然可以起作用。3 种常用的 DNA 聚合酶是 Pfu(强烈火球菌)、Vent 或 Tli(嗜热高温球菌)和 Taq(栖热水生菌)聚合酶,最后一个是最常见的商品化使用的聚合酶。这些聚合酶功能很强大,只要给出引物模板杂交物,它们就能在很大的温度范围内扩增 DNA。然而这些酶类的最佳工作温度为 70 ℃,pH 为 $7.0\sim7.5$。Taq 聚合酶活动的半衰期在 92.5 ℃时大于 2 小时,在 95 ℃时为 40 分钟,在 97.5 ℃时为 5 分钟,这也是反应超过 25 个循环时保真度下降和出现平台效应的原因。值得注意的是,Taq 聚合酶缺少 $3'$-$5'$ 核酸外切酶的校对活性,这将导致发生 1/9000 的错误率。此外,Taq 聚合酶对于 Mg^{2+} 浓度很敏感。

三、检测、鉴定和量化 PCR 产物

在 PCR 扩增完成后,DNA 产物可以被检测、量化并利用各种方法来分析。最经济并广泛使用的方法是琼脂糖凝胶电泳法,该方法通过溴化乙锭(EtBr)染色来使 PCR 产物可视化。这个过程允许基于大小来分析 PCR 生成的产物。DNA 片段在紫外线照射下可视。用一个已知大小的 DNA 分子量标准品来分析产物的大小。引物二聚体和其他小产物表现为靠近凝胶前缘的弥散带,而凝胶上其他额外的扩散带可能是由单链产物或非特异性引物引起的。

通过与已知的管家基因密度值对比,来测定 PCR 产物的密度值,可以对凝胶电泳后的 PCR 产物进行半定量分析。多重和模拟 PCR 提供了一个更为准确的定量方法,即把连续稀释的、有竞争力的 DNA 片段(模拟物)添加到恒定数量的互补 DNA(cDNA)中。在 PCR 过程中,针对特定引物的模拟物与模板之间会出现竞争,同时因为添加了已知数量的模拟物,所以可以确定特定 cDNA 和信使 RNA(mRNA)的浓度。在定量 PCR(q-PCR)中,定量是基于测定每一次循环累积的

产物。

凝胶电泳后可进行 Southern 印迹杂交法,通过探针与固定在薄膜上变性的扩增 DNA 杂交,来确认扩增子。这个方法很费力,并涉及使用放射性标记的探针。Southern 印迹法现在已被测序法或者荧光测定法取代。

(张亚男)

第五节 液体活检

一、概述

液体活检技术是一种体外诊断技术,能够对人体各种分泌物及排出物(血液、尿液和积液)进行肿瘤检测分析。根据检验的生物标志物不同,液体活检技术包括循环肿瘤细胞(CTC)检测、循环肿瘤 DNA(ctDNA)检测和外泌体检测 3 种,其中 CTC 检测与 ctDNA 检测是目前最受关注的两类液体活检技术。从技术优势来看,与组织活检相比,液体活检是一种非侵入式检测技术,样本易获得并且可以多次采样进行动态监测,液体活检不局限于原发肿瘤是否存在,还能够克服肿瘤异质性和反映肿瘤的整体变异情况。

液体活检在肿瘤的预测、诊断和预后有很大的潜在价值。在肿瘤发生发展的早期、复发和进展时,能够动态实时监测基因突变和肿瘤突变负荷的变化,调查复发风险,协助复发诊断,进行预后评估,提供靶向治疗的依据。液体活检可以比影像学提前 6 个月发现肿瘤的证据,真正意义上实现早发现、早治疗。

二、循环肿瘤细胞

有学者第一次观察到从实体肿瘤转移到血液的肿瘤细胞,首次提出了循环肿瘤细胞(CTC)的概念。学者提出这些转移的肿瘤细胞很可能就是癌症治疗失败或复发的原因之一,CTC 这个概念由此逐渐形成。循环肿瘤细胞的定义是自发或因诊疗操作由实体瘤或转移灶释放进入外周血循环的肿瘤细胞,而其中大多数不能存活,只有个别肿瘤细胞凭借高活力等特性生存下来,成为 CTC 甚至进一步聚集形成微小癌栓——循环肿瘤微栓(CTM)。其成分可能包括癌细胞、白细胞及血小板等。因为 CTC 数量少且缺乏分离检测手段,直到 20 世纪 90 年代 CTC 的价值才慢慢被认识到。有学者提出了著名的“种子和土壤”假说,该学说中“种子”是指处于活跃状态的肿瘤细胞。“土壤”是指合适的器官、组织的基质环境。“种子”在适宜的“土壤”中定居、生长,也就是发生了肿瘤的转移,形成了转移灶。但原发部位的肿瘤(“种子”)是如何到达远处器官或组织(“土壤”)的问题一直困扰着人们。

三、循环肿瘤 DNA

临床上很大一部分被诊断为癌症的患者可以仅依靠手术和辅助治疗手段缓解病症,但是经过一段时间的潜伏期后会有超过 80% 的癌症患者死于肿瘤细胞的转移和复发。原因在于经过初步的治疗后肿瘤细胞会暂时性休眠,同时肿瘤细胞会发生一系列的表观改变,如上皮间质转化(EMT)过程,从而使其逃避免疫监测和对药物产生耐药,进而实现转移。肿瘤细胞的逃逸无疑给临床治疗造成了很大的困扰,因此,很多医生和临床科研人员都希望有一种快捷、精确的技术方法能够有效地克服该难题,而游离循环肿瘤 DNA 无疑就是辅助治疗的有效方法之一。血浆中游离循环肿瘤 DNA 是由肿瘤细胞释放到血浆中的单链或者双链 DNA,携带有与原发肿瘤组织一致的分子遗传学信息。

学者的研究结果表明肿瘤患者外周血清 DNA 水平远远高于正常人,之后的研究者在肿瘤患者的血浆和血清中检测到了癌基因突变,并且与原发肿瘤相一致。一项研究结果发现:ctDNA 检测作为一种无创的检测方法,能够真实地反映实体瘤组织中的基因突变图谱与频率,是治疗效果的评估及治疗后临床随访的重要监测指标。ctDNA 是来自肿瘤细胞凋亡或坏死后进入循环系统或经肿瘤细胞主动分泌的 DNA 片段,保留了较为完整的基因信息。因此,ctDNA 是一种特征性的肿瘤生物标记物,并且还可以被定性、定量和追踪。

ctDNA 作为一种新的肿瘤标志物,在对肿瘤的早期诊断、治疗及预后检测等方面发挥着重要的作用,尤其是对于无法获得肿瘤组织或不具有典型临床症状、检查无特异性和诊断困难的肿瘤。检测 ctDNA 可避免复杂的、具有创伤性的活检,而提供诊断相关的信息。

由于 ctDNA 提取的工艺较为复杂、困难,它的检测也具有很大的挑战,不同个体的 ctDNA 水平差异较大,ctDNA 的检测要求较高的灵敏度和特异性。

全血中血浆和血清均能分离出 ctDNA,但研究显示,相对于血清标本,血浆中 ctDNA 有更高的检出率。另外,对同一患者,血浆量越多所提取的 DNA 量就越多,其中含有的 cfDNA 量就越多,对检测越有利,因此按照专家共识建议采集 10 mL 全血(可分离 4~5 mL 血浆),采集完成后须缓慢颠倒混匀,以便于抗凝剂或保护剂充分与血液接触。

肝素使得 DNA 抽提的效率降低,并在 DNA 提取过程中难以被去除,肝素也会导致 PCR 效率降低,因此 cfDNA 检测血液采集禁用肝素抗凝管。

10 mL 全血分离出的 4~5 mL 血浆用于 cfDNA 的提取,建议马上使用所提取的 cfDNA,若不能立即进行后续检测而需要储存 cfDNA,首选 −80 ℃ 冰箱冻存。若无 −80 ℃ 冰箱,可选择 −20 ℃ 保存,应尽可能缩短冻存时间,尽快进行后续检测。冻存时注意密封及标记完整,避免反复冻融。

四、外泌体

外泌体是一类胞外囊泡,大小 40～100 nm,细胞利用外泌体来交换蛋白质、脂质以及核苷酸,外泌体作为细胞间的重要媒介,在肿瘤发生发展过程中起决定性的作用。外泌体存在于体液、血液当中,成分包括 mDNA、miRNA、DNA、蛋白质等,其能够将这些遗传信息或这些分子介导的肿瘤信号通路转移至肿瘤微环境中,促进血管生成,肿瘤转移、恶化甚至抑制免疫应答等。由于外泌体能够作为细胞间互相交换蛋白质、核酸的媒介,这种特性为肿瘤诊断治疗提供了新的途径。研究发现脑肿瘤患者的外泌体中存在多种导致基因异常表达的分子,包括张力蛋白同源第 10 号染色体缺失的磷酸酶(PTEN)、表皮生长因子受体(EGFR)。

相关研究表明,在外泌体中筛选出的 miR-375 和 miR-141,是潜在的前列腺肿瘤标志物。外泌体 miRNA 在前列腺肿瘤分期中也起到一定作用,miR-21 在肿瘤早期呈上升趋势,miR-16 在早期呈下降趋势,在晚期呈上升趋势。

五、检测技术

(一)ARMS-qPCR

组织检测是肿瘤分子分型的常规手段。常用的肿瘤组织检测技术包括 PCR、测序、分子杂交等,其中 ARMS-qPCR 技术以其简单、快捷、低成本、灵敏度高等特点而得到广泛认可,已成为肿瘤组织分子分型的主流检测技术。一部分患者由于各种原因无法提供检测的肿瘤组织,ctDNA 作为补充手段。

扩增受阻突变系统(ARMS)又称等位基因特异性扩增(ASA)利用 PCR 引物的 3′端末位碱基必须与其模板 DNA 互补才能有效扩增的原理,设计等位基因特异性 PCR 扩增引物,在严格的条件下,只有在引物 3′碱基与模板配对时才能出现 PCR 扩增带,从而检测出突变。血液 ctDNA 检测能否真正落实到临床应用,主要看检测技术的临床普及度及临床受益率。ARMS 技术已成为目前欧盟及中国 CFDA 批准用于临床的血液检测方法,同时获得专家共识的推荐。然而 ARMS 技术检测灵敏度仅为 1‰,其检测敏感度为 50%～70%,约有 30% 的组织阳性患者漏检。

(二)数字 PCR

数字 PCR(dPCR)的原理是在 PCR 扩增前对样品进行微滴化处理,即将含有核酸分子的反应体系分成成千上万个纳米级的微滴,其中每个微滴不含待检核酸靶分子或者含有一个至数个待检核酸靶分子。经 PCR 扩增后,逐个对每个微滴进行检测,有荧光信号的微滴判读为"1",没有荧光信号的微滴判读为"0",根据泊松分布原理及阳性微滴的个数与比例即可得出靶分子的起始拷贝数或浓度。

ctDNA 在外周血中的含量非常低,尤其是与正常 DNA(nDNA)相比,其相对含量极低,每 10 mL 全血平均只能提取到 50 ng 的游离 ctDNA,目前的检测技术还难以达到直接检测外周血中 ctDNA 的水平。

dPCR 技术可用在对 ctDNA 的检测上,实现肿瘤标记物的有效检测,指导用药并实时监控疾病进展。在临床多种肿瘤如非小细胞肺癌、乳腺癌和肠癌的治疗中都取得了一定的成果。与其他常规指标的变化相比,ctDNA 的丰度变化和突变都会更早出现,虽然血液中仅有微量 ctDNA,dPCR 技术也能在正常体细胞 DNA 的背景下检测到患者状况的变化,协助医生调整治疗方案,给患者提供更有效的治疗。

dPCR 的高灵敏度、高准确度以及绝对定量的能力能够给研究人员提供更可靠的数据。dPCR 在早期肿瘤检测的敏感度、准确性及癌症分类等方面都有巨大的发展潜力,将在癌症的早期预防和早期发现中发挥巨大的作用。

(三)下一代测序

下一代测序又称高通量测序技术,是一次对几十万到几百万核酸分子进行序列测定,使得对一个物种的基因组、转录组和表观遗传改变进行细致全貌的分析成为可能;同时对传统 Sanger 测序(又称为一代测序技术)而言,也是一次革命性的改变。

由于肺癌、结直肠癌和乳腺癌等驱动基因较为明确,可以通过 NGS 检测指导临床用药,所以是 ctDNA NGS 检测的首要适用对象。当然,对于其他瘤种的研究也在探索当中。ctDNA NGS 检测主要适用于多次进展、多重耐药、组织难获取的晚期肿瘤的精准用药指导,也可应用于中早期监测肿瘤基因的动态变化、测定未知罕见基因以及进行临床研究。同时由于 NGS 整个实验流程相比 ARMS 与数字 PCR 更为复杂,因此对结果产生干扰的因素也会更多,导致各个实验室的回报结果差异最大,因此普及 NGS 检测 ctDNA 技术需要对实验操作流程与数据处理以及标准化提出更高的要求。

(张亚男)

第十一章　常见肿瘤分子诊断临床应用

第一节　头颈部肿瘤

一、头颈部鳞状细胞癌（HNSCC）分子机制

头颈部肿瘤的早期分子生物学研究显示，与 EGFR 过表达密切相关的 *EGFR* 基因的扩增在头颈部肿瘤中很常见，并与预后较差相关。令人不解的是，只有约 10% 的 HNSCC 对 *EGFR* 的靶向治疗有效，原因可能是还存在其他驱动通路。HNSCC 的早期分子研究还表明，*CDKN2A* 的突变、杂合性丢失和甲基化是 HNSCC 的早期分子事件，并在 HNSCC 进展的早期发生。p53 的突变和过表达也是 HNSCC 的早期事件，细胞周期蛋白 D1（cyclin D1）扩增和过表达是与 HNSCC 预后和治疗反应相关的重要分子标志物。在具有里程碑意义的 VA 喉功能保留研究的实验中，生物标志物筛选分析表明，高表达水平的 p53 可预测化疗和放疗（RT）反应，因为 p53 的高表达几乎总是与突变型 p53 相关联，这表明，野生型 p53 的肿瘤对化疗和放疗不太敏感。然而，野生型 p53 的肿瘤对化疗和放疗更耐受的原因并不清楚。随后的研究表明，含有野生型 p53 和高表达 Bcl-xL 的患者具有顺铂抗性。这表明，Bcl-xL 抑制 p53 诱导的凋亡，而野生型 p53 介导的细胞周期阻滞和修复机制允许肿瘤细胞逃逸化放疗导致的损伤。

尽管我们意识到 EGFR 的过表达与其作为治疗靶点的潜在价值，但仍很难预测哪些头颈部癌症对 EGFR 抑制剂敏感。当只靶向一个分子时，许多其他分子标志物也出现相同反应。因此，鉴定驱动信号通路和一个以上的肿瘤驱动靶点是非常必要的。许多年以前，人们就推测一定数量的打击才能驱动一个肿瘤的发生。通过比较具有遗传倾向的儿童和散发性视网膜母细胞瘤患者，有学者正确地解释了视网膜母细胞瘤基因的抑癌本质。对于那些遗传了一个正常等位基因和一个突变等位基因的儿童，他观察到一级动力学；在那些没有遗传突变基因的儿童他观察到二级动力学。因此，在遗传性疾病中肿瘤的发展只需要一个额外的事件，但在散发病例中需要两次事件，即在细胞中获得一次突变，然后第二次事件也发生在相同

的细胞中,最终导致正常基因的丢失。成人上皮组织出现的肿瘤情况更为复杂,多年前使用相似的数学方法估计,在随着衰老发生的肿瘤中,可能需要4~5次事件,肿瘤才会发生。

为了找到癌症的驱动因子,我们从复发性喉癌患者来源的两种细胞系研究染色体异常特征。一部分肿瘤长在喉腔内,由此建立了 UM-SCC-17A 细胞系,第二部分通过甲状软骨侵入到颈部的软组织肿瘤中,建立了 UM-SCC-17B 细胞系。在两株细胞系中发现 22 个染色体整体重排,其中 8 个对 UM-SCC-17A 细胞系是独特的,9 个对于 UM-SCC-17B 细胞系是独特的。然而,令人感兴趣的是,在两个细胞系中同时发生的 5 个重排,能够代表与肿瘤起始相关的遗传事件的位点,而其他则代表随机事件或与肿瘤进展相关的事件。用现代的测序方法来确认与这 5 个早期染色体重排相关的遗传变异来验证这一假说将会引起人们的关注。有学者检测了哪些步骤对于正常的人支气管上皮细胞转化为肿瘤细胞是必要的。他们基于许多上皮性肿瘤中观察到的异常,将目标瞄准小的但是变化一致的特异信号通路。这些必要的通路包括人端粒酶的催化单元的异位表达,人端粒酶逆转录酶(hTERT)的异位表达从而在细胞分裂中稳定端粒;用 SV40 大 T 癌蛋白破坏 Rb 通路,诱导细胞持续地进入细胞周期;大 T 癌蛋白抑制 *TP53* 表达,促进细胞周期进程和抑制 *TP53* 介导的细胞凋亡;导入活化的 *HRAS* 的(致癌)等位基因,通过 RAS、RAF、丝裂原活化蛋白激酶(MEK)、细胞外信号相关激酶(ERK)激酶级联信号,触发与细胞增殖相关的转录因子的表达。该论证对于我们思考如何发展癌症精准医疗很关键,因为类似于前面提到的 UM-SCC-17A 和 UM-SCC-17B 细胞系中观察到的染色体重排,每种上皮癌中很可能有多个异常,其中有些是原发性驱动事件,而其他则是基因组不稳定偶然导致的"乘客"事件。只有少量事件足以使正常的人类上皮细胞转化为永生细胞。侵袭性肿瘤细胞表明,可以通过一系列信号通路抑制细胞从正常向恶性行为的转化,这些通路是驱动肿瘤行为的主要因素。

二、鼻咽癌和口腔癌

(一)鼻咽癌

鼻咽癌在世界范围内是一种有独特地理和人种分布的肿瘤,尤其在某些地区,其与 EB 病毒感染密切相关。遗传易感性、饮食因素和环境因素在肿瘤发生中也发挥重要作用。

组织学上,根据世界卫生组织分类标准,鼻咽癌分为Ⅰ级(角化性鳞状细胞癌)、Ⅱ级(非角化鳞状细胞癌)和Ⅲ级(未分化癌)。EB 病毒编码的 RNA 和角蛋白,可以在原位检测,是重要的诊断标记物。鼻咽癌对放射治疗敏感,在西方国家很少行手术切除。

（二）口咽癌

报道显示 Waldeyer 环低分化癌的发病率有上升趋势。Waldeyer 环黏膜以淋巴组织为主,发生的肿瘤与口腔中发生的人乳头瘤状病毒(HPV)感染相关的鳞状细胞癌在组织学上不同,呈非角化性或基底细胞样特征,只有少量或没有角化物。扁桃体和舌根部的部分肿瘤类似未分化鼻咽癌,表现出淋巴上皮瘤样癌特点,HPV 检测阳性。

在肿瘤细胞中通过原位杂交、聚合酶链式反应(PCR)检测到 HPV-16 或 *p16* 基因过表达,这对于诊断口咽癌很重要。大多数患者是年轻人,受过良好教育,没有典型 HNSCC 的危险因素。对于这些患者来说,此疾病可能与性行为相关。

1.HPV 相关的鳞状细胞癌的发病机制

环状双链 DNA 病毒整合到宿主 DNA 基因组中,使得 HPV-16 激活,并使病毒基因组中调节子 2 号外显子缺失,导致病毒癌基因 *E6* 和 *E7* 表达上调。这些病毒基因分别结合并下调宿主抑癌基因 *p53* 和 *Rb*。这些基因的细胞调节功能丧失会导致口咽癌的发病。推测 Rb 蛋白的降解以及转录因子 E2F 的释放,会上调表达 p16 蛋白。

70％以上的口咽癌中能够检测到 HPV 感染。HPV 阳性肿瘤形态上表现出高级别特征,但该类患者预后优于 HPV 阴性肿瘤患者。因为病毒载量和病毒癌基因激活的不同,临床表现各异。

2.HPV 相关基因组改变

针对口咽癌进行了一些基因组学的研究。和 HPV 阴性的肿瘤相比,HPV 阳性的肿瘤拷贝数明显较低,染色体 3p、11q 和 16q 改变较为常见。研究结果普遍支持,无风险因素的 HPV 感染人群的预后较好。一项基因组范围的甲基化和基因表达研究显示,HPV 阳性肿瘤与 HPV 阴性肿瘤相比,HPV 阳性肿瘤高甲基化状态和基因表达之间存在相关性。差异基因表达研究也表明 HPV 阳性肿瘤和 HPV 阴性肿瘤相比,有着截然不同的 DNA 复制方式、细胞周期调节基因、病毒抗性和免疫反应。DNA 复制、细胞周期调节基因以及免疫调节相关成分,如自然杀伤细胞,Toll 样受体及 JAK-STAT 等的失调,可能和 HPV 导致口咽癌的发病机制相关。

与 HPV 阴性伴有 *TP53* 基因突变的肿瘤相比,HPV 阳性且无 *TP53* 基因突变的肿瘤对化疗和放疗更加敏感。据报道,*E6* 病毒癌基因能够增强肿瘤细胞对辐射诱导的细胞凋亡,且与 *TP53* 状态无关。一些研究报道揭示了 *TP53* 和 HPV 状态之间呈负相关。

3.HPV 相关肿瘤的生物标记物

分子和免疫组化检测结果对诊断病毒相关性口咽癌至关重要。目前大多数病

理实验室检测病毒 DNA 和 RNA 的方法有三种：定量或定性 PCR、原位杂交和
p16 蛋白检测。基于 PCR 的技术有高度的敏感性，但可能会导致相对较高数量的
假阳性结果。原位杂交敏感性稍低，但其结果定位于肿瘤细胞核内，并可以对病毒
载量定量观察。p16 蛋白表达上调目前认为是 HPV 阳性口咽癌的一个可靠的标
记物。p16 蛋白的免疫组化分析可作为病毒检测可靠且实用的替代方法。细胞核
和细胞质强且均匀的 p16 染色与 HPV 阳性一致。不均匀、斑片状、明确的核染色
则需要额外的 PCR 或原位杂交 HPV 检测。

除了检测病毒 DNA 或 RNA，生物标记物对指导和改善肿瘤治疗也是非常重
要的。对于化疗和(或)放疗效果不佳的口咽癌患者可以采用手术或姑息治疗。为
了更精确地对患者进行分层治疗，提高肿瘤对治疗的反应，需要检测生物预测
指标。

三、甲状腺癌

(一)概述

甲状腺癌是最常见的甲状腺恶性肿瘤，约占全身恶性肿瘤的 1%，包括乳头状
甲状腺癌(PTC)、滤泡状甲状腺癌(FTC)、未分化甲状腺癌(ATC)和甲状腺髓样癌
(MTC)4 种病理类型。以恶性度较低、预后较好的乳头状甲状腺癌最常见，除
(ATC)髓样癌外，大部分甲状腺癌起源于滤泡上皮细胞。绝大多数甲状腺癌发生
于一侧甲状腺腺叶，常为单个肿瘤。

乳头状甲状腺癌：占甲状腺癌的 80%，约 1/3 的患者有乳头状的钙化(称砂粒
体)，向颈部淋巴结转移较多，占 50%，预后好，20 年生存率超过 90%。

滤泡状甲状腺癌：占甲状腺癌的 5%，多数为实性，8%～12% 的患者发生远处
转移，血性转移多于颈部淋巴结转移。包膜内滤泡癌的 5 年生存率为 90%。

未分化甲状腺癌：多发生在老年患者，发病年龄为 70～80 岁，很多患者有甲状
腺肿或甲状腺疾病史，预后差。

髓样甲状腺癌：占甲状腺癌的 3%～5%，由于分泌多种激素，可以表现为库欣
病或类癌综合征。所有的甲状腺髓样癌患者的血清降钙素含量均有增高。

淋巴瘤占甲状腺癌的 2%～5%，多数是非霍奇金淋巴瘤。

甲状腺转移癌较罕见，常见的原发灶是肺癌和乳腺癌，其次是肾癌，黑色素瘤
和直肠癌也有报道。

甲状腺癌发病率与地区、种族、性别有一定关系。北美与欧洲地区甲状腺癌发
病率高，亚洲地区发病率低；全国城市甲状腺癌发病率及死亡率均高于农村地区。
一项关于甲状腺癌种族差异的研究发现，白种人和黑种人发病率的年增长速度较
亚洲人快。近 20 年，我国甲状腺癌发病率一直呈上升趋势，甲状腺癌任何年龄均

可发病,但以青壮年多见。

由正常甲状腺滤泡细胞发展成高分化甲状腺癌的机制,研究比较了完善的分子机制,包括促分裂原活化的蛋白激酶(MAPK)和磷脂酰肌醇-3-激酶(PI3K)信号通路。MAPK 通路包括熟知的癌基因和抑癌基因,如转染重排(RET)酪氨酸激酶、大鼠肉瘤基因(RAS)的同种型 H-RAS、N-RAS 和 K-RAS;以及丝氨酸/苏氨酸蛋白激酶 B-Raf(BRAF),这些基因都与乳头状癌(PTC)的发生发展有关。除了 PIK3CA,PI3K 通路也包括 RET、RAS、抑制磷酸酶和张力蛋白同源物(PTEN)以及蛋白激酶 B(AKT);AKT 通路被认为是滤泡状甲状腺癌(FTC)重要的驱动因素。甲状腺髓样癌主要是由 RET 癌基因驱动,并且常常是遗传性疾病。既往研究发现,甲状腺癌的发生与 MAPK 及 P13K/AKT 两条通路相关。甲状腺细胞发生 BRAF V600E 等突变后可激活 MAPK 通路,进而发展成为甲状腺乳头状癌,之后继续循此通路发展为低分化甲状腺癌(PDTC);若甲状腺癌发生 RAS、PTEN、PIK3CA 等突变,可激活 PI3K/AKT 通路,进而发展成为甲状腺滤泡状癌,之后继续循此通路也发展成为 PDTC;若甲状腺癌同时发生前述两者的突变,则可循 MAPK 及 PI3K/AKT 通路直接发展为 PDTC。上述三类原因的 PDTC 可循 MAPK、PI3K/AKT 通路进一步发展为未分化甲状腺癌(ATC)。甲状腺癌的诊疗除了取决于其亚型分类以外,分子诊断在其诊断和临床处理方面也具有一定的作用。基于广泛的分子变异谱系,不同的检测技术被推荐应用于甲状腺癌的诊断中。

(二)常见分子生物学异常及靶向用药

1.BRAF 基因

大约 45% 的 PTC 有 BRAF 基因点突变 V600E(c.1799T>A),约 20% 的 PTC 有克隆性 RET/PTC 易位,约 10% 有 RAS 突变。

BRAF 是 MAPK 信号通路已知的最强的激活因子。在 PTC 中高频及特异性出现 V600E 突变被认为有助于诊断该肿瘤。此外,另有证据表明 BRAF 突变的发生率在 PTC 中逐渐升高,并且这种突变与环境有关,如碘离子及火山灰暴露过多等。

在这些 PTC 相关的多种突变中,目前仅有 BRAF 突变状态与肿瘤生物学行为有关,可能对 PTC 治疗有预后价值。侵袭性肿瘤特征,包括局部肿瘤浸润,诊断时处于进展期以及存在远处转移,与 BRAF V600E 突变有关联。与之相似,BRAF V600E 突变频率与侵袭性组织学 PTC 亚型有关。在一项研究中,83% 具有高细胞组织学特征的甲状腺癌有 BRAF V600E 突变,这是一种侵袭性 PTC 变型,而这种突变在更为惰性的滤泡亚型中较为少见。已有研究表明术后放射性碘治疗可以提高进展期 PTC 的生存率,但似乎在 BRAF 突变时疗效欠佳。这可能是肿瘤细胞摄碘能力下降的结果,可能由 BRAF 直接抑制钠钾协同转运子基因介导产生。与这些发现一致，*BRAF* 基因突变与疾病特异性死亡率有关，一项多中心研究发现 80% 的 PTC 相关的死亡与 *BRAF* V600E 突变相关。

然而，同时存在一些研究发现，*BRAF* 突变状态和 PTC 侵袭性行为的关系存在争议。那些将 *BRAF* V600E 突变与侵袭性 PTC 临床病理特征相关联的研究具有局限性，尚未有权威数据表明，须基于 *BRAF* 基因异常而特异性改变 PTC 手术或术后处理方案。手术切除仍然是 PTC 的标准治疗手段，全甲状腺切除，伴或不伴术后放射性碘治疗适用于所有病例。

2.*RET*/*PTC* 易位

乳头状甲状腺肿瘤中，*RET*/*PTC* 易位被认为与离子辐射有关，这种易位涉及 *RET* 癌基因与一个活化启动子融合，导致功能完好的 RET 酪氨酸激酶过多地表达。两种最常见的 *RET*/*PTC* 易位，是 *RET*/*PTC*1 和 *RET*/*PTC*3，在 10 号染色体长臂内发生的染色体内部臂内倒位。多种其他 *RET*/*PTC* 易位方式已有描述，均源自 10 号染色体以外的某个染色体中激活启动子的易位。关于 *RET*/*PTC* 易位发生率的数据，令人困惑 *RET*/*PTC* 易位在良性甲状腺组织中也可检测到，这限制了该标记物的诊断价值。多个独特断裂位点存在的可能也使得准确检测 *RET*/*PTC* 易位困难重重，其中许多可能不能通过标准方法检测出来。

3.*PAX*8/*PPAR*γ 易位

30% 的 FTC 有配对的同源盒蛋白 8 基因（*PAX*8）和过氧化物酶体增殖因子活化受体亚型-γ（*PPAR*γ）的 t(2;3)(q13;p25)易位。PAX8/PPAR-γ 对致癌的影响尚不清楚。有研究显示，PPARγ 可能比 PAX8 更具有致癌性。该假设基于在 FTC 中，PPARγ 的同一断裂位点可发生另一种易位形式[CREB31.2/PPARγ(3; 7)(p25;q34)]。事实上，PAX8/PPARγ 易位中存在多个 PAX8 断裂位点，而 PPARγ 的断裂位点则呈现高度一致的保守性。假设 PPARγ 负责介导 FTC 的肿瘤发生，但仍不清楚肿瘤的恶性特征是否来自 PPARγ 的过度激活/失活，因此也尚不清楚如何设计针对 PPARγ 相关的 PTC 的治疗方案。不管怎样，该易位与 FTC 的形态有很好的相关性，并且也可见于 PTC 的滤泡变异型，后者的组织形态特征介于 FTC 和 PTC 之间，但临床生物学行为更接近 FTC。关于在 FTC 中检测突变或者包括 PAX8/PPARγ 在内的易位对其治疗和预后意义的报道尚不充分。此外，PAX8/PPARγ 易位偶尔也可见于部分滤泡状甲状腺癌，以及细胞形态与 FTC 有重叠的良性肿瘤。

4.*RET* 基因

与 PTC 和 FTC 存在多样的基因突变谱不同，甲状腺髓样癌（MTC）似乎是一种纯 *RET* 癌基因相关的肿瘤。MTC 在癌症遗传学史上占据特殊的地位，这是因为识别 *RET* 癌基因胚系突变的检测是第一个应用于临床的遗传学检测项目，用于诊断多发性内分泌肿瘤Ⅱ型（MENⅡ）且最近用于诊断家族性 MTC。评估 MTC 患者亲属的 *RET* 基因突变状况可用于预估 MTC 发病风险，从而指导血清降钙素筛查（MTC 患者常有血清降钙素水平升高）和（或）评估预防性甲状腺切除术的必要性。虽然在约半数的散发性 MTC 肿瘤中发现 *RET* 癌基因突变，但如果确定散发性 MTC 患者无该基因突变，即可排除家族筛查的必要性。

术后 *RET* 突变在指导追加临床处理方面变得日益重要；几种酪氨酸激酶抑制剂在治疗播散性 MTC 中显示了良好的前景。*RET* 癌基因具有多种功能获得性胚系突变，包括 10、11、13、14、15 和 16 号外显子的突变，所有这些均与 MTC 相关联。

正如 PTC 和 FTC 病例，手术切除是 MTC 的标准治疗方法。所有散发性 MTC 病例都应行全甲状腺切除和预防性中央区颈淋巴结清扫（Ⅵ级），如果发现颈侧淋巴结转移，则行更广泛的侧颈清扫。怀疑有遗传性 *RET* 突变的病例应明确涉及的突变类型。由于遗传性 MTC 的外显率可以达到 100%，手术治疗的目标是通过预防性甲状腺切除防止疾病发展。此外，因为特定的遗传性 *RET* 基因突变和疾病原因之间的联系已经得到验证，外科医生可以优化预防性手术的时机以减小疾病发生与播散的可能性。侵袭性的突变，如位于 883、918 和 922 号密码子的突变，应在一月龄内进行预防性甲状腺切除加中央区颈淋巴结清扫；而对于位于 611、618、620、634 和 891 号密码子的突变，可将手术推迟到 5 岁。

5.*RAS* 基因

大约 50% 的滤泡性甲状腺癌有 *RAS* 突变，*RAS* 突变作为甲状腺癌驱动基因，是 MARK 和 PI3K 信号通路的成员之一。

一项仅评估了 53 例患者的研究显示，*RAS* 突变可以提示 ATC 预后差。其他 ATC 和高分化肿瘤重合的突变包括 *BRAF* 和 *PIK3CA*，虽然仍不清楚这些突变在 ATC 预后和治疗中的价值。

其他与低分化和未分化甲状腺癌有关的突变为 p53 和 β-连环蛋白，其中 β-连环蛋白突变也见于 PTC 的筛状—桑葚状亚型。

6.*TERT* 基因

TERT（端粒酶逆转录酶）通过在染色体的末端加上端粒从而维持染色体的长度及稳定性，这对机体的寿命和各项细胞活动有重要意义。编码 TERT 的基因位于 5 号染色体上，其启动子突变最早在黑色素瘤中发现，1295228C＞T 和 1295250C＞T，分别记为 C228T 和 C250T。TERT 启动子突变后，激活 MAPK、PI3K/AKT 通路，加速甲状腺癌的进程。

在侵袭性甲状腺癌中，TERT 启动子突变的发生率很高，尤其是在 ATC 中，C228T 和 C250T 的合计突变率为 46.3%，其次是 PDTC（37.5%），另外在各型

PTC(11.7%)、FTC(13.9%)中也存在突变的情况,但是在甲状腺髓样癌和甲状腺良性肿瘤中未发现突变。其后的研究发现,TERT 启动子突变的甲状腺癌,肿瘤直径更大、甲状腺外侵犯更多、更易累及血管、淋巴结转移及远期复发率高。多项研究发现,BRAF 突变和 TERT 启动子突变存在协同效应。TERT 启动子突变的甲状腺癌患者中,BRAF V600E 突变的比例更高;反过来,BRAF V600E 突变的甲状腺癌患者中,TERT 启动子突变的比例也更高。与二者中任意单一基因突变相比,PTC 相关的死亡率显著增加;二者的同时突变预示着 PTC 最高的侵袭性、最高的复发率。因此,4 种基因型的死亡风险排序:BRAF V600E＋TERT 启动子突变＞仅 BRAF V600E 突变＝仅 TERT 启动子突变＞二者野生型。

类似 BRAF 与 TERT 的关系,RAS 突变的甲状腺癌患者中,TERT 启动子突变的比例更高;TERT 启动子突变的甲状腺癌患者中,RAS 突变的比例更高,二者具有显著相关性,尤其是在 FTC、PDTC、ATC 中。癌症和肿瘤基因图谱(TCGA)的数据表明,BRAF V600E/RAS 突变和 TERT 启动子突变具有协同效应,三者共存时,具有更高的死亡率和复发率。因此有研究将 PTC 的不良预后依据 6 种基因型排序为 BRAF V600E/RAS＋TERT 启动子突变＞仅 BRAF V600E 突变＝仅 TERT 启动子突变＞仅 RAS 突变＝三者野生型。

四、唾液腺病变

唾液腺可以发生多种类型的肿瘤。肿瘤组织病理的复杂性和多样性可能位于全身器官的前列。唾液腺肿瘤罕见,占头颈部肿瘤的 5%。这些肿瘤中约 80% 发生于腮腺,15% 发生于下颌下腺,其余 5% 发生在舌下腺和小唾液腺。良性肿瘤在其中分别约占 80%、50% 和 40%。

唾液腺病变的首选治疗方式是手术切除。肿瘤距切缘较近或有神经侵犯可进行术后放疗。对于局部肿瘤进展、复发或远处转移患者,治疗方式选择有限且往往是姑息性的。因为肿瘤罕见性和研究结果的不一致性,为明确分子靶点而针对唾液腺肿瘤进行的遗传学和分子生物学研究进展具有一定的局限性。

(一)唾液腺癌中肿瘤特异性癌基因的易位和融合

染色体异常是肿瘤的特点。重现性的、非随机的染色体易位,产生新的融合癌基因,并与癌症发生相关,已获得广泛的认识。肿瘤特异性染色体重排常会导致癌基因的融合,通过解除细胞周期限制、断裂点之一的基因过度表达或断裂点的两个基因相互融合产生的杂交的嵌合基因的过表达而导致肿瘤的发生。在人类肿瘤,如前列腺、甲状腺、肾、乳腺、支气管、肺和唾液腺肿瘤中,确定了 400 种重要的融合基因。这些癌基因导致 20% 的人类癌症的发生。融合产生的癌基因常来自或编码转录因子、转录调控因子、酪氨酸激酶受体,而这些因子经常与肿瘤发生相关。

在实体肿瘤中,大部分融合癌基因编码异常的转录因子,其他一些融合基因表达能够下调生长因子信号的嵌合蛋白。这两种融合癌基因均是重要的诊断和预后生物学标记物,也是潜在的治疗靶点。随着测序技术的进步,估计明确的融合癌基因数量将会呈指数级增长。

高度特异性染色体异位产生的疾病特异性融合基因,涎腺肿瘤包括黏液表皮样癌(MEC)、腺样囊性癌(ACC)、玻璃样变透明细胞癌(HCCC)和乳腺样分泌性癌(MASC)中已有报道。这些易位涉及酪氨酸激酶受体和一些生长因子信号转导、细胞周期调控、转录辅助激活蛋白等方面的转录因子。

(二)黏液表皮样癌

黏液表皮样癌起源于上消化道和支气管树,是最常见的唾液腺恶性肿瘤。患者的年龄和常规的临床病理参数如肿瘤分期和分级,会影响临床决策。低级别和分期较早的肿瘤仅需要手术切除,而高级别和分期较晚的肿瘤,则必须辅以放疗和颈部淋巴结清扫。黏液表皮样癌根据组织学特点分级。不良的组织学参数包括神经侵犯、脉管侵犯、凝固性坏死、核分裂象较多、囊性区域<20%、间变性成分及浸润性生长方式。组织学分级方案的较大的差异性和较低的可重复性,会影响合适的治疗方案的选择和患者的预后。

(三)伴有 t(11;19)异位 *MECT1-MAML2* 基因融合的黏液表皮样癌

大多数黏液表皮样癌中有重现性 *MECT1* 和 *MAML2* 基因 t(11;19)(q12;p13)转位,这一现象首次由 Nordkvist 于 1994 年描述,Tonon 于 2003 年总结,该异位被确定为大多数黏液表皮样癌致病的根本原因。这两个基因均参与细胞周期调节:黏液表皮样癌转录-1(MECT1,又称为 CRTC1、TORC1 和 WAMTP1)是一种 75 kDa 蛋白,激活 cAMP 反应元件结合蛋白(CREB)介导的转录,MAML2 是一种 125 kDa 蛋白,参与 Notch 信号通路。MECT1-MAML2 融合蛋白包含位于 MECT1 19p13 的 N 端 CREB 蛋白结合结构域(1 号外显子)和位于 MAML 211q21 的 C 端转录激活结构域(2~5 号外显子),而 MAML2 是 Notch 辅助激活物。MECT1-MAML2 融合蛋白能够靶向激活 cAMP-CERB 和 Notch 信号通路,从而影响细胞周期和分化。因为 CREB 能够调节细胞的增殖、分化,且 MECT1 缺失导致转化活性丧失,所以可能是由于 CREB 失调介导肿瘤发生。

几项研究发现,在黏液表皮样癌病例中,MECT1-MAML2 融合的检出率超过55%。伴有基因易位的病例较不伴有基因易位的病例患者生存时间明显较长,提示在黏液表皮样癌中 MECT1-MAML2 基因融合易位是特异性预后分子标记物。Behboudi 等报道基因融合患者中位生存时间为 10 年,而无基因融合患者仅为 1.6 年,且前者的复发、转移及肿瘤相关性死亡风险更低。Seethala 等人发现基因易位患者疾病特异性生存率较无基因易位患者高,但无病生存率与基因易位状态无显著性联系。

(四)黏液表皮样癌中 *MECT1-MAML2* 基因融合临床和诊断的重要性

MECT1-MAML2 基因融合在相当数量的黏液表皮样癌病例中可以检测到，对这种疾病的诊断、预后和治疗有重要影响。对于怀疑为涎腺肿瘤的病例，细针穿刺细胞学的应用逐渐增多，其结果可作为协助诊断的办法，但对于这种评估方式仍有争议。细针穿刺细胞学对于诊断高级别或中等级别黏液表皮样癌较为准确，但对于低级别肿瘤诊断则准确度不高。当诊断结果不确定时，利用分子生物学方法在这些细胞上进行 *MECT1-MAML2* 基因易位或蛋白检测可能对诊断有所帮助，尽管还需要临床研究来证实这种方法的实用性。

高级别黏液表皮样癌会出现 *MECT1-MAML2* 基因易位融合，借助这一点可以在传统组织学鉴别诊断困难时帮助鉴别低分化腺癌或透明细胞癌。高级别黏液表皮样癌容易和腺鳞癌、腺棘皮癌，以及非特殊类型腺癌和涎腺导管癌相混淆。在最初的研究中，易位融合仅能在低级别和中级别黏液表皮样癌中观察到，但根据我们的经验，同时最近也被其他研究者证实表明，高级别黏液表皮样癌中也可低频地发生这种易位。组织学上低级别黏液表皮样癌也可表现为具有侵袭性。对于预后和治疗来说，最具挑战性的是中级别的黏液表皮样癌。组织学分级标准对于形态学分类十分有用，分子水平研究结果的纳入则提供了微观信息，两者结合会使评估更加准确。整合分子学研究结果，能够使每一级别的肿瘤进一步生物学分层。这种基因易位融合可以作为预后好的生物标记物，可能会影响颈部淋巴结清扫和放射治疗的必要性。虽然回顾性研究数据支持识别这种易位的重要性，但其预后价值仍须通过前瞻性研究证实。

在临床实践中，评估 *MECT1-MAML2* 融合转录是一种辅助检查手段，可以采用反转录 PCR 和荧光原位杂交(FISH)检测石蜡包埋组织。出现易位表现支持高级别黏液表皮样癌或形态变异较大的黏液表皮样癌的诊断。

(五)腺样囊性癌

腺样囊性癌是一种双相型唾液腺恶性肿瘤，其特点是细胞、形态和临床方面异质性较明显。虽然其相对发生率并不高，腺样囊性癌仍是唾液腺第二常见的恶性肿瘤，是小唾液腺最常见的恶性肿瘤，占所有唾液腺癌的 $15\%\sim25\%$。组织学结构决定了腺样囊性癌的分级：管状和筛状生长方式的患者较实性生长方式患者生存时间更长。虽然腺样囊性癌局部呈浸润性生长并常伴有神经侵犯，但总体来讲生物学进展较慢且淋巴结转移罕见。

为了发现治疗靶点，对高级别和进展性腺样囊性癌进行了大量的细胞遗传学研究。6 号染色体长臂末端位点的缺失或易位常常出现。某些腺样囊性癌出现染色体 6q 末端位点相互易位;染色体 9p 是最常发生易位的部位。t(6;9)易位是这些腺样囊性癌中出现的唯一遗传学改变,提示染色体 6q 位点和腺样囊性癌的早期进展相关。

(六)腺样囊性癌 t(6;9)*MYB-NFIB* 基因易位融合

近期报道了 t(6;9)(q22~23;p23~24)基因易位导致 *MYB-NFIB* 癌基因融合。*MYB* 位于 6q22~24,是亮氨酸拉链转录因子,参与细胞增殖、凋亡和分化的调控。*MYB-NFIB* 融合导致 MYB 3′-非编码区(15 号外显子)的缺失;该区域正常情况下含有高度保守的靶序列,是某些 miRNA 靶位点,能够负调控 *MYB* 表达。限制 *MYB* 基因表达的功能缺失导致融合基因转录和蛋白过表达,从而诱导 MYB 靶基因的转录激活。这些靶基因和细胞周期调节(*CCNB1*、*CDC2*、*MAD1L1*)、凋亡(*API5*、*BCL2*、*BIRC3*、*HSPA8*、*SET*),以及细胞生长和血管生成(*MYC*、*KIT*、*VEGFA*、*FGF2*、*CD53*)相关。*MYB-NFIB* 转录的下游靶基因有可能成为腺样囊性癌潜在的诊断标记物和治疗靶点。

Persson 等人在一项包含 11 例腺样囊性癌病例的研究中发现,MYB-NFIB 融合基因检出率为 100%。而 Mitani 等人在原发和转移性腺样囊性癌中仅发现 33% 的病例有 MYB-NFIB 基因易位融合,同时也证实了该基因改变在某些腺样囊性癌进展中的关键作用。Mitani 等人的研究中,在易位的腺样囊性癌中发现 14 种易位融合方式,涉及 MYB 和 NFIB 不同外显子。在 *MYB* 基因中,最常见的易位涉及 13、8b、11、I5、9b、8a、14 和 16 号外显子,*NFIB* 基因中则最常涉及 11 和 12 号外显子。*MYB* 基因中存在多发断裂点以及 *NFIB* 基因最后一个外显子的可变剪接可以解释易位融合的多种变异方式。*MYB-NFIB* 融合导致 MYB 表达急剧上升可以归因于 MYB-NFIB 转录子中 MYB 序列的缺失,而该序列含转录调控的 miRNA 结合位点。一些研究报道,在融合阳性的腺样囊性癌中 MYBRNA 表达升高。

针对人 *MYB* 基因 NH2-末端区域的单克隆抗体,在 *MYB-NFIB* 融合阳性和阴性的腺样囊性癌病例中,MYB 核染色强阳性的比例分别为 85% 和 61%。对于由上皮和肌上皮细胞构成的管状和筛状型腺样囊性癌,MYB 表达局限在肌上皮细胞中。

(七)MYB-NFIB 基因易位融合的检测及治疗应用

qRT-PCR 或 FISH 可以用来检测 *MYB-NFIB* 融合基因。FISH 法结合使用抗 MYB 或抗 MYB-NFIB 蛋白的免疫组化分析,可以提供额外的辅助诊断信息。直接针对 MYB 的治疗方案有限,但初步研究报告显示 DNA 疫苗、MYB 反义寡聚脱氧核苷酸在腺样囊性癌中有潜在的治疗作用。直接针对 *NFIB-MYB* 转录下游靶点的治疗可能更为可行。各种抗体和抑制剂,如 BCL2、FGF2、MYC 和 COX-2,已成为潜在的化疗药物,但其对于腺样囊性癌的疗效需要进一步观察。

(八)腺样囊性癌中其他遗传学改变

大部分腺样囊性癌过表达 c-Kit 和 EGFR。在腺样囊性癌中,c-Kit 表达多局限于内层的上皮细胞,而 EGFR 特征性地在肌上皮细胞中表达。腺样囊性癌中 c-kit表达机制可能涉及多基因的、表观遗传的生物学事件,以及基因拷贝数变化。EGFR 在人体内通过阻断细胞凋亡和促进血管生成进而促进肿瘤发生,可以用抗 EGFR 的药物如西妥昔单抗和埃罗替尼进行治疗。两细胞组群的组织遗传学差异可能会影响生物特性以及对治疗的反应。在伴有肌上皮的腺样囊性癌中,EGFR 表达或 EGFR 及 c-Kit 均呈阳性提示预后较好;而不论肿瘤的组织学形态如何,上皮细胞表达 c-Kit 提示预后较差。针对 c-Kit 或 EGFR 的靶向治疗需要根据腺样囊性癌患者的情况进行个体化制订,包括肿瘤细胞的组成和生物学标记物的分层。

(九)玻璃样变透明细胞癌

玻璃样变透明细胞癌(HCCC)是一种由透明细胞和玻璃样变间质构成的罕见的唾液腺肿瘤。它被认为是一种独立的实体类型,而非上皮—肌上皮癌、肌上皮癌或黏液表皮样癌的透明细胞变异型。其他透明细胞肿瘤变异型为唾液腺含有透明细胞的肿瘤、牙源性肿瘤和转移性肾细胞癌。HCCC 细胞角蛋白阳性,肌上皮标记阴性。虽然形态学和免疫组化研究可以区分 HCCC 和其他透明细胞变异型肿瘤,但对于困难病例或小的活检标本的正确诊断仍是一个挑战。

几项研究利用 FISH 的方法表明 HCCC 均有 *EWSR* 基因重排,导致 *EWSR-ATF1* 基因融合。这一发现可以用来鉴别 HCCC 及与其相似的肿瘤,FISH 分析显示大多数其他透明细胞肿瘤不出现 *EWSR* 或 *ATF1* 基因重排。

(十)唾液腺乳腺样分泌型癌

唾液腺乳腺样分泌型癌(MASC)是近期描述的一种唾液腺肿瘤,其显著特点是形态和分子特征与乳腺分泌性癌类似。回顾性研究发现 MASC 常被诊断为腺泡细胞癌(ACC)、黏液表皮样癌或非特指性腺癌/囊腺癌。MASC 与 ACC 的相似性显著:两种肿瘤均显示细胞重叠(微囊性、滤泡状和乳头状—囊性),MASC 细胞类似许多 ACC 的细胞类型(闰管样、空泡状、透明细胞)。MASC 的临床生物行为是否像其组织学一样呈低级别表现,仍须更多的研究证实。

MASC 特征性地出现 t(12;15)(p13;q25)平衡易位,导致 *ETV-NTRK3* 基因融合,编码一种嵌合蛋白酪氨酸激酶。这种易位也发生于乳腺分泌型癌、婴儿型纤维肉瘤、先天性中胚层肾瘤,有时也出现于髓细胞性白血病。可通过 FISH 法检测 ETV6 发现染色体异常,或 qRT-PCR 法检测 *ETV6-NTRK3* 融合基因。

五、癌症干细胞

从实体癌中分离的高度致瘤亚群,通常称为癌症干细胞(CSC),CSC 已引起研究人员极大兴趣,因为它们与癌症的进展和治疗失败相关。CSC 已被证明对 HNSCC 原发肿瘤的生长和进展及局灶性和远处器官的转移发展是至关重要的。CSC 也被认为对常规治疗高度耐受,因此,当它们出现时,可能是导致肿瘤复发和治疗失败的主要原因。

CSC 首先是从淋巴瘤中分离出来的。随后实体肿瘤的研究显示,基本上每一个实体癌类型都存在高度致瘤性癌细胞,这些高致瘤性细胞符合目前 CSC 的定义:具有致瘤性、能够再现原发性肿瘤的异质性、有自我更新能力。CSC 通常代表癌细胞中的一个非常小的亚群。在大多数实体瘤内,CSC 在整个癌细胞群体通常少于 10%。多种表面标志物和生物标志物已被用于从其他 HNSCC 肿瘤细胞中分离 CSC,包括 CD44、CD133、ESA 和醛脱氢酶。到目前为止,还没有单一的标志物或标志物的组合被证明适用于从每个肿瘤部位分离 CSC。而且,也还没有任何一个干细胞标志物被发现能成为有用的或有效的癌症治疗靶点。

CSC 这个说法指的是细胞的生物学行为,而不是指它们的细胞起源。尽管 CSC 表现出许多正常干细胞的特性,其细胞的来源尚未确定。CSC 可能起源于正常干细胞、早期祖细胞,可能更多起源于分化的细胞,它们经历了突变和表观遗传变异,获得 CSC 表型。

许多正常干细胞的遗传通路在 CSC 表达,是其行为的重要调控因子。这些基因包括维持细胞多能性、上皮间质转化、自我更新、异源物质外排和细胞静息的转录因子。胚胎干细胞被认为依赖至少三个关键通路调节其活性:NANOG、Oct4 和 Sox2。NANOG 抑制分化,Oct-4 是自我更新的关键。Oct-4 和 NANOG 也被认为是成体细胞多能性重编程的重要转录因子。球状生长的 HNSCC 中 CSC 富集的细胞中,也发现 NANOG、Oct-3/4 和 Sox-2 表达上调。*Oct-4* 也称为在上皮干细胞的一个重要的干细胞基因,已被发现在醛脱氢酶(ALDH)阳性的 HNSCC 的细胞中表达上调。NANOG 和 Oct-4 的过表达与化疗和癌症的阶段相关,表明这些基因在 HNSCC 治疗结果和预后中发挥作用。

BMI1 被认为是一个重要的维护干细胞自我更新的干细胞相关基因。迄今,虽然尚未证明 *BMI1* 是 HNSCC 的 CSC 的可靠标志,其潜在诱导成瘤变化使它成为 CSC 研究的一个有吸引力的靶点。*BMI1* 在多种肿瘤类型的 CSC 表达,包括 HNSCC,并且 BMI1 是多梳蛋白复合物 1 的一个重要组成成分,多梳蛋白复合物 1 是干细胞自我更新和肿瘤发生的表观调控因子。*BMI1* 通过 *CDKN2A* 位点的阻遏和 $P16^{INK4A}$ 表达的抑制,阻断 $P16^{INK4A}$ 诱导的细胞衰老,以促进细胞增殖。沉默

BMI1 导致 HNSCC 的 CSC 更新能力显著降低和放、化疗抵抗减弱。相反地,在 HNSCC 的非 CSC 群 *BMI1* 的过表达导致获得自我更新和干细胞样特性。

上皮间质转变是癌细胞发生侵袭和随后转移的发展所必需的。Snail 和 Twist 已被确定为调节干细胞和癌细胞上皮间质转变的关键转录因子。Twist 在 CD44+和 ALDH+的 HNSCC 细胞中表达增加,而且在 ALDH+的 HNSCC 的 CSC 细胞中 Snail 的表达增加。Snail 在 HNSCC 的 CSC 中的表达被证明与肿瘤的转移、局部复发和预后相关。Twist 表达使 HNSCC 的 CSC 的运动能力增加,以及使 E-钙黏蛋白介导的细胞—细胞的接触丧失。

正常细胞和肿瘤干细胞表达高水平的三磷酸腺苷(ATP)结合盒(ABC)转运蛋白基因,包括编码 P-糖蛋白的 ABCB1 及 ABCG2。ABC 转运蛋白导致的干细胞药物外排特性是侧群细胞表型的基础,因为 HNSCC 的 CSC 具有将荧光染料 Hoechst 33342 排出细胞外的特性,被用于分离 CSC。CSC 可能具有很多正常干细胞的特征,这些特性为干细胞的持续分裂能力提供基础,包括通过 ABC 转运蛋白的表达具有对药物和毒素的抗性等。因此,肿瘤可能本来就存在一群具有耐药性的多能细胞 CSC。由于它们表达 ABC 转运基因,使其能够耐受化疗,使肿瘤重新增殖。

Wnt/β-catenin 信号通路对器官和胚胎的发育非常重要。这个通路的主要功能是通过其磷酸化调节和蛋白酶体途径降解 β-连环蛋白。该通路的异常可以导致 β-连环蛋白的积累,这反过来又导致若干通路的活化,如细胞周期蛋白 D1 和 c-MYC,它们控制细胞周期 G_1/S 期转变。Wnt 信号转导还参与上皮—间质转变的关键细胞迁移过程。这些效应决定了 Wnt/β-连环蛋白在 CSC 表型的重要调控作用。

一些研究中发现,原发性 HNSCC 的 CSC 中基因的表达与预后和治疗的反应相关。CSC 治疗抵抗和复发的作用仍待进一步阐明。更好地了解调控 CSC 行为的分子途径对开发靶向这一重要细胞亚群的治疗策略至关重要。

(徐　婧)

第二节　呼吸系统肿瘤

一、概述

肺癌的发生是从正常的支气管上皮转化为明显肺癌的多步骤的过程。不同的分子事件使细胞获得或丢失一些功能,从而导致关键的遗传信号失控,这些信号参与细胞增殖、分化、凋亡、迁移、侵袭及其他恶性表型。环境因素、遗传易感性或随机事件均可导致突变,包括单个碱基的改变或缺失以及较大范围的遗传物质的转位、缺失、扩增。许多基因参与了小细胞肺癌(SCLC)和非小细胞肺癌(NSCLC)的肿瘤发生过程(表 11-2-1),但是这两种类型的肺癌各有一些独特的遗传变异。为了分析它们的临床相关性(如是否与吸烟相关、组织学类型、病变分期、存活情况、对治疗的敏感性),有必要鉴定这些分子变异的本质和频率,明确它们在肺癌早期诊断和预防上的应用以及发现新的治疗靶点。

表 11-2-1　肺癌中最常见的获得性分子异常

异常	小细胞肺癌	非小细胞肺癌
微卫星不稳定	0～35%	0～22%
自分泌环路	GPR/GRP 受体,SCF/KIT	TGF-α/EGFR,heregulin/ERBB2,HGFMET
RAS 点突变	<1%	15%～20%
$EGFR$ 突变	<1%	0～10%(西方国家),0～40%(亚洲国家)
$EML4\text{-}ALK$	0	3%～7%
MYC 家族过表达	15%～30%	5%～10%
p53 失活	0～90%	0～50%
RB 失活	0～90%	15%～30%
p16^{INK4A}失活	0～10%	30%～70%
LKBI 失活	40%～60%(IHC)	20%～40%
高频等位基因丢失	3p、4p、4q、5q、8p、10q、13q、17p、22q	3p、6q、8p、9p、13p、17p、19q
端粒酶活性	0～100%	80%～85%
BCL2 表达	75%～95%	10%～35%

注:EGFR,表皮生长因子受体;GRP,促胃液素释放肽;HGF,肝细胞生长因子;RB,视网膜母细胞瘤蛋白;SCF,干细胞因子;TGF-α,转化生长因子-α。

1.肺癌的易感性:遗传易感性和烟草中的致癌物

吸烟是与肺癌发展相关的极为重要的环境因素。约 85% 的肺癌患者是正在或既往吸烟者。烟草中包含的已知致癌物质超过 60 种,其中 20 种在实验动物模型或人体内已经证实能导致肺癌的发生。在这些致癌物质中,多环芳烃,如苯并芘、烟草特异性的亚硝胺类[如 4-甲基亚硝胺基-1-(3-吡啶基)-1-丁酮(NNK)]及芳香烃(如 4-苯基苯胺)似乎是导致肿瘤发生的重要因素。在小鼠模型中,无论摄入途径如何,亚硝胺类(如 NNK)均可诱发肺部肿瘤。在多环芳烃中,对苯并芘的研究最深入,它是最早在烟草中被检测到的物质。它的致癌机制已被阐明,其代谢物二醇环氧化合物可导致 *TP53* 基因突变。吸烟导致肺癌的一种机制是形成 DNA 加合物,导致 DNA 在复制过程中产生错误,从而产生突变。在肺癌患者的支气管组织中已经检测到 DNA 加合物。在当前吸烟者中,加合物的水平和吸烟暴露的程度呈正相关,此外,既往吸烟者最初吸烟的年龄与 DNA 加合物的水平呈负相关,提示阻止青少年吸烟对于降低肺癌发生率非常重要。

尽管吸烟是肺癌的主要原因,但是也有许多长期吸烟者并没有肺癌。人们对肺癌的遗传易感性的差异可能与烟草致癌物的代谢酶的变异、DNA 损伤修复机制、染色体脆性及其他稳态机制有关。在烟草致癌物代谢酶的基因中,细胞色素 P-450 基因 *CYP1A1*、*CYP2D6*、*CYP2E1* 和 μ 型谷胱甘肽 S-转移酶(GSTM1)的多态性极为引人注目。除了对烟草致癌物的遗传易感性之外,大规模的全基因组相关分析研究也鉴定出了一些肺癌的易感位点,位于染色体的 15q25、5p15、6p21。特别是位于染色体 15q25 的尼古丁类胆碱能受体内和附近的多态性与该受体的 mRNA 和蛋白质水平以及 A5 尼古丁受体的钙离子通道功能改变相关,这些差异使吸烟者具有肺癌易感性。

研究人员乐观地认为,分子流行病学研究有助于发现患肺癌风险高的人。这些信息及吸烟的习惯,在新发肺癌的筛选试验和化学预防试验中具有显著价值,有助于发现易患肺癌的高风险人群。

2.癌前病变的分子变异

肺癌进展到临床可检测前就已经出现了一系列形态学上的显著变化(增生、化生、异型增生、原位癌)。异型增生和原位癌被认为是真正的癌前病变。很明显,癌前病变的细胞具有的遗传变异同肺癌组织中的遗传变异相同。免疫组化分析证实,鳞状细胞癌中存在癌基因(如 cyclin D1)和抑癌基因的异常表达。对显微切割获取的癌前病灶的细胞进行等位基因型分析,发现染色体 3p 的等位基因丢失是目前所知的最早期的改变,提示在 3p 可能存在一个或几个肺癌抑制基因,在肺癌癌变过程中发挥"看门人"的作用。随之发生的是 9p、8p、17p 的等位基因丢失和 *TP53* 突变。同样的,作为腺癌的潜在的癌前病变——非典型的肺泡增生也被检出含有 *KRAS* 基因突变和 3p、9p、17p 的等位基因丢失。其他一些遗传改变包括 *LKB1* 基因的失活在肺腺癌的发生发展中发挥作用,该基因的生殖突变导致 Peutz-Jeghers 综合征。这些发现符合癌变的多步骤模式和区域性癌变过程,在这个过程中整个肺组织都反复暴露于致癌物损伤下,有发展出多个独立病灶的风险。虽然所有类型的肺癌与其正常和癌前肺上皮细胞的分子异常相关,小细胞肺癌患者尤为突出,在组织学看似正常的呼吸道上皮常含有多个遗传改变。

分子变异不仅存在于肺癌患者的肺部,也存在于未患肺癌的当前和既往吸烟人群的肺部。因此,这些分子变化是肺癌早期诊断的重要靶点,也是随后肺癌化学预防效果的替代性生物标志物。目前的挑战是不仅要鉴定出肺癌癌前病变的发生率和分子病变的时间序列,还要鉴定出哪些是限速步骤,不可或缺的关键步骤,可以作为监控与判断疗效的候选中间生物标志物。

二、诊断标准

(一)诊断评估原则

首选诊断策略:取决于肿瘤的大小和位置、纵隔或远端转移、患者特征如肺病理和(或)其他重要的合并症、经验和专业知识。

选择最优诊断步骤应考虑的因素包括:预期的诊断率(灵敏性);诊断准确性、特异性,尤其是阴性诊断的可靠性;操作的侵入性和足够的用于病理和分子检测组织样本;风险评估的效率;现有技术和专业知识水平;PET 引导活检部位的肿瘤活性等。

操作的路径和时序:同步分期是有益的,因为它可以避免额外的活检或手术。活检最好可以得到最高分期的病理组织(即活检可疑的转移灶或纵隔淋巴结,而不仅是肺部病灶)。因而,在临床高度怀疑侵袭性、晚期肿瘤的情况下,通常最好在选择诊断性活检部位前做 PET-CT 检查。

对于强烈怀疑为非小细胞肺癌的患者并不要求术前活检,除非可通过活检或细针抽吸活检获得诊断或术中诊断可能很困难或很危险。

(1)常规检查:①痰细胞学检查;②支气管镜检查及经支气管镜针吸活检(TBNA);③影像引导经胸粗针活检(首选)或细针穿刺活检;④胸腔穿刺术;⑤纵隔镜;⑥电视胸腔镜外科手术(VATS)和开放手术活检。

(2)特殊检查:①电子束超声引导活检;②EUS 引导活检;③电磁导航支气管镜检查。

(3)最低侵入性活检。

(二)分子分型

随着肺癌系列致癌驱动基因的相继确定,我国及国际上多项研究表明靶向治疗药物将改善和延长携带相应驱动基因的非小细胞肺癌患者的预后和生存。肺癌的分型也由过去单纯的病理组织学分类,进一步细分为基于驱动基因的分子亚型。携带表皮生长因子受体(EGFR)基因敏感突变、间变性淋巴瘤激酶(ALK)融合或 c-ros 癌基因 1(ROS1)融合的晚期 NSCLC 靶向治疗的疗效与分子分型的关系已经在临床实践中得到充分证实。

三、肺结节的诊断评估

肺结节的诊断评估见图11-2-1。

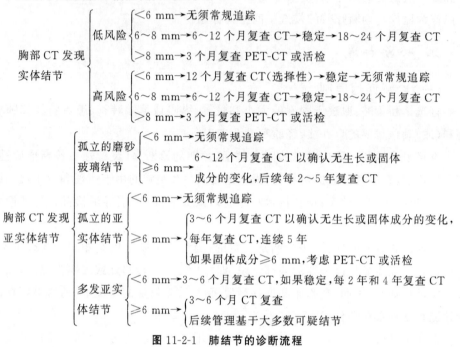

图 11-2-1　肺结节的诊断流程

三、肺癌分子标志物

1.甲状腺转录因子-1(TTF-1)

存在于甲状腺、肺及脑组织中,在这三个系统中发挥作用,并可能参与激活甲状腺特定基因。TTF-1是甲状腺球蛋白和甲状腺过氧化物酶基因的甲状腺特异性核转录因子。TTF-1位于染色体14q13.3,编码分子量为38 kDa的核蛋白,该蛋白由371个氨基酸组成。TTF-1在正常肺发育中发挥重要的作用,在肺癌中亦可检测到,研究发现TTF-1在肺癌中既可发挥促癌作用又可发挥抑癌作用。采用免疫组织化学技术对经病理检查证实的177例肺癌标本中TTF-1的表达进行检测,结果显示TTF-1在肺癌中表达率高,且TTF-1在腺癌和小细胞癌中的表达均较强,阳性率分别为87.0%(47/54)、77.8%(42/54)。在研究TTF-1和天门冬氨酸蛋白酶A(Napsin A)联合应用以区分肺腺癌与鳞状细胞癌的诊断价值时,对10项研究共计1446例受试者的TTF-1和NapsinA的表达水平进行检测,结果显示联合应用的敏感度和特异度分别达76%、100%。有研究对45例腺癌、23例鳞癌、4例大细胞癌、6例大细胞神经内分泌癌、1例肉瘤样癌及1例腺鳞癌患者进行检测,结果显示其中 TTF-1 在腺癌中表达较高,阳性率达 84.8%,在鳞癌中呈阴性表达,提示 TTF-1 是肺腺癌诊断的一个可靠指标。有一项研究在分析 1042 例接受手术治疗的肺腺癌患者中 TTF-1 的表达时发现,TTF-1 的阳性率达 87.2%,并且与 TTF-1 阳性表达的患者相比,TTF-1 阴性表达的患者肿瘤更大且病理分级更晚,提示 TTF-1 可作为一个判断预后的独立指标。

2.癌胚抗原(CEA)

CEA 是一种广谱肿瘤标志物,常出现在消化系统肿瘤中,如直肠癌、胃癌等,随着对 CEA 认识的加深,发现在肺癌中也会检测到 CEA。有研究发现 CEA 与患者年龄、性别等无关;但相较于肺良性疾病组,CEA 在肺癌患者血清中的表达水平显著升高;CEA 还与患者的临床分期相关,与早期患者相比,处于晚期的肺癌患者 CEA 表达水平较高。CEA 在肺腺癌中的表达水平高于鳞癌、小细胞癌,因此认为 CEA 可以作为肺腺癌的诊断标志物。对 36 例非小细胞肺癌和 32 例肺部良性疾病的回顾性研究旨在评估 CEA、NSE 和 MMP 在非小细胞肺癌中的诊断价值,结果显示 CEA 在非小细胞肺癌中升高明显,其敏感度和特异度分别为 80.0%、72.2%。同样在另一项研究中对 46 例非小细胞肺癌患者和 33 例肺部良性疾病患者的血清进行了检测,结果显示 CEA 对非小细胞肺癌的敏感度为 58.66%,特异度为 76.48%。

3.癌抗原 12-5(CA12-5)

随着认识的加深,有研究报道 CA12-5 与肺癌也有一定的关系,在 277 例非小细胞肺癌患者中,CA12-5 表达水平与正常水平相比明显升高,且在腺癌中升高最明显。另一项研究中,通过对肺癌患者、良性病变者、健康者取静脉血后研究发现,与良性病变者、健康者相比,肺癌患者 CA12-5 的表达水平明显升高。在临床检测中发现肺腺癌 CA12-5 的表达水平明显高于肺鳞癌和小细胞肺癌,因此认为 CA12-5 可作为肺癌的一个检测指标,同时对肺腺癌与其他类型肺癌的鉴别诊断具有重要的意义。现在血清 CA12-5 检测已经用于诊断肺癌,临界值为 35 U/mL(正常人小于 35 U/mL)。有报道发现 CA12-5 表达水平升高的患者,其临床分期及预后较差,提示 CA12-5 在判断非小细胞肺癌预后中发挥一定作用。

4.鳞状细胞癌抗原(SCCA)

SCCA 首先在子宫颈癌中被鉴定出来,后被发现在肺癌中亦有表达。在一项对 481 例非小细胞肺癌患者的研究中发现,SCCA 表达水平明显升高,且与 SCCA 水平正常者相比,SCCA 水平升高的鳞癌患者总生存期明显缩短。在研究三种肿瘤标志物 SCCA、CEA、bFGF 在肺癌诊断和病理类型判断中的价值时,采用电化学发光免疫法检测血清 SCCA 含量,结果显示与肺良性疾病患者及健康对照者相比,肺癌患者 SCCA 表达明显升高,并且非小细胞肺癌患者的 SCCA 水平及阳性率均高于小细胞肺癌患者。SCCA 对于肺癌临床诊断及病理分型具有重要的意义。临床上在多年前已将 SCCA 用于鳞状上皮细胞分化的恶性肿瘤如肺鳞癌、宫颈鳞癌的早期诊断及判断预后。

5.正五聚蛋白 3(PTX-3)

PTX-3 是一种急性反应蛋白,人 PTX 根据其一级结构不同可分为长链和短链两类,分别为 CRP、PTX-3。编码 PTX-3 的基因定位于人类染色体 3q25。PTX-3 由 381 个氨基酸残基组成,是一个多亚基组成的糖类蛋白。PTX-3 与 CRP 虽同属人 PTX,但存在几点不同,包括基因、结构、诱导刺激和识别的配体。在生理条件下,男性正常 PTX-3 血液水平为(2.13±1.19)ng/mL,女性为(2.41±1.27)ng/mL。PTX-3 表达在各种间充质和上皮细胞类型中,包括内皮细胞和肺上皮细胞。PTX-3 具有先天免疫作用,参与调节炎症和补体活化过程,同时对组织重塑和血管生成产生一定的影响。在对 PTX-3 不断认识的过程中发现 PTX-3 在肺癌的发生发展中发挥作用。有研究发现,与对照组相比,PTX-3 在肺癌中表达水平显著升高。在一项研究中,将 820 例肺癌患者设为实验组,462 例肺良性疾病患者及 522 名健康对照者设为对照组,检测 PTX-3、CEA 水平,与健康者和肺良性疾病患者相比,肺癌患者 PTX-3 的表达水平显著升高,且早期肺癌患者中 PTX-3 的表达水平也较高,在小细胞肺癌中敏感度高于 NSE。PTX-3 在各种肺癌及肿瘤不同阶段表达差异无统计学意义,因此 PTX-3 对于早期诊断肺癌具有重要意义,继续对其中 61 例切除肺癌组织患者的血清进行检测,发现 PTX-3 水平持续降低,提示了 PTX-3 也有望成为诊断肺癌预后的重要指标;另一项研究也证实了 PTX-3 高水平表达与患者总生存率和无病生存率较低相关,PTX-3 是诊断非小细胞肺癌预后的独立因素。

6.中期因子(MK)

MK 是一种分泌型肝素结合生长因子。研究表明血清中期因子(S-MK)在许多肿瘤组织及细胞中高表达,如在胃癌、食管癌、口腔鳞癌等肿瘤中。在许多肿瘤中 MK 浓度升高,S-MK 也随之升高。研究发现癌症患者 S-MK 浓度显著高于健康者及良性病变者,S-MK 在非小细胞肺癌中浓度升高,提示 S-MK 可以作为一种早期的诊断指标,有研究对 120 例术后的非小细胞肺癌患者进行调查发现,S-MK 的浓度与术前相比出现一定程度的降低,可为判断非小细胞肺癌的治疗效果提供一定的证据。与早期非小细胞肺癌患者相比,晚期患者外周血中 S-MK 表达水平显著升高,同时分化程度越低的患者 S-MK 表达水平越高。

7.核不均—核糖核蛋白 A2/B1(hnRNPA2/B1)

hnRNP 是一种 RNA 结合蛋白,分为 hnRNPA、hnRNPB、hnRNPC 等,A、B 族为核心成分,hnRNPA2 的分子量是 34 kDa,hnRNPB1 为 37 kDa,二者结构相

似,因此常在一起研究,A2 与 B1 一般以 3∶1 的比例共同构成 hnRNPA2/B1 复合体。已经有大量的研究发现,hnRNP 与肺癌早期诊断相关性较高。有研究者对非肺癌患者和肺癌患者进行检测,发现 hnRNP 在非肺癌患者中表达阳性率约为66%,而在非小细胞肺癌组织中高达 90%,差异具有统计学意义;在非小细胞肺癌中阳性率约为 90%,提示 hnRNP 可以为肺癌诊断提供一种有效的证据。通过检测健康者与肺癌患者的血清发现 hnRNP 在肺癌患者中过表达。在一项研究中检测非小细胞肺癌组织和正常肺组织中的 hnRNPA2/B1 表达时,采用了免疫组织化学、蛋白质印迹法等技术,结果显示与正常组织相比,癌组织中的 hnRNPA2/B1 表达水平明显升高;hnRNPA2/B1 还与非小细胞肺癌分期相关,在Ⅲ、Ⅳ期肺癌患者中 hnRNPA2/B1 的表达高于Ⅰ、Ⅱ期,且差异具有统计学意义。对非小细胞肺癌组织及癌旁组织的切片进行 hnRNPA2/B1 检测,发现 hnRNPA2/Bl 可能是影响非小细胞肺癌预后的因素,与阴性表达的患者相比,hnRNPA2/B1 阳性表达的患者生存时间较短。

8.ras 相关结构域家族蛋白 1 异构体 A(RASSF1A)

其是 ras 相关区域家族 1 基因的成员之一,众所周知,*ras* 是目前所知最早提出来的与癌变有关的癌基因,广泛存在于真核生物中。随着对 RASSF1A 认识不断加深,发现 RASSF1A 对肿瘤起到抑制作用,而其失活参与了肿瘤的发生发展过程。RASSF1A 甲基化在正常组织中一般不出现,但却可以在肿瘤组织中检测到,因此推测甲基化参与了肿瘤的进展。有研究者对 RASSF1A 甲基化与非小细胞肺癌之间的相关性进行了研究,分析结果显示在非小细胞肺癌组织中 RASSF1A 甲基化率为 41.5%,并且与正常组织相比,在肺癌组织中 RASSF1A 甲基化率明显升高,同时与血浆中 RASSF1A 甲基化水平相比,在肺癌组织中的甲基化率更高,且差异具有统计学意义。一项国内研究发现 RASSF1A 启动子甲基化与非小细胞肺癌的发生有明显的相关性,提示其可以作为早期诊断的候选指标。采用甲基化特异性 PCR 技术对 42 例非小细胞肺癌化疗过程中 RASSF1A 甲基化水平进行检测,结果显示与 40 例健康对照者相比,非小细胞肺癌患者的 RASSF1A 甲基化率明显升高,在化疗后,RASSF1A 水平明显降低,提示 RASSF1A 可能对临床上判断非小细胞肺癌治疗效果发挥一定的提示作用。

9.细胞角蛋白 7(CK7)

很多研究表明 CK7 在鉴别原发性或转移性肺癌中发挥了重要的作用,在一项研究中将 CK7 与细胞角蛋白 20(CK20)相结合进行了检测,比较了 CK7 和 CK20 表达在原发性肺癌与转移性病变之间的差异,在 30 例原发性肺癌中 CK7 阳性/CK20 阴性免疫表型阳性率为 86%,11 例转移性病变中为 55%。在另一项研究中同样采用 CK7/CK20 相结合的方法对胸腔积液、腹腔积液的来源部位进行鉴别诊断,其中肺癌、乳腺癌、卵巢癌检测到 CK7 阳性/CK20 阴性免疫表型阳性率分别为 100%、88% 和 87%,并未检测到 CK7 阴性/CK20 阳性,而在结肠腺癌中检测到 CK7 阴性/CK20 阳性免疫表型阳性率为 63%。在原发性肺腺癌中 CK7 的表达阳性率为 75%,在乳腺癌来源的腺癌中为 50%,在胃肠道来源的腺癌中仅为 7%,可以看出相较于胃肠道来源的腺癌,在肺癌和乳腺癌的腺癌中 CK7 表达明显升高,相反,CK20 在胃肠道来源的腺癌中表达率为 86%,而在肺癌和乳腺癌来源的腺癌中不表达。

10.保护蛋白(CD59)

CD59 是糖基—磷脂酰肌醇锚定的细胞膜糖蛋白,通过阻止膜攻击复合物的形成来抑制补体介导的细胞裂解。编码 CD59 的基因定位于 11 号染色体。CD59 分子量为 18~20 kDa。CD59 广泛分布于各种器官的细胞上,但呈低水平表达。已有研究发现,CD59 在多种肿瘤中表达水平显著上调。有研究对 CD59 在非小细胞肺癌中的表达进行了检测,与癌前病变组织相比,非小细胞肺癌组织中 CD59 的表达水平显著上调,在体外实验中,对肺癌细胞中 CD59 进行抑制,检测到癌细胞的生长能力受到了抑制且癌细胞凋亡加速,在裸鼠体内同样证实 CD59 被敲除后可对体内肺癌细胞生长产生抑制作用。同样另一项研究证实,CD59 在非小细胞肺癌中过表达,采用 RNA 干扰介导使 CD59 表达受到抑制,可以抑制肺癌细胞增殖,促进癌细胞的凋亡,提示 CD59 有望成为临床诊断肺癌的标志物,并可能为临床治疗非小细胞肺癌提供一个新的治疗靶点。

11.黏蛋白 4(MUC4)

黏蛋白 4 是黏蛋白家族成员之一,黏蛋白家族是一类含有高比例脯氨酸、苏氨酸和丝氨酸(构成 PTS 结构域)的串联重复结构的蛋白质,该家族包括分泌黏蛋白和跨膜黏蛋白,分泌黏蛋白成员包括 MUC2、MUC5B、MUC5AC 和 MUC6,跨膜黏蛋白包括 MUC1、MUC4、MUC13 和 MUC16,其中分泌黏蛋白可以在体内形成一种物理屏障,如在上呼吸道和消化道内作为黏液凝胶起到保护作用,跨膜黏蛋白则有助于保护黏液凝胶。人 MUC4 基因由 25 个外显子构成,位于染色体 3q29,长约 70 kb。MUC4 由 3 个亚基组成,即细胞外糖蛋白 MUC4α 亚基、跨膜 MUC4β 亚基及短的细胞质尾巴,α 亚基在细胞表面完全暴露,其具有糖基化的串联重复序列,而 β 亚基锚定在细胞膜内,其氨基端部分暴露在细胞表面,研究发现 β 亚基为致癌结构。MUC4 是具有非常长的糖基化胞外域的大跨膜黏蛋白,在各种正常组织中表达,MUC4 在呼吸道各部位如气管、主支气管、细支气管等均有表达,但在黏膜下腺体和肺泡上皮细胞中无法检测到。MUC4 通过与致癌基因 HER-2 相互作用而在细胞生长信号通路中发挥作用。已有研究报道 MUC4 在肺癌中表达异常,MUC4 可以调控非小细胞肺癌中 P53 的表达,MUC4 表达使 P53 上调导致细胞周

期进展的 G_2/M 期积累,进而在非小细胞肺癌中发挥抑癌作用。有研究者在 343 例非小细胞肺癌患者组织中检测到在肺腺癌中 MUC4 表达阳性率为 81% (151/187)、鳞癌为 78%(69/88)、腺鳞癌为 75%(6/8),并发现在 I 期和 II 期腺癌患者中,MUC4 高免疫反应性的患者与低免疫反应性的患者相比,存活时间更长。在一项国外研究中,采用免疫组织化学法对 338 例腺癌患者组织中 MUC4 的表达进行检测,进一步分析 MUC4 的表达与腺癌患者的性别、年龄、肿瘤分级、淋巴转移等之间的关系,结果显示 MUC4 的阳性率为 27.2%(92/338),阳性表达的患者中男性和吸烟者占大多数,并且发现 MUC4 与腺癌的血管侵袭显著相关,与 MUC4 阴性表达的患者相比,MUC4 阳性表达的患者预后差。

(沈震宇)

第三节　乳腺肿瘤

一、乳腺癌遗传学

乳腺癌是一种异质性疾病,根本上是基因异常的逐步积累造成的,包括点突变、染色体扩增、缺失、重排、易位和重复。生殖细胞的基因突变,只约占乳腺癌的 10%,绝大多数乳腺癌是散发的,由体细胞遗传改变引起。

二、乳腺癌分子标志物

1.癌抗原 15-3(CA15-3)

CA15-3 是由学者从人乳脂肪球膜 MAM-6 中制成的小鼠单克隆抗体,又名乳腺癌相关抗原,对于乳腺癌的早期诊断有很大的价值,研究得也较透彻。

作为乳腺癌肿瘤标志物的一种,CA15-3 被国内外学者广泛研究,单独检测 CA15-3 敏感度与准确度因方法不同而有差异。近些年,有关乳腺癌的联合检测因其敏感性、特异性高,准确性好且可靠性强得到了国内外学者的普遍认可,派生出的组合也是层出不穷。尽管诊断组合不尽相同,但最终目的均是为了提高乳腺癌诊断的敏感性、准确性。相比较于传统的单一肿瘤标志物检测,联合检测技术一般需要 CA15-3 与 1~3 个肿瘤标志物相结合以提高诊断敏感性、准确性。在一项研究中,检测 126 例乳腺癌组患者血清 CA15-3、CYFRA21-1 和 CA12-5 及 OPN 表达水平并与 50 例良性对照组进行比较并分析四者与乳腺癌临床分期和复发转移之间的关系,发现 4 种肿瘤标志物联合检测具有一定的互补性,诊断乳腺癌的敏感度高达 95.2%,准确度和阴性预测值也有明显的提高,从而减少了误诊、漏诊概率。同时联合动态检测可以对乳腺癌临床分期、治疗效果、肿瘤复发起到监控作用,因此血清肿瘤标志物联合动态检测在乳腺癌早期预警等方面具有重要的临床应用价值。在对于乳腺癌骨转移机制的研究中,发现乳腺癌患者骨转移组血清 CA15-3、TRACP5b 的水平均明显高于无转移组及良性病变组患者水平;将无转移组与良性病变组进行比较后发现两项指标均显著增高;血清 CA15-3、TRACP5b 水平与骨转移分级正相关性显著,表明二者的表达水平与乳腺癌患者的骨转移有着很大的相关性。CA15-3 和 CEA 的表达情况对于我国不同分子亚型乳腺癌患者所具有的诊断作用方面的研究还不是很透彻。检测数百例乳腺癌患者术前 CEA 和 CA15-3 浓度,发现 CA15-3 和 CEA 分别在 12.3% 和 7.2% 的乳腺癌患者体内表达升高;CA15-3 阴性乳腺癌患者 5 年无转移生存率、无病生存率和总生存率分别为 84.0%、83.0% 和 90.9%,而 CA15-3 阳性乳腺癌患者分别为 69.6%、66.2% 和 74.2%,乳腺癌分子亚型中 CEA 和 CA15-3 表达水平的不同对于患者预后有着很大的影响。

在研究 CA15-3 与 CEA、HSP90α、铁蛋白在乳腺癌患者体内表达水平的变化及意义的实验中,发现 CA15-3 单独诊断乳腺癌敏感度为 62.3%,特异度可达到 95.3%。上述四者联合用于乳腺癌诊断敏感度可达到 83.5%,而特异度则有所下降(89.7%)。为了探究 CA15-3 和 CEA 对于乳腺癌患者预后方面的作用,有学者检索电子数据库后筛出 36 项研究中的 12993 例受试者,对其进行荟萃分析,研究结果显示 CA15-3 和 CEA 水平的升高与乳腺癌患者较差的无病生存期和总生存期显著相关;并且发现 CA15-3 水平与组织学分级、患者年龄相关。

2.雌激素受体(ER)、孕激素受体(PR)

ER 是细胞胞浆中的可溶性糖蛋白大分子,由两个沉降系数为 4 S、分子量为 65 kDa 的激素结合蛋白质分子所构成的二聚体。PR 是雌激素(如雌二醇)作用的最终产物,PR 的存在说明 ER 酶有其活力。近年发现 60%～70% 的乳腺癌患者癌细胞中有 ER,这些癌细胞又称之为激素依赖性癌细胞。受体检测阳性的乳腺癌患者应用雌激素拮抗药物后可以获得较好的抑癌效果。当正常乳腺细胞发生癌变时,ER 和 PR 出现部分和(或)全部缺失,如果 ER 和(或)PR 仍保留在细胞内,则内分泌因素仍可调控该乳腺癌细胞的生长和增殖,称为激素依赖性乳腺癌,此类乳腺癌对内分泌治疗的效果较好,预后相对较好。

研究发现数十例乳腺癌组织中 ER、PR 阳性率分别为 61.2% 和 43.3%,二者的表达情况与乳腺癌患者腋窝淋巴结的转移情况有关,淋巴结转移的患者 ER、PR 阳性率较低,分别仅为 22.6% 和 24.5%。在 ER、PR 表达对绝经前淋巴结阳性乳腺癌患者预后影响的研究中,通过树状分析发现 4 个以上淋巴结阳性和年龄大于 40 岁的患者中 ER 阴性、PR 阳性患者的无进展生存期最短;大多数患者 1～3 个淋巴结阳性,肿瘤处于 T_1、T_2 期时,ER 阳性、PR 阴性往往提示预后不良。

3.细胞角蛋白 5/6(CK5/6)

二者均属于基底细胞标志物,在上皮细胞中表达显著,临床多利用一种或数种角蛋白来推测基底样分化,并进行分子分型。现有研究发现 CK5/6 对于三阴性乳腺癌(TNBC)有着很好的预后指导作用。

分析 105 例 TNBC 患者(包括 35 例远处转移、36 例淋巴结转移和 34 例仅有腋窝淋巴结转移)的临床特点后发现肿瘤内具有较高 EGFR 和 CK5/6 表达的基底样 TNBC 与淋巴结和远处转移密切相关,肿瘤内 EGFR 和 CK5/6 的高水平表达可能在基底样 TNBC 患者的淋巴结或远处转移这一过程中发挥作用。为了探究 CK5/6、E-cad 和 EGFR 在 TNBC 中的表达情况及临床意义,通过免疫组织化学法检测 278 例乳腺癌患者(TNBC 62 例,非 TNBC 216 例)体内上述三者的表达情况,发现 TNBC 中 CK5/6 和 EGFR 阳性率分别为 77.42% 和 88.7%,高于非 TNBC 组的 6.94% 和 57.4%;E-cad 在 TNBC 组中阳性率为 29.03%,低于非 TNBC 组的 82.41%。进一步研究发现三者的表达情况与 TNBC 淋巴结转移情况、临床分期及组织学分级有关。

4.上皮钙黏蛋白(E-cad)

正常情况下,E-cad 表达于上皮细胞内,而当其表达下调时可促进 EMT 的发生并参与恶性肿瘤的发生发展。

为了研究 E-cad 和 VEGF 在我国汉族和维吾尔族 TNBC 患者体内的表达情况及临床意义,利用免疫组织化学法检测二者在 172 例汉族和 79 例维吾尔族 TNBC 患者体内的表达情况并分析二者与一些临床特征的关系,发现 E-cad 在汉族 TNBC 患者中阳性率为 45.3%,在维吾尔族 TNBC 患者中阳性率为 38.9%;VEGF 在汉族 TNBC 患者中阳性率为 47.1%,在维吾尔族患者中阳性率为60.8%。进一步研究发现 E-cad 表达与 TNBC 患者淋巴结转移情况、TNM 分期和组织学分级负相关性显著。检测上百例乳腺浸润型导管癌患者(包括 TNBC、Luminal A 型、Luminal B 型和 HER-2 阳性患者)体内 E-cad 的表达情况,发现 E-cad 在 Luminal A、Luminal B 和 HER-2 阳性及 TNBC 患者中阳性率分别为 63.27%、63.41%、43.18%和 42.59%;TNBC 组中 E-cad 表达情况与淋巴结转移情况、组织学分级等指标负相关性显著。

5.表皮生长因子受体(EGFR)

EGFR 是酪氨酸激酶家族中的一员,当其过表达时可以促进癌细胞周围血管的形成,进而促进肿瘤的发生发展。TGF-β 与 EGFR 在乳腺癌组织中的表达呈正相关,乳腺癌细胞系中 TGF-β 信号与 EGFR 反式激活之间存在一定的功能联系,并且发现 TGF-β 在增强 EGFR 表达的同时可增强乳腺癌细胞的迁移和侵袭能力。这一研究结果加深了我们对于 EGFR 在乳腺癌发生发展过程中作用的认识。通过系统回顾和荟萃分析发现 EGFR 在 27% 的乳腺癌患者中过度表达,高表达的 EGFR 预示无病生存期及总生存期较差,并且与非 TNBC 患者相比,EGFR 过表达对 TNBC 患者的无病生存期影响更大。为了探究 EGFR 和 VEGF 在乳腺癌术前及术后表达的变化,检测发现乳腺癌组中 EGFR 与 VEGF 术前表达水平增高,二者正相关性显著,术后 1 周、1 个月到 6 个月表达水平逐渐降低;二者表达水平与肿瘤的大小、TNM 分期等指标相关性显著,提示 EGFR 在乳腺癌的进展过程中扮演了重要的角色。

6.乳腺癌基因(BRCA1/BRCA2)

BRCA1/BRCA2 是一种乳腺癌易感基因,主要由 BRCA1 及 BRCA2 组成。现已证实其在乳腺癌和卵巢癌的发生、发展过程中发挥着重要的生物学功能。2010 年有研究报道了遗传性乳腺癌家族综合性 BRCA1/BRCA2 的突变分析,结果显示在 82 个接受调查的家庭中鉴定出 37 个家族具有致病性突变,占总数的 45.1%,其中又有 70.2% 家庭是三位重叠突变 [BRCA1(R1443X),BRCA2(8765delAG)和 BRCA2(E1953X)]。在日本乳腺癌家族 BRCA1 和 BRCA2 种系突变频率的研究中,发现 113 例具有乳腺癌家族遗传高患病风险的人群中有 15 例具有高风险的 BRCA1 突变,占总数的 13.3%,21 例具有 BRCA2 突变,占总数的 18.6%;研究结果表明家族谱是携带 BRCA1 或 BRCA2 突变风险的重要决定因素。

对新疆地区数十例乳腺癌病例进行 BRCA1/BRCA2 突变情况扩增检测后发现 9.76% 的乳腺癌患者具有 BRCA 基因的突变,这其中 BRCA1 突变与 BRCA2 突变各占一半,并且发现包括 2073delA 移码突变、W372X 无义突变在内的 4 种突变情况在先前的研究中未有报道,加深了我们对于 BRCA 基因突变的认识。对我国华南地区汉族人群中 BRCA1/BRCA2 突变情况的研究,利用高通量测序等技术对乳腺癌患者及健康人群进行突变检测,检出 5 例乳腺癌患者具有有害突变,分别为 454delA、Q1538X、6646delG、S611X 及 8773delAAGG,6646delG,这些突变发生在 TNBC 患者体内,而健康人群中并未检测到该有害突变。另有学者对于 BRCA1/BRCA2 在 TNBC 中的突变情况及对于预后的影响做了较为细致的研究。研究者从 77 个 TNBC 组织和正常组织中获得 DNA 样本并测序 BRCA1/BRCA2 外显子,结果显示 19.5%(15 例)的组织存在 BRCA 突变,其中 12 例存在 BRCA1 突变,另外 3 例存在 BRCA2 突变。进一步的研究发现 BRCA 基因突变患者 5 年生存率较对照组高,具有 BRCA 突变的 TNBC 患者的复发风险显著降低。

利用荧光 PCR 检测近 200 例(包括乳腺癌患者、良性乳腺疾病患者及健康人群)研究对象体内 BRCA1 及核内原癌基因 MYC 的表达水平,发现 BRCA1 的表达水平在乳腺癌患者体内显著低于其他两个研究组,而 MYC 在乳腺癌研究组中的表达水平与之相反;*BRCA1* 和 *MYC* 在乳腺癌患者组中的阳性率分别为 47.9％、42.7％,二者联合检测阳性率为 57.3％。

7.miRNA

分析乳腺癌患者及健康对照者体内 6 种 miRNA(miRNA-9、miRNA-335、miRNA-205、miRNA-10b、miRNA-125b、miRNA-34a)的变化情况,发现与健康者相比 miRNA-9 在乳腺癌患者体内表达水平显著增高,miRNA-335 和 miRNA-205 表达水平降低明显。miRNA-9、miRNA-335 及 miRNA-205 联合检测用于乳腺癌诊断的 AUC 值达到了 0.924,显著高于 CA15-3 相应的 AUC 值。为了探究循环肿瘤细胞(CTC)与转移性乳腺癌之间的相关性,采用 TaqMan 人类 miRNA 阵列分析转移性乳腺癌(包括 CTC 阳性 61 例,CTC 阴性 72 例)及健康对照者体内 miRNA 变化情况,发现 miRNA-141、miRNA-200a、miRNA-200b、miRNA-200c、miRNA-203、miRNA-210、miRNA-375 和 miRNA-801 在 CTC 阳性乳腺癌患者体内表达水平显著高于 CTC 阴性患者及健康对照者体内表达水平,miRNA-768-3p 在阳性患者中表达水平则显著降低;miRNA-200b 是区分 CTC 阳性与阴性效果最佳的 miRNA,AUC 值为 0.88。miRNA-134 和 miRNA-21 在乳腺癌患者体内表达上调,ROC 分析发现二者联合用于乳腺癌诊断的 AUC 值为 0.95,优于二者之一的单独检测效果,其余 5 种 miRNA 表达水平与健康对照者相比并无显著差异。

对于接受治疗的乳腺癌患者体内 miRNA 的变化情况,检测经 TLDA 治疗患者与健康者体内 miRNA 表达情况后发现,miRNA-148b、miRNA-376c、miRNA-409-3p 及 miRNA-801 在乳腺癌患者外周血中表达水平上调,miRNA-148b、miRNA-409-3p 和 miRNA-801 诊断乳腺癌的 AUC 值为 0.69,因此检测外周血 miRNA 表达水平可以补充和改善乳腺癌的早期检测准确性。为了研究 miRNA 作为新型乳腺癌生物标志物的潜力,有研究提取乳腺癌患者体内 miRNA,发现乳腺癌患者体内 miRNA-195 水平明显升高,术后乳腺癌患者体内 miRNA-195 和 let-7a 的循环表达水平降低至与对照组相当的水平。

(1)miRNA-93:利用原位杂交方法检测上百例 TNBC、非 TNBC 患者体内 miRNA-93 的表达情况,发现 TNBC 患者体内 miRNA-93 过表达率达到了52.5％,高于非 TNBC 患者中的 25.6％。TNBC 中 miRNA-93 表达水平与患者年龄、组织学分级等指标无显著相关性,而与淋巴结受累、TNM 分期呈正相关。同样有关 TNBC 的研究,检测 miRNA-93 及 miRNA-21 在 TNBC 中的表达情况,发现二者较正常乳腺组织中表达水平显著升高,并且二者的表达情况与癌肿大小、癌肿临床分期及淋巴结转移情况均呈正相关。

(2)miRNA-21:在有关家族性乳腺癌和 TNBC 患者体内 miRNA 表达情况的研究中,有国内学者发现 miRNA-21 表达水平较对照组在家族性乳腺癌和 TNBC

患者中显著增高;有淋巴结转移较无淋巴结转移患者表达水平增高明显,且与 Ki-67 阳性表达显著正相关。乳腺癌中 miRNA-21 表达升高与癌肿侵袭性有关,miRNA-21 表达情况也与 TGF-β_1 表达呈正相关,但通过 Cox 比例风险回归分析发现 miRNA-21 的表达情况与患者生存率并无显著相关性,因此认为 TGF-β_1 或许可上调 miRNA-21 在乳腺癌中的表达,miRNA-21 在肿瘤的发生、发展过程中或许扮演重要的角色。

(3)miRNA-210:MDA-MB-231 细胞系和乳腺癌组织中的 miRNA-210 相较于癌旁及正常乳腺组织中表达水平明显增高,敲减 miRNA-210 后 MDA-MB-231 增殖、侵袭能力明显减弱且凋亡增多,绝大多数细胞被阻滞在 G_0/G_1 期。检索 PubMed、Cochrane 图书馆和 ScienceDirect 数据库并对具有 miRNA-210 差异表达的乳腺癌患者的生存率后进行荟萃分析,发现在符合条件的 511 例研究对象中,miRNA-210 高表达的乳腺癌患者 HR 为 3.39,认为 miRNA-210 高表达的乳腺癌患者往往预后不良。体外实验发现 HIF-1α/VHL 转录系统可以诱导 miRNA-210 在缺氧条件下的过表达,并且其在乳腺癌样品中的表达水平是一个独立的预后因子。

8.LncRNA

(1)HOTAIR:在探究 HOTAIR 重新编码染色质与乳腺癌转移的关系的研究中发现 HOTAIR 在乳腺癌原发灶及转移灶中均显著高表达,HOTAIR 在上皮癌细胞中的表达可诱导多梳抑制复合物 2(PRC2),促进癌肿的侵袭及转移,因此认为 lncRNA-HOTAIR 在乳腺癌的发生、发展过程中可能起着重要的作用。通过对比乳腺癌癌组织、癌旁组织及正常乳腺组织中 HOTAIR 的表达情况发现癌组织内 HOTAIR 表达水平显著高于癌旁及正常乳腺组织。利用 RNA 干扰技术下调体外细胞系 MDA-MB-231 内 HOTAIR 表达后肿瘤细胞系侵袭、转移能力显著下降,因此认为 HOTAIR 对于乳腺癌细胞侵袭转移等生物学行为具有重要的影响。

(2)ABT:对于 HER-2 阳性的乳腺癌患者,曲妥珠单抗耐药往往是其最主要的死亡原因,但目前对于 LncRNA 是否参与曲妥珠单抗耐药还不是很明确。研究发现在曲妥珠单抗耐药乳腺癌细胞系中 EMT 现象很普遍,并且发现 LncRNA-ABT 可被 TGF-β 激活成为上调最为显著的 LncRNA,ABT 可以通过调节 miRNA-200c 表达进而上调 ZEB1 及 ZNF-217 来增强 EMT,促进乳腺癌患者体内耐药性的发生。

三、基因预后标记

已经有尝试通过评估早期乳腺癌患者的标准临床病理参数来证实提高预测的基因表达谱研究。这些研究的基因标记目前已经商业化。有趣的是,其中一些基因标记被回顾性评价为潜在预测生物标记物,而且它们已经显示出通用化学敏感性。这种敏感性评价主要源于其量化乳腺癌细胞增殖状态的能力。

（一）Oncotype DX$^{®}$

这是以定量反转录聚合酶链式反应（qRT-PCR）为基础的 21 个基因的分析，最初用来评估淋巴结阴性、ER 阳性、他莫昔芬治疗的乳腺癌患者的复发风险。这个基因标记的开发是在现有生物学知识的基础上，从 250 个候选列表中选出基因，即所谓"候选基因"的方式。Oncotype DX$^{®}$ 检测提供"复发评分（RS）"，它是一个连续的变量，其根据 10 年复发风险将患者分成 3 个不同的风险群体：低风险、中风险和高风险，10 年远处复发率分别为 7%、14%、30%，这种分层基于"国家外科乳腺化疗和胃肠项目试验 B-14"中的一组患者队列研究的发现。随后的研究在使用瑞宁得、三苯氧胺、单独或联合（ATAC）试验的患者中评估 Oncotype DX$^{®}$，并且淋巴结阴性（$P<0.001$）和淋巴结阳性（$P=0.002$）组的预后都显示有统计学意义。

已经有其他研究确认 RS 是三苯氧胺治疗淋巴结阳性乳腺癌患者的预测指标。回顾性分析 RS 与临床结果的相关性表明，它是独立于标准临床病理因素以外的预测指标。重要的是，一项随机Ⅲ期临床试验 TAILORx（设定治疗的个体化选择试验）（NCT00310180）前瞻性评估了 Oncotype DX$^{®}$ 的临床应用。淋巴结阴性、激素受体阳性并显示中风险 RS 的乳腺癌患者已经随机接受单独内分泌治疗或内分泌治疗加化疗。

（二）MammaPrint$^{®}$

这是一个基于 70 基因芯片平台/qRT-PCR 的试验，回顾性调查了 78 例未行辅助治疗的肿瘤直径<5 cm 的淋巴结阴性乳腺癌患者。MammaPrint$^{®}$ 采用"自上而下"的方法，因为它是在未做先验生物假设的情况下，直接对比在具有不同临床结果的患者群体间全基因表达数据而得到的。这些多基因预后标记的预测能力由两个独立的回顾性研究验证。

随机Ⅲ期临床试验 MINDACT（用芯片研究淋巴结阴性和 0~3 淋巴结阳性的病例可能避免化疗的试验）（NCT00433589）也前瞻性地评估了 MammaPrint$^{®}$ 的临床应用价值。淋巴结阴性或至多三个淋巴结转移的任何激素受体状态的乳腺癌患者，通过 MammaPrint$^{®}$ 和 Adjuvant Online 评估不一致的危险分层，随机接受分别基于基因组和临床风险的治疗。主要研究的问题是，基因低风险而临床高风险的患者是否能够安全地避免辅助化疗。

（三）MapQuant Dx$^{™}$

有学者采用"自下而上"策略，并通过一个特征性的基因表达谱而获得组织学分级。97 个基因标记已经产生，所谓基因型分级指数（GGI），包括增殖和细胞周期基因。在 570 例早期乳腺癌患者中，GGI 一贯地可以从高级别乳腺肿瘤中区分出低级别乳腺肿瘤。重要的是，GGI 能够将Ⅱ级的肿瘤分为 2 个独立的组，即低级别基因型和高级别基因型,并且这 2 组的临床结果显示有显著的统计学意义($P<0.001$)。以下研究结果与临床相关:因为观察者间较高的差异而导致Ⅱ级患者的临床决策有不确定性,而 GGI 有为Ⅱ级肿瘤提供准确预后的能力。值得注意的是,GGI 预后的价值最近在 166 例浸润性小叶乳腺癌队列中被证实,在多变量分析中,GGI 与浸润性 DFS($P<0.001$)和 OS($P=0.01$)有关,并胜过组织学分级,而且相比标准临床病理学变量,提供了额外的预测,包括淋巴结状态。

（四）EndoPredict®

这是一个基于 qRT-PCR 的 11 基因试验,其在石蜡包埋的肿瘤组织中评估 8 个癌症相关和 3 个标准化基因,并提供最终 EndoPredict(EP)评分,范围从 0~15。该 EP 评分是结合淋巴结状态、肿瘤大小为一体的综合临床—基因型评分。EPclin 的预测能力已经在奥地利乳腺癌和直肠癌研究组 ABCSG-6 和 ABCSG-8 试验中评估。在 10 年远处复发率方面(两项试验均 $P<0.001$),EPclin 识别出不同临床结果的 2 个预后组。重要的是,一项关于 1702 例 ER 阳性/HER2 阴性并仅通过内分泌治疗的绝经后乳腺癌患者的回顾性分析,其结果显示,在预测能力方面,EPclin 优于国家综合癌症中心网、German S3 和圣加仑指南。最后,在 34 例激素受体阳性乳腺癌患者中进行了 EndoPredict® 和 Oncotype DX® 之间的比较:报告了显著但中度的一致性(76%)和中度的相关性(相关系数 0.65,$P<0.01$)。

（五）PAM50/ROR

这是一个对 50 个基因内在亚型的预测,是在 189 例淋巴结阴性和淋巴结阳性乳腺癌病例中使用芯片分析和 qRT-PCR 数据发展而来。该预测提供了复发评分(ROR)风险,考虑到 PAM50 预测的内在亚型、肿瘤大小和组织学分级。对于准确预测,在淋巴结阴性、未做辅助治疗的一组患者中,这种结合临床—基因组分析的分类优于以临床病理及亚型为基础的预后分类。ROR 评分显示在 ER 阳性、三苯氧胺治疗的早期乳腺癌患者中潜在的准确预测能力。在另一项研究中,在一组参加了 NCIC CTG MA.12 研究的患者中,将 PAM50 预测和 IHC 预测进行了比较,以评估绝经前乳腺癌患者的三苯氧胺与安慰剂疗效。发现基于 PAM50 的固有亚型分类可以对 DFS($P=0.0003$)和总生存率(OS,$P=0.0002$)进行预后预测,而基于 IHC 的分类则不能。

（六）IHC4

IHC4(AQUA® 技术)是一种复发风险标记,其使用已确定的四种预后标记物的蛋白表达,即由中心进行免疫组化以评估 ER、PR、HER2 和 Ki67。在来自 ATAC 试验的 1125 例 ER 阳性乳腺癌患者中对比 IHC4 和 Oncotype DX® 的预测能力,这两个测试提供类似的预后信息。在同样的研究中,786 例 ER 阳性乳腺癌患者的第二个研究组进一步验证了 IHC4,正是这个研究,发现 IHC4 是值得注目的预后标记。

四、遗传性乳腺癌

乳腺癌的重要危险因素之一是家族史。家族发病形式占所有乳腺癌的20%左右,但是大部分与家族性乳腺癌相关的基因尚未确定。乳腺癌易感基因根据它们的频率和赋予的风险水平,可分为三类:罕见的高外显基因、罕见的中度外显基因和常见的低外显基因。

(一)高外显、低频率的乳腺癌易感基因

1.*BRCA1* 和 *BRCA2*

约50%的显性遗传的遗传性乳腺癌是 *BRCA1* 和 *BRCA2* 基因突变引起的。这些突变引起乳腺癌的相对危险度是普通女性相对危险度的10～30倍,造成一生中近85%的乳腺癌进展的风险。*BRCA1* 和 *BRCA2* 基因突变携带者在普通人群中十分罕见,但是,在某些人群中患病率相当高,特别是在德裔犹太人中,其携带率为1/40。

已确定 *BRCA1* 和 *BRCA2* 基因有超过一千种生殖细胞突变。致病突变,往往会造成截短的蛋白产物,也存在干扰蛋白质功能的突变。有意思的是,致病的 *BRCA1* 和 *BRCA2* 基因突变的外显性和癌症的发病年龄在家族之间和家族成员内部是不同的。特定的 *BRCA* 突变以及基因—基因和基因—环境相互作用是 *BRCA* 相关的癌症风险的潜在调节因子,是目前活跃的研究领域。这些风险基因的变异性可以由遗传调节来解释,遗传调节在 *BRCA1* 和 *BRCA2* 突变携带者是不同的方式。*BRCA1/2* 调节研究联合会(CIMBA)已经初步鉴定了这些等位基因。已发表研究的证据表明,这些修饰性的 SNP 可多次组合,因此存在的风险等位基因的数量可显著地影响突变携带者患病的风险。除了回顾性研究,最近,前瞻性研究评估了常见的乳腺癌易感等位基因赋予未受累的 *BRCA1/2* 突变携带者的癌症风险。根据7个 *BRCA1* 相关的变异和4个 *BRCA1* 相关的变异的风险评分分为三组,根据以上三组分类,在 *BRCA1* 突变携带者中,乳腺癌风险是明显不同的;风险最高组的妇女在70岁时患乳腺癌风险为72%,而在风险最低组的妇女患乳腺癌的风险则为20%;根据风险评分分类,*BRCA1* 突变携带者无显著差异。

BRCA1 相关乳腺癌的特点与 *BRCA1* 相关和散发性乳腺癌是有区别的。*BRCA1* 相关肿瘤通常发生在年轻女性中,具有更高的侵袭性特征,病理分级高、增殖率高、呈现非整倍体特性,以及缺乏雌、孕激素受体和人表皮生长因子受体2(HER2)。*BRCA1* 相关乳腺癌的“三阴性”表型也具有“基底细胞样”基因表达特征,表达细胞角蛋白5/6、14 和 17,表皮生长因子和 P-钙黏蛋白。尽管 *BRCA1* 和 *BRCA2* 基因编码具有多种功能的大蛋白,但是它们主要作为经典的抑癌基因,通

过同源重组促进双链 DNA 修复来保持基因组的稳定性。野生型 *BRCA1* 或 *BRCA2* 等位基因发生缺失、突变或沉默导致杂合性丢失（LOH），由此产生的 DNA 修复缺陷导致基因突变进程加快，特别是在 DNA 复制过程中，最终为癌症发展奠定了基础。

  BRCA1 和 *BRCA2* 在双链 DNA 修复中的不可或缺的作用使其可作为 *BRCA* 相关的乳腺癌的有潜力的治疗靶点。例如，铂类药物引起的 DNA 链间交联，从而阻断 DNA 的复制和导致复制叉停滞。多聚腺苷二磷酸核糖聚合酶 1（PARP1）抑制剂有希望针对 *BRCA* 基因相关肿瘤产生特异性治疗作用。PARP1 是一种通过碱基切除，作用于单链 DNA 修复的酶，是主要的替代性 DNA 修复途径。当 PARP 的抑制剂应用于一个内在双链 DNA 修复缺陷的情况时，如在 *BRCA* 相关的肿瘤细胞，细胞没有足够的 DNA 修复机制，并最终引起细胞周期阻滞、染色体不稳定、细胞死亡。鉴于散发的基底样乳腺肿瘤的表型与 *BRCA1* 基因相关乳腺癌的相似性，散发的基底样乳腺肿瘤可能也会表现出对 PARP 抑制剂的敏感性。临床Ⅱ期研究目前正在尝试将 PARP 抑制剂应用于 *BRCA* 基因相关和基底样非 *BRCA* 基因有关的乳腺肿瘤中。对于 PARP 抑制剂的优化使用还有很多需要了解。当前的挑战包括（但不限于）确认治疗反应稳定的预测性生物标志物，可以指导患者了解和筛选 PARP 抑制剂在临床开发中的变化。最近的临床前研究阐明了效力差异和作用机制的差异，而且正在进行的临床试验的结果将需要在这方面进行解释。此外，最近的研究也确定了对 PARP 抑制剂的抗性机制。*BRCA1* 缺陷细胞中肿瘤蛋白 p53 结合蛋白 1（TP53BP1）的缺失可以恢复 DNA 修复活性，这也可能造成药物抗性。

  2.其他高外显基因

  少数其他高风险、低频率的乳腺癌易感基因，包括 *TP53*、*PTEN*、*STK11/ LKB1* 和 *CDH1*，这些高外显基因使患乳腺癌的风险比非携带者增加 8～10 倍，但他们只占乳腺癌病例的 1％以下。与 *BRCA1* 和 *BRCA2* 相同，这些基因以常染色体显性遗传方式遗传，发挥抑癌基因的功能。与每个基因相关的遗传性癌症综合征，通常以产生包括乳腺癌在内的多种癌症为特点。

  （二）中度外显、低频率的乳腺癌易感基因

  已确定了 4 个基因使患乳腺癌的风险中度升高，即 *CHEK2*、*ATM*、*BRIP1* 和 *PALB1*。这 4 个基因中的任一个基因突变携带者的乳腺癌相对危险性增加 2～ 3 倍，在选择性的临床试验中，这种风险可能更高。虽然有些关键突变已确定，但是这些基因在一般人群中突变频率很低，为 0.1％～1％。总体来说，这些基因突变在遗传性乳腺癌约占 2.3％。这些乳腺癌基因的中度风险结合人群低频率，使这一类基因很难用典型的关联分析研究检测到。然而,由于已知其在 *BRCA1* 和 *BRCA2* 密切关联的信号转导和 DNA 修复中发挥作用,这些基因被特别选定为乳腺癌候选基因来进行研究。

(三)低外显、高频率的乳腺癌易感基因及基因位点

候选基因和全基因组关联研究(GWAS)在 15%～40% 患有乳腺癌的妇女中确认了一组低风险的约 10 个不同的等位基因和位点 5。尽管它们的频率较高,这些遗传变异中的任何单独的一个赋予乳腺癌的相对危险度是很小的(小于 1.5)。然而,这些等位基因和位点可能与其他高、中和低风险的基因存在相互作用,从而与临床相关,这些加法或乘法的关系,可占人群风险相当重要的一部分。例如,在对 *BRCA* 基因的家族内的 *FGFR2* 和 *MAP3K1* 关联分析表明,这些单核苷酸多态性(SNP)在 *BRCA2* 基因存在突变的条件下风险增加。

(四)乳腺癌中微卫星的不稳定性

有数据显示,通过 *MLH1*、*MSH2*、*MSH6* 和 *PMS2* 等 DNA 错配修复(MMR)基因的生殖细胞突变引起林奇综合征,林奇综合征是一种具有癌症易感性的常染色体显性遗传病,可能增加诱发乳腺癌的风险。突变携带者患结直肠癌和其他癌症的风险增加,但其与乳腺癌风险相关性存在争议。一项使用结肠癌家族登记的前瞻性队列研究在未发病的致病性 *MMR* 基因突变携带者和非携带者人群中评估癌症风险,值得注意的是,与一般人群相比,突变携带者乳腺癌患病风险约增加 3 倍。林奇综合征突变携带者的乳腺癌风险研究的系统综述显示了不同的结果:13 项研究没有观察到风险增加;而 8 项研究观察到,与一般人群相比,乳腺癌的风险增加 2～18 倍。要在林奇综合征携带者确定更准确的乳腺癌风险评估需要进一步的研究和更长时间的随访。这些研究也可以指导林奇综合征携带者未来的乳腺癌筛查。

(五)MicroRNA 和癌症易感性

最近的研究表明,microRNA(miRNA) SNP 也可能导致乳腺癌易感性,并且 miRNA 通过靶向降解 mRNA 或者抑制它们的翻译,调节许多抑癌基因和癌基因。因此,*miRNA* 基因或 miRNA 结合位点的遗传变异可影响抑癌基因或癌基因的表达,从而影响癌症风险。例如,最近的一项荟萃分析确认,*pre-mir-27a* 和 *mir-196a-2* 基因内特定的 SNP 与乳腺癌风险降低有关。

(马金旗)

第四节　消化系统肿瘤

一、食管癌

(一)概述

食管癌是恶性程度很高的消化系统肿瘤,全球食管癌的发病率地域差异较大,高发地区和低发地区的差异为 60 倍。食管腺癌的发病率逐年上升,我国是世界上食管癌高发地区之一,发病男性多于女性,发病年龄多在 40 岁以上。

食管癌在组织学上分为鳞状细胞癌(鳞癌)和腺癌,其病理特征、肿瘤位置和预后各不相同。鳞癌起源于食管的扁平细胞,最常见于食管的上部和中部,也被称为表皮样癌。世界范围内,鳞癌占所有食管癌的 90%。东亚、东非、南非及南欧鳞癌发病率高于北美及欧洲其他地区。腺癌起源于分泌黏液的细胞,通常发生在食管的下部靠近胃的区域。与腺癌相比,鳞癌更容易发生淋巴结转移,预后也更差。

食管癌早期症状常不明显,但在吞咽粗硬食物时可能有不同程度的不适感觉,包括吞咽时梗阻感,胸骨后烧灼样、针刺样或牵拉摩擦样疼痛。食管癌典型的症状为吞咽困难进行性加重,先是难咽干的食物,继而是半流质食物,最后水和唾液也难以下咽,常吐黏液样痰,患者逐渐消瘦、脱水、无力。持续胸痛或背痛为晚期症状,癌已侵犯食管外组织。若癌肿侵犯喉返神经,可出现声音嘶哑;若侵入气管、支气管,可形成食管、气管或支气管瘘,出现吞咽水或食物时剧烈呛咳,并发生呼吸系统感染;若有肝、脑等脏器转移,可有黄疸、腹腔积液、昏迷等临床表现。

食管癌可能是多种因素引发的疾病。可能的致病因素有化学物质如亚硝胺,生物性致病原如真菌,某些微量元素、维生素摄入不足,此外可能与年龄、性别、地域、生活环境、遗传因素、饮食习惯、口腔卫生情况等相关。

1.诊断

(1)影像学诊断:食管癌的初级诊断采用胃镜结合活检,也可采用食管气钡双重对比造影(颈部)、胸部增强 CT,胃镜检确诊者的分期诊断采用(颈部)胸部/腹部增强 CT、颈部超声以及(颈部)胸部/腹部平扫 CT、颈部超声及腹部超声。超声怀疑淋巴结转移或 CT 怀疑肝转移者的分期诊断采用超声引导下淋巴结穿刺,腹部平扫及增强 MRI。上述影像学检查怀疑转移但无法定性或重大治疗决策前可应用 PET-CT,但不推荐 PET-CT 作为食管癌诊断的常规检查手段。

(2)病理诊断:观察内镜活检标本应明确病变性质和类型,判断是否为肿瘤、良性或恶性、癌前病变或癌、组织学类型和分级。观察内镜下切除的标本应明确肿瘤大体分型、癌前病变的组织学类型和分级、浸润深度、侧切缘和基底切缘脉管侵犯,建议行免疫组化的标记物检测用于鉴别诊断,食管鳞状细胞癌典型的免疫表型为CK5&6＋/P40＋/P63＋,食管小细胞癌典型的免疫表型为 Syn＋/ChrA＋/CK5&6－/P40－/P63－。通过观察根治术标本,大体检查肿瘤大小、数目和类型,淋巴结检出数目;镜下观察应明确组织学类型、分级、浸润深度、脉管侵犯、神经侵犯、壁内转移、周围黏膜情况、淋巴结转移数和总数、判断 TNM 分期,可进行新辅助治疗后根治术标本的病理学评估。转移性食管癌手术/活检标本大体检查同根治术标本,镜下检查应明确病变性质和类型,免疫组化检测同根治术标本。

(3)分子检测:HER2 状态、微卫星不稳定状态和程序性死亡受体配体1(PD-L1)表达检测可应用于局部进展期、不可切除和转移性食管癌和食管—胃交界部癌的临床实践中。CSCO 指南推荐晚期食管—胃交界部腺癌的患者做 HER-2 免疫组化,HER2 的结果为"＋＋"的病例须进一步行 FISH 检测,晚期食管—胃交界部腺癌应做 MMR 或 MSI 检测。

虽然需要加强对食管癌和食管—胃交界部癌的基因组学/表观基因组学的理解,但尚没有足够的数据支持在临床决策的初期诊断时期使用二代测序。然而,NGS 分析可用于鉴别治疗和(或)临床试验。在进展期患者的晚期治疗中,NGS 检测可能更有意义。液体活检在食管癌和食管—胃交界部癌基因组分析中的作用目前尚处于研究阶段。

2.分型

食管癌的分型有 Siewert 分型(食管胃交界部腺癌)、巴黎分型(早期/表浅食管癌分型)、进展期食管癌国内分型、食管癌 WHO 组织学分型和新辅助治疗后病理学评估分型。

3.分期

食管癌的分期采用 UICC/AJCC 的 TNM 分期系统:T 代表原发肿瘤,不同分级判定肿瘤侵犯程度;N 代表区域淋巴结,判定区域淋巴结转移的数目;M 代表远处转移,评定有无转移,综合评定 T、N 和 M 三要素,食管鳞状细胞癌病理分期(pTNM)可分为 0、I(A,B)、II(A,B)、III(A,B)和IV(A,B)期;食管腺癌/食管—胃交界部腺癌病理分期(pTNM)可分为 0、I(A,B,C)、II(A,B)、III(A,B)和IV(A,B)期。食管鳞状细胞癌临床分期(cTNM)可分为 0、I、II、III 和IV(A,B)期;食管腺癌/食管—胃交界部腺癌临床分期(cTNM)可分为 0、I、II(A,B)、III 和IV(A,B)期。

(二)食管癌的分子生物学

绝大多数食管癌表现为以下两个亚型:食管鳞状细胞癌(ESCC)和食管腺癌(EAC)。食管鳞状细胞癌由鳞状细胞不典型增生发展而来,而食管腺癌则由正常食管鳞状上皮经 Barrett 食管(BE)或不完整肠上皮化生演变而来。Barrett 食管在演变为食管腺癌之前需要经历从低级到高级的不典型增生转变。食管鳞状细胞癌和食管腺癌在肿瘤体细胞中经典癌基因和抑癌基因方面的改变有相似性,也存在不同的遗传特点。然而,遗传易感性在食管鳞状细胞癌中罕见,正如掌跖角化病,该病的基因突变仍然不太清楚,其等位基因缺失区域位于 17 号染色体短臂。同样,也没有典型的综合征可区分家族性 Barrett 食管和家族性食管腺癌。然而,分析 Barrett 食管家族以确定相关的基因或核苷酸多态性的工作仍在继续。据统计,约有 7% 的 Barrett 食管患者有家族病史。对有相同影响和不同影响的兄弟姐妹的 Barrett 食管/食管腺癌患者进行自由连锁分析以及独立前瞻性检测 Barrett 食管/食管腺癌患者(匹配其正常的后裔作为对照)发现,*MSR1*、*ASCC1*、*CTHRC1* 这三个基因和 Barrett 食管/食管腺癌相关。最初的全基因组关联研究(GWAS)表明,染色体16q24.1(最接近的基因是 *FOXF1*,其可能参与食管器官形成)和主要组织相容性复合体(MHC)基因座(染色体 6p21)中的常见突变型与 Barrett 食管相关。随后,另一个 GWAS 在 Barrett 食管/食管腺癌在以下染色体和基因中发现了新的易感性位点:染色体 19p13-*CRTC1*[编码 cAMP 反应元件结合蛋白(CREB)调节的转录共激活子]基因,染色体 9q22-*BARX1* 基因(在食管和胃器官发生中重要的转录因子),染色体 3p14 接近 *FOXP1* 基因(调节食管发育)。

1.表皮生长因子受体(EGFR)

表皮生长因子受体(EGFR)家族是一类酪氨酸激酶受体,激活一系列信号转导级联反应(如 RAS/Raf/MEK/ERK、PI3K/AKT),同时调节多种细胞的活动,包括细胞增殖、分化、存活、迁移和黏附。这些信号转导通路对于正常细胞的平衡很重要,但是异常激活的 EGFR 成员在食管癌的发生中发挥关键作用。该受体家族包括 EGFR(也称为 ERBB1、ERBB2、ERBB3、ERBB4)。这些受体可以通过同源或异源二聚体与下列配体之一结合,包括转化生长因子 α(TGF-α)、表皮生长因子(EGF)、双调蛋白、肝磷脂结合类表皮生长因子、β-细胞素和上皮调节蛋白。同源或异源 EGFR 二聚体的酪氨酸磷酸化产生信号蛋白或适配器蛋白的对接位点。EGFR 通常在早期食管癌中过度表达,且其过度表达与不良预后相关。EGFR 的过度表达通常归因于与配体的结合增加而受体周转减少。而其胞内区的酪氨酸残基突变很少见。在 Barrett 食管、食管腺癌和食管鳞状细胞癌中可检测到 TGF-α 和 EGF 的表达增加。此外,EGFR 的过度表达可以预测对放化疗反应不敏感,且与鳞状细胞癌患者的生存率下降有关。此外,EGFR 的过度表达与该疾病的复发相关,并降低了食管鳞状细胞癌患者在接受食管切除术之后的整体生存率。

2.细胞周期蛋白(cyclin D1)和抑癌蛋白 p16INK4a

哺乳动物的细胞周期受到细胞周期蛋白(cyclin)、细胞周期蛋白依赖性激酶(CDK)和细胞周期蛋白依赖性激酶抑制因子(CDKi,如 p15、p16、p21、p27)的调控。在 G_1 期,癌蛋白 cyclin D1 与 CDK4 或 CDK6 形成复合物,磷酸化视网膜母细胞瘤抑制蛋白(pRb),这样一来,解除了 pRb 对 E2F1 的的负调控效果,使转录因子 E2F 家族推动细胞周期向 G_1/S 期过渡。在 G_1 后期,cyclin E 与 CDK 形成复合物,磷酸化 p107(一个 pRb 相关蛋白),并释放更多 E2F 家族成员,引导细胞周期进入 S 期。与 EGFR 相同,cyclin D1 的过度表达可在癌前病变如食管鳞状上皮不典型增生或 Barrett 食管以及大多数早期食管鳞癌或食管腺癌中检测到。此外,cyclin D1 的过度表达与不良预后和低生存率及化疗反应不佳相关。

虽然 cyclin D1 的过度表达通常视为 cyclin D1 异常调节的主要形式,其他形式包括 cyclin D1 突变和 FBX4 突变,FBX4 是 cyclin D1 的 E3 连接酶,它的突变可阻止 cyclin D1 在胞质内的降解,并重新进入细胞核,而细胞核是 cyclin D1 发挥致癌效应的区域。

相似地,*p16INK4a* 基因启动子甲基化、点突变、等位基因缺失等为 Barrett 食管和食管腺癌中的早期遗传变化,但有趣的是,这却是食管鳞状细胞癌的晚期事件。包括 p16 和 p15 两个基因位点的染色体 9p21 区段高频杂合性丢失在异常增生的 Barrett 上皮和 Barrett 腺癌中都可以检测到其(分别为 90% 和超过 80% 的病例)。在 Barrett 食管中可检测到其启动子区域高甲基化,抑制基因的转录,从而阻止其发挥抑癌功能,并与不典型增生程度相关。这可以在高达 75% 的高级不典型增生标本和约 50% 的食管腺癌患者中检测到。在高达 50% 的食管鳞状细胞癌中已发现 p16 基因点突变和启动子甲基化。在两种类型的食管癌中没有发现 *Rb* 基因的突变,但在高达 50% 的 Barrett 腺癌和鳞状细胞癌患者中发现了染色体 13q 的等位基因缺失,该区段是 *Rb* 基因位点所在。这一发现与 Barrett 食管不典型增生、食管腺癌和食管鳞状细胞癌中 pRb 蛋白减少或缺失相关联。

3.抑癌基因 *TP53*

TP53 基因是在人类癌症中常见的突变基因之一。*TP53* 是一个抑癌基因,它可以将细胞停滞在 G_1 期,以评估并修复受损的 DNA,后者可能源于环境暴露(如辐射、紫外线)或细胞应激。当面临不可修复的损害时,*TP53* 基因诱导细胞凋亡。作为转录因子,p53 蛋白可结合 DNA,激活或抑制一大群靶基因。*TP53* 基因突变导致细胞周期检查点的丢失,促进基因组不稳定。*TP53* 基因突变大多发生在 DNA 结合区,其中超过 80% 为错义突变,导致野生型 p53 蛋白功能的丧失。野生型 p53 蛋白半衰期短,难以用免疫组化检测;而突变型 p53 蛋白稳定,更容易通过免疫组化检测。

免疫组化的方法检测已经证实,突变型 p53 蛋白的检出率随组织学进展逐渐增高,从 Barrett 食管(5%)到不典型增生(65%～75%),再到明显的腺癌(高达90%)。因而,*TP53* 基因突变或杂合性丢失在早期 Barrett 食管和食管腺癌中已出现。经免疫组化检测的 *TP53* 蛋白突变和经基因组测序检测的特异的 *p53* 基因突变均在40％～75％的食管鳞状细胞癌患者中检出。在食管鳞状细胞癌和食管腺癌中，*TP53* 基因点突变的存在与放化疗的反应及食管切除术后预测生存时间均相关。

4.端粒酶的激活

维持端粒长度能使 DNA 的复制无限期地持续。迄今为止，端粒酶的异常表达已在大多数食管癌中观察到。Morales 等观察到 100％的腺癌和有高级不典型增生的 Barrett 食管中端粒酶表达增强。端粒酶的激活是重要的，但这些癌症中可能存在维持端粒长度的其他机制。

5.肿瘤侵袭和转移

细胞—细胞黏附的丢失可能导致侵袭和转移。细胞与细胞间的黏附分子上皮钙黏素(E-钙黏蛋白)或与其关联的联蛋白的表达改变，破坏了细胞间的相互作用，导致了潜在的肿瘤进展。E-钙黏蛋白表达的减少与 Barrett 食管到不典型增生，最后发展为腺癌这一进程相关，同时也可见于食管鳞状细胞癌。

6.食管鳞状细胞癌和食管腺癌的模型

食管肿瘤诊断和治疗的进步将通过细胞系、异种移植的小鼠模型、啮齿类动物手术模型及遗传工程小鼠模型来推动。已建立了大量的来自原发癌和转移癌的人类食管癌细胞系，可以通过改变基因表达来评估其对细胞行为的影响。最近，模仿人体组织的器官型(三维)细胞培养模型显示，通过 *EGFR* 联合突变的 *TP53* 导致人端粒酶逆转录酶(hTERT)永生化的人食管上皮细胞发生转化。

在一个 cyclin D1 在食管内定向表达的转基因小鼠模型中，食管表现出非典型增生，并在与 *TP53* 单倍型不足或缺失的小鼠杂交后，演变为鳞状细胞癌。最近，在小鼠食管中敲除 *p120ctn* 可导致侵袭性食管鳞状细胞癌。啮齿动物在经亚硝胺处理后也产生了食管乳头状瘤和食管鳞状细胞癌。

经典的啮齿动物模型包括全胃切除术，随后进行食管空肠吻合术。这样随着 Barrett 食管和食管腺癌的发展，食管暴露于高浓度的胆汁中(非酸性反流)。最近，两个转基因小鼠模型已经改变了我们对 Barrett 食管和食管腺癌的看法。作为一种细胞因子，IL-1β 在小鼠食管的靶向表达导致食管和胃食管炎症的发生、Barrett 食管的进展和经过长潜伏期后发展成食管腺癌。然而，向小鼠的饮用水中添加胆汁酸或将这些小鼠与 *p16INK4a* 等位基因功能缺失的小鼠杂交能够加速食管腺癌的发展。另一个模型涉及整体敲除 *TP63*，*TP63* 在鳞状干细胞和祖细胞中发挥重要作用，发现小鼠在出生后由于其他原因死亡时检出了 Barrett 样细胞。在这两个模型中，产生 Barrett 细胞或 Barrett 样细胞的细胞从鳞状前胃接合部迁移到食管接合部远端。

7.功能基因组学

通过功能基因组学证明,谱系特异的转录因子也可能影响食管鳞状细胞癌和食管腺癌潜在的相互转换。为此,在人类食管鳞状细胞癌染色体 3q26.33 上的一部分扩增子上的 *SOX2* 基因可促进这些癌症的增长。这一发现可能影响人类食管鳞状细胞癌的治疗。同样,GATA6 这种已知的转录因子被报道在食管腺癌中过表达。食管腺癌的外显子和全基因组测序显示约有超过 20 个基因存在显著突变,其中包括一些新鉴定的染色质修饰因子。

二、胃癌

(一)概述

胃癌是起源于胃黏膜上皮的恶性肿瘤,可发生于胃的任何部位,其中半数以上发生于胃窦部,胃大弯、胃小弯及前后壁均可受累。绝大多数胃癌属于腺癌,早期无明显症状或出现上腹不适、嗳气等非特异性症状,常与胃炎、胃溃疡等胃慢性疾病症状相似,易被忽略。近年全球癌症统计数据指出,其发病率(5.7%)和死亡率(8.2%)在所有类型肿瘤中分别位列第 5 位和第 2 位。目前我国胃癌的早期诊断率仍较低,发病有明显的地域性差别,西北与东部沿海地区胃癌发病率明显比南方地区高;发病年龄多在 50 岁以上,男女发病率之比为 2:1。由于饮食结构的改变、工作压力增大以及幽门螺杆菌感染等,胃癌发患者群呈现年轻化倾向。此外,一些遗传性肿瘤综合征也可能与胃癌发生风险的增加有关,如林奇综合征、幼年性息肉病综合征、波伊茨—耶格综合征、家族性腺瘤息肉病等。胃癌的预后与胃癌的病理分期、部位、组织类型以及治疗方案有关。

1.诊断

胃癌基本诊断手段主要包括病理和影像学检查,用于胃癌的定性、定位和分期诊断;其他还包括体格检查、实验室检查、内镜(超声内镜和细针穿刺)、转移灶活检以及诊断性腹腔镜探查和腹腔灌洗液评价。组织病理学诊断是胃癌确诊和治疗的依据,胸腹盆部 CT 检查是治疗前分期的基本手段,MRI、腹腔镜探查及 PET-CT 可分别作为怀疑肝转移、腹膜转移及全身转移时的备选手段。

(1)影像学诊断:定性诊断一般采用胃镜和活检;当胃镜活检无法确定病理诊断时,腹腔积液/胸腔积液细胞学检测或转移灶的病理学检测可作为定性诊断依据。定位诊断多采用胃镜联合腹部增强 CT,必要时行腹部 MRI。分期诊断一般采用腹部和盆腔增强 CT、胸部 CT 及内镜超声。胸部 CT 较 X 射线平片能更好地识别肺部转移灶。食管胃接合部癌需要判断病变范围及纵隔淋巴结转移情况时应行胸部 CT 增强扫描。腹部 MRI 推荐作为 CT 怀疑肝转移时进一步检查的手段,推荐有条件者采用肝细胞特异性造影剂,可提高肝转移诊断的敏感性。对放、化疗或靶向治疗疗效进行评价时,需要进行腹部和盆腔增强 CT。

(2)病理诊断:内镜切除标本可明确上皮内瘤变/腺瘤级别,对于浸润型癌可明确其组织学类型、组织学分级、浸润深度、水平切缘和基底切缘、血管、淋巴管侵犯。检查无术前辅助治疗的手术切除标本或术前新辅助治疗的手术切除标本有助于明确临床病理分期,明确病变性质(肿瘤/非肿瘤、良性/恶性)和组织学类型,病理诊断困难时可根据胃肿瘤的诊断与鉴别诊断、预后评估及治疗需要等选择胃癌相关标记物检测项目。免疫组化标记物检测可用于组织学类型鉴别诊断、明确血管和淋巴管侵犯、肿瘤细胞增殖活性评估等。

(3)分子检测:经组织病理检查确诊后,须进行相关分子检测,根据分子分型选择合理的治疗方案。所有经病理诊断证实为胃腺癌的患者均有必要进行 HER2 检测,胃镜活检标本和手术标本均适用于 HER2 检测。HER2 阳性晚期胃癌患者可从曲妥珠单抗治疗中获益,*HER2* 基因扩增水平的高低可预测晚期胃癌患者的疗效。随着肿瘤病期进展(如复发、转移等),HER2 表达状态可能发生改变;放/化疗、新辅助治疗可以改变 HER2 的表达状态。因此,对于放、化疗和新辅助治疗后的癌灶及复发、转移癌灶,如能获得足够肿瘤组织标本,建议重新进行 HER2 检测;对于抗 HER2 治疗后疾病进展的患者,建议重新检测肿瘤组织 HER2 表达状态以决定后续治疗策略。部分根治术后患者的肿瘤组织学标本难以重新获得时,可以采集外周血 ctDNA 进行检测。有研究表明,ctDNA 中 HER2 扩增与组织标本 HER2 阳性表达的一致率达 91.07%。此外,胃癌细胞 PD-L1 表达率为 12%~50%,与 CD8 细胞浸润密切相关,与 EB 病毒(EBV)阳性、MSI-H 等呈正相关。对临床上拟采用 PD-1/PD-L1 抑制剂治疗的胃癌患者,推荐评估胃癌组织的 EBV 感染状态、微卫星不稳定性/错配修复缺陷状态和 PD-L1 表达状态。研究发现,EBV 阳性胃癌患者应用 PD-1/PD-L1 抑制剂的疗效明显优于 EBV 阴性患者;MSI-H/dMMR 患者疗效明显优于 MSS/pMMR 患者;PD-L1 阳性患者人群的客观有效率明显高于阴性患者人群。临床上推荐采用免疫组化法检测胃癌组织 4 个常见 MMR 蛋白(MLH1、MSH2、MSH6 和 PMS2)和 PD-L1 表达;建议检测美国国家癌症研究所(NCI)推荐的 5 个微卫星位点(BAT25、BAT26、D5S346、D2S123 和 D17S250)。CSCO 指南中Ⅲ级推荐检测 *NTRK* 融合基因,*NTRK* 基因融合涉及 *NTRK1*、*NTRK2* 和 *NTRK3*,是多种类型肿瘤的致癌驱动因子。这些融合可以使用多种方法进行检测,包括肿瘤 DNA 与 RNA 以及血浆游离 DNA 测序。TRK 抑制剂(如 larotrectinib 或 entrectinib)可用于治疗 *NTRK* 融合阳性的肿瘤患者,而且具有很高的应答率(>75%)。FDA 授权批准了针对 *NTRK* 基因融合阳性的实体瘤使用 TRK 抑制剂靶向治疗。二代测序可同时评估胃癌多基因异常,当可供检测的组织有限且患者无法接受其他检测时,可考虑进行 NGS 检测,但应注意 NGS 的局限性。

2.分期

胃癌的分期采用 UICC/AJCC 的 TNM 分期系统(第 8 版):T 代表原发肿瘤,不同分级判定肿瘤大小及侵犯程度;N 代表区域淋巴结,判定区域淋巴结转移的数目;M 代表远处转移,评定有无转移;综合评定 T、N 和 M 三要素,临床分期(cTNM)可分为 0、Ⅰ、Ⅱ(A,B)、Ⅲ 和 Ⅵ(A,B)期;病理分期(pTNM)可分为 0、Ⅰ(A,B)、Ⅱ(A,B)、Ⅲ(A,B,C)和 Ⅵ期;新辅助治疗后可分为 Ⅰ、Ⅱ、Ⅲ 和 Ⅵ期。

(二)胃癌的分子生物学

胃癌中最常见的类型是腺癌,其有两个亚型:肠型和弥漫型。它们的区别在于解剖部位不同、临床结果不同和发病机制不同。肠型散发胃腺癌有一个从正常胃上皮细胞到慢性萎缩性胃炎(通常由于幽门螺杆菌感染),到肠上皮化生(与Barrett 食管的肠上皮化生类似,但还是有不同的特征),到不典型增生,再到癌症的标志性进程(正常胃黏膜→慢性萎缩性胃炎→肠化生→低级不典型增生→高级不典型增生→腺癌)。弥漫型胃腺癌的行为更具侵袭性、恶性程度更高,与小叶型乳腺癌类似,E-钙黏蛋白丢失是其显著特征。

1.遗传易感性

病例对照研究得到的一致结果表明,胃癌患者的亲属罹患胃癌的风险增加 3倍。对同卵双胞胎进行的研究显示,与异卵双胞胎相比,同卵双胞胎同患胃癌的概率也有轻微地增加。具有高外显度,有患胃癌遗传倾向的常染色体显性遗传的大家系非常罕见。然而,已有研究报道早发性弥漫型胃癌与染色体 16q 上的 *E-cadherin/CDH1* 位点连锁,并与该基因的突变相关。这一开创性的发现已在其他相对较高外显率(67%～83%)的胃癌中证实。因此,对 E-钙黏蛋白的突变检测应在适当的临床情况下予以考虑。事实上,即使在内镜检查未发现明显的胃黏膜异常,预防性的胃切除术在存在生殖细胞 E-钙黏蛋白突变的家系中也应高度考虑。最近,在这些家族中也发现了生殖细胞 α-连环蛋白突变。

林奇综合征或遗传性非息肉性结肠癌涉及 DNA 错配修复基因的生殖细胞突变。胃腺癌可在一些林奇综合征的家系中存在。也已在家族性腺瘤性息肉病和黑斑息肉综合征患者中发现胃癌。

2.幽门螺杆菌感染和其他宿主环境因素的作用

幽门螺旋菌作为一种共生的生物,其感染在世界各地广泛流行。尽管其被世界卫生组织划分为一级致癌物,但幽门螺杆菌感染并非一定导致胃癌。这强调了其他因素的重要性,如幽门螺杆菌的毒力、环境和宿主因素,以及遗传多态性(如一种强效胃酸分泌抑制剂——*IL-1β* 基因中的多态性)。也有报道表明,A 型血与胃癌相关。幽门螺杆菌可黏附于 Lewis 血型抗原,提示这是增加胃癌风险的一个因素。胃癌患者与对照组献血者人群相比,一个黏蛋白基因 *MUCL* 的小变异等位基因型与胃癌相关。EB 病毒感染已在某些类型(淋巴上皮样)的胃癌中被关注,尽管它的重要性尚不清楚。

3.分子遗传学改变

与食管鳞状细胞癌、食管腺癌、胰腺癌和结肠癌这些存在某些癌基因与抑癌基因高频率改变的肿瘤相比,散发的胃癌中未观察到如此高频率的基因改变。一个相当普遍的改变是 DNA 错配修复基因改变引起的微卫星不稳定性。在胃癌的一个亚型中,可以发现微卫星不稳定及相关的 *TGF-β*Ⅱ受体、*IGFR*Ⅱ、*BAX*、*E2F-4*、*hMSH3* 和 *hMSH6* 基因的改变。在 $13\%\sim44\%$ 的散发型胃癌中发现微卫星不稳定。肠型胃癌中发生高频率的微卫星不稳定,淋巴结的受累较少,有较多的淋巴细胞浸润,并有较好的预后。这与林奇综合征相关的结肠癌相似。

在大多数胃癌中都出现了 *TP53* 抑癌基因的改变。对胃癌中 p16 启动子区域的研究发现,41% 表现出 CpG 岛甲基化。许多启动子区域高甲基化的病例表现出高度微卫星不稳定性表型和包括 hHLH1 启动子在内的多个位点的甲基化。

在胃癌中,E-钙黏蛋白通过点突变、等位基因缺失或启动子甲基化而下调。另外,在上皮—间质转化中,E-钙黏蛋白的转录可被 Snail 与 Slug 等转录因子抑制。不过,目前尚不清楚上皮—间质转化在胃癌形成中是否如乳腺癌等其他肿瘤,是一个重要的过程。

通过 PCR 和免疫组织化学分析,其他一些癌基因和抑癌基因的改变在相当小的一部分胃癌中有报道,但由于使用方法的差别和缺乏统一的质量控制,这些观察不太引人关注。癌症基因组图谱(TCGA)联盟正在进行胃腺癌的深度测序,不久的将来应该会有新的观点。

4.胃癌的模型

近几年,胃癌的遗传工程小鼠模型迅速涌现,发现了 Wnt 信号激活并诱导的下游效应分子、*TP53* 基因的失活、*APC* 基因的失活、*Smad4* 的失活及胃泌素均是胃癌发生的关键因素。在各种小鼠模型中,证实了幽门螺杆菌的伴随感染促进了胃癌的发生。此外,骨髓干细胞的募集可能增强了幽门螺杆菌感染在胃癌形成中的影响。最近,已经在小鼠中证实 IL-1β 的过表达,伴随不成熟的骨髓细胞(也称为骨髓来源抑制细胞)的募集可导致胃炎和胃癌。

(三)胃癌分子标志物

1.癌胚抗原(CEA)

CEA 是一种酸性糖蛋白,具有胚胎特性的抗原决定簇,在多种恶性肿瘤组织中均可检测出其表达。国内外研究者对其研究较早,也较为透彻。一项研究对包括 14651 名符合要求的受试者进行荟萃分析,比较 CEA 表达量高低对于胃癌患者预后的影响,结果显示 CEA 阳性表达的患者较 CEA 阴性患者预后差,表明治疗前 CEA 的表达情况可能是影响胃癌患者预后的一个独立因素。回顾性分析肿瘤标志物 CEA、CA19-9 和 CA72-4 与胃癌复发之间的关系,发现在早期胃癌患者中,术后 CEA 的复发敏感度可达到 40.0%,而在进展期胃癌患者中术后 CEA 复发敏感度可达到 100%;此外,多因素分析显示早期胃癌患者术后 CEA 表达水平增加是复发的独立预后因素。

2.血管内皮生长因子(VEGF)

肿瘤内部及周围血管的生成是肿瘤组织迅速增殖、转移的必要条件。VEGF 在浅表性胃炎及慢性萎缩性胃炎中阳性表达,但表达率较低;胃癌患者中 VEGF 阳性率上升显著。

有学者利用免疫组织化学法、高通量组织芯片技术检测上百例胃癌组织及正常对照组织中 VEGF、NRP1 及 CD44 的表达情况,发现上述三者在胃癌组织中的阳性表达率分别为 76.4%、66.7% 及 83.3%,而在正常胃组织中的阳性表达率分别为 15.4%、9.6% 和 21.2%,三者在胃癌中的表达正相关性显著。miRNA-874 的下调可通过调节信号转导及转录激活因子 3(STAT3)进而促进肿瘤血管生成,抑制体外胃癌细胞系中 miRNA-874 的表达可使 STAT3 和 VEGF-A 蛋白表达显著增强,因此认为 miRNA-874 可以在体内抑制肿瘤生长和血管生成,可作为人类胃癌治疗的靶标,其表达与 STAT3 或 VEGF-A 水平呈负相关。

3.C-X-C 基序趋化因子配体 1(CXCL1)

CXCL1 最早在研究黑色素瘤时被发现,是趋化因子家族中的一员,在神经系统中广泛表达,在诸多脑部病变如癫痫、神经退行性病变中作为重要的炎症介质存在。体外构建 CXCL1 过表达细胞系后发现 CXCL1 在胃癌患者体内阳性表达率为41.4%,并且可以增加胃癌细胞的迁移能力。体内实验结果表明 CXCL1 可以促进胃癌组织的生长,高表达的 CXCL1 往往预示患者预后不良。利用免疫组织化学法检测发现 CXCL1 在胃癌组织中显著过表达,虽然在健康的胃组织中也有表达,但水平远低于癌组织。与无淋巴结转移者相比,有淋巴结转移者阳性表达率更高,并且 CXCL1 表达水平与肿瘤分化程度显著相关,因此认为其与胃癌的侵袭、转移能力有关。

4.组织多肽抗原(TPA)

TPA 广泛分布于机体组织及细胞中,但水平较低,是上皮细胞分解后的沉积物。在恶性肿瘤发生过程中由于异常基因的抑制被消除导致肿瘤细胞的分解破坏加速,进而导致 TPA 水平升高。胃癌患者中其阳性率比 CEA 高,日本已将 TPA、CA72-4 及 CA19-9 作为诊断胃癌的高价值肿瘤标志物,发现随着胃癌临床分期的增高,TPA、CA72-4 和 CA19-9 阳性表达率也逐渐增高,TPA 在 Ⅱ～Ⅳ 期胃癌中的阳性率分别为 25.6％、56.4％和 81.5％,均高于同期胃癌中 CA72-4 和 CA19-9 的阳性率,三者联合检测用于胃癌的早期诊断阳性率达到 75％,临床价值显著。在有关 TPA 与胃癌关系的研究中,有学者应用免疫组织化学法检测上百例包括胃癌与胃炎组织中 TPA 的表达情况,发现 TPA 在Ⅳ期胃癌患者中的阳性率达到了 90.9％,随着肿瘤临床分期的增高,TPA 的阳性表达率也随之增高,而在胃炎组织中均未见到 TPA 阳性表达病例,因此认为 TPA 对于胃癌的临床早期诊断和肿瘤分型均有一定的帮助。

5.肿瘤特异性生长因子(TSGF)

TSGF 为恶性肿瘤及周边相应毛细血管的大量扩增提供了物质基础,能够促进血管生成因子的分泌,并随着肿瘤的生长被逐渐释放到外周血液。因其只"服务"于肿瘤组织而对正常组织无促进血管生成的作用,故可以检测其在外周血中的浓度来达到预警恶性肿瘤的目的。检测胃癌患者、胃部良性疾病患者及健康人体内 TSGF、CEA、CA72-4 及 CA19-9 表达变化情况后,发现 TSGF 诊断胃癌受试者操作特征(ROC)曲线下面积达到 0.839(最佳临界值为 60.7 U/mL),CEA、CA72-4 和 CA19-9 的 ROC 曲线下面积分别为 0.833、0.805 和 0.810(最佳临界值分别为 2.36 ng/mL、3.06 U/mL 和 5.72 U/mL),上述四者联合检测对于胃癌的诊断敏感度达到88.9％,准确度为 90.4％,用于早期胃癌诊断具有明显优势。相类似的研究同样选取了 TSGF、CEA、CA72-4 和 CA19-9 四种标志物,发现上述四者在胃癌组织中的表达水平均显著高于胃部良性疾病患者及健康对照组;TSGF 诊断胃癌的敏感度为51.0％,特异度为 96.0％,准确度为 64.2％;四者联合检测对于胃癌的诊断敏感度、特异度及准确度分别可达到 90.8％、88.0％和 89.9％,敏感度及准确度均高于四种肿瘤标志物单独检测的结果。

6.癌抗原 72-4(CA72-4)

CA72-4 又称胃癌抗原,在胃癌的早期诊断中具有较高的敏感性和特异性,属于黏蛋白类糖类抗原。CA72-4 存在于多种恶性肿瘤组织中,是一种广谱肿瘤标志物。有文献报道 CA72-4 是胃癌中最敏感且特异性较高的标志物,其表达阳性与进展期胃癌、淋巴结转移及远处转移密切相关。有研究发现 CA19-9、CA72-4、CEA 及 AFP 诊断胃癌的阳性率分别为 41％、32.6％、24.2％和 8.4％,其中 CEA 在肝转移的胃癌患者中阳性更常见,CA19-9 与淋巴结、腹膜等处的转移关系紧密;上述四者血清水平与患者 3 年累积生存率成反比。在 32 例行连续手术切除的胃癌患者(包括次全切、全切或姑息性胃切除术)中,发现胃癌患者淋巴结受累情况与外周血和腹腔冲洗液中 CA72-4 水平较高相关,而外周血 CA72-4 水平与浆膜侵袭性无明显相关性。

7.癌抗原 19-9(CA19-9)

CA19-9 是一种唾液酸化的乳-N-岩藻戊糖Ⅱ,首先被用于胰腺癌的诊断,并已被证实具有一定的临床意义。临床上普遍认为 CA19-9 高于 200 U/mL 提示胃癌已处于中晚期,预后不佳。近年来临床主流研究将 CA19-9 与 CEA 结合或 CA19-9、CEA 与 1～2 种相关肿瘤标志物结合进行诊断性检测,以期提高检测准确性。

CA19-9 与 CEA、Ⅰ型胃蛋白酶原(PGⅠ)、Ⅱ型胃蛋白酶原(PGⅡ)及 CA72-4 结合用于胃癌检测,发现 5 种肿瘤标志物联合检测对于胃癌敏感度可达到 89.4%,特异度达到 68.5%,联合检测敏感度高于各单项标志物检测结果。另有研究发现 CA19-9 与 CEA 在胃癌患者体内表达水平普遍升高,且二者在有淋巴结转移患者体内表达水平显著升高,往往提示患者预后不良,但与肿瘤的分化程度无显著相关性。

在新辅助化疗的临床实践中,肿瘤标志物是非常重要的。对接受新辅助化疗胃癌患者体内 CA19-9、CEA、CA72-4 及 CA12-5 的表达变化情况进行检测及相关统计学分析,发现 CA19-9 和 CA72-4 均阳性的患者的中位总生存时间显著低于阴性患者;CEA、CA72-4 和 CA12-5 三种肿瘤标志物在化疗后表达水平均显著降低,特别是在一些疾病控制的患者体内趋势更加显著,因此认为肿瘤标志物水平的变化对于癌症患者化疗的疗效判断有着一定的预测作用。

8.癌抗原 242(CA242)

CA242 是经杂交瘤技术免疫小鼠获得的单克隆抗体所能识别的一种黏蛋白糖类抗原,主要表达于胚胎组织。消化道恶性肿瘤患者血清中其表达水平上升明显,而在正常组织中不表达或表达极低。笔者查阅大量文献认为目前 CA242 结合 CA19-9、CEA、CA12-5 和 AFP 是研究较为广泛的胃癌相关肿瘤标志物。某学者研究发现 CA242 与 CA19-9、CA72-4、CEA 联合检测用于胃癌的诊断敏感度和特异度分别为 85% 和 62.5%,敏感度显著高于应用 3 项、2 项或单项血清肿瘤标志物检测结果。

有学者利用包括 CA242、CA19-9、NSE 及 AFP 等在内的 12 种肿瘤标志物组成的检测系统来诊断胃癌,发现该系统对所研究胃癌患者的诊断率为 35%;随着胃癌患者临床分期的增高,诊断率也逐渐增高,Ⅳ期胃癌患者诊断率最高,达到了 47.72%,因此认为该系统对于晚期胃癌的诊断有一定的价值。另有学者同样选取了 CA242、CA19-9、CA72-4 和 CEA,观察四者在胃癌、慢性萎缩性胃炎及正常胃组织中的表达差异性,发现 CA242、CA19-9、CA72-4 和 CEA 在胃癌中较非癌组织中显著升高,CA242 在Ⅲ、Ⅳ期胃癌中的阳性表达率分别为 33.3%、42.9%,而当四者联合时,随着临床分期的增加,阳性率同样逐渐上升,检测Ⅳ期胃癌阳性率可达到 85.7%,高于Ⅲ期及Ⅰ～Ⅱ期的 60.0% 和 42.9%。

9.MG-Ag

MG-Ag 是位于糖链上的一种中性糖脂抗原和胃癌相关糖蛋白抗原组成的抗原决定簇,对胃癌敏感性较高,是一种胃癌的新型肿瘤标志物,可以被鼠源性抗人胃癌单抗 MG 所识别。目前市场上有将其加工过的试剂盒(MG7-IRMA)并且已经用于临床。通过检测 MG-Ag 在血清中的浓度,可以预测胃癌的分期,并且在胃癌根治术后血清 MG-Ag 水平显著降低。对 MG-Ag 与 CEA、CA19-9、CA72-4 在胃癌中的水平进行双项联合检测,结果显示 MG-Ag 与 CA72-4 联合检测对胃腺癌和胃恶性淋巴瘤患者的阳性率分别为 74.7% 和 62.5%;胃平滑肌肉瘤患者以 CA72-4 和 CA19-9 联合检测最佳,阳性率为 55.6%;未分化腺癌患者以 MG-Ag 与 CA19-9 联合检测阳性率最高,达 70.6%。对于胃癌的联合诊断,临床上同样有许多不同的组合,并且结果也有相应的差异;研究者也指出,MG-Ag 对于胃腺癌诊断阳性率高达 94.1%,未分化癌中 MG-Ag 同样表达较高,阳性率可达到 88.2%,若应用单项肿瘤标志物检测胃癌应首选 MG-Ag。此外,MG-Ag 与 CA19-9、CA72-4 联合用于胃癌的诊断时其敏感度、特异度及准确度分别可达到 81.3%、95.7% 和 89.5%;单项检测时 MG-Ag 诊断胃癌特异度及准确度均为各项标志物单项检测时最高,分别可达到 92.8%、78.1%。另有研究发现 MG-Ag 诊断胃癌的敏感度较 CEA 与 CA19-9 高,达到了 65.8%,准确度达到了 80.7%,也是三者最高;特异度最高的为 CEA(97.5%);三者联合诊断胃癌的敏感度、特异度及准确度分别可达到 89.5%、90.0% 及 89.7%,诊断胃癌优势明显,或可成为早期诊断胃癌的一种有效手段。

10.卷曲同源相关蛋白(FRZB)

卷曲同源相关蛋白是 sFRP 家族中最早发现的一员,其基因定位于染色体 2q31-q33。在胚胎发育方面对于 FRZB 的研究较多,而在肿瘤方面的研究目前也在逐渐增多。现已知其在结直肠癌、乳腺癌组织中由于其启动子的高度甲基化而呈现低表达。FRZB 作为 Wnt 拮抗剂在发育中禽类的心脏房室(AV)心内膜垫中表达受限,并且可抑制心内膜垫中 Wnt-9a 介导的细胞增殖。

构建 FRZB 表达载体,人为地使 FRZB 过表达,将载体转入 SGC-7901 细胞系后发现胃癌 SGC-7901 细胞系的增殖和侵袭能力显著降低;MMP-2、MMP-7 及 MMP-9 的表达均降低显著,因此认为 FRZB 对胃癌细胞侵袭能力的抑制是通过负调控 MMP 来实现的。利用 GO 富集分析、分层聚类及热图展示等方法发现在弥漫型胃癌和肠型胃癌之间共有 4598 个差异表达的基因,*FRZB* 和 *EFEMP1* 可作为弥漫型胃癌患者独立的预后因素,而在肠型胃癌中并不能作为预后因素,因此可将 *FRZB* 和 *EFEMP1* 作为鉴定胃癌患者亚型的特异性预后因子。

11.再生基因 4(RegⅣ)

其编码的蛋白属于 Reg 家族的一个分泌性蛋白,其在功能上类似于凝集素、抗凋亡因子。正常情况下 RegⅣ 在消化系统主要表达于胰腺、十二指肠、空回肠等部位,在正常胃组织中不表达或低表达,而在胃癌中的表达明显增加。有学者对 4 个原发性胃癌及 1 个相关的淋巴结转移性胃癌样本进行了基因表达系列分析(SAGE),发现了一些可能参与胃癌侵袭和转移的基因;进一步实验发现过表达频率较高的基因(以肿瘤组织/正常组织>2 为标准),其中有 COL1A1(78.3%)、CDH17(73.9%)、APOC1(67.4%)等,RegⅣ 也达到了 47.8%,并且经过定量逆转录聚合酶链反应(qRT-PCR)分析还发现在 46 个胃癌样本中有 30.4%的样本显示出了高水平的 RegⅣ 表达,而其在正常组织中并没有表达。通过 qRT-PCR 检测胃癌组织与匹配的正常组织中相关 miRNA 的表达,发现 miRNA-24 在胃癌组织中显著下调,并且与肿瘤分化相关;还发现 RegⅣ 是 miRNA-24 的靶标,miRNA-24 可以通过结合其 3′非翻译区来调节 RegⅣ 表达。在研究胃癌及癌旁正常组织中 RegⅣ、CCL7 的表达变化情况时发现 RegⅣ 在胃癌组织中的阳性表达率为 59.72%,CCL7 阳性率为 56.94%,分别显著高于癌旁组织中的 19.44%和 27.78%;TNMⅢ、Ⅳ期胃癌中 RegⅣ 阳性率达到了 84.62%,明显高于 0~Ⅱ期的 45.65%,显著差异表达。CCL7 在 TNMⅢ、Ⅳ期胃癌中阳性率达到了 76.92%,同样高于0~Ⅱ期的45.65%,并且与淋巴结转移、浆膜浸润情况等显著相关,认为在胃癌的发生发展过程中 RegⅣ 与 CCL7 具有重要的临床预测作用。

(四)胃肠道间质瘤

胃肠道间质瘤(GIST)是消化道常见的间叶源性肿瘤。该肿瘤可在任何年龄段发生,但常见于 50~70 岁,无性别差异。GIST 可以发生在任何部位,最常见于胃(60%),其次是空肠和回肠(30%)。GIST 也可发生在肠系膜、网膜或后腹膜,被称为肠道外 GIST。临床上,患者的典型症状为模糊的腹部症状,此外,约 20%的患者无明显症状,并且肿瘤通过影像学检查或内镜检查偶然发现。

典型的 GIST 是梭形细胞肿瘤,但也可以偶然出现上皮样形态或者二者的混合。肿瘤进展的风险可以依据肿瘤部位、大小以及核分裂数预测。在 CD117 免疫组织化学应用之前,大多数的 GIST 被错误地归入平滑肌肿瘤或神经肿瘤。如今,大多数病例可以通过 CD117 染色作出诊断(GIST 阳性率约 95%)和(或)通过 DOG1 阳性染色诊断(GIST 阳性率约 98%)。对 KIT 阴性的肿瘤,DOG1 对诊断帮助极大。

大约 80%的 GIST 具有 KIT 基因突变。KIT 位于 4 号染色体长臂,并编码一种Ⅲ型受体酪氨酸激酶。这种受体由一个胞外配体结合区、一个跨膜区、一个近膜结构域以及两个胞内酪氨酸激酶结构域构成。在正常情况下,配体结合于胞外结构域则导致形成二聚体,磷酸化胞内酪氨酸激酶结构域,并触发胞内级联反应导致细胞增殖。在 GIST 中,突变导致受体持续活化,并上调细胞生长的信号通路。突变最常发生于 11 号外显子,其次是 9 号外显子,二者均编码近膜结构域。13 号和 17 号外显子突变少见。框内缺失是最常见的 *KIT* 突变类型,其次是单核苷酸替换以及重复。缺失几乎总是发生在 11 号外显子。11 号外显子突变与好的预后相关,而 9 号外显子突变则提示预后不佳,但也有些研究与这一发现相反。9 号外显子突变更常见于小肠 GIST。

大约 7% 的 GIST 具有血小板衍生生长因子受体 α(PDGFRA)突变。与 KIT 相似,PDGFRA 也是一种 III 型受体酪氨酸激酶,并且在结构与功能上与之同源。*KIT* 与 *PDGFRA* 基因突变相互排斥。*PDGFRA* 突变通常发生在 18 号外显子,但也可以发生在 16 和 14 号外显子。单核苷酸替换最为常见,其次是缺失。*PDGFRA* 突变与胃及肠道外发生的 GIST 密切相关,常表现为上皮样特征,并且 CD1117 可能呈阴性或弱阳性。

无 *KIT* 和 *PDGFRA* 突变的 GIST 被称为"野生型 GIST"。现在知道多数此类肿瘤具有一种琥珀酸脱氢酶(SDH)基因突变,目前被称为"SDH-缺乏型 GIST"。*SDH* 突变相对常见,特别是在胃,占所有胃 GIST 的 5%~10%。SDH-缺乏型 GIST 与 *KIT* 和 *PDGFRA* 突变型 GIST 在很多方面不同。在组织学上,它们表现为特征曾性的多结节状与丛状生长方式,而在形态学上几乎全部表现为上皮样。这种特征在儿童(被称为"儿童型 GIST")以及 Carney 三联征患者中被观察到。我们现在知道,几乎所有发生于儿童的 GIST 都是 SDH-缺乏型。SDH-缺乏型 GIST 主要发生于儿童及年轻成人,更有可能是综合征(Carney 三联征或 Carney-Stratakis综合征),并且约 30% 伴有胚系突变。与普通的 GIST 不同,SDH-缺乏型 GIST 的生物学行为不能通过肿瘤大小和核分裂数预测。此外,这种肿瘤常呈多灶性,并容易转移至淋巴结。不过,尽管对伊马替尼耐药,该肿瘤表现为惰性的临床病程。

SDH 是一种位于线粒体内膜的酶复合体,连接 Krebs 循环(柠檬酸循环)与电子传递链。SDH 复合体由 4 个亚单位组成:SDHA、SDHB、SDHC、SDHD。SDHC 与 SDHD 是疏水膜锚定亚单位,而 SDHA 与 SDHB 则是亲水酶组分。SDH 复合体任何成员的丢失都会造成整体的不稳定性,并导致 SDHB 降解。因此,免疫组织化学观察 SDHB 表达缺失可以作为任一 *SDH* 基因双等位突变/失活的标志,并用于识别需要正式基因检测的个体。检测所有 SDH 亚单位的胚系突变的工作量巨大,这特别源于 *SDHA* 是一个含有 15 个外显子的大基因,此外还存在 3 个可能引起干扰的与之同源的假基因。已经证明,SDHA 免疫组织化学阴性表达预示 *SDHA* 基因胚系突变。

总体而言，大多数 GIST 是散发性的，但一些可作为综合征的一部分。正如前文提到的，SDH-缺乏型 GIST 可成为 Carney 三联征或 Carney-Stratakis 综合征的一部分。Carney 三联征发生的遗传学原因仍然未知。典型的 Carney 三联征发生在年轻女性，以 GIST、副神经节瘤以及肺软骨瘤为特征。Carney-Stratakis 综合征的特征是多灶性 GIST、副神经节瘤、嗜铬细胞瘤，这些肿瘤继发于一个 SDH 亚单位的胚系突变。发生 KIT 和 PDGFRA 胚系突变的家族已有记载，这些家族中的个体除了发生 GIST 外，还可能发生色素沉着、吞咽困难和色素性荨麻疹。Ⅰ型神经纤维瘤病（NF1）也可以发生综合征性的 GIST。NF1 中的 GIST 常为多发，倾向于累及小肠，并表现惰性的特征。NF1 相关性 GIST 是"野生型"，无 KIT、PDGFRA 及 SDH 突变。这种 GIST 的发生机制并不清楚，但有人认为神经纤维瘤蛋白可能通过 *RAS* 原癌基因激活 KIT。

突变检测不仅对 GIST 诊断有帮助，特别是对 CD117 和 DOG1 阴性的肿瘤的诊断，更能够在初诊及发生耐药时指导治疗。此时并不推荐常规进行突变检测，但在学术中心常常进行，在将实施治疗时应考虑进行检测，以防不常见的临床及组织学特征，以及小肠 GIST 中常出现的 9 号外显子突变。酪氨酸激酶抑制剂，如甲磺酸伊马替尼和舒尼替尼，抑制 KIT 和 PDGFRA 受体的 ATP 结合结构域，从而导致磷酸化及下游信号通路的失活和抑制。已经证实不同的突变方式导致不同的治疗反应。与 9 号外显子突变和野生型 GIST 相比，具有 KIT 11 号外显子突变的 GIST 对伊马替尼反应最佳。然而，临床试验表明增加剂量（400 mg 与 800 mg）可显著改善 9 号外显子突变的 GIST 的无进展生存期（PFS）。PDGFRA 18 号外显子 Asp842Val 的 GIST 对伊马替尼和舒尼替尼原发耐药。

继发性耐药，定义为伊马替尼治疗缓解 6 个月后疾病进展，发生于约 50% 的 GIST 中，最可能的发生原因是出现额外的突变。与原发性 KIT 突变不同，其发生于编码近膜区段的外显子，而耐药突变主要发生在编码 ATP 结合囊的 13 和 14 号外显子，并干扰与药物的相互作用。17 和 18 号外显子的新发突变也可见到，其涉及活化环结构域，并导致自身活化。在一些病例中，一个肿瘤可以发生多种耐药突变，并且一个患者的多个肿瘤部位也可发生不同突变。

三、肝癌

（一）概述

肝癌分为原发性肝癌和继发性肝癌：原发性肝癌起源于肝脏的上皮或间叶组织，按照病理类型可分为肝细胞癌（HCC）、肝内胆管癌（ICC）和 HCC-ICC 混合型等，其中 HCC 最常见，占 85%～90%；继发性肝癌是体内其他器官起源的恶性肿瘤侵犯至肝脏，多见于胃、胆道、胰腺、结直肠、卵巢、子宫、肺、乳腺等器官恶性肿瘤的肝转移。肝癌发病常隐匿,早期症状不明显,仅有少数患者出现食欲减退、上腹闷胀、腹痛、乏力等症状,还有一些患者出现轻度的肝肿大、黄疸和皮肤瘙痒。当患者的临床症状非常明显时,病情往往已进入中、晚期。中、晚期常见的临床表现有肝区疼痛、腹胀、纳差、发热、乏力、消瘦、进行性肝大或上腹部包块等;可伴有黄疸、腹泻、异常的瘀伤或出血及一系列内分泌或代谢异常症状,如高钙血症、高脂血症。据统计,肝癌的发病率为每 10 万人 10.1 人(男性 15.3 人,女性 5.3 人),死亡率为每 10 万人 9.5 人(男性 14.3 人,女性 5.1 人),是全世界范围内发病率第六高、死亡率第二高的癌症。按照性别统计,男性患者几乎是女性的 3 倍。按照年龄统计,45～60 岁人群发病率最高。按地区划分,肝癌在东亚国家的发病率高于其他地区。我国肝癌防治形势严峻,国家癌症中心公布的最新数据显示,肝癌在国内是发病率第四高、死亡率第二高的恶性肿瘤。不论在城市还是农村,肝癌发病率和死亡率均呈逐年增长趋势,70～75 岁是肝癌高发期,其中男性多于女性。

肝癌主要的致病因素包括乙型肝炎病毒(HBV)和丙型肝炎病毒(HCV)慢性感染、黄曲霉素、饮酒和吸烟。大多数肝癌病例被发现时,已发展至晚期,对药物治疗不敏感。在 44% 的早诊患者中,5 年生存率为 31%。如果癌变已经扩散到周围组织或器官和(或)区域淋巴结,5 年生存率为 11%。如果癌症已经扩散到身体较远的部位,5 年生存率为 2%。以上数据表明肝癌的早期诊断可以有效降低死亡率。

1.诊疗总则

肝癌的诊疗过程中,为避免单学科治疗的不足,必须重视多学科诊疗团队模式,由多个学科(包括肝胆外科、肿瘤内科、感染科、消化内科、内分泌科、病理科、影像科等)的专家综合分析患者的临床表现、影像检查、病理和分子生物学资料,对患者的一般状况、疾病的诊断、分期/浸润范围、发展趋向和预后做出全面的评估,根据最新的国内外治疗规范/指南或循证医学依据,结合现有的治疗手段,为患者制订最合适的整体治疗方案。

2.筛查

HCC 高危因素主要有 HBV/HCV 感染、长期酗酒(酒精性肝病)、非酒精性脂肪性肝炎、食用黄曲霉素污染的食物、多种原因引起的肝硬化,以及有肝癌家族史群。近年的研究提示糖尿病、肥胖和吸烟也会增加患 HCC 的风险。对高危人群,专家建议至少每隔 6 个月进行一次血清甲胎蛋白(AFP)和肝脏超声检查,对阳性患者进一步行腹部动态增强多期 CT 和(或)MRI 检查,必要时进行肝血管造影。AFP≥400 ng/mL,且排除慢性或活动性肝炎、肝硬化、睾丸或卵巢胚胎源性肿瘤以及妊娠等,高度怀疑肝癌。对于 AFP 轻微升高者,也应进行动态观察,并与肝功能变化对比分析。此外,有约 30% 的肝癌患者 AFP 水平正常,可联合进行甲胎蛋白异质体、α-L-岩藻糖苷酶和异常凝血酶原检测，以免漏诊。

3.诊断

确诊肝癌的金标准是肝穿刺标本的病理学诊断，准确率很高，但肝穿刺的创伤性很大，很多患者不易接受，故临床上一般不将活检作为常规检测手段，而优先以肝功能、肿瘤标志物及影像学检查结果结合患者临床表现、HBV/HCV感染史、遗传病史等信息综合判断，必要时再行肝穿刺活检。

病理诊断：癌肿周边区域是肿瘤生物学行为的代表性区域。大体标本描述应明确肿瘤的部位、大小、数量、颜色、质地、与血管和胆管的关系、包膜状况、周围肝组织病变、卫星结节、肝硬化类型、肿瘤至切缘的距离以及切缘受累情况等；镜下观察应重点描述分化程度、组织学类型（常见有细梁型、粗梁型、假腺管型和团片型等）、特殊细胞类型（透明细胞型、富脂型、梭形细胞型和未分化型等）、肿瘤坏死程度、淋巴细胞浸润及间质纤维化的范围和程度、癌周浸润、包膜侵犯或突破、微血管侵犯和卫星结节等。

辅助诊断：超声影像检查简便、实时、无创、敏感，可显示肝脏占位的部位、大小和形态，其中超声造影技术散射回声强，分辨力、敏感性和特异性高，在肝脏肿瘤的检出和定性诊断中具有重要价值。国内外的指南还强调对肝占位进行多期动态增强CT扫描和（或）动态对比增强MRI检查。典型的HCC影像学特征是肝占位在动脉期快速不均匀血管强化，而静脉期或延迟期快速消逝。肝血管造影是利用介入手段将导管插入相应的肝血管内进行血管造影的X射线诊断方法，具有定位诊断和鉴别诊断的价值，为诊断、指导手术或介入治疗的重要手段。此外，需要合理地组合应用免疫组化标志物进行辅助诊断：HepPar-1、GPC-3、CD10、Arg-1和GS是常用的肝细胞标志物，CK7、CK19和MUC-1是常用的鉴别胆管细胞的标志物。必要时可检测基因组学相关指标，对原发性肝癌与转移性肝癌、HCC与ICC等进行鉴别诊断。

4.分期

肝癌的分期对于选择治疗方案和预后评估至关重要，根据肿瘤因素、患者一般情况及肝功能情况等，国内外研究机构制定了多种肝癌分期方案，如巴塞罗那（BCLC）分期、TNM分期、日本肝病协会（JSH）分期以及亚太肝病协会（APASL）分期等，但目前尚无统一标准。我国学者根据肝脏肿瘤数目、大小、血管侵犯、肝外转移、Child-Pugh分级及体力状况评分六大因素制定了适用于HCC的肝癌临床分期标准，分为Ⅰa期、Ⅰb期、Ⅱa期、Ⅱb期、Ⅲa期、Ⅲb期、Ⅳ期。以Child-Pugh分级来看，临床生化指标包括肝性脑病、腹水、总胆红素、白蛋白以及凝血酶原时间延长等，对以上指标进行综合评分，总得分5～6分为A级，7～9分为B级，≥10分即为C级。

(二)肝癌分子标志物

1.甲胎蛋白(AFP)

AFP是糖蛋白的一种,人类在胎儿期就具备了合成AFP的能力,AFP现已广泛应用于临床并成为临床早期诊断肝癌的重要指标之一。目前AFP能在患者出现明显的临床症状前8~11个月就被检测到异常表达,因此用于原发性肝癌早期预警、诊断及预后判断均有一定的优势。但一些常见肝脏疾病如肝炎、肝硬化及其他恶性肿瘤如胃癌、睾丸癌、乳腺癌、部分结肠癌、直肠癌等也会引起AFP不同程度的升高,提示临床上AFP升高存在一定的假阳性率。对AFP诊断肝癌的敏感度的报道各不相同,基本为33%~85%,临床上确诊肝癌经典方法是将其与影像学结合来综合判断。一些分化程度较高或分化较差、恶性程度较高的患者也会出现AFP不升高的现象;AFP作为筛选工具在临床上存在假阳性及假阴性现象,且灵敏度及特异度不甚理想。因此最新研究表明在临床上要对AFP检测结果进行正确的评估,若AFP阴性应考虑是否有漏诊可能。对5例AFP阴性肝癌患者癌组织标本进行免疫组织化学法检测,发现HepPar-1、CD34及Villin均为阳性,包括CD10、CK20、CK7在内的几种标志物均为阴性,因此当AFP阴性但高度怀疑患者为肝癌时,可以联合HepPar-1、CD34、CD10三种一线抗体作为诊断肝癌的依据;此外Villin、CK20、CK7及GCDFP15等也可作为排除诊断的标准。有学者搜集包括452例肝癌患者的上千例病例进行研究,发现AFP大于20 ng/mL水平时检测肝癌的敏感度为70.1%,特异度为89.8%;肝硬化并且未携带丙型肝炎病毒者AFP>59 ng/mL或更高水平时诊断肝癌更加准确;以肝硬化水平鉴定肝癌HIV阳性患者较阴性患者准确度明显提高。结合当前查阅有关AFP早期诊断肝癌的相关文献,总结出AFP有以下几点不足:①诊断肝癌敏感性不足;②存在假阳性,AFP不仅在肝癌患者外周血中水平升高,还在妊娠妇女、肝炎病毒导致的肝炎及一些其他类型恶性肿瘤如胃癌、睾丸癌、乳腺癌、部分结肠癌、直肠癌等中也可升高;③存在假阴性,查阅历年相关文献发现AFP诊断肝癌阳性率大多在70%以下,一些肝癌患者症状明显但AFP检测阴性。有学者认为肝癌患者早期因肿瘤体积较小,释放AFP不能达到临床确诊肝癌的标准,并且约30%的肝癌患者外周血中AFP呈现低表达水平。

尽管美国肝癌指南指出血清AFP对于肝癌的早期诊断价值有所降低,美国肝病研究学会、NCCN及欧洲肝脏研究学会在近几年各自出版的指南中弱化了AFP对于肝癌早期临床诊断及预后生存的能力,但目前亚洲还是将其当作一个早期诊断肝癌可靠实用的肿瘤标志物,就目前结合我国现有的医疗资源来说,检测AFP对肝癌的诊断仍有其独特的优势。

2.AFP 异构体（AFP-L）

AFP 异构体包括 AFP-L1、AFP-L2 及 AFP-L3。AFP-L3 可以与 LCA 结合，称为 LCA 结合型 AFP，仅在肝癌患者中表达。AFP-L1 存在于肝炎、肝硬化患者血清中，特别是在二者活动期含量大大增加；AFP-L2 在孕妇血清中升高明显。使用随机效应模型对相关研究的系统综述进行整理，总计 12 篇文章被纳入荟萃分析当中，发现 AFP-L3 对于肝癌的早期诊断敏感度为 48.3%，特异度为 92.9%，两项检测指标均较高；另外 AUC 为 0.7564，DOR 为 12.33，因此可作为肝癌患者早期诊断的标准之一。另有研究发现 AFP-L3、AFP 及 GP73 在肝癌患者中的阳性率各自为 58%、72% 和 68%，三者在肝硬化患者中的阳性率各自为 8.9%、25.3% 及 74.7%；AFP-L3 诊断肝硬化特异度高达 91.1%，诊断肝癌敏感度为 58%；当 AFP、GP73 和 AFP-L3 联合时诊断肝癌敏感度可达到 88%，高于其他组合及 3 种标志物的单项检测水平；三者的临床意义在于能较好地区分肝硬化及肝癌，AFP-L3 可以与 AFP 和 GP73 进行良好的补充，有助于临床上肝癌的鉴别诊断。通过系统文献检索，对包括 4465 例符合要求病例在内的 15 项研究进行了分析，评估肝癌患者治疗前外周血中 AFP-L3 表达较高时与 OS 和 DFS 之间的关系，发现肝癌患者外周血具有较高 AFP-L3 水平时提示 OS、DFS 均较差；亚组分析表明 AFP-L3 表达水平较低时与治疗前及预后均有关联，可作为肝癌患者预测预后的一个重要的标志物。

3.高尔基体跨膜糖蛋白（GP73）

GP73 是最新发现的 II 型高尔基体跨膜糖蛋白，是一种潜在的肝癌外周血肿瘤标志物，近年来发现其与肝细胞癌关系密切。除肝癌患者 GP73 升高外，病毒性肝炎、肝硬化患者也会伴随 GP73 不同程度的升高。研究表明在多种肝癌细胞系中发现 GP73 同样高表达，并且测得 GP73 表达增高时癌细胞的侵袭、转移能力大大增强；GP73 表达增高的细胞系上皮钙黏素表达下调而神经钙黏素表达上调，敲减 GP73 可以发现肝癌细胞侵袭及转移能力明显降低；Kaplan-Meier 生存分析显示高表达患者往往预后不良，生存期明显缩短，提示 GP73 作为肝癌肿瘤标志物具有很强的检测性。将 GP73 与 GPC3 联合用于肝癌的检测是近几年研究的热点，利用 ELISA 法检测肝癌及肝硬化患者体内 GP73 与 GPC3 表达水平，并用 qRT-PCR 法分别检测同标本中 GP73 与 GPC3 mRNA 表达水平，发现 GP73 与 GPC3 在肝癌患者中表达量显著高于肝硬化患者外周血中的表达量，而检测肝癌患者及肝硬化患者 GPC3 mRNA 和 GP73 mRNA 表达水平发现并不能很好地将二者区分开来，因此认为 ELISA 法检测上述二者为临床早期诊断肝癌、区分肝癌与肝硬化的首选。通过大量队列研究 GP73 和 AFP 在有关肝癌早期诊断方面的价值，并将二者的敏感性及特异性进行比较，发现在肝癌的预测价值方面，GP73 确实是一个有价值的肿瘤标志物：以 8.5 ng/mL 为临界值,GP73 诊断肝癌的敏感度、特异度可达到 74.6％和 97.4％；以 35 ng/mL 为临界值,AFP 诊断肝癌的敏感度及特异度分别为 58.2％和 85.3％；与健康对照组相比,肝癌患者的 GP73 水平升高非常明显,虽然 HBV 携带者和肝硬化患者的 GP73 水平有所升高,但仍远远低于肝癌患者水平；进一步的研究表明 GP73 联合 AFP 能进一步增加发现肝癌的概率,敏感度和特异度也有所增加。综上所述,我们可以发现 GP73 是一个具有临床前景的肿瘤标志物,特别是在肿瘤标志物联合检测方面 GP73 已经表现出了一定的潜力,但不应否认要继续加大对其的基础性研究及临床可靠性方面的检测。

4.磷脂酰肌醇蛋白聚糖 3(GPC3)

GPC3 是膜性硫酸乙酰肝素类糖蛋白超家族中的一员,由糖、蛋白质及脂类构成,基因定位于人类染色体 Xq26.10,全长约 900 kb,是已知的人类基因组中极大的基因之一,其结构由 7 个内含子和 8 个外显子组成,硫酸乙酰肝素蛋白聚糖是其编码的蛋白质前体。GPC3 在肝癌患者中高表达,在胎儿肝脏内表达也可升高。一些学者研究发现 GPC3 激活后可参与多种信号通路促进肝癌细胞的恶性增生及转移。利用免疫组织化学法来确定 GPC3、HSP70 和谷氨酰胺合成酶(GS)在肝癌患者组织中的表达情况,发现 GPC3 诊断肝癌的敏感度为 57.5％,特异度达到 95％,HSP70 分别为 57.5％和 85％,GS 分别为 50％和 90％；进一步探究不同组合诊断肝癌的敏感度和特异度:GPC3 与 HSP70 联合检测两者分别为 40％和 100％,GPC3 与 GS 联合检测两者分别为 35％和 100％,HSP70 与 GS 联合检测两者分别为 35％和 100％,GPC3、HSP70、GS 三者联合检测分别为 25％和 100％。

GPC3 作为一种诊断肝癌的生物标志物有着巨大的前景,但是没有可靠的试剂盒可用于临床检测；基于之前的相关研究,通过循环筛选方法鉴定配对抗体,现已开发了用于检测血清 GPC3 的双抗体三明治化学发光免疫测定法,利用检测外周血中 GPC3 及 CK19 进行肝癌诊断,通过该检测法发现 GPC3 在诊断肝癌时敏感度可达到 54.2％,特异度高达 99.4％；与健康者对照或相关肝脏病变相比肝癌患者 GPC3 水平升高明显,GPC3 与 CK19、AFP 联合检测肝癌敏感度可达到 90.6％,优势明显。另将 GPC3 与 AFP 联合用于肝癌的检测,发现 GPC3 检测肝癌敏感度、特异度分别为 58.88％、94.16％,AUC 为 0.71;GPC3 与 AFP 联合检测肝癌敏感度为 91.59％,特异度为 89.61％,AUC 为 0.92,敏感度及诊断价值均高于二者单项检测结果,总体来说联合检测优势明显并且可以相互补充；值得一提的是,在该项研究中发现一名健康受试者 GPC3 水平偏高但肝功能无异常,且乙肝病毒表面抗原、影像学检查均无异常,1 年后出现了体积较小的癌肿病灶,病理活检确诊为原发性肝癌,因此认为 GPC3 在肝癌早期预警方面或许有着巨大的潜力。

5.谷氨酰转肽酶(GGT)

GGT由大、小两个亚基组成,小亚基上有酶活性中心,其本质上是一种含有天冬氨酰的糖蛋白,正常人体中肾脏含GGT最多,肝脏、胰腺次之。已有基础研究证实在肝癌中GGT的等电点为3.8。最新研究表明GGT在原发性肝癌患者外周血中阳性率为75.00%,远远高于对照组的8.33%;GGT与AFP、AFU及D-二聚体联合用于原发性肝癌检测阳性率可达到88.33%。在肝癌患者外周血清中测得GGT、ALP及AFP三者阳性率分别为86.66%、76.66%、65.00%;三者联合检测阳性率高达98.33%;而上述三者在肝炎病组的阳性率分别为31.76%、21.67%和8.33%,健康对照组上述三者的阳性率最高的GGT仅为3.33%,因此GGT、ALP和AFP在诊断原发性肝癌及鉴别诊断方面具有很大的优势,值得进一步在大样本中深入研究。

6.α-L-岩藻糖苷酶(AFU)

AFU广泛存在于哺乳动物的组织、细胞内,是一种溶酶体酸性水解酶,参与含有岩藻糖基的有机大分子的降解代谢,包括许多糖脂及蛋白质。正常肝脏组织发生癌变时,会刺激AFU大量合成,并释放入血。为了探究AFU、AFP-L3在肝癌患者疾病进展过程中的意义,采用比色法和速率法及发光免疫分析法分析两者的表达,发现AFU在肝癌患者体内阳性率为87.00%,而在非肝癌患者和健康者外周血中的阳性率仅为9.26%、3.00%,可见其在预测肝癌方面具有很大的优势。评估预后的研究中,在实施外科切除手术的肝癌患者中检测其外周血AFU浓度发现其表达水平明显降低;术前AFU≤35 U/L的肝癌患者预后较好,并且术前AFU水平也可用于检测肝癌的治疗效果,因此认为AFU可作为肝细胞癌手术切除评估预后的指标。另有学者将AFU、腺苷脱氨酶(ADA)及5′-核苷酸酶(5′-NT)用于肝癌患者的诊断,发现三者诊断肝癌的敏感度分别为86.9%、67.0%和83.0%,三者联合检测肝癌的敏感度可达到93.0%,对于新型肿瘤标志物诊断肝癌领域有了更好的补充。

7.脱-γ-羧基凝血酶原(DCP)

DCP又称血清蛋白凝血酶原,是一种异常的凝血酶原,研究证实肝癌患者血浆中DCP升高明显(过表达人数占总人数的91%,异常凝血酶原的平均水平为900 ng/mL),而在慢性活动性肝炎或涉及肝脏的转移性癌中表达水平仅为10 ng/mL、42 ng/mL,有学者最早提出将其作为肝癌肿瘤标志物的可能。最近几年,临床上有关测定DCP的方法也在不断更新,美国及日本等一些国家采用化学发光法测定DCP可将敏感度及特异度提高很多,也使我们看到了新技术在分子诊断学方面的重要性,目前我国也在加紧引进该项技术,笔者了解到一些一线城市的医院已经开始使用该技术。荟萃分析探究DCP在肝癌诊断中的作用时,发现使用

Meta-DiSc 1.4软件进行相关指标计算(共包括 12 项研究),DCP 诊断肝癌的总体敏感度、特异度、阳性似然比及阴性似然比分别为 71％、84％、6.48 和 0.33,ROC 曲线下面积为 0.893,在诊断肝癌时准确度适中,但下一步仍需要更大样本量及更加详细的实验设计来验证。孕妇外周血清 DCP 含量多有升高,但无临床意义;正常人体组织表达很低。在联合检测方面有相关研究指出 DCP 与 AFP 没有很大的关联性,但在肝癌患者外周血检测中可以起到互补的作用,并将 DCP≥100 mAU/mL、AFP≥100 ng/mL 及 AFP-L3≥10％(AFP-L3 是 AFP 异构体 3 所占的百分比,当其数值≥10％时,较其他标志物诊断肝癌的准确性高)作为判定肿瘤标志物是否为阳性临界点。对于 DCP 联合 AFP 在肝癌早期诊断方面有较为细致的研究:将临界值定为 45.6 mAU/mL 时 DCP 诊断肝癌敏感度、特异度分别为 73.3％和 87.1％,二者联合检测对于原发性肝癌检测结果阳性率与诊断金标准一致,其特异度为 90.24％、敏感度为 91.30％、Kappa 值为 0.815,3 项指标均明显优于单项检测时的结果。

8.癌抗原 12-5(CA12-5)

CA12-5 是目前在临床上应用比较成熟的一种肿瘤标志物,在多种恶性肿瘤中高表达,较典型的是在卵巢癌时患者外周血 CA12-5 水平升高明显,而在正常人卵巢组织中不表达或低表达。检测肝癌患者体内包括 CA12-5 在内的 4 种标志物表达情况并进行评估,结果显示 CA12-5 阳性率为 30.4％,CA12-5 与 AFP、CEA 及 CA19-9 联合检测肝癌阳性率可达到 81.9％,高于任何一项标志物单独检测的结果,且外周血 CA12-5 浓度升高可在临床上确诊肝癌前 3～6 个月检测到,与其他肿瘤标志物联合检测可大大提高对肝癌早期诊断的阳性率。在相类似的研究中,CA12-5、CA19-9 及 AFP 联合检测肝癌患者外周血阳性率为 78％,CA12-5 与 CA19-9、AFP、FER 四项联合检测阳性率为 85.4％,CA12-5 与 CA19-9、AFP、CEA、CA72-4、NSE 联合检测肝癌阳性率高达 91.1％。

9.癌抗原 19-9(CA19-9)

CA19-9 是目前应用于临床消化道恶性肿瘤较为常见的肿瘤标志物,在原发性胆汁性肝硬化、慢性肝炎等肝脏疾病中也有表达升高现象。CA19-9 对于肝癌有较高的阳性检出率,并且与肝癌细胞类型有关,对于胆管细胞癌的临床早期诊断有一定的价值;原发性肝癌与转移性肝癌患者外周血 CA19-9 阳性率分别为 56.5％、59.5％,表达水平明显高于健康人,检测肝癌患者外周血 CA19-9 具有重要的临床价值。肝癌及胆管癌诊断方面,有学者将 CA19-9 及 AFP、AFU 对于肝癌及肝胆方面疾病的联合检测进行了深入细致的研究,发现在诊断肝胆恶性肿瘤时以 CA19-9 联合 AFP、AFU 检测敏感度最高,可达到 93.8％,正确诊断指数为 0.72;以

AFP、AFU 组合诊断肝癌最好，CA19-9 与 AFU 联合检测诊断胆管癌效果佳。

(三)肝癌发生的分子机制和通路

1.肝癌发生的分子机制

癌症分子生物学研究发现多种机制促进了 HCC 的发生和发展。HBV 诱发的肝癌发生可涉及一系列过程，包括宿主与病毒的相互作用、持续的坏死—炎症—再生循环、病毒与内质网的相互作用(诱导氧化应激)、病毒与宿主基因组的整合(以及相关联的宿主 DNA 缺失)和各种病毒蛋白对致癌通路的靶向激活。HCV 诱导的肝癌也可引发类似的过程，但更倾向于逃逸宿主的免疫应答并促进肝硬化。酒精诱导肝癌与引发炎症有关，炎症后续出现肝细胞坏死和再生、氧化应激和肝硬化。黄曲霉素诱导的肝癌发生主要与致癌突变有关。

多种基因水平的变化与 HCC 的发展有关，如肿瘤抑制基因 $TP53$ 的失活、β-catenin的突变，ERBB 受体家族成员和 Met 受体的超表达。此外，肝癌的发生似乎与多种基因的表观遗传学水平调控(甲基化)相关。

基因组不稳定性是 HCC 的一个共有特征，可能相关的机制包括端粒缩短、染色体分离缺陷和 DNA 损伤反应通路的改变。比较基因组杂交研究表明，染色体1q、6p、8q、11q 和 17q 发生重复的概率大，而在染色体 1p、4q、8p、13q 和 17p 中常发生缺失。研究者们还试图探究基因组改变与病因和肿瘤分期的关系，但目前仍存在诸多挑战。人类肝细胞癌的基因表达谱分析将有益于进一步查明病因、评估预后和复发风险。在临床背景基础上进行 HCC 基因组鉴定，深入了解基因组不稳定的机制、宿主与病毒间的相互作用、炎症发生和肝硬化过程；识别肝癌发生的起源细胞和特异性的分子标记物对肝癌的防治具有重要意义。

2.肝癌相关分子通路

肝癌发病的主要途径包括生长因子信号通路活化，使促血管生成因子过度分泌，如血管内皮生长因子(VEGF)、血小板衍生生长因子(PDGF)、胎盘生长因子、转化生长因子、基本的成纤维细胞生长因子、表皮生长因子、肝细胞生长因子、血管生成素、白细胞介素 IL-4/8 等。肝癌是一种血管性肿瘤，血管新生是其主要特征，肝动脉是主要的供血来源。VEGF 和血管内皮素在促进和维持肝癌组织新血管形成中发挥重要作用。这些规律已被用于制订有效的肝癌治疗策略，如通过阻断肿瘤动脉供应而起作用的动脉化疗栓塞术和抑制 VEGF 等生长因子从而阻碍血管生成作用的索拉非尼。此外，阿帕替尼具有高效抗血管生长作用。在体外实验中，阿帕替尼对 VEGFR-2 呈现出高度、选择性抑制。在阿帕替尼 Ⅰ 期临床试验显示，阿帕替尼对肝、胃、肺、结直肠、食管等多种实体瘤治疗均有益，目前，阿帕替尼针对肝癌的 Ⅲ 期临床研究正在进行中。

与 HCC 相关的其他常见突变涉及 wnt/β-catenin 通路，包括 β-catenin

(CTNNB1)（18%~40%）、*AXIN1* 和 *AXIN2* 基因的突变；染色质重塑途径（ARID1A 和 ARID2）；Janus 激酶（JAK）/信号转导和转录激活因子（STAT）途径（JAK1、IL6R 和 IL6ST）；RAS/MAPK 信号转导与氧化应激途径相关基因等。

四、胰腺癌

（一）概述

胰腺癌是一种恶性程度极高的消化系统肿瘤，大多为起源于腺管上皮的导管腺癌，少数为囊腺癌、腺泡细胞癌等。胰腺癌常见的症状是上腹部饱胀不适和腹痛，晚期呈持续性、进行性加剧并出现腰背痛；食欲缺乏、消化不良，可伴有恶心、呕吐、腹泻和便秘，晚期可出现脂肪泻、黄疸、消瘦乏力，以及失眠、抑郁、焦虑等神经系统症状；其他表现如消化道出血、贫血、发热等。据近年全球癌症统计数据，全世界范围内胰腺癌死亡率为 4.5%，在所有癌种中居第七位，女性患者死亡率（4.9%）高于男性（4.2%），总体发病率呈逐年上升趋势。我国胰腺癌死亡率在恶性肿瘤中列第九位。

胰腺癌发病率和死亡率相近，在美国，胰腺癌的 5 年生存率低于 6%，是预后最差的恶性肿瘤之一。胰腺癌早期症状隐匿，确诊时大多已是晚期。早期诊断率低是胰腺癌患者生存期短的主要原因。据统计，20%确诊的患者可行手术切除，但术后复发概率大，5 年生存率仅为 25%。90%的胰腺癌患者都存在远处转移，患者平均总生存率不到 6 个月，5 年生存率约为 8%。早期诊断难、晚期缺乏有效的治疗手段是胰腺癌诊治的两大挑战。

烟、酒精、咖啡、高脂类饮食、肥胖和缺乏运动等被认为是增加患胰腺癌风险的因素，某些化合物如 β-萘酸胺、联苯胺、烃化物等对胰腺有致癌作用。此外，糖尿病、慢性胰腺炎、胆结石患者，老年人和有家族史的人群患胰腺癌的风险更高，对相关人群应做好健康管理。

1.诊疗总则

胰腺癌的诊疗应高度重视多学科诊疗团队（MDT）的作用，MDT 实施过程中由多个学科（CSCO 推荐包括胰腺外科、肿瘤内科、放射治疗科、放射诊断科、病理科、消化内科、营养科、疼痛科、内分泌科、影像科、分子检验科等）的专家共同分析患者的临床症状、体征、影像、病理和分子检测等资料，对患者的体能状态、疾病诊断、分期、浸润范围、发展趋向和预后作出全面的评估，并根据国内外治疗规范/指南/循证医学依据，结合现有的治疗手段，制订科学、合理的诊疗计划，积极应用手术、化疗、放疗、介入以及分子靶向药物等手段进行综合治疗，以期达到治愈或控制肿瘤，延长生存期和提高生活质量的目的。

2.诊断

多数胰腺癌患者起病隐匿,可表现为上腹部不适、隐痛、消化不良或腹泻,须与其他消化系统疾病相鉴别。当疾病处于进展期时,可出现黄疸、肝脏增大、胆囊肿大、上腹部肿块及腹腔积液等体征。出现胰腺癌相关临床表现或发现胰腺占位,须进行体能状态评估、体格检查、实验室检查、影像学检查、病理诊断及 MDT 讨论。对年轻患者应详细询问家族史,必要时进行遗传筛查。

(1)影像学诊断:影像学主要用于胰腺癌的初步诊断、术前分期和评估随访,协助诊断胰腺癌的影像学技术多样,包括 B 超、CT、MRI、ERCP、PET-CT 和 EUS等。由于各种技术特点不同,选择时应遵循"完整、精细、动态、立体"的基本原则。胰腺癌的初步诊断推荐采用胰腺增强 CT 或增强 MRI、腹部 B 超和 ERCP;临床分期采用胸部、腹部、盆腔增强 CT 或增强 MRI;评估随访时对存在骨相关症状的患者,行骨 ECT 扫描,存在脑转移相关症状的患者,行头颅 MRI 增强。不推荐PET-CT作为常规检查手段,对疑似有远处转移而高质量的 CT 或 MRI 检查仍无法确诊的患者,推荐进行 PET-CT 扫描检查。对影像学和多学科讨论难以初步诊断或分期的患者,可考虑 EUS-FNA、腹腔镜或开放手术探查。根据影像学可初步分为:可切除胰腺癌、临界可切除胰腺癌、局部晚期胰腺癌和转移性胰腺癌。

(2)病理诊断:胰腺导管腺癌是最常见的病理类型,病理学表现为腺体排列紊乱、核多型、腺腔不完整、坏死、腺体侵犯血管、嗜神经侵犯及淋巴侵犯等。此外还有导管内乳头状黏液瘤和黏液囊性瘤,各自又可分为低、中、高分化。组织病理学和(或)细胞学是确诊胰腺癌的唯一依据,应尽可能在抗肿瘤治疗前获得病理学检查结果。手术活检是获取组织病理学诊断的可靠方法;对无法手术获得组织的患者,指南建议影像引导下经皮穿刺或超声内镜引导下穿刺获取标本;对有转移病灶的患者,原发病灶获取和诊断困难,推荐对转移病灶活检;通过胰管细胞刷检、胰液收集检查、体腔积液化验等方法行脱落细胞学检查。观察手术切除的病理标本,辨别组织学类型、确定病理分级、病灶大小、肿瘤侵犯范围、切缘情况和淋巴结情况。行穿刺术活检明确病变性质和类型(肿瘤/非肿瘤、良性/恶性)、组织学类型、肿瘤分化、检测免疫组化标记物。

(3)其他诊断:与胰腺癌相关的肿瘤标志物有糖类抗原 CA19-9、癌胚抗原CEA、糖类抗原 CA12-5 等。生化检查方面应关注肝功能的变化,特别是肿瘤阻塞胆管时。基因检测推荐 *KRAS*、*NRAS*、*BRAF*、*BRCA1/2*、*MSI/MMR*、*TMB*、*NTRK*、*Her2* 等,这些基因的检测适用于手术切除标本及穿刺活检术标本,有助于为患者制订合适的治疗方案。

3.病理分型与分期

根据 WHO 组织学分型,胰腺癌可分为起源于胰腺导管上皮的导管腺癌、腺鳞癌、胶样癌、肝样腺癌、髓样癌、印戒细胞癌、未分化癌、未分化癌伴破骨细胞样巨细胞和起源于非胰腺导管上皮的恶性肿瘤(包括腺泡细胞癌、腺泡细胞囊腺癌、胰母细胞瘤等)。

胰腺癌的分期采用 UICC/AJCC TNM 分期系统:T 代表原发肿瘤,不同分级判定肿瘤大小及侵犯程度;N 代表区域淋巴结,判定区域淋巴结转移的数目;M 代表远处转移,评定有无转移,综合评定 T、N 和 M 三要素,可分为 0、Ⅰ(A、B)、Ⅱ(A、B)、Ⅲ和Ⅵ期。

(二)胰腺癌分子标志物

1.CA19-9

CA19-9 广泛应用于胰腺癌早期筛查诊断,较经典,是糖类抗原中诊断胰腺癌阳性率最高的肿瘤标志物,诊断胰腺癌的敏感度、特异度、准确度均较高,被认为是众多标志物中诊断胰腺癌的"金标准"。但胆汁淤积、胆管细胞的破坏、主胰管堵塞或结构狭窄等多种因素对其结果的影响较大。分析上千例胰腺癌患者外周血中 CA19-9 表达水平后发现 CA19-9 水平≥1000 U/mL 的患者一般手术效果差,而当 CA19-9 水平在术后降低时,这些患者中的一小部分仍可获得生存优势。

CA19-9 与 CA242、CEA、CA12-5、TSGF 联合检测准确率更高,对胰腺癌患者的转移评估和预后具有重要的临床价值。有研究对比了胰腺癌患者与正常对照组外周血中 CA19-9、CA242、CEA、CA12-5、TSGF 表达水平,发现上述 5 种标志物在胰腺癌患者中的表达明显高于对照组,而 CA19-9、CEA 和 TSGF 在治疗后 1 个月水平显著降低,因此认为血清 CA19-9,CEA 和 TSGF 可作为胰腺癌治疗评估的重要指标。有研究检测包括 46 例胰腺癌患者外周血在内的上百例外周血样本,发现敏感度最高的单项指标是 CA19-9,达到了 74.3%,CA242 的敏感度为 52.9%,CEA 为 49.0%;将 CA19-9、CA242 和 CEA 联合用于胰腺癌诊断时敏感度可达到 86.3%,特异度为 90.6%。另有研究随访上百例胰腺癌患者治疗及预后情况,发现较为实际的生存预测因素包括 CA19-9 水平是否小于 200 U/mL、淋巴结是否为阴性、是否具有较低的 T 分期;研究者同时还发现术后 CA19-9 水平下降及术后 CA19-9 值小于 200 U/mL 均可为胰腺癌稳定的独立预测因子。另一项研究中,在收集的所有患者标本中共有 269 例患者,其中 218 例患者术前血清 CA19-9 水平高于正常(38~4600 U/mL),其中术后血清 CA19-9 水平恢复至正常范围的有 136 例,占到 62%,82 例患者水平仍高于正常范围;因此研究者认为具有淋巴结转移及外周血 CA19-9 水平>37 U/mL 是胰腺癌患者预后差的两个独立的预后因子。有学者将 CA19-9 联合检测用于预后方面的研究,将 CA19-9 与 CEA 联合(CA19-9×CEA 指数)用于胰腺癌死亡率的预测可得出较为客观的结论,当 CEA 水平≥5 ng/mL 并且 CA19-9 水平≥160 U/mL 时常常提示胰腺癌患者预后不良;CA19-9×CEA 指数≥500 时胰腺癌患者生存期缩短明显,预测死亡率效果显著,可作为预测死亡率一项独立的指标。

2.CA242

在胰腺和消化道恶性肿瘤中表达水平较高,正常人体组织中也有少量表达。有研究表明在免疫荧光染色的胰腺肿瘤细胞中可观察到其表达明显强于邻近正常胰腺细胞。有学者搜索并查阅图书馆的 CA19-9 及 CA242 对于胰腺癌诊断方面有价值的文献并利用荟萃分析方法汇总敏感度及特异度,纳入符合条件的病例患者共 2316 名,发现 CA242 和 CA19-9 的汇总敏感度分别为 71.9% 和 80.3%,汇总特异度分别为 86.8% 和 80.2%;荟萃分析显示尽管 CA242 诊断胰腺癌的敏感度低于 CA19-9,但其特异度较高,诊断优势比为 16.261,高于 CA19-9 的 15.637,具备诊断优势。另有学者利用 Meta-Disc 和 STATA 软件分析 PubMed、Embase 和万方数据库中相关数据,探索 CA242、CA19-9 及 CEA 对于胰腺癌的诊断价值,发现三者对于诊断胰腺癌的汇总敏感度分别为 67.8%、75.4% 和 39.5%,汇总特异度分别为 83%、81.3% 及 77.6%,CA19-9 与 CA242 的组合对于诊断胰腺癌有着较高的敏感度(89.95%)和特异度(75.95%);联合检测对于胰腺癌的诊断优于单项检测,并且可以对胆汁淤积造成的 CA19-9 假阳性升高做出很好的补充。

3.CEA

CEA 是目前人类已知的酸性糖蛋白的一种,来源于人体内胚层上皮组织,是一种黏附分子,具有免疫抑制功能。当前已将其作为诊断消化系统肿瘤的辅助指标之一,对胰腺癌检测阳性率为 50%～66%,胰腺癌中晚期表达增高多见,其中晚期胰腺癌阳性率接近 100%,但特异度较低,单独应用于胰腺癌早期筛查诊断价值不大。有研究为了探究 CEA 及 CA19-9 在胰腺癌患者术前外周血中表达是否与预后有关,将 CEA 水平>4.7 ng/mL,CA19-9 水平>39 U/mL 定为表达增高标准,发现 128 例患者 CEA、CA19-9 升高比例为 37.5% 与 78.1%,二者同时或者其中之一升高往往提示预后较差,二者水平增高可能与肿瘤进入进展期有关。CEA 和 CA19-9、CA242、CA12-5、TSGF 及 TNF-α 等多种标志物与恶性肿瘤的侵袭和转移密切相关,从 37 例胰腺癌患者的血清中检测上述标志物的表达水平,发现 CEA 和 TNF-α、CA242、CA19-9、CA12-5 的表达水平与肿瘤大小、临床分期等指标显著相关;接受冷冻手术治疗的患者,与冷冻手术治疗前相比,术后包括 CEA 在内的多种肿瘤标志物表达水平显著降低,而接受化疗前后患者外周血中表达变化并无显著差异。对于胰腺癌患者来说,检测上述标志物对于疗效判断有较大的帮助,值得进一步深入研究。

4.CA50

CA50 是一种广谱的恶性肿瘤标志物,主要存在于高分子量的糖蛋白中,正常人组织中只有胰腺中能检出 CA50,对于恶性肿瘤的早期诊断无器官特异性,在胰腺癌、肝癌等消化道恶性肿瘤中表达升高。尽管其在诊断消化道恶性肿瘤方面与其他标志物相比优势不大,但联合其他标志物在诊断层面仍有着很大的优势。通过分析上百例胰腺癌患者体内 CA50 与 CA242 表达变化情况后发现二者联合诊断胰腺癌敏感度达到了 95%,特异度为 69.6%,正确诊断指数为 0.65,并且阳性预测值、阴性预测值也非常可观。另外还发现 CA50 的 ROC 曲线下面积为 0.893,而 CA242 为 0.834,诊断胰腺癌时敏感度 CA50 优于 CA242(91.1% vs 78.2%),但特异度 CA242 略高于 CA50(78.3% vs 70.4%);尽管当前普遍认为 CA242 在胰腺癌早期诊断方面优于 CA50,但 CA50 在检诊效率方面可观,进一步深入研究价值显著。另一项研究发现 CA50 与 CA19-9、CA12-5 及 CEA 联合检测胰腺癌,敏感度与单项检测相比大大提高,可达 88.89%,准确度也可以达到 85.54%,4 项联合检测对于胰腺癌的早期预测具有重要的意义。

5.CA12-5

CA12-5 存在于胎儿羊膜上皮细胞及体腔上皮细胞中,亦可见于成人体腔上皮细胞及 Mullerian 上皮细胞中。最初用于卵巢癌的早期诊断,特别是浆液性腺癌中其水平升高显著,在子宫内膜癌等其他一些妇科相关恶性肿瘤中表达显著升高。检测包括 52 例胰腺癌患者在内的上百例受试者体内 CA12-5 与 CA19-9、CEA、CA242 的表达水平,发现联合上述标志物检测胰腺癌敏感为 90.4%,特异度为 93.8%;胰腺癌患者体内 CA12-5、CA19-9、CEA 和 CA242 表达水平越高,预示着患者生存期越短,预后不良。

此外,CA12-5 对于胰腺癌的意义在于能很好地预测胰腺癌的远处转移及淋巴结转移。在可切除肿瘤的 TNM Ⅰ、Ⅱ 期胰腺癌患者中 CA12-5 表达水平随着转移淋巴结数量的增加而升高,3 个以上(不含 3 个)淋巴结转移患者的 CA12-5 水平要高于无淋巴结转移患者;在不可切除肿瘤的胰腺癌患者(Ⅲ～Ⅳ 期)中具有 3 个远隔或邻近脏器转移患者的 CA12-5 水平高于 1～2 个(或无)脏器转移患者;进一步研究发现当 CA12-5 水平达到或大于 18.4 U/mL 时胰腺癌转移概率高于未达到该水平的患者,当患者进行了胰腺切除术后利用 CA12-5 预测是否发生远处转移的敏感度及特异度分别为 72.3% 和 63.9%。一项关于 CA19-9、CA72-4 及 CA12-5 等对于胰腺癌诊断方面的价值的研究发现,与胰腺良性疾病相比,胰腺癌患者外周血中 CA19-9、CA12-5 和 CA72-4 浓度明显升高;CA19-9 与 CA72-4 在鉴别胰腺良性疾病和胰腺癌时具有很高的敏感度和特异度;CA12-5 和 CA19-9 表达水平在胰腺癌中较胰腺神经内分泌癌升高显著,而 CA72-4 在鉴别两种疾病的表达并无差异。

6.CA72-4

CA72-4 又称胃癌抗原,在胃癌的早期诊断中具有较高的敏感度和特异度,是一个非特异性广谱肿瘤标志物。除消化道恶性肿瘤外,CA72-4 在卵巢癌、非小细胞肺癌、胰腺癌等多种恶性肿瘤中均可检测到其表达增高。使用免疫分析法分析血清 CA72-4 水平并评价与胰腺癌预后的关系,发现 CA72-4 表达水平正常的胰腺癌患者中位生存时间为 14 个月,而 CA72-4 水平升高患者中位生存时间仅为 10 个月,差异显著,具有统计学意义;多变量分析表明胰腺癌患者外周血中 CA72-4 表达水平与预后具有明显相关性,表达水平升高的患者风险比为 2.34,表明其水平升高对于胰腺癌患者是一个危险因素。为了探究 CA72-4 表达水平与胰腺癌肿瘤不可切除患者是否有关,有学者排除年龄、性别和肿瘤位置等客观因素,发现与正常的成人相比,不可切除肿瘤的中晚期胰腺癌患者外周血 CA72-4 浓度要高 12.27倍;将 CA72-4 的临界值选取为 6.9 U/mL 时,表达水平小于等于 6.9 U/mL 时可切除患者占到 67.8%,不可切除患者仅为 32.2%;大于 6.9 U/mL 时可切除患者仅为 23.0%,不可切除患者比例上升到 77.0%;另外发现 CA12-5 在不可切除肿瘤患者体内表达水平同样高于正常对照组,CA72-4 与 CA12-5 联合可作为预测不可切除肿瘤的中晚期胰腺癌患者的独立因素。

7.AFP

AFP 是人体在胚胎时期的卵黄囊与肝细胞共同合成的一种糖蛋白,已知其在肝癌、胃癌、肠癌等消化道肿瘤,以及生殖腺胚胎性肿瘤中均有较高的表达,并且其已经作为上述恶性肿瘤早期诊断、判断进展及预后的临床重要指标。关于 AFP 在胰腺癌相关方面价值的研究发现,AFP 与 CA12-5 伴随表达在胰腺癌中为 60% 以上,是研究的所有肿瘤中最常见的;AFP 与 CA19-9 伴随表达在胰腺癌中占到58%,其次为肝癌的 43.7%,因此 AFP 对于胰腺癌的诊断也有着一定的帮助。近期的研究利用电化学发光法检测包括胰腺癌在内的多种恶性肿瘤中 AFP、CEA、CA19-9 和 CA72-4 的表达情况,发现 AFP 在胰腺癌患者中的阳性率为 41.67%,而四者联合检测胰腺癌的阳性率可达到 83.33%,仅略低于肝癌中的 83.87%;联合检测对于包括胰腺癌在内的多种消化系统肿瘤早期诊断具有很大的帮助。

(三)胰腺癌相关基因及分子通路

与其他肿瘤一样,胰腺癌也是由癌症相关基因(癌基因、抑癌基因、细胞周期基因、凋亡和基因组维稳基因)的胚系或体细胞获得性突变引起的,突变也可导致癌症的进展和转移。此外,细胞更新、端粒酶缩短和基因组不稳定性在胰腺癌的进展中也起着重要作用。端粒酶缩短、KRAS 基因突变和 p16 缺失在正常胰管上皮细胞向胰腺癌进展的早期起着重要的作用;而 p53 缺失、SMAD4/DPC 缺失在进展期晚期发挥影响。近年研究发现与胰腺癌发病及转移相关的主要基因如下。

1.癌基因

RAS 基因家族包括 HRAS、KRAS 和 NRAS。早期研究表明 KRAS 基因突变最为常见,突变位点主要在密码子 12、13、18 和 61,其中以密码子 12 突变最为常见。RAS 基因突变可导致 RAS 蛋白信号通路处于持续激活状态,刺激细胞不断增殖,从而引发肿瘤形成和发展。研究发现约 90% 的胰腺癌患者携带 *KRAS* 基因突变;但由于在慢性胰腺炎及胰腺瘤的患者中也发现有 KRAS 蛋白的高表达,*KRAS* 基因是否突变尚不能作为诊断胰腺癌的特异性指标。但有研究提示,在胰腺癌的病例中部分伴有胰腺周围淋巴结 *KRAS* 基因突变,而胰腺良性病变中则无,淋巴结 *KRAS* 基因是否突变与患者的生存率和肿瘤的复发密切相关,因此可提出将胰周淋巴结中 *KRAS* 基因突变作为评估胰腺癌预后的一项指标。*KRAS* 突变可诱发导管癌前病变的形成,并在胰管处引起多灶性增生。*KRAS* 还能激活许多信号通路:如影响细胞生命周期的 P13K-AKT 通路、MEK 和 ERK1/2 通路(影响血管生成、细胞增殖、细胞凋亡、癌细胞迁移和细胞周期调节)、NOTCH 通路(影响细胞增殖、分化和凋亡)、Hedgehog 途径(引发转移),以及在胰腺癌患者中被观察到的 STAT3 活化(STAT3 抑制剂用于癌症治疗)。

除 *KRAS* 外,还有 15 个基因(*TP53*、*CDKN2A*、*SMAD4*、*MLL3*、*TGFBR2*、*ARID1A*、*SF3B1*、*EPC1*、*ARID2*、*ATM*、*ZIM2*、*MAP2K4*、*NALCN*、*SLC16A4*、*MAGEA6*)的突变也被发现与胰腺癌相关。

CDKN2A 基因编码两种蛋白,p16INK4A 和 p14ARF,具有调节细胞生长和存活的功能;*CDKN2A* 基因的突变和(或)缺失变异在多种肿瘤中出现,其中已知 H83Y 突变是致癌的。实验室数据表明,*CDKN2A* 功能缺失改变的癌细胞可能对 CDK4/6 抑制剂如 palbociclib、ribociclib 和 abemaciclib 敏感。

SMAD4 基因编码一种肿瘤抑制和转录因子,是 TGF-信号转导通路的下游效应因子。*SMAD4* 基因突变在胰腺癌和结肠直肠癌中较为常见,在其他癌症中少见。SMAD4 R361C 突变可能是致癌的。

一般认为,*KRAS* 基因激活突变是肿瘤发生的驱动因素,而肿瘤抑制基因 *CDKN2A/p16*、*TP53*、*SMAD4* 等的失活突变与 *KRAS* 突变协同作用,导致肿瘤侵袭性生长。

约有 10% 的胰腺癌病例被认为存在家族遗传因素的影响,有家族患病史及患相关遗传综合征的人群被认为具有高风险,这部分人群应做好早期筛查等健康管理。

2.抑癌基因

抑癌基因的作用是维护细胞周期或细胞凋亡的正常运行以防止肿瘤发生,如 *TP53* 基因的表达产物是一种调控细胞有丝分裂过程的转录因子,能使受损的细胞停滞在 G_1 和 G_2 期进行修复,如果修复失败,则诱导细胞凋亡以维持系统的稳定性。野生型 p53 促进受损细胞分裂周期停滞或细胞凋亡,故而可以阻碍肿瘤的发生;*TP53* 基因缺失或突变已被证实是许多肿瘤发生发展的原因之一,*TP53* 基因异常多为点突变,突变型 p53 失去抑癌功能,而且还能通过与野生型 p53 蛋白结合而对后者产生明显抑制效应,使细胞增殖处于不受控制的状态,导致肿瘤生成与转移。*TP53* 基因失活与胰腺癌的发生发展密切相关,在胰腺癌患者中其突变率高达 70%。

此外,在 95% 的胰腺癌病例中发现了 DPC4 缺失、LKB1(肝激酶 B1)突变、INK4a 缺失/突变,MKK4(丝裂原活化激活蛋白激酶激酶 4)缺失也在胰腺癌患者中可见。DPC4 可引起胰腺癌的远处转移;*LKB1* 基因突变导致 Peutz-Jeghers 综合征,进而可引发胰腺癌。

(四)低频的基因突变

导致 Fanconi 贫血的基因在人类肿瘤中扮演重要角色。*BRCA2* 又名 Fanconi 互补群 D1(FANCD1),被认为可协助 DNA 链的修复。正是由于它的这种功能,最好将其归为基因组维持基因而不是一个传统的抑癌基因。约有 7% 明显的"散发性"胰腺癌(在家族聚集性的肿瘤中更常见)具备一个拷贝的 *BRCA2* 基因内遗传性失活突变并同时伴有 LOH。*PALB2* 又名 Fanconi 互补群 N,其蛋白产物通过与 BRCA2 蛋白结合发挥作用。3% 的家族性胰腺癌具有 PALB2 的生殖细胞失活突变,并且在一份深入的肿瘤研究中发现,其另一拷贝通过体细胞突变而失活。在某些胰腺癌患者中,*FANCC* 和 *FANCG* 基因有体细胞或生殖细胞突变,又都伴随野生型等位基因的缺失。目前已知 Fanconi 细胞对 DNA 链交联的药物如顺铂、美法仑和丝裂霉素 C 等高度敏感,表明 Fanconi 通路基因缺陷的胰腺癌对这些药物治疗可能特别敏感。胰腺癌通过 DNA 交联剂治疗后产生完全缓解的病例偶有报道,并且最近有报道称 *BRCA2* 突变的患者使用这类药物的疗效更为持久。通过实验方法获得的 *Fanconi* 基因缺陷的细胞同样表现出对某些非基因毒性化合物的高度敏感性。据报道,除了胰腺癌,有 *BRCA2* 突变的其他肿瘤患者对于抑制多聚 ADP 核糖聚合酶的药物作用有反应,而通常多聚 ADP 核糖聚合酶在 *BRCA2* 突变的肿瘤中处于激活状态而促进 DNA 链修复。这些可能的治疗方法已经在临床试验中运用。

据报道,在约 12% 的胰腺癌中有一种典型的基因突变模式是 *BRCA1* 或 *BRCA2* 的失活。这种模式涉及广泛多样的核苷酸替换并说明了 *BRCA* 基因的作用可延伸至还未被研究的修复机制。在测试过的天然化合物中,缺失 *BRCA2* 基因和 *PALB2* 基因的肿瘤似乎对乙醛的毒性敏感度最高,乙醛是乙醇和天然食品成分的必需代谢产物。乙醛产生脱氧核苷酸加合物,但是对于 *BRCA2* 和 *PALB2* 突变的携带者,乙醛作为诱变剂的影响在流行病学研究领域还有待于探索。很显然,在未经过选择的胰腺癌和胰腺癌家族,*BRCA2* 基因突变未被发现。但是,胰腺

癌确实可以在 *BRCA1* 失活突变的携带者中发生。在这些人群中，*BRCA1* 拷贝存在相对高频率的 LOH，表明 *BRCA1* 功能的缺失可能在这些患者的肿瘤发生中发挥作用。

FAM190A 基因受基因组"热点"纯合子缺失的影响，产生外显子内部的缺失，导致典型的蛋白质编码序列的框内缺失。除了这些基因组突变以外，超过 1/3 的胰腺导管腺癌（PDA）有相似的框内缺失，影响 *FAM190A* 转录和（或）Fam190a 蛋白的缺失表达，但没有确认的基因组突变。Fam190a 作用于有丝分裂，确保细胞分裂分离期后单核子代细胞的产生。Fam190a 异常可能导致肿瘤发生过程中产生染色体不稳定性。

线粒体基因组在很大一部分胰腺癌中发生突变。这些突变大部分可能是遗传漂变，可能不直接参与肿瘤的发生。但是这类突变却可以因此作为潜在的诊断靶点，因为在人类癌症细胞中存在大量的线粒体基因组拷贝。

编码 SWI/SNF 染色质重塑复合体组成成分的基因，包括 *ARID1A*、*ARIDIB* 和 *PBRM1*，在 PDA 中每个基因都偶尔发生突变，总体涉及近 1/3 的 PDA。

MAP2K4（MKK4）基因参与应激活化的蛋白激酶通路。它受到多种因素的刺激，包括化疗以及其下游作用包括凋亡和细胞分化。*MKK4* 基因在约 4% 的胰腺癌中通过同源缺失或突变合并 LOH 失活。在肿瘤细胞中实验性产生 MKK4 的单个或双拷贝的缺失，能够减少 Jun 激酶的活化及其表达。这种基因剂量依赖的作用可以解释影响 90% 的胰腺癌和 50% 以上的 *TP53* 野生型的肿瘤中高频的染色体 17p 缺失。

一种丝氨酸—苏氨酸激酶 STK11（LKB1），其生殖细胞突变与 Peutz-Jeghers 综合征（PJS）有关。PJS 也可能与胰腺癌存在联系。一份随访研究考察了终身风险后发现，约 1/3 的 PJS 患者罹患胰腺癌。与 PJS 不相关的散发性胰腺癌，在约 4% 的病例中也通过纯合子缺失或体细胞突变/LOH 发生 *STK11* 基因丢失。

激酶类癌基因的突变率较低，包括 *GUCY2F*、*EGFR* 和 *NTRK3* 等基因。这类突变的重要性在于它们能够成为抗激酶药物的治疗靶标。

基因扩增同样在胰腺癌中发生。在 10%～20% 被研究的病例中发现，扩增的区域包括染色体 19q 扩增子内的 *AKT2* 基因。约 6% 的胰腺癌存在癌基因 *CCNE1* 的高表达，这种高表达存在两种机制：*cyclinE* 基因扩增和 FBXW7（AGO）的失活，通常 *FBXW7* 基因在正常的细胞分裂过程中降解 cyclinE。

胰腺癌的染色体缺失模式较为复杂。在一份研究中发现，不同 PDA 患者中 1.5%～32% 被检测的位点存在缺失。在大部分缺失的区域中，没有发现与之靶向的抑癌基因。与之相反，有些包含抑癌基因的区域，已知的突变基因并不能解释那些高频出现的 LOH，除非假定基因剂量依赖性作用的存在。某些患者在另外一些基因区域发现纯合子缺失,同时没有发现与纯合子缺失相对应的经过确认的靶基因。

在少数胰腺癌中可见 DNA 错配修复基因缺陷(微卫星不稳定性,MSI)。这些肿瘤通常都具有髓样组织学表型及转化生长因子 β 受体 Ⅱ(TGFBR2)和活化素(ACVR2)受体基因的突变。它们同时还可能有促凋亡基因 *BAX* 和生长因子通路调节因子 *BRAF* 基因的突变(这两个基因影响相同的通路,可能与 *KRAS* 基因突变相同)。MSI 肿瘤没有大染色体改变和非整倍体的发生倾向。一份关于 4 例 MSI 胰腺癌的研究发现,它们都缺乏 Mlh1 蛋白的表达。不是所有的髓样表型肿瘤都有 MSI。但髓样胰腺癌作为一个整体与具有常规的组织形态的胰腺癌比较,在临床表现和基因上都存在大量差异;这类肿瘤具有挤压而不是浸润的边界,*KRAS* 通常为野生型,并且通常都具有恶性肿瘤家族史。一份 Epstein-Barr 病毒(EBV)相关性胰腺癌研究报道,此类肿瘤具有髓样特征并伴有重度淋巴细胞浸润。正是由于这种特征,所以建议在所有临床、遗传学和病理学研究中都将此类肿瘤归为单独的类别进行报道。

ATM 基因的生殖细胞失活突变或体细胞失活突变伴随着肿瘤中野生型等位基因的缺失,表明了 PDA 中另外一种抑癌基因的出现。

阳离子胰蛋白酶原(*PRSS1*)基因的遗传性突变能够阻止导管内过早活化的胰酶的失活,并导致一种严重早发的家族性急性胰腺炎。某些受累的家系的个体在达到 60 岁时产生胰腺癌的累积风险接近 40%。这种类型胰腺癌的特质可归为一种独特的肿瘤易感性,因为这种易感性来自组织维持基因的遗传性改变,组织维持基因既不是癌基因、抑癌基因,也不是基因组维持基因。

总而言之,胰腺癌从根本上是一种遗传性疾病。对胰腺癌中异常基因的研究使我们对胰腺癌的家族聚集性有了更好的认识,因而希望目前的研究能为这种致命的肿瘤提供有效的基因特异性靶向治疗方法。

五、结直肠癌

(一)概述

结直肠癌(CRC)是消化系统中常见的恶性肿瘤,是结肠癌和直肠癌的统称;结肠癌包括来自盲肠、阑尾、升结肠、横结肠、降结肠、乙状结肠的恶性肿瘤;直肠癌包括来自直肠和肛管的恶性肿瘤。结直肠癌早期症状不明显,随着病情加重会出现排便习惯改变、大便性状改变(如血便)、腹痛或腹部不适及贫血、消瘦、乏力等全身症状。2018 年全球癌症统计数据指出,其发病率(6.1%)和死亡率(5.8%)在所有肿瘤中均位列第四。在中国男性中发病率和死亡率次于肺癌、肝癌、胃癌,列第四位,中国女性中仅次于乳腺癌、肺癌,排在第三位。每年结直肠癌新发患者约为

140万例,排在新发癌症的第三位。研究人员预测到2030年,全球结直肠癌病例数将增加60%,每年新发病例将超过220万,每年约110万患者死亡。

吸烟、酗酒等生活方式都可能会增加罹患肠癌的风险。过量食用红肉和腌制肉类可能会增加患结直肠癌的风险。90%以上的结直肠癌患者年龄超过50岁。病变的早期症状,包括粪便带血或排便习惯的变化,往往被忽视。早期诊断与治疗能有效防范病情恶化及转移。

1.诊疗总则

结直肠癌的诊治应重视MDT的作用,推荐有条件的单位将尽可能多的结直肠癌患者,尤其是转移性的结直肠癌患者的诊疗纳入MDT的管理。MDT的实施过程中由多个学科的专家共同分析患者的临床表现、影像、病理和分子生物学资料,对患者的一般状况、疾病的诊断、分期/侵犯范围、发展趋向和预后做出全面的评估,并根据当前的国内外治疗规范/指南或循证医学依据,结合现有的治疗手段,为患者制订最适合的整体治疗策略。MDT原则应该贯穿每一位患者的治疗全程。

2.诊断

(1)临床表现:结肠直肠癌的大体形态可分为3种:息肉样型、狭窄型和溃疡型。各型癌肿的好发部位和临床表现均有不同。息肉型结直肠癌好发于盲肠、升结肠等右半结肠,癌体较大,外形似"菜花"样,向肠腔突出,表面容易溃烂、出血、坏死。狭窄型结直肠癌好发于直肠、乙状结肠和降结肠等左半结肠,癌体不大,但质地硬,常围绕肠壁浸润而导致肠腔呈环形狭窄,容易引起肠梗阻。溃疡型结直肠癌好发于左半结肠,癌体较小,早期形成凹陷性溃疡,容易引起出血、穿透肠壁侵入邻近器官和组织。

(2)辅助检查:结直肠癌的诊断通常通过影像学技术如全结肠镜检查、CT仿真肠镜及腹部/盆腔增强CT和病理观察如活检。肠镜确诊后的分期诊断主要采用胸部/腹部/盆腔增强CT、腹部/盆腔平扫及增强MRI、血清癌胚抗原、胸部X射线照片及腹部/盆腔超声。CT平扫/增强扫描及多角度重建影像有助于判断肿瘤位置、肿瘤浸润深度、肿瘤与周围结构及器官的相对关系、区域淋巴结转移以及周围血管肿瘤侵犯。增强胸部CT有利于颈胸部淋巴结等转移灶诊断与鉴别诊断;肺部高空间分辨率重建图像有利于肺转移瘤的诊断与鉴别诊断。怀疑肝转移者,可采用腹部平扫及增强MRI、肝脏细胞特异性造影剂增强MRI及肝脏超声造影。上述影像学检查怀疑转移但无法定性者,可用PET-CT发现可能存在的转移灶,而避免过度手术/治疗,但不推荐PET-CT用于常规检查手段。

(3)病理诊断:通过内镜活检或肿物穿刺活检,可判断组织大小及数目,明确病变性质和类型,还可检测免疫组化标记错配修复蛋白表达。对于腺瘤局部切除标本,可判断腺瘤类型、瘤变级别及浸润深度等,判断是否有脉管侵犯。观察根治术标本及转移性结直肠癌手术活检标本,除判断浸润深度、脉管侵犯、神经侵犯还可判断淋巴结转移数和总数、癌结节数目、分期及肿瘤退缩分级。

(4)分子检测:结直肠癌分子检测有助于明确疾病分子分型,进而精准指导靶向及免疫用药,辅助预测疗效及疾病预后,具有重要的临床意义。CSCO 指南指出,对于所有确诊的结直肠癌患者都建议常规检测 MSI/MMR,辅助筛查林奇综合征及指导用药。*RAS* 和 *BRAF* 基因突变检测可有效筛查对抗 EGFR 治疗有效患者及评估预后。CSCO 指南Ⅲ级推荐转移性结直肠癌手术/活检标本行 *HER2* 状态和 *NTRK* 基因融合检测,NTRK 抑制剂仅对携带 *NTRK* 融合的患者有效,对于初始不可切除的转移性结直肠癌,如果 *RAS/BRAF* 为野生型且伴 *HER2* 扩增,指南推荐三线治疗(抗 HER2 靶向治疗)。

3.分期

TNM 分期系统适用于原发于结肠和直肠的病理类型为腺癌、鳞状细胞癌、高级别神经内分泌癌的肿瘤,不适用阑尾癌。T 代表原发肿瘤,区分不同的侵犯深度;N 代表区域淋巴结,判定区域淋巴结转移的数目;M 代表远处转移,评判器官或腹膜转移的程度;综合这三项指标对预后进行分组,分为 0、Ⅰ、Ⅱ(A、B、C)、Ⅲ(A、B、C)和Ⅵ(A、B、C)。

(二)结直肠癌多阶段模型

腺瘤—腺癌阶段序列的演进模型能很好地说明结直肠癌的遗传学基础。结直肠癌总是产生于良性癌前息肉,良性癌前息肉表现为上皮细胞过度增殖、非典型增生及异常分化等特征,且有时可见组织侵袭灶。有蒂息肉是明显的癌前病变,大于 1 cm 的息肉约有 15% 的风险在 10 年内发展为恶性肿瘤;内镜切除这些腺瘤可以减少结直肠癌的发病率和死亡率。在美国 70 岁以上的人群中,息肉的发病率高达 50%,而结直肠癌的发病率仅为 6%,这是因为只有少数腺瘤进展成侵袭性肿瘤,促进侵袭和恶变的顺序异常要经过 10～30 年的累积。

非经典腺瘤,如增生息肉,以前被认为发展为侵袭性结直肠癌的可能性很小,但是现在已经确认了两个锯齿状的前体病变。细胞学上不典型增生的锯齿状腺瘤偶尔也会演变为具有染色体不稳定和 *KRAS* 突变的结直肠癌。而没有细胞学不典型增生的锯齿状腺瘤可以演变为具有微卫星不稳定(MSI-hi)、*BRAF* 突变和丰富的 CpG 岛甲基化的结直肠癌。约 8% 的散发性结直肠癌起源于这样的病变,保留典型的锯齿状上皮细胞核的形态,预后相对较差。

虽然肿瘤进展可能是由于遗传学(体细胞突变)或表观遗传学(与 DNA 序列无关),但我们目前对于前者的了解比后者更多。某些基因的改变会导致肿瘤的发生:癌基因、抑癌基因,包括 DNA 修复基因和那些帮助控制其他基因的基因(表观遗传修饰)。选择性的突变高频出现在不同的肿瘤类型和不同的分期,形成了典型突变顺序,虽然突变的顺序可以改变,而且大多数肿瘤不会携带所有的突变。这些突变事件是肿瘤作为一种细胞生存、生长和侵袭的自然限制机制被破坏的多因素疾病的有力证据。几乎没有与特定的病理特征或患者生存强烈相关的特定突变,大部分突变影响多种细胞功能。但是特定的基因型可以定义结直肠癌的亚型和对于某些治疗的反应。MSI-hi 亚型通常发生在升结肠,具有较好的预后;辅助氟尿嘧啶治疗对该类型 II 期患者几乎无效。KRAS 或 BRAF 突变,约占结直肠癌患者的 50%,对表皮生长因子抗体治疗不敏感,而且是这种治疗的禁忌证。随着新疗法进入临床,其他分子特征的预后和预测价值将会变得更加清晰。同时,特定的突变揭示了在结肠细胞的正常调控,可能指导未来的预防策略和关键药物开发的信号转导途径。

结直肠癌以典型方式获得遗传不稳定,促进数百到数千个异常体细胞的积累。约 80% 肿瘤显示广泛的染色体获得、缺失和易位的现象,导致基因的扩增、重排和缺失。这些肿瘤平均有低于 100 个体细胞非同义点突变。染色体分离缺陷可能导致染色体不稳定(CIN),正如在小鼠中证实的分离因子 Bub1 基因。但几乎没有特定的基因缺陷具有强相关性,除了与 8 号和 18 号染色体结构变化的弱相关外,特异的细胞遗传学特征几乎不影响疾病模式或患者的预后。

约 15% 的结直肠癌出现广泛的整倍体,但带有数千个点突变和小的缺失或核苷酸重复序列附近的插入,称为 MSI-h I 型。具有 MSI 的腺瘤的疾病进展特征和分子决定因素不同于 CIN 相关的类型。例如,BRAF(V600E)突变在 MSI 腺瘤前体比其他类型更为常见。与 CIN 或 MSI 相关的腺瘤,高频突变导致了许多变化,这些变化对于肿瘤无关紧要甚至是不利的,仅仅一个突变并不意味着致病作用。因此,两个特点是用来区分驱动突变和"乘客"突变的:在肿瘤标本中是否高频出现;比较理想的是,实验证实该突变对于恶性肿瘤的作用。

表观遗传机制和基因突变相同,在肿瘤的发展过程中非常重要,但是目前了解得不够。不同的共价组蛋白修饰和 DNA 胞嘧啶残基的甲基化是表观遗传修饰的主要形式,而且在结直肠癌中后者比前者研究得深入得多。启动子区高 CpG 部位的 5′-CpG-3′ 二核苷酸碱基对是甲基化的部位,甲基化修饰沉默邻近的基因。结直肠癌甚至是结直肠腺瘤比正常组织整体甲基化程度低 8%～15%。着丝粒的甲基化程度降低可能破坏着丝粒染色体的正确分离,基因的甲基化改变或印迹丢失,增加患结直肠癌的风险,表明总体的低甲基化对细胞生长的广泛影响。然而,其明确的意义还不清楚,因为有些动物表现出肿瘤易感性与整体低甲基化相关,在缺少或过表达 DNA 甲基转移酶 DNMT3b 的 ApcMin 小鼠分别表现出小腺瘤进展的减弱或加速。

与全基因组低甲基化背景相反,有一个特殊的结直肠癌亚型表现出许多 CpG

富集启动子区的高甲基化，即 CpG 岛甲基化表型（CIMP），包括抑癌基因，如 *HIC1* 和 Wnt 通路抑制基因 *SFRPs* 的转录减弱。全基因组甲基化分析已经确认这一既往有争议的类型和特征，不同于 *KRAS* 突变型 CIN 肿瘤，它起源于无蒂锯齿状腺瘤；它与 *BRAF* 突变、*MLH1* 基因甲基化的 MSI-hi 肿瘤强关联，还具有独特的基因表达模式。

尽管前面提到的特性，特别是 MMR 和 CIMP，在某种程度上有重叠，大致来说，结直肠癌可以分为三大类：传统型、替代型、锯齿型，分别以 CIN、DNA 错配修复和 CIMP 为特征。癌症基因组图谱（TCGA）将结直肠癌分为非高突变型（CIN＋）和高突变型（包括 MMR 和 CIMP）。经典腺瘤—腺癌阶段序列的其他变异也被确认。长期溃疡性结肠炎（UC）患者患结直肠癌的风险提高 10 倍，可能反映了在进行性的黏膜损伤和修复条件下的高度突变。溃疡性结肠炎相关结直肠癌常出现在扁平腺瘤性斑块和不典型增生的非腺瘤区域。相比于散发病例，在癌症顺序发生阶段，*TP53* 突变发生较早，*APC* 的失活较少，抑癌基因 p16^{INK4a} 的甲基化更为常见。

（三）结直肠癌分子标志物

1.癌胚抗原（CEA）

术前检测的结直肠癌患者外周血 CEA 水平与结直肠癌的分期有显著相关性，并且术前测定 CEA 水平具有良好的预后作用。CEA 是目前美国国立综合癌症网络（NCCN）唯一推荐用于结直肠癌肝转移的肿瘤标志物。有研究显示 CEA 表达水平在结直肠癌肝转移患者体内增高显著，与上述理论一致。包括 CEA、CA19-9 在内的 4 种标志物经过新辅助化疗后表达水平可降低显著，并且 CEA 表达水平与结直肠癌肿瘤直径、是否转移存在一定程度的正相关。内源性 CEA 对结直肠癌细胞是否具有影响的研究中发现其可抑制结直肠癌细胞的凋亡并促进转移性肿瘤生长。将 CEA、人软骨糖蛋白-39、CA72-4 三者联合检测用于结直肠癌的早期临床诊断，发现与对照组比较，结直肠癌患者组上述三种肿瘤标志物水平升高明显，三者联合检测结直肠癌阳性率可达到 86.05％，而对照组仅为 26.92％，因此认为三者联合检测对于结直肠癌的诊断具有很高的价值。有研究为了探究相关血清肿瘤标志物对于消化道恶性肿瘤的检测价值，联合检测 AFP、CEA、CA19-9 及 CA72-4 在各类型消化道恶性肿瘤中的表达，发现四者联合检测可提高消化道肿瘤检测的敏感度；CEA 与 CA19-9、CA72-4 联合检测有助于结直肠癌的早期诊断，诊断阳性率可达 82.9％；CEA 对于消化道恶性肿瘤检测的敏感度从高到低依次为结直肠癌、胰腺癌、胃癌、肝癌，而 CEA 单项用于结直肠癌亚组诊断的敏感度为 42.9％，特异度可达到 91.6％。

2.癌抗原(CA19-9)

CA19-9 在消化道恶性肿瘤及胰腺癌患者外周血中表达升高明显,对胰腺癌、胆道恶性肿瘤及肠道恶性肿瘤的预后判断、治疗效果观察、转移判断等具有重要的临床意义。将 CEA、CA19-9、CA242 及巨噬细胞抑制因子 MIC-1 联合检测应用在老年结直肠癌患者诊断中时发现老年中晚期结直肠癌患者(Ⅲ＋Ⅳ期)中上述 4 种肿瘤标志物水平明显高于早期患者(Ⅰ＋Ⅱ期)外周血水平,四项联合检测对结直肠癌诊断的敏感度为 93.47％,特异度为 94.59％;ROC 曲线分析进一步表明 MIC-1 相较于其他三者具有更好的诊断价值。利用放射免疫分析法及蛋白芯片法检测肿瘤标志物 CA19-9、CEA 的阳性率,发现两种方法 CA19-9 阳性率分别为 31％和 26％,CEA 分别为 26％和 38％,因此对于结直肠癌患者临床辅助治疗、判断预后均有帮助。

3.癌抗原 50(CA50)

有研究将 CA50 与 CA19-9 联合检测,探讨其在结直肠癌患者中的临床应用价值,结果发现 CA50 敏感度为 37.5％,特异度 76％;CA19-9 敏感度为 43.75％,特异度 60％;CA50 灵敏度较 CA19-9 有所降低,但特异度高于 CA19-9;二者联合检测以二者均阳性为标准,敏感度为 35％,均低于二者单独检测水平,但特异度可达到 90％。仅一项阳性为标准时敏感度为 45％,特异度为 58％。因此二者各有独特之处,在临床中应灵活应用。在检查手段方面,有学者将多层螺旋 CT 与相关肿瘤标志物 CA50、CA19-9、CA242、CA72-4 联合用于临床早期诊断,若单独用上述肿瘤标志物联合诊断结直肠癌阳性率达 93.75％,特异度为 91.25％;肿瘤标志物联合多层螺旋 CT 检查阳性率可达 100％,特异度仍为 91.25％,对于结直肠癌的诊断效力有明显提高。

4.血管骨皮生长因子(VEGF)

已证实 VEGF 在包括结直肠癌在内的多种肿瘤的生长、侵袭、转移及预后相关过程中发挥重要作用,并且可抑制其相关通路,一直是肿瘤治疗的热点。通过 qRT-PCR 分析上百例结直肠癌标本中 VEGF-C、VEGF-D 的表达情况,发现结直肠癌患者 VEGF-C 阳性表达率为 46.8％,VEGF-D 阳性表达率为 29.5％,二者表达与肿瘤浸润深度、淋巴管受侵及淋巴结转移等因素呈正相关,并且发现 VEGF-C、VEGF-D 阳性表达组患者的生存期明显短于阴性组,因此认为二者可能与结直肠癌患者的预后有关。检测 VEGF 和 Heregulin 在结直肠癌组织中的表达情况,发现二者在结直肠癌组织中的蛋白表达水平高于癌旁及远处正常组织,VEGF 相关基因及其蛋白产物可因 Heregulin 的过表达而上调,二者可共同促进结直肠癌的浸润。另有研究发现结直肠癌患者 VEGF 和 IGF-1 阳性率明显高于对照组,并且术前二者水平均高于术后;IGF-1 和 VEGF 在结直肠癌细胞增殖、迁移等过程中扮演重要角色,患者外周血 IGF-1 和 VEGF 表达水平与结直肠癌的发病密切相关。

5.前梯度同源蛋白 2(AGR2)

AGR2 是近年来发现的一个与众多腺癌发生、发展相关的基因,作为一个潜在的肿瘤标志物近几年来研究热度逐渐上升。研究表明结直肠癌患者外周血中 AGR2 mRNA 及肠道干细胞标志物 LGR5 升高显著,高表达 AGR2 的结直肠癌患者无进展生存时间有降低趋势,即使在早期肿瘤患者中也是如此,因此认为 AGR2 和 LGR5 表达量增高往往提示结直肠癌患者预后不良。在结直肠癌的死因中,是否具有淋巴结转移是一个很重要的因素,但目前学术界对于结直肠癌中淋巴结转移的肿瘤标志物研究成果少之又少。通过对条件培养基及联众细胞株中的上千种蛋白质表达情况的鉴定,发现 AGR2 在结直肠癌细胞株 SW480 及 SW620 中表达具有差异性,认为其是一种差异表达蛋白,在 SW620 中可以检测到 AGR2 更高的表达,而 SW620 由淋巴结转移而来,提醒 AGR2 可能参与结直肠癌的淋巴结转移行为。

6.低氧诱导因子-1(HIF-1)

已有相关研究证明 HIF-1 与结直肠癌细胞的侵袭及转移密切相关,过表达 HIF-1 可以促进 MMP、UPAR 等基因的转录及表达。为了探究 HIF-1 在结直肠癌中的表达及相关临床意义,利用免疫组织化学法和免疫印迹法分析包括正常肠黏膜组织、增生性息肉及癌组织在内的多种组织中 HIF-1α 的表达情况,发现与正常肠黏膜、增生性息肉及低级别腺瘤相比,高级别腺瘤中均有一半的 HIF-1α 过表达;与癌前病变相比,所有接受检测的结直肠癌组织中均观察到显著的细胞核 HIF-1α 过表达,但是其水平与淋巴结转移并无显著相关性。在 HIF-1 与肿瘤血管形成方面的研究中发现其与结直肠癌的侵袭性相关,结直肠癌中 HIF-1α 的阳性率为 69.2%,而在非肿瘤黏膜中阳性率为 43.6%,细胞核及细胞质为主要阳性表达区。

7.结肠癌特异性抗原-2(CCSA-2)

CCSA-2 是近几年新发现的结直肠癌相关血清及组织肿瘤标志物。有研究表明结直肠癌患者术后 7 天外周血中 CCSA-2 水平明显低于术前,复发并转移的患者其水平将会再次升高,并且复发患者外周血水平显著高于未复发患者水平,因此认为 CCSA-2 对结直肠癌的诊断及预后的判断具有重要价值。通过检测上百例结直肠癌血清样本及数量相近的对照样本中 CCSA-2 的变化情况,发现除 CCSA-3 和 CCSA-4 外,CCSA-2 是又一个诊断结直肠癌敏感度、特异度均较高的肿瘤标志物,并且将 10.8 μg/mL 定为 CCSA-2 的截止点,在该截止点条件下 CCSA-2 的敏感度和特异度分别为 97.3%、78.4%。我国有学者参考 CCSA-2 的截止点 10.8 μg/

mL 这一数据测得结直肠癌患者中总体敏感度为 95.9％,特异度为 89.5％,ROC 曲线下面积为 0.98;非进展期腺瘤敏感度为 44.4％,进展期腺瘤敏感度可达到 100％;因此 CCSA-2 在区分进展期腺瘤及非进展期腺瘤方面也有一定的帮助。另有学者将 CCSA-2 与 IMP1、P62、Koc 及 PTN 联合检测用于结直肠癌的早期诊断,发现上述 5 种肿瘤标志物在结直肠癌患者外周血中含量高于结肠腺瘤患者和正常人;结直肠癌患者中 TNM 分期越高,上述标志物含量也越高;上述标志物与肿瘤组织中的促凋亡基因及促增殖基因的表达具有相关性,*MTS1*、*Caspase3* 及 *Bax* 在结直肠癌患者体内表达显著低于结肠腺瘤患者,与外周血肿瘤标志物表达呈负相关,而 *Bcl-2*、*Survivin* 和 *Livin* 表达情况与外周血肿瘤标志物表达呈正相关。

8.组织多肽特异性抗原(TPS)

TPS 在临床上对肺癌具有较好的辅助诊断价值。为了研究 TPS 在预测结直肠癌患者复发方面的价值,有研究检测 178 例符合实验要求的患者术前、术后外周血中 CEA 和 TPS 浓度并进行评估,发现利用 TPS 浓度预测复发准确度达到了 80.85％,CEA 监测复发准确度为 89.4％,若将二者其中之一或者全部上升作为复发监测的标准,预测复发准确度可达到 95.74％,二者联合检测对于结直肠癌复发的检测具有重要意义,并且可增加检测结直肠癌复发的敏感度。另有研究联合检测 TPS、CEA 及肿瘤 M2 型丙酮酸激酶(TumorM2-PK)并探讨联合检测在结直肠癌诊断中的价值,发现联合检测准确度为 94.8％,敏感度为 95.9％,特异度为 93.3％,三项指标均高于 3 种肿瘤标志物单项检测结果;当 TPS 单独用于结直肠癌的诊断时,敏感度可达到 82.4％,特异度为 70.0％,准确度为 76.9％,3 项指标均优于 CEA 和 TumorM2-PK。类似研究表明 CEA＋TPS＋OPN 阳性率为 97.62％,高于 TPS＋OPN 组合的 90.48％、CEA＋TPS 组合的 85.71％ 及 CEA＋OPN 组合的 71.43％,三者联合检测正确诊断指数为 0.71,Kappa 值为 0.75,说明联合检测对提高结直肠癌的检出率效果显著;值得注意的是,TPS 与 OPN 的组合正确诊断指数为 0.71,Kappa 值为 0.71,不亚于 CEA、TPS 与 OPN 的组合。

9.MMP 家族

MMP 家族是一类具有多个亚型的肽链内切酶。研究发现 *MMP-7* 基因启动子多态性可促进结直肠癌患者肿瘤的恶性增殖、局部浸润和淋巴结转移,但研究者也指出,MMP-7 启动子多态性的临床意义尚未明确,应加入更大的群组研究并进行相应的分析以明确。MT1-MMP 在结直肠癌组织中表达显著高于癌旁组织及正常黏膜部分,*MMP-2*、*MMP-9* 基因表达显著低于癌旁组织及正常黏膜部分,并且表达情况与肿瘤浸润深度、静脉入侵情况及肝转移具有显著相关性;因此检测 *MMP-2* 基因的表达情况被认为是结直肠癌肝转移的一个预测性肿瘤标志物。利用免疫组织化学 SP 法检测发现 SLC12A5 和 MMP-7 在癌旁组织中的阳性率分别为 32.50％和 27.50％,而在结直肠癌组织中的阳性率可达到 87.50％和 80.00％,差异显著;二者与癌症肝转移、浸润深度等有关。

10.程序性死亡蛋白配体-1(PD-L1)

PD-LI 蛋白质分子在正常组织中几乎不表达或表达量很低,而在一些恶性肿瘤中表达,如肺癌、卵巢癌、结直肠癌、肾癌及黑色素瘤等肿瘤细胞表面。相关前沿研究推测 PD-1/PD-L1 axis 作为一个肿瘤相关免疫检查点,其表达升高可以使肿瘤细胞具有逃逸免疫应答的能力,帮助肿瘤细胞逃避免疫介导的杀伤进而促进肿瘤细胞的增殖及侵袭转移。目前临床上 PD-1 与其配体 PD-L1 介导的信号途径正成为免疫干预手段之一。NCCN 最新出版的治疗方针表明对于 PD-L1≥50％且 EGFR/ALK/ROS1阴性的患者,一线治疗方案可直接选用 PD-1 单抗 Keytruda 治疗。有学者借鉴肿瘤基因组图谱,并以复旦大学附属肿瘤医院患者为样本,研究结直肠癌肿瘤细胞中 PD-L1 和肿瘤浸润淋巴细胞(TILs)中 PD-1 对于结直肠癌早期诊断的价值,发现 PD-1 及 PD-L1 的联合高表达对于结直肠癌患者具有更好的诊断价值,二者通过 X-tile 程序确定的临界值分别为 4.40 和 2.92,当二者表达水平较高时往往提示患者具有较好的总生存期(OS);对于结直肠癌患者来说,TILs-PD-1 及 TCs-PD-L1与 OS 和无病生存期(DFS)具有相关性,可作为结直肠癌患者的一个独立的预后要素。

11.黏蛋白 1(MUC1)

MUC1 分子量大于 200 kDa,广泛分布于多种正常黏膜中,是黏蛋白家族中被研究较多的一员。美国国家癌症研究所已将 MUC1 列为 75 种具有肿瘤相关抗原潜能蛋白质的第二位,利用免疫组织化学法检测包括 126 例结直肠癌在内的近 150 例组织中两者的表达情况,发现 MUC1 在正常人肠道黏膜组织中并不表达,而在结直肠癌中的阳性率为 42.1％,MUC2 在正常人肠道黏膜组织中阳性率可达到 100％,在结直肠癌中的阳性率为 36.5％;进一步研究发现 MUC1、MUC2 与肿瘤的浸润深度、有无淋巴结转移及 Dukes 分期呈正相关,与肿瘤的分化程度呈显著负相关,MUC1 的表达上调或者 MUC2 的表达下调可能参与了结直肠癌的进展过程。

(四)林奇综合征

林奇综合征是一种常见的遗传性结肠癌,平均发病年龄为 43 岁,也可发生于 60 岁以上患者。林奇综合征为常染色体显性遗传,除结肠癌遗传易感性增加外,子宫内膜、膀胱、输尿管、肾盂、卵巢、胃、小肠、胆管或胰腺的恶性肿瘤风险亦增加。特科特综合征是林奇综合征的一个变型,其特征是结肠癌伴有胶质母细胞瘤或髓母细胞瘤,但这种表现也见于伴有 APC 基因突变的家族性腺瘤性息肉病(FAP)综合征。另外一种林奇综合征的变型是缪尔—托尔综合征,表现为皮肤皮脂腺肿瘤或角化棘皮瘤与结肠癌或者其他林奇综合征相关的肿瘤。大多数结肠癌是由息肉转化而来的,但在林奇综合征,腺瘤性息肉进展为结肠癌的速度比散发性腺瘤转化为癌的速度快得多。

林奇综合征的分子缺陷发生在 DNA 复制。正常情况下,由于碱基互补配对,DNA 复制时产生与 DNA 模板完美配对的拷贝。然而,即便在正常增殖的细胞中,也会偶尔产生不完美的 DNA 拷贝,但它们很快就被一组统称为 DNA 错配修复(MMR)蛋白的蛋白质识别。这些蛋白作为复合体发挥作用,识别新近复制的双链DNA 的错配区域,切除错配区域,并以正确配对的核苷酸修复错配区域。在林奇综合征中,其中一种 MMR 蛋白功能缺陷,因此,错配的双链 DNA 不能得以修复。大多数 MMR 蛋白缺陷的原因是基因突变。在所有结肠癌中,*MMR* 基因突变占2%~4%。

虽然林奇综合征相对少见,但对于患者及其家庭而言,将其与散发性结肠癌区分开来具有临床重要性。由于林奇综合征相关性结肠癌与不相关性结肠癌的临床和组织病理学特征有很多重叠,因此需要应用免疫组织化学和(或)分子手段将二者区分开。然而,临床和组织学标准可提示进行进一步检测。修改后的 Bethesda标准(表 11-4-1)基于个人和(或)家族结肠癌或其他林奇综合征相关肿瘤病史以及高微卫星不稳定性(MSI-H)的组织学特征,列出了哪些个体应该进行微卫星不稳定性检测。

表 11-4-1　林奇综合征诊断修订后的 Bethesda 标准

出现下列一种或以上情况应检测肿瘤微卫星不稳定性
结肠癌诊断时患者年龄小于 50 岁
同时或异时出现结肠或其他遗传学非息肉病性结肠癌(HNPCC)相关性肿瘤,无论患者年龄
结肠癌具有微卫星不稳定性的组织学特征,诊断年龄小于 60 岁
一位或多位一级亲属患有结肠癌或一种 HNPCC 相关性肿瘤,诊断其中一种肿瘤时年龄小于50 岁
两位一级或二级亲属在任何年龄诊断结肠癌或 HNPCC 相关性肿瘤

MSI-H 结直肠癌的组织学特征包括位于右半结肠、黏液分化、显著淋巴细胞浸润及淋巴滤泡、侵袭前缘的推挤性边界,以及差分化。肿瘤内部存在淋巴细胞是MSI-H 肿瘤的特征,并且大部分淋巴细胞是细胞毒性 T 淋巴细胞,因此 CD8 阳性。除林奇综合征外,这些组织学特征中的一些也可见于 MSI-H 的散发性结直肠癌甚至微卫星 DNA 稳定的散发性结直肠癌。尽管如此,当存在这些临床和(或)组织病理学特征时,进一步行免疫组织化学检查以检测 DNA 错配修复蛋白是合

理的,代表性的 DNA 错配修复蛋白为 MSH2、MLH1、PMS2 和 MSH6。在细胞核中,MLH1 和 PMS2 作为二聚分子复合体发挥作用。MSH2 和 MSH6 也是作为复合体发挥功能,这意味着免疫组织化学检测时二聚体之一的丢失通常伴有另一半的丢失。在绝大多数林奇综合征相关性肿瘤中,也包括一些散发性结肠肿瘤,这些蛋白中可出现一个或两个表达水平下降。这种下降归因于基因突变沉默了 *MSH2*、*MSH6* 或者 *PM52* 基因表达或 *MLH1* 启动子甲基化。*MSH2* 沉默也可由甲基化引起,这与邻近 *MSH2* 的 *EPCAM* 基因缺失有关。

林奇综合征的分子检测基于检测与正常细胞相比,肿瘤细胞中微卫星 DNA 是否正确复制。微卫星 DNA 在基因组中大量存在,并包含大量的核苷酸重复序列,可以是单一核苷酸重复,如 GGGGGGG 或者二核苷酸重复,如 GAGAGAGAGAGAGA。在细胞增殖时,DNA 聚合酶有时不能准确阅读这些核苷酸重复的数目,随后,复制产生的 DNA 链包含稍长或稍短的重复序列。在这种情况下,这种分子缺陷被称为微卫星不稳定(MSI)。错误复制的 DNA 可能只比正常 DNA 模板短一个核苷酸碱基对,这种差异可以利用多重 PCR 方法加以识别,这种多重 PCR 使用了位于各个分离微卫星 DNA 区段每侧的引物。大多数的 MSI 病例可以用以下 5 种分子标记物识别:BAT-25、BAT-26、MONO-27、NR-21、NR-24,还可加入两种多态性的五核苷酸标记物:Penta C 和 Penta D。BAT-25 与 BAT-26 是最为敏感的 MSI 标记物,可以用于筛查。扩增 DNA 序列的长度可以用一系列方法显示,从简单的凝胶电泳到使用了荧光试剂的毛细管电泳。对比石蜡包埋肿瘤组织与正常组织所抽提的 DNA 必不可少,正常组织需要距离肿瘤一定距离,最方便的是使用结肠切除标本的切缘。当肿瘤组织石蜡块中包含了邻近正常组织时,在 HE 染色切片定位肿瘤区域后,通过在白片中刮除正常组织而显微切割肿瘤组织更为可取。这将减少正常组织 DNA 片段带来的干扰,从而对结果分析十分有利。

当利用电泳进行 MSI 检测时,依据分离片段的分子大小和峰值对结果进行目视评估。与患者的正常组织相比,如果在肿瘤组织中出现了或轻或重的新的 DNA 片段,则认为 MSI 阳性。当对比 5 个分子标记物状态时,一个肿瘤如果 2 个或以上标记物表现为 MSI,则报告该肿瘤 MSI-H。如果 5 个标记物仅有 1 个显示 MSI,则报告该肿瘤 MSI-L。如果无标记物显示 MSI,则报告该肿瘤微卫星稳定(MSS),可排除林奇综合征。就临床病理角度而言,MSI-L 和 MSS 属于一类病变。

事实上,所有林奇综合征相关结肠癌均为 MSI-H 阳性。反之,并非所有 MSI-H 阳性肿瘤都与林奇综合征有关,约 15% 的散发性结肠癌可以出现这一基因改变。因此,对怀疑林奇综合征的患者,行胚系基因检测以寻找 *MMR* 基因突变和启动子甲基化是合理的。然而,由于突变可发生在基因不同的位置,因此这种类型的分析在技术上是复杂的。

因为 *MMR* 基因胚系突变分析的复杂性,所以使用间接的方法来协助解决林奇综合征和散发性结直肠癌鉴别的难题更为方便。这通过分析 MMR 蛋白的免疫组织化学表达模式实现。多项研究报道,MSH2、MSH6 或者二者的免疫组化表达缺失强烈提示胚系突变,因此,代表可能诊断为林奇综合征。MLH1 免疫组化表达缺失也在林奇综合征中被发现,实际上,80%的林奇综合征病例呈 MLH1 或 MSH2 表达缺失。然而,MLH1 免疫组化表达缺失可能有两个原因:突变或启动子甲基化。启动子甲基化造成 MLH1 免疫组化表达缺失提示为散发性结直肠癌,而突变则支持林奇综合征的诊断。无林奇综合征家族史的 MSI-H 结肠癌绝大多数具有 MLH1 启动子甲基化。因此,仅凭肿瘤细胞 MLH1 免疫组化表达缺失不足以诊断林奇综合征。

还有一种诊断林奇综合征的间接途径是检测肿瘤是否存在 BRAF 突变。BRAF 是 EGFR 驱动的信号通路中受 KRAS 调控的下游蛋白。BRAF 突变发生在 13%的结肠癌以及 50%的 MSI-H 结肠癌中,当其出现,高度提示该肿瘤与林奇综合征无关。在多数病例中,*BRAF* 基因突变发生在可预测的热点 BRAF V600E 上,即 BRAF 第 600 位密码子,其中一个缬氨酸(V)被谷氨酸(E)取代,因此检测 *BRAF* 基因突变相对简单。PCR 加单链构象多态性电泳是检测 BRAF V600E 突变的一种简便方法。总之,林奇综合征和散发性结肠癌的鉴别可以通过联合免疫组织化学、MSI 和胚系突变检测实现。检测结肠癌 MSI 还有一项额外的益处,因为不论是在散发性结肠癌还是在林奇综合征中,MSI-H 都与好的预后相关。但是,这些患者可能不能从氟尿嘧啶类化疗中获益。

(五)散发性结直肠癌

目前,超过 75%的结直肠癌病例在癌的遗传学易感性方面无已知的进展。尽管如此,遗传性结直肠癌的研究仍然为散发性结肠癌的分子机制带来了曙光。大部分病例单独基于组织病理学诊断,因此,对于多数病例,分子学手段对诊断并无必要。然而,以下 3 种情况需要进行免疫组织化学和分子检测:第一,确定病例确为散发性;第二,探索预测分子靶向药物疗效的分子标记物;第三,基于分子标记物阐明预后特征。

与大多数癌症相同,结直肠癌的肿瘤性转化发病机制与黏膜腺上皮出现基因组不稳定性密切相关。基因组不稳定性依赖 3 种主要机制:染色体结构不稳定、DNA 修复缺陷以及非正常 DNA 甲基化。在结构不稳定驱动的通路中,缺失或突变导致染色体改变。对结肠癌重要的是,染色体不稳定导致肿瘤抑制基因如 *APC* 或 p53 的体细胞缺失。体细胞 APC 失活是腺瘤—腺癌转化的早期事件,并发生于 75%的散发性结直肠癌中。DNA 修复缺陷多是由于表观遗传学改变而产生,如发生在多达 15% 的散发性结直肠癌的 *MLH1* 基因失活就是如此。*MLH1* 基因的改变是由于第三种结直肠发病机制——DNA CpG 岛的非正常甲基化。*MLH1* 基因启动子和其他基因的高甲基化水平导致其功能失活。除了 MLH1 以外,在多达 37% 的散发性结直肠癌病例中,MINT 家族的其他 3 种基因 *MINT1*、*MINT2* 和 *MINT3*,以及 p16 也是通过甲基化而表观性失活。这组肿瘤被归类命名为 CpG 岛甲基化表型(CIMP)。由于这些结直肠癌相关基因的改变是通过表观学变化而非突变或缺失,因此有理由假设突变剂、饮食习惯或化学预防药物可能潜在地影响这些基因。

　　APC 基因的功能和其失活产生的后果已在 FAP 部分讨论。在散发性结直肠癌中,没有 APC 基因的胚系突变,但在 75% 的肿瘤中可见该基因体细胞性失活,这在腺瘤转变为腺癌的早期即已发生。另外一种结肠癌常见的染色体丢失发生于 p53,并可见于 65% 的散发性肿瘤。考虑到 p53 的主要功能是阻滞发生基因损伤的细胞的细胞周期,并诱导其凋亡,p53 失活将为异常细胞不受控制地增殖创造良好的条件。

　　高通量基因检测的可行性使得比较结直肠癌全基因组的大型队列研究成为可能。这种方法已显示散发性结直肠癌的体细胞突变和其他基因改变数目巨大,中位数目为每个肿瘤 76 个突变。没有理由去假定在一个肿瘤中所有的突变都决定了肿瘤发生,反之,区分"驱动"突变和"乘客"突变十分重要。依据突变的频率和基因功能,似乎常见的突变如 p53、APC、KRAS 和 PIK3CA 可以被认为是恶性转化的驱动者。然而,这种方法也识别出其他一些突变,如 CSMD3、FBXW7 与 NAV3,它们在癌症中也常常发生突变。明确将他们划分为"驱动"或"乘客"突变仍有待进一步确定。总体来看,似乎结直肠上皮的恶性转化是多基因突变导致细胞通路异常的结果,而不是单个基因发挥支配性作用。这意味着应用预测和预后分子标记物以及个体化治疗,需要考虑一系列改变细胞转导通路的基因变化,而不能只考虑单个遗传学变化。

(徐　婧)

第五节　泌尿生殖系统肿瘤

一、肾癌

(一)概述

　　肾细胞癌(RCC,简称肾癌)是起源于肾小管上皮的恶性肿瘤,占肾脏恶性肿瘤的 80%~90%。肾癌的组织病理类型中最常见的为肾透明细胞癌,其次为乳头状肾细胞癌、肾嫌色细胞癌及肾集合管癌等少见类型的肾细胞癌。在泌尿系统肿瘤中,肾癌发病率仅次于前列腺癌和膀胱癌,居第三位。

肾癌的病因尚不明确,其发病可能与遗传、吸烟、肥胖、高血压及抗高血压药物等有关,吸烟和肥胖是公认的导致肾癌的危险因素。

随着医学影像学的发展,肾癌早期确诊率有所提高,局限性肾癌经过根治性肾切除术或者保留肾单位的肾脏肿瘤切除术可获得满意的疗效。据统计,目前确诊时已属晚期的患者已由数年前的30%下降至17%,随着靶向治疗的持续发展及新型免疫治疗药物的兴起,晚期肾癌的预后也逐步得到改善。

肾癌的临床诊断主要依靠影像学检查。实验室检查结果一般作为对患者术前状况、肝肾功能以及预后判定的评价指标,确诊则需要病理学证据。

1.实验室检查

推荐必须包括的实验室检查项目:尿素氮、肌酐、肝功能、全血细胞计数、血红蛋白、血钙、血糖、血沉、碱性磷酸酶和乳酸脱氢酶。

2.影像学检查

推荐必须包括的影像学检查项目:腹部 B 超或彩色多普勒超声、胸部 X 射线片(正、侧位)、腹部 CT 平扫和增强扫描(碘过敏试验阴性、无相关禁忌证者)。腹部 CT 平扫和增强扫描及胸部 X 射线片是术前临床分期的主要依据。

推荐参考选择的影像学检查项目:腹部平片可为开放性手术选择手术切口提供帮助;核素肾图扫描或 IVU 适用于不能行 CT 增强扫描、无法评价对侧肾功能者;核素骨扫描适用于碱性磷酸酶高或有相应骨症状者;胸部 CT 扫描适用于胸部 X 射线片有可疑结节、临床分期≥Ⅲ期的患者;头部 CT、MRI 检查适用于有头痛或相应神经系统症状患者;腹部 MRI 检查适用于肾功能不全、超声波检查或 CT 检查提示下腔静脉瘤栓患者。

有条件的地区及患者选择的影像学检查项目(具备以下检查设备的医院以及具有良好经济条件的患者可选择的检查项目):肾声学造影、螺旋 CT 及 MRI 检查主要用于肾癌的诊断和鉴别诊断;正电子发射断层扫描(PET)或 PET-CT 检查主要用于发现远处转移病灶以及对化疗或放疗的疗效评定。

3.非常规检查

不推荐的检查项目:穿刺活检和肾血管造影对肾癌的诊断价值有限,不推荐作为常规检查项目,但特定病例可考虑使用;不推荐对能够进行手术治疗的肾肿瘤患者行术前穿刺检查;对影像学诊断有困难的小肿瘤患者,可以选择定期(1~3 个月)随诊检查或行保留肾单位手术;对不能手术治疗的晚期肾癌须化疗或其他治疗的患者,治疗前为明确诊断,可选择肾穿刺活检获取病理诊断;对须姑息性肾动脉栓塞治疗或保留肾单位手术前须了解肾血管分布及肿瘤血管情况者可选择肾血管造影检查。

（二）遗传性乳头状肾细胞癌

遗传性乳头状肾细胞癌（HPRC）是常染色体显性遗传性肿瘤综合征，受累个体易患多灶性双侧乳头状Ⅰ型肾癌。HPRC 在 50～60 岁起病，呈现年龄依赖性外显，60 岁时外显率约为 67%；但是也有早期发病的报道。这种罕见的病例在全世界仅有不到 40 个家族被报道。

1.遗传性乳头状肾细胞癌的遗传学：MET 原癌基因

有学者描述了 10 个多灶性双侧乳头状肾肿瘤的家族，它们按照常染色体显性遗传的方式遗传，提示这些家族可能代表了与散发性乳头状肿瘤对应的遗传性对照。有学者通过连锁分析，将 HPRC 疾病基因定位在 7q31.1～q34。7 号染色体三体是乳头状肾细胞癌的里程碑式的遗传特征，功能获得性癌基因可能是候选疾病基因。事实上，定位于 7q31 的 MET 原癌基因的酪氨酸结构域的生殖细胞错义突变在受累的 HPRC 家族成员中被确认。在 13% 的散发性乳头状肾细胞癌中检测到 MET 基因的突变。关于 MET 和相关基因在乳头状肾细胞癌中的作用还在进一步研究中。

2.遗传性乳头状肾细胞癌：MET 突变的功能结果

MET 原癌基因编码一个肝细胞生长因子/散射因子（HGF/SF）受体酪氨酸激酶。配体 HGF 与 MET 结合启动细胞内酪氨酸激酶结构域关键酪氨酸的磷酸化，随后酪氨酸在多功能锚定位点磷酸化，招募各种下游信号的转导子，调控细胞内程序，导致细胞增殖、分支的形态发生、分化和"侵袭性生长"。虽然 MET 的过表达在很多上皮性细胞癌中已经被报道，HPRC 是第一个被证实具有生殖细胞 MET 突变的肿瘤综合征。HPRC 中 MET 的错义突变导致 MET 在没有配体的情况下也可以持续活化，在体外显示了 MET 的癌基因潜能，被分子模型预测可以稳定 MET 激酶的活性。携带 MET 突变等位基因的 7 号染色体的非随机性复制在 HPRC 患者的乳头状肾细胞癌中已被发现，这代表了 HPRC 肿瘤病理形成的第二步。两个拷贝的突变 MET 的存在有利于肾细胞的增殖性生长，并导致肿瘤的进展。

（三）家族性肾癌综合征

1.von Hippel-Lindau（VHL）病

VHL 病是由于位于 3p25 的 VHL 肿瘤抑制基因突变所致的一种常染色体显性遗传性疾病，常与视网膜和中枢神经系统血管网状细胞瘤、肾透明细胞癌、嗜铬细胞瘤和胰腺胰岛素瘤有关。大约 75% VHL 患者在 60 岁会发展为肾透明细胞癌，该病是导致这些患者死亡的主要原因。

基于有（1 型）或无（2 型）嗜铬细胞瘤的不同基因型—表型相关性，可将 VHL

病分为两种临床类型。一方面,1 型 VHL 病更常见(30%~40%),与 VHL 基因胚系外显子缺失或截断突变有关,具有发展为肾细胞癌的风险。另一方面,2 型 VHL 患者有 *VHL* 基因错义突变,但这种错义突变对 VHL 蛋白(pVHL)功能的影响存在从完全没有影响到功能完全缺失等各种程度。还有证据表明 1 型患者中,一个特定亚组出现 *VHL* 基因部分或全部缺失以及邻近 C3orf10(HSPC300)缺失,此基因型发展为 RCC(推荐划分为 1B 型)的危险性较低。2 型疾病进一步细分为三种亚型:2A 型(低肾癌风险)、2B 型(高肾癌风险)和 2C 型(仅嗜铬细胞瘤)。2A 型患者的相关错义突变影响 pVHL 与靶点—缺氧诱导因子(HIF)、延伸蛋白 B 和延伸蛋白 C 之间的相互作用。2B 型患者的错义突变将导致 pVHL 稳定性严重受损。与 *VHL* 基因错义突变相关的 2C 型患者仍保留类似野生型 pVHL 的功能。*VHL* 基因突变类型与预后无显著相关性。

2.遗传性乳头状 RCC

遗传性乳头状 RCC 的特征是位于 7q31 的 *MET* 原癌基因常染色体显性胚系激活突变。这种综合征的个体有发展为双侧多灶性 1 型 pRCC 的风险。约 30%的 MET 携带者大约在 50 岁发展为肾癌。

3.Birt-Hogg-Dube(BHD)综合征

BHD 综合征的特征是位于 17p11.2 的 *BHD* 肿瘤抑癌基因,又称为尿促卵泡素(FLCN)的常染色体显性胚系突变。BHD 在 5′-腺苷—磷酸激活的蛋白激酶(AMPK)与哺乳动物西罗莫司靶蛋白(mTOR)信号通路中发挥作用。BHD 综合征患者患皮肤纤维毛囊瘤、肺囊肿、自发性气胸和双侧多灶性 RCC 的风险都很高。肾嫌色细胞癌和肾嗜酸细胞腺癌与 BHD 综合征患者的相关性更高。

4.遗传性平滑肌瘤病和肾细胞癌(HLRCC)综合征

这种综合征的特点是位于 1q42.1 的延胡索酸水合酶(FH)抑癌基因的常染色体显性胚系突变。它表现为皮肤平滑肌瘤、子宫平滑肌瘤和(或)肾癌。在大约1/3的 HLRCC 家系中常观察到肾肿瘤,并且常表现为孤立肾病变;但双侧和多灶性肾癌病例亦有报道。

5.结节性硬化症(TSC)综合征

TSC 综合征与编码错构瘤的 TSC1(9q34)或编码马铃薯球蛋白的 TSC2(16p13.3)胚系失活突变相关,可导致携带者患肾癌(包括 RCC、乳头状肾细胞癌和肾嫌色细胞癌)的风险增加。

(四)Birt-Hogg-Dube 综合征

Birt-Hogg-Dube(BHD)综合征是罕见的常染色体显性遗传肿瘤综合征,具有毛囊良性肿瘤(纤维囊性瘤)、肺囊肿及自发性气胸等特征,发生肾癌的风险增加 7 倍。BHD 患者最常见的表现是纤维囊性瘤和肺囊肿(>85%)。30%的 BHD 患者发生不同组织学类型的肾肿瘤(平均年龄为 48～50 岁),最常见的是肾嫌色细胞癌和肾嗜酸细胞瘤。从 BHD 综合征发展而来的肾癌也有转移性的,但不常见。

1.Birt-Hogg-Dube 综合征的遗传学:*Folliculin* 基因

BHD 家族的连锁分析显示,该疾病基因定位于 17 号染色体短臂并鉴定了BHD 基因——*FLCN*。几乎所有的 BHD 相关的 *FLCN* 基因突变均可导致截短BHD 蛋白、Folliculin(FLCN)的突变,包括插入或缺失、无义和剪接位点的突变,但最近报道在保守的氨基酸位点也存在错义突变。在较大的 BHD 队列中 *FLCN* 基因突变率检测接近 90%,生殖细胞突变散布在整个 *FLCN* 基因,没有明显的基因型—表型相关性。Vocke 等在 70% BHD 肾癌中鉴定了体细胞突变的第二次"打击"或杂合性丢失,支持 *FLCN* 作为一个抑癌基因,双拷贝失活个体易患肾肿瘤。肾嫌色细胞癌也检测到低频的 *FLCN* 的突变(11%),其他组织类型的肾细胞癌中*FLCN* 突变很少。

2.Birt-Hogg-Dube 蛋白的功能

FLCN 基因编码一个新蛋白 FLCN,它没有特征性的功能域。Baba 等鉴定了一个新的 FLCN 的相互作用蛋白 FNIP1,并表明 FNIP1 和 $5'$-AMP 激活的蛋白激酶(AMPK)的 γ 亚单位相互作用,AMPK 是细胞内的能量感应因子,通过 TSC1/2负性调控蛋白翻译和细胞增殖的重要开关 mTOR 起作用。FLCN 第二个相互作用蛋白 FNIP2 也被鉴定,并显示与 FNIP1 相似的生化特性,FLCN 通过 FNIP1/2,可能在 AMPK-TSC1/2-mTOR 信号通路中发挥作用。体内模型和 BHD 患者的研究数据支持 FLCN 失活将会导致 mTOR 的活化,也有数据支持 mTOR 的抑制。因此提出假设,FLCN 与 mTOR 的交互作用和调控机制依赖不同的条件。

已经报道的 FLCN 其他的功能包括对转化生长因子(TGF-β)信号通路的作用、调控 HIF-α 及其靶基因、纤毛合成、调控过氧化物酶体增殖物激活受体共激活因子 1α(PGC-1α)和线粒体的生物合成、细胞—细胞黏附,胚胎干细胞多向分化潜能的退出以及通过转录因子 TFE3 和 TFEB 胞质滞留介导的溶酶体功能。解析FLCN 晶体结构的 C 端表明其与 DENN 结构同源,后者具有 RabGTP 酶的鸟苷酸交换因子(GEF)活性。最近的两篇报道证明 FLCN/FNIP1/FNIP2 与 RabGTPase发生交互作用,说明该复合体在氨基酸感受 mTOR 活化中发挥作用。除了 FNIP1促进 FLCN 和 AMPK 的交互作用,FNIP1 敲除小鼠表现出祖 B 细胞向前 B 细胞分化的缺陷,表明 FLCN-FNIP1 复合物在 B 细胞发育中是不可缺少的。

(五)肾癌分子标志物

1.RUNX 相关转录因子 2(RUNX2)

RUNX2 又称成骨细胞特异性因子 2(OSF-2),是一种分泌蛋白,其基因位于13 号染色体长臂。首次发现为鼠的成骨细胞细胞系 MC3T3 分泌的一种分子。

RUNX2 蛋白存在于许多组织中,如胃、结直肠、卵巢、睾丸、前列腺等组织,其对于骨的形成、维持是必不可少的。通过研究发现,RUNX2 与肿瘤的发生密切相关,其与肿瘤的诊断、远处转移及预后存在密切相关性,如可以提高结肠癌对化疗药物的敏感性、在肺癌中表达升高、与肝癌的预后相关。有研究对相邻的非肿瘤肾组织、肾透明细胞癌和异种移植肿瘤进行了检测,虽然在非肿瘤组织中检测到RUNX2 低水平表达,但却在癌组织中出现高水平表达。在另一项研究中发现,与正常对照组织相比,肾癌组织中 RUNX2 表达显著升高,进一步与乳头状肾癌相比,肾透明细胞 RUNX2 的 mRNA 水平较高,在肾透明细胞癌中,RUNX2 高表达与较高的肿瘤分级显著相关,高水平 RUNX2 与患者的淋巴结转移相关,与总生存期较短相关。这提示 RUNX2 可能成为肾癌临床诊断、鉴别诊断及判断预后的一种可靠指标。

2.脂质运载蛋白 2(LCN2)

在活化的中性粒细胞中首次被发现,是载脂蛋白家族成员之一,分子量为 25 kDa,广泛分布在肺、乳腺、肾等器官。载脂蛋白广泛存在于生物界,不仅存在于人类中而且也是细菌中的一类蛋白质家族,具有的功能包括贮藏和运输低溶解度物质和化学敏感物质如维生素等。LCN2 是调节不同生理过程中的小分泌蛋白质,在正常组织、炎症组织和肿瘤组织中均可产生,如产后子宫组织中高表达,在发生炎症时肺可产生 LCN2,LCN2 在多种肿瘤中呈现高表达,如小细胞肺癌、乳腺癌等。对 18 例肾透明细胞癌、5 例乳头状肾细胞癌、3 例肾嫌色细胞癌、2 例尿路上皮癌、2 例肾嗜酸细胞瘤进行分析发现,在肾癌中 LCN2 的表达阳性率达 93.3%(28/30),其中在乳头状肾细胞癌和尿路上皮癌中 LCN2 表达更高,差异具有统计学意义。在一项国内研究中,通过收集肾癌患者根治性肾切除术前、术后及非肾癌对照组晨起第二次中段尿液标本,经过一系列处理分析,发现 LCN2 可能参与了肾癌的发生与进展。在另一项研究中,采用免疫组织化学法及酶联免疫吸附测定法对肾透明细胞癌的组织和血清进行了检测,发现 LCN2 的表达水平与患者的无进展生存期及总生存率呈负相关,LCN2 水平高的患者其无进展生存期较短,总生存率较低。LCN2 有望成为肾癌早期诊断、转移与判断预后的新型肿瘤标志物。

3.血管内皮生长因子(VEGF)

VEGF 是一种 34～46 kDa 的同源二聚体蛋白,在 20 世纪 80 年代被纯化和克隆,VEGF 家族的成员包括 VEGF-A、PLGF、VEGF-B、VEGF-C、VEGF-D 5 类,VEGF 与胚胎的发生、血管增生及肿瘤的发生关系密切。新生血管对于肿瘤的生长、增殖、浸润转移起到重要的作用,而血管生长因子是血管生成的重要因素,血管生长因子包括 VEGF 家族、肝细胞生长因子家族和纤维生成因子家族等,其中 VEGF 家族是血管生长因子中被研究最广泛的一种。VEGF 的受体包括 VEGFR-1、

VEGFR-2、VEGFR-3。目前认为 VEGF 不仅可以促进新生血管生成,而且对淋巴管形成也会产生影响。因此 VEGF 家族与多种肿瘤的增殖、转移及预后等过程有着密切的关系。经过研究发现通过抑制 VEGF 受体可以延长某些肿瘤患者的生存时间,提高患者的生活质量。VEGF 对于肾癌的诊断及预后具有指导意义,VEGF 靶向治疗目前是转移性肾细胞癌患者的一线治疗方法。

4.低氧可诱导蛋白(HIG2)

编码 HIG2 的基因是活化的 β-连环蛋白/Tcf-4 复合物的转录靶标之一,其产物作为增强细胞生长的自分泌生长因子起作用。FnF-1 的靶基因是 *HIG2*,而普遍认为 VHL 通路在参与诱导肾透明细胞癌中发挥重要作用,功能丧失的 VHL 可以引发 HIF-1α 的连续激活,导致 HIF 效应物的积累,并最终导致血管生成增加、细胞生长、低氧存活等异常现象,最终会导致细胞生理功能紊乱,引发疾病或癌症。在一项研究中发现在 20 个正常组织(16 个成年人和 4 个胎儿器官)中几乎未检测到 HIG2 的表达,仅胎儿肾脏中可检测到,在肾癌组织中出现 HIG2 的表达上调,阳性率达 90%(9/10),在该研究中将 HIG2 敲除,会对肾癌细胞系的生长产生抑制,表明 HIG2 在肾癌中发挥促癌的作用。有国内学者对 100 例肾癌患者和 100 例健康者的血清进行 HIG2 蛋白分离,将纯化的蛋白质采用 ELISA 建立浓度曲线,分析得知其敏感度为 76%,特异度为 85%。对 HIG2 在肾癌中的临床意义进行研究发现,在正常的肾组织中 HIG2 表达较弱或者不表达,在肾癌组织中表达阳性率高达 86%(80/93),HIG2 在高级别肾癌及远处转移的患者中表达较高,且 HIG2 阳性表达的患者其 5 年生存率较阴性患者显著降低。提示 HIG2 不仅可以作为诊断肾癌的一个指标,还可能成为治疗肾癌的一个新的靶点。

5.C 反应蛋白(CRP)

CRP 是一种主要由肝脏产生的,对热敏感的酸性蛋白质,存在于各类炎症的急性期和感染初期的患者血清中,也存在于损伤和坏死的组织中,并且随着病情的好转,CRP 下降,渐渐恢复正常水平。CRP 在一种沉淀反应中被首次发现,其编码基因位于染色体 1q23。一项国内研究发现 CRP 在癌旁组织中不表达或者弱表达,在肾癌组织中的阳性率可达 100%,在肾癌中的强阳性表达率高达22.5%,并且 CRP 与肾癌患者的临床分期及转移相关,但与肾癌的分型无相关性。有研究通过对 587 例无转移性的肾透明细胞癌患者进行回顾性研究分析,发现 CRP 是癌症特异性及未转移患者生存期一个独立的预测指标,表明 CRP 可能成为肾透明细胞癌诊断的一个标志物。

6.CD44

CD44 是一个常见肿瘤干细胞标志物,其基因位于 11 号染色体短臂上,由 20 个高度保守的外显子及 19 个内含子组成,是一种跨膜黏附分子。CD44 是多结构和多功能的跨膜糖蛋白,是细胞外基质的主要成分,是透明质酸的受体,也是许多生长因子和细胞因子的共同受体。CD44 主要参与细胞间、细胞与基质之间的黏附,功能包括参与细胞生长、分化及凋亡。已有多个研究证实 CD44 参与多种肿瘤的发生发展,在各种肿瘤中出现过表达,CD44 是许多癌症中有价值的诊断或预后标志物,如卵巢癌、胃癌。在一项研究中,采用免疫组织化学技术对 110 例肾透明细胞癌组织中 CD44 的表达进行了检测,CD44 的表达水平与患者的复发相关,CD44 表达水平较高的患者,复发率较高,高表达组与低表达组的 5 年无复发生存率分别为 38.9% 和 91.3%,而 5 年疾病特异性生存率分别为 55.6% 和 94.6%,分析得知,CD44 可以作为判断患者无复发生存率、疾病特异性生存率的独立指标。有学者对 25 篇相关文章中符合条件的 2673 例肾癌病例进行分析发现,CD44 表达水平与肾癌总生存期、癌症特异性生存期、无病生存期显著相关,CD44 表达水平高的患者其总生存期、癌症特异性生存期、无病生存期较短。有研究通过对 110 例根治术后复发的肾癌患者组织进行检测分析,发现 CD44 与肿瘤转移相关,这也验证了CD44 与肾癌患者预后相关。

7.CD105

其编码基因位于染色体 9q34-qter。CD105 表达于内皮细胞表面,在新血管生成、伤口愈合及炎症时表达增加。在一项研究中发现 CD105 在有新血管生成的组织中表达增加,说明 CD105 与增殖相关。新生血管对于肿瘤的发生发展、增殖及转移等均发挥着重要的作用,因此 CD105 与肿瘤也有着密切的关系,其在多种肿瘤中表达异常,如结直肠癌、小细胞肺癌等。有研究通过对 102 例肾透明细胞癌的分析得知,肿瘤干细胞标志物 CD105 与肿瘤分期及预后相关,肿瘤组织中 CD105 表达使死亡风险增加了 3 倍以上,并且患者的无病生存期较短,提示 CD105 可以作为肾癌总体预后判断的一个独立指标。

8.CD133

CD133 也称为 AC133,于 1997 年首次在 CD34$^+$ 造血干细胞表面被发现,虽然首次被发现是在 CD34$^+$ 造血干细胞表面,但其也表达于其他组织的干细胞上。CD133 是具有 5 个跨膜结构域的 120 kDa 的糖蛋白。CD133 位于染色体 4p15。大量的研究发现 CD133 与多种肿瘤相关,如非小细胞肺癌、肝癌等。在肾癌中CD133 也存在异常表达,在一项研究中发现 CD133 与 HIF-1α 之间的关系密切,发现在缺氧环境下,CD133 的表达上调,采用免疫组织化学技术对 61 例肾癌患者组织进行检测,结果显示 CD133 主要在细胞质和(或)细胞膜中表达,CD133 与肿瘤分期及转移相关。在对肾癌的研究中发现 CD133 与临床分期、淋巴结受累、远处转移相关,CD133 高水平表达和低水平表达患者的无进展生存率分别为 83% 和

66%,CD133 高表达和低表达患者的疾病特异性生存率分别为 90% 和 71%,差异均具有统计学意义,提示 CD133 高表达可能是肾癌预后较好的一个诊断指标。

9.CD151

CD151 是第一个被发现与癌症发展相关的四次跨膜蛋白,首次是从成骨细胞白血病细胞系中被克隆,*CD151* 基因位于染色体 11p15.5,其 cDNA 为 253 个氨基酸,编码分子量为 28 kDa 的蛋白质,CD151 可以与层粘连蛋白、整联蛋白结合形成稳定的复合物,这在癌细胞迁移和侵袭中至关重要。有研究对 CD151 与肾癌患者之间的相关性进行了研究,在肾透明细胞癌患者组织中检测到 CD151 的阳性表达,其中中度阳性率为 25.4%,强阳性率为 22.1%,分析 CD151 与患者临床特征之间的关系时,根据 CD151 表达水平将所有病例分成 CD151 低表达组和 CD151 高表达组,与 CD151 低表达组相比,CD151 高表达组的患者临床分期更高、肿瘤体积更大,且 CD151 高表达组的患者肺和骨转移发生率更高、生存期更短。

10.乳酸脱氢酶 A(LDHA)

LDHA 是 C-myc 和 HIF-1 的靶基因,在肿瘤细胞代谢中发挥重要的作用。在一项研究中为了探讨 LDHA 与肾透明细胞癌临床特征及预后之间的相关性,对原发性肾透明细胞癌患者中 LDHA 的表达进行了检测,结果显示与正常肾皮质相比,肾癌组织中 LDHA 表达水平升高,并且升高的比例占 95%(162/170),进一步对 LDHA 表达水平与肾癌患者临床特征之间的相关性进行分析发现,LDHA 表达水平与肿瘤大小、组织学分级及临床分期呈正相关,不仅如此,LDHA 还与患者预后相关,LDHA 表达水平高的患者其无病生存期显著短于 LDHA 表达水平较低的患者,且复发率较 LDHA 表达水平较低的患者高 10 倍,LDHA 的高表达患者的总体存活时间显著缩短。有报道对 LDHA 在肾癌中的功能进行了研究,在该研究中使用 siRNA 敲减肾癌细胞中的 LDHA,改变了细胞周期和凋亡相关蛋白表达,使癌细胞的增殖受到抑制,并且癌细胞的增殖和侵袭能力均显著降低。

11.高尔基磷蛋白 3(GOLPH3)

GOLPH3 也称为 GPP34/GMx33/MIDAS 或酵母 Vps74p,是高尔基家族的一员,最初是通过对高尔基蛋白的蛋白质组学分析发现的。GOLPH3 定位于染色体 5p13 上,编码的膜蛋白分子量为 34 kDa,GOLPH3 的核苷酸序列高度保守。越来越多的证据表明 GOLPH3 蛋白在细胞生理功能中发挥重要的作用,如在高尔基结构维持运输、蛋白质糖基化、受体分选和线粒体功能中起关键作用。GOLPH3 已经被确定为第一类高尔基癌蛋白,调节哺乳动物雷帕霉素靶蛋白(mTOR)的活性,进而参与肿瘤的发生发展。经验证,*GOLPH3* 作为一种癌基因在肾癌细胞中发挥着重要的作用,将 GOLPH3 敲减后,可抑制肾癌细胞系的增殖和迁移能力。在一项研究中,采用了 PCR 和蛋白质印迹法检测 43 个新鲜肾癌组织和癌旁组织中 GOLPH3 的表达,检测结果显示,相较于正常的肾组织,新鲜的肾癌组织中 GOLPH3 的表达显著升高;对 218 个肾癌组织和 84 个癌旁组织采用免疫组织化学技术检测,结果显示,在肾癌组织中 GOLPH3 出现了高表达,高表达率达 53.2%,但在癌旁组织中低表达或者不表达。进一步分析得知,GOLPH3 的表达与患者的 TNM 分期、淋巴结转移及远处转移显著相关,与 GOLPH3 低表达组相比,GOLPH3 高表达组的患者总生存期、无复发生存率降低。

12.程序性死亡受体配体 1(PD-L1)

PD-L1 是 PD-1 的配体,PD-1 和 PD-L1 结合是 T 细胞介导的反应的关键调节剂。PD-1(CD279)是 T 细胞免疫检查点之一,涉及阻止 T 细胞活化的外周效应阶段的自身免疫,导致 PD-L1 的免疫耐受。PD-L1 在各种类型细胞中表达,包括胎盘细胞、血管内皮细胞、胰岛细胞、肌细胞、肝细胞、上皮细胞和间充质干细胞,以及 B 细胞、T 细胞、树突状细胞和巨噬细胞。肿瘤细胞选择了这种 PD-1/PD-L1 调节机制,旨在保护正常黏膜免受自身免疫攻击,反而过度表达 PD-L1。已经检测到 PD-L1 在多种肿瘤中出现异常表达,有研究对 1110 例肾透明细胞癌患者中 453 例进行检测分析,PD-L1 高表达的患者较 PD-L1 低表达的患者总生存期显著缩短。在以 53 个肾透明细胞癌和 76 个相应转移灶的组织块为研究对象的实验中,通过免疫组织化学技术评价 PD-L1 表达,使用流式细胞术对 FFPE 细胞系的 PD-L1 表达进行阳性或阴性验证,在原发肿瘤和转移灶中肿瘤细胞的 PD-L1 表达水平无差异,在 53 个原发性肿瘤组织中,肿瘤分期越高,PD-L1 表达阳性率越高,在原发肿瘤或者转移灶核分裂 1、2 级的组织中 PD-L1 的表达多呈阴性,核分裂 3、4 级的组织中 PD-L1 的阳性率高。

(六)肾细胞癌的分子分型

RCC 是具有不同形态、预后和治疗反应的一组异质性疾病。亚型区分依赖于组织形态学。但是,仍然有相当数量的病例难以分型。此外,一些亚型特征相互重叠,一些新认识的亚型,如易位癌,具有与其他亚型重叠的组织学形态。

使用不同平台的几个研究组表示,基因表达谱可用于更精确的肾肿瘤分类。Yang 等证实使用分子标记物对肾肿瘤进行准确分类的可能性。基因表达分析显示,肾嗜酸细胞腺瘤和 chRCC 在分子水平有密切关系。但是,基因表达的不同模式也可以区分这两种肿瘤。另一项研究运用 mRNA 的表达谱可以区分 ccRCC 和 chRCC。

特定的 miRNA 标签能够准确区分肾癌亚型。Youssef 等开发了一种独特的分类系统,可以非常精准区分 RCC 亚型。其他研究组报道了类似的发现。最近,全基因组 DNA 甲基化研究能够对 1 型和 2 型 pRCC 进行准确区分,也能对肾嗜酸细胞腺瘤和 chRCC 进行鉴别。

最近的报道也表明,即使是相同亚型(例如,ccRCC)的肿瘤还可以基于它们的分子标签进一步分类。这可能对患者的临床处理方案有很大的影响,因为这些生物学亚型有不同的预后,可能会接受不同类型的靶向治疗。

基于基因表达谱可将 ccRCC 分为两个不同的生物学亚群。在正常情况下,VHL 是负责对 HIF-1α 和 HIF-2α 降解的复合物进行识别。当 VHL 失活,HIF 持续激活并能诱发许多基因,这些基因通过增强细胞增殖和血管生成促进肿瘤生长。虽然 HIF-1α 与 HIF-2α 均已被证实在 ccRCC 的发病机制中发挥显著作用,近期研究显示,它们还可以有其他不同的作用。Gordan 等基于 HIF 表达将 VHL 缺陷型肿瘤分为两组:一种亚型既表达 HIF-1α,又表达 HIF-2α(H1H2),另一亚型只表达 HIF-2α(H2)。有趣的是,在每一组中特定的通路均有显著的失调。H1H2 亚型肿瘤显示 MAPK 和 mTOR 信号增加,而 H2 亚型显示 c-Myc 活性增加。最近,这些亚型中不同染色体畸变的识别,也为证明这两个亚组的独特性提供了更多证据。另一项基于基因表达标签差异的研究也证实了两个不同生物亚型的 ccRCC。这两种亚型的无病生存期也有显著差异。

有学者研究表明,1 型和 2 型 pRCC 存在明显细胞遗传学异常。1 型肿瘤经常存在 17 三体,而 2 型肿瘤与染色体 1p 和 3p 的缺失和 5q 获得有关。2 型比 1 型整体生存更差,但还没有成为独立的预后因素。

二、膀胱癌

(一)概述

膀胱癌是指发生在膀胱黏膜上的恶性肿瘤,主要表现为血尿和膀胱刺激征的症状(尿频、尿急、尿痛)等,是泌尿系统最常见的恶性肿瘤,占我国泌尿生殖系肿瘤发病率的第一位,而在西方其发病率仅次于前列腺癌,居第 2 位。膀胱癌可发生于任何年龄,甚至于儿童。其发病率随年龄增长而增加,高发年龄 50~70 岁。男性膀胱癌发病率为女性的 3~4 倍。

尿路系统肿瘤组织学分类,膀胱癌的病理类型包括膀胱尿路上皮癌(90%)、膀胱鳞状细胞癌、膀胱腺癌,其他罕见的还有膀胱透明细胞癌、膀胱小细胞癌、膀胱类癌。根据膀胱癌的分期,还可将膀胱癌分为浅表性膀胱癌(非肌层浸润性膀胱癌),约占74.0%;浸润型膀胱癌(肌层浸润性膀胱癌),约占 25.2%。

1.临床症状

膀胱癌典型症状为间歇性全程无痛血尿,常见膀胱刺激征和盆腔疼痛,其他还可见腰痛、下肢水肿、盆腔包块、尿潴留,晚期症状为消瘦、肾功能不全、腹痛、骨痛。

2.常规检查

常见的膀胱癌的诊断方法,是对尿液离心后在高倍显微镜下寻找红细胞,以判断血尿的存在。此为膀胱癌的诊断隐性血尿的唯一办法,简单易行,利用此方法可发现早期膀胱癌患者,也可作为高危人群的常规检查项目。

尿脱落细胞检查,是一种简单易行又无创伤的检查方法,对膀胱癌的诊断有重要价值,膀胱癌患者约85%尿脱落细胞检查可呈阳性。

3.介入和影像学检查

膀胱镜,可以直接看到膀胱癌的肿瘤的生长部位、大小、数目、形状、有无蒂、浸润范围,是否合并出血。B超检查,是最为有效的膀胱癌的诊断方法,可以测量出膀胱癌肿瘤的大小、位置以及黏膜浸润的程度。X射线造影检查,通过造影可了解膀胱充盈情况和膀胱癌的肿瘤浸润的范围、深度。结合肾盂和输尿管造影可了解是否肾积水、输尿管浸润及浸润的程度等。

此外还有CT:评估膀胱癌浸润范围;MRI:评估肿瘤分期效果优于CT,对造影剂过敏时可行;PET-CT:判断淋巴结转移效果优于CT和MRI,用于判断术前淋巴结转移及软组织肿块鉴别,术后随访。

4.分期

美国癌症联合委员会(AJCC)分期系统根据肿瘤(T)、淋巴结(N)、转移(M)状态对膀胱癌进行了TNM分期。

(二)尿路上皮肿瘤起始细胞

有证据表明,在尿路上皮癌细胞群中存在干细胞样特征的高度致瘤的细胞亚群。因为在其他类型的肿瘤中,肿瘤干细胞显示出对化疗药物的抵抗,并被预测是治疗后疾病复发的原因,所以,了解这些干细胞特征和鉴定可能作为特异靶标的标志物,引起了人们极大的兴趣。人们已试图应用一系列方法从新鲜的肿瘤组织和尿路上皮癌细胞系中分离膀胱癌"干细胞"或"肿瘤起始细胞"。一般认定的干细胞表达标志物包括67 kDa层粘连蛋白受体(67LR)、CD44、CD90、ALDH1A1、角蛋白5、角蛋白14和角蛋白17。其中的大多数在正常尿路上皮基底细胞和低级肿瘤细胞中表达,表达这些标志物的细胞分布在肿瘤和基质交界处。细胞表面的标志物已经被用于有效地从大量的细胞群中分选干细胞。来自肿瘤组织中CD44$^+$、CK5$^+$、CK20$^-$的细胞比CD44$^-$、CK5、CK20$^+$的细胞肿瘤初始形成能力增强,可以形成既包含CD44$^+$也包含CD44细胞的肿瘤。在尿路上皮癌细胞系中,CD44$^+$、ALDH1A1$^+$的细胞亚群被报道比CD44、ALDH1A1$^-$细胞有更高的致瘤性,而且在尿路上皮癌组织中,较高的ALDH1A1表达是总生存期的一个独立预后因素。然而,58%的尿路上皮癌不表达CD44的这一发现表明,并不是所有的尿路上皮癌干细胞都起源于基底层。与不同尿路上皮细胞分化状态相关的标志物的组合被用于尿路上皮癌临床相关亚组分级;在每个组内,发现了极少的已分化的细胞类型表现出干细胞样特征。这意味着尿路上皮癌干细胞可能起源于不同分化状态的尿道上皮细胞。干细胞表型的差异可能影响随后疾病的发展,可能对预后评价有意义。

(三)膀胱癌分子标志物

1.转移抑制因子 1(MTSS1)

MTSS1 定位于人类染色体 8q24.1,其蛋白产物包含 759 个氨基酸。MTSS1 由 C 端肌动蛋白单体结合 WH2 结构域和 N 端 I-BAR(反向 BAR)结构域组成。MTSS1 的表达受其启动子区域内 CpG 岛的 DNA 甲基化的调节。MTSS1 多在正常组织及一些非转移的肿瘤中表达,在对其研究中发现,许多发生转移的肿瘤组织中 MTSS1 表达降低或缺失,如乳腺癌、前列腺癌、肾癌等。有研究报道,在正常的组织中 MTSS1 呈现阳性染色,而与正常膀胱组织相比,MTSS1 在膀胱癌中低水平表达或者不表达,在体外实验中 MTSS1 与膀胱癌的生长呈现负相关性,过表达可以降低癌细胞的生长速度,但 MTSS1 的过表达对癌细胞的增殖和侵袭能力不产生抑制作用。一项研究中采用实时定量 PCR 对膀胱癌组织及癌旁组织中 MTSS1 的表达进行检测,结果显示膀胱癌组织中 MTSS1 表达低于癌旁组织,仅为癌旁组织的 16.36%,差异具有统计学意义。在另一项研究中,检测到 MTSS1 在人类正常膀胱尿路上皮细胞中呈现免疫反应性,在 69% 的原发性尿路上皮细胞癌标本中没有观察到反应性,分析发现分化程度越差,则染色越弱,在低级别肿瘤中,有一半的肿瘤中 MTSS1 的表达水平与正常细胞相似,分化差的高级别肿瘤中只有 16.7% 的肿瘤显示微弱或轻度染色。

2.Polo 样激酶 1(PLK1)

属于 Polo 样激酶(PLK)家族成员,同其他家族成员一样,PLK1 的 N 端具有一个高度保守的催化区,C 端常有两个被称作 Polo 盒的结构域(PBD)。哺乳动物中 PLK 包括 PLK1、PLK2、PLK3 和 PLK4。PLK1 的分子量为 66 kDa,含有 603 个氨基酸,PLK1 是一种广泛存在于真核生物中高度保守的丝氨酸/苏氨酸蛋白激酶,在细胞周期各时相、肿瘤发生过程中发挥着重要的作用。PLK1 与肿瘤的发生发展密切相关,如参与肿瘤细胞周期各个环节,对 DNA 合成损伤修复,对抑癌基因 TP53 都有重要的调节作用。并且发现 PLK1 与端粒的延长、肿瘤的侵袭转移和多药耐药也有一定的关系。在一项研究中,采用免疫组织化学技术检测 120 例膀胱尿路上皮癌的 PLK1 表达,采用蛋白印迹法对 60 例膀胱尿路上皮癌及 21 例正常上皮组织的 PLK1 进行检测,采用 MTT、流式细胞仪等方法测定膀胱癌细胞增殖及侵袭能力,与正常组织相比,在癌症组织中 PLK1 表达显著升高,分析发现 PLK1 表达状态与肿瘤的临床分期、组织学分级及癌症的复发和转移密切相关,在体外实验中证实 PLK1 与肿瘤细胞的增殖侵袭能力相关,抑制 PLK1 导致肿瘤细胞 G_2/M 期细胞周期阻滞,并使细胞的增殖侵袭能力受限。通过对 693 例非肌层浸润型膀胱癌长期的研究发现,PLK1 与肿瘤的进展密切相关,PLK1 可以作为一项独立的预后指标。各项研究证明 PLK1 可能作为临床膀胱癌诊断与预后指标。

3.微型染色体维持蛋白 5(MCM5)

MCM5 是微型染色体维持蛋白的一员,微型染色体维持基因的产物即 MCM,MCM 由 MCM2、MCM3、MCM4(Cdc21)、MCM5(Cdc46)、MCM6(Mis5)和 MCM7(Cdc47)6 个亚单位构成。在真核生物中,MCM 参与构成 DNA 复制起止控制点。在正常细胞中 MCM 蛋白的 mRNA 水平随着细胞周期的变化而改变,在 G_1/S 期达到峰值,进入 G_0 期或分化、衰老时,其表达下降或不表达。MCM 与细胞增殖相关,MCM5 作为 MCM 其中一员,与增殖也有密切的关系,因此推断 MCM5 参与了肿瘤的发生发展。对膀胱癌患者、非膀胱癌的其他泌尿系疾病患者与健康人的尿脱落细胞采用 qRT-PCR 技术检测 MCM5 基因的表达,结果显示,在健康人的尿脱落细胞中未检测到 MCM5 的表达,在非膀胱癌患者中 MCM5 的表达阳性率仅为 13.3%,与其他患者相比,膀胱癌患者尿脱落细胞中 MCM5 的表达明显,癌症患者中阳性率高达 93.3%,MCM5 在不同病理分级中表达水平差异明显,1、2 级与 3 级差异明显,但 1、2 级之间差异不明显。有研究检测到正在接受膀胱镜检查的有血尿或有下尿路刺激征或尿路上皮细胞癌患者的尿液细胞中 MCM5 表达,MCM5 明显比尿液细胞学更敏感,在 MCM5 检测下限较低时,敏感度可达 92%,特异度为 78%。有学者通过检测膀胱癌患者和非膀胱癌患者尿液中 MCM5 的 mRNA 表达水平发现 MCM5 尿含量与肿瘤的复发相关,具有统计学意义。提示 MCM5 可能成为膀胱癌诊断或者判断复发的重要指标。

4.凋之抑制蛋白(Livin)

Livin 是近年来发现的人类凋亡抑制蛋白(IAP)家族的一员,最初由学者从人类胚肾 cDNA 克隆得到,称为肾凋亡抑制蛋白(KIAP),同时由于 Livin 基因在黑色素瘤细胞中高度表达,故也称黑色素瘤凋亡抑制蛋白(ML-IAP)。Livin 位于人类染色体 20q13.3,分子量为 46 kDa,由 7 个外显子和 6 个内含子构成。作为 IAP 成员之一,Livin 含有 BIR 和 RING 结构域,存在于胎盘组织中,成人的正常组织中大多不表达或者低表达,人体存在同基因不同剪切异构体,即 Livina 和 Livinp,虽然两种异构体差异微小,但二者具有不同抗凋亡功能,且二者的组织表达谱也不同。在对 Livin 的研究中发现,Livin 参与了多种肿瘤的进展,如肾上腺皮质肿瘤、结肠癌、鼻咽癌等。在一项研究中,对 52 例早期膀胱癌患者和 30 例非泌尿系统肿瘤患者(对照组)尿液中 Livin 的表达和尿脱落细胞学进行检测,在对照组中检测到 Livin 高表达率仅为 3.3%,而在膀胱癌组中高表达率高达 71.2%,显著高于对照组,并且检测尿液中 Livin 比尿细胞学检测更加敏感,提示检测尿液中 Livin 可能有助于临床膀胱癌早期诊断。对 138 例非肌层浸润型膀胱癌患者和 10 例健康对照者中 Livin 进行检测,并对实验组和对照组的病理分期、组织学分级、辅助治疗和复发时间进行长达 48 个月的随访调查,结果显示 Livin 在非肌层浸润型膀胱癌中高表达,表达率为 65.22%。并且发现 Livin 表达量低与复发生存率相关,Livin 高表达,复发率高,无进展生存期缩短,提示 Livin 可能成为膀胱癌诊断及判断预后的标志物。

5.CD44

CD44 属于黏附分子家族的一员,可以介导淋巴细胞的归巢、淋巴细胞向炎症部位和黏膜相关淋巴组织归位、黏附细胞外基质等,CD44 作为一种跨膜糖蛋白,可以促进细胞增殖、细胞分化及细胞迁移;参与细胞因子、趋化因子和生长因子等相应受体的表达及重要的细胞信号转导。CD44 位于 11 号染色体上,由 19～20 个高度保守的外显子构成,分子量约为 50 kDa。不同外显子的表达不同,可编码两种不同的 CD44,即标准体 CD44S、变异体 CD44V。CD44S 主要在生理状态下发挥作用,如细胞之间的粘连、介导淋巴细胞归巢等,CD44V 主要出现在病理状态下,研究表明 CD44V 与肿瘤的发生关系密切。CD44V9 为 CD44V 的一员,一项研究对 98 例经病理免疫组织化学法验证为膀胱癌的标本进行 CD44V9 的表达检测,并分析与临床特征的相关性,结果显示 CD44V9 高水平表达与预后差相关,在肌层浸润型膀胱癌中 CD44V9 阳性患者的淋巴结转移率显著高于 CD44V9 阴性患者,与 CD44V9 低水平表达的膀胱癌患者相比,高水平表达的膀胱癌患者的无进展生存期及癌症特异性生存期也显著缩短,且结果具有统计学意义;在体外实验中敲减 CD44V9 对膀胱癌细胞的增殖侵袭能力产生抑制作用,提示 CD44V9 可能在膀胱癌中发挥促癌作用。CD44V6 是最早发现的 CD44V,通过 qRT-PCR 技术提取 21 例膀胱癌患者和 25 例非癌症患者尿液中的 CD44V6,结果显示在膀胱癌患者尿液中 CD44V6 表达明显高于非癌症组,CD44V6 在膀胱癌患者尿液中特异度和敏感度可达 72.0%、85.7%,提示 CD44V6 可能成为诊断膀胱癌的一个新的非侵入性指标。

6.CD47

CD47 又称整合素相关蛋白(IAP),1994 年研究者发现并证实了 CD47 和 IAP 为同一物质。CD47 存在于细胞膜表面,属于免疫球蛋白超家族的免疫球蛋白样蛋白质,是一种广泛分布于细胞表面的高度糖化的跨膜蛋白,CD47 的配体为受体信号调节蛋白 α(SIRPα),可与配体形成 CD47-SIRPα 信号复合体,参与多种细胞进程,可参与细胞迁移、神经系统发育、中性粒细胞趋化激活并对造血细胞生成等活动发挥作用,CD47-SIRPα 可产生抑制信号,对巨噬细胞吞噬产生负性调节作用。CD47 另一个配体为血小板反应蛋白-1(TSP-1),TSP-1 与 CD47 结合后通过阻止 cGMP 的合成或激活 cGMP 依赖性蛋白激酶的活性来发挥作用。CD47 在多种疾病中均发挥着重要作用,如炎症、骨性疾病、血液疾病、器官移植排斥反应、生殖系统疾病及肿瘤等。已有研究报道 CD47 在膀胱癌中过表达,参与膀胱癌的发生发展,通过阻断 CD47 的表达发现,巨噬细胞可以吞噬癌细胞。同样在另一项研究中发现 CD47 在膀胱癌中高表达,采用 CD47 单克隆抗体可以起到抑制膀胱癌生长及转移的作用,提示 CD47 可能成为膀胱癌诊断的标志物,CD47 抗体可能成为膀胱癌的一个新的治疗药物。

7 乙醛脱氢酶 1(ALDH1)

ALDH1 属于 ALDH 家族,ALDH 可以通过将乙醛氧化成乙酸的同工酶,避免细胞受到醛过氧化物的损害。ALDH1 存在于细胞质中,其基因位于 9q21 染色体,由 13 个外显子构成,编码 501 个氨基酸残基。ALDH1A1 是 ALDH1 的同工酶,在甲状腺中高表达。ALDH1 作为 ALDH 的成员,在通过维生素 A(视黄醇)转化成视黄酸的初级分化中具有重要作用,ALDH1 在多种组织中发挥重要作用,在肿瘤组织中亦是如此。对侵袭性和非侵袭性膀胱癌及其癌旁组织的 ALDH1 的表达进行检测,发现与癌旁正常组织相比,癌组织中 ALDH1 的表达水平显著升高,ALDH1 在非侵袭性膀胱癌中的阳性率达 24.58%,在侵袭性癌中的阳性率为 33.94%,经过分析得知,在非侵袭性膀胱癌中 ALDH1 的表达水平与患者肿瘤分期、无复发生存率显著相关,在侵袭性膀胱癌中 ALDH1 的表达水平与患者肿瘤分期、淋巴结转移、远处转移及总生存率相关,提示 ALDH1 可能成为判断膀胱癌预后的新的指标,但有待进一步研究。在另一项研究中,检测了膀胱尿路上皮肿瘤中 ALDH1A1 的表达,结果显示 ALDH1A1 与患者的肿瘤大小、复发率显著相关,表明 ALDH1A1 参与了膀胱尿路上皮肿瘤的发生发展过程,还与肿瘤的预后相关,ALDH1A1 可能成为膀胱尿路上皮肿瘤临床诊断及治疗膀胱癌的新靶点。

8.八聚体结合转录因子 4(OCT4 基因)

OCT4 基因属于 POU 转录因子家族中的一员,广泛存在于真核生物中,根据 POU 结合域的同源性和连接肽的长度,7 个亚族构成了 POU 转录因子家族,第 V 亚族包括 OCT4。OCT4 基因也称为 OCT3、POU5F1、OTF4,位于 6 号染色体上 (6p21.31),长度为 16.4 kb。OCT4 基因是最早发现的重要的维持胚胎干细胞多潜能性和自我更新的关键基因,不仅表达于胚胎干细胞、生殖干细胞及未分化胚胎癌中,而且也存在于成人的一些干细胞和肿瘤组织中,如间充质干细胞、神经祖细胞、乳腺癌组织等。有研究在检测膀胱癌中 OCT4 的表达时发现,主要在肿瘤细胞的细胞质中检测到 OCT4 的表达,44% 的患者 OCT4 高表达,46% 的患者低表达,10% 的患者无表达,OCT4 表达还与肿瘤患者的临床分级相关。对 OCT4 的表达与膀胱癌之间的关系进行研究,结果显示 OCT4 与肿瘤的复发呈正相关,在复发的膀胱癌患者中 OCT4 的表达显著高于原发性肿瘤,并且在该研究中证实化疗可以诱导患者 OCT4 的表达升高,降低 OCT4 表达水平时,药物敏感性增加;反之当 OCT4 过表达时,对顺铂无反应,推断 OCT4 表达与膀胱癌患者的耐药性显著相关。有研究采用免疫组织化学法检测 OCT4 在膀胱癌中的表达,研究结果表明 OCT4 与肿瘤分期相关,推断 OCT4 参与了肿瘤进展、侵袭性行为和转移。提示 OCT4 可能成为临床诊断膀胱癌新的标志物和治疗膀胱癌的一个新的治疗靶点。

OCT4 异构体:人类 *OCT4* 基因可以通过选择性剪接和替代翻译起始产生 3 种转录物 OCT4A、OCT4B 和 OCT4B1。OCT4A 与 OCT4B 具有相同的 POU 结合域,但二者的 N 端序列不同。OCT4A 的 N 端富含脯氨酸和甘氨酸残基,而 OCT4B 则不是。OCT4A 主要表达在胚胎和一些成体干细胞而且能够控制细胞的多能性,OCT4B 同样表达于干细胞和肿瘤细胞但一般对细胞不产生影响。OCT4B1 是一个新发现的 OCT4 的异构体,在正常干细胞和癌干细胞中表达。有研究报道,在肿瘤标本和非肿瘤标本中均检测到 OCT4B1 表达,但肿瘤组织中 OCT4B1 表达显著高于非肿瘤组织,而且 OCT4B1 表达水平与肿瘤级别成正相关,在高级别肿瘤中,OCT4B1 的上调表达更显著,因此认为 OCT4B1 有望成为新的肿瘤标志物。

三、前列腺癌

(一)概述

前列腺癌是男性最常见的癌症之一,起源于前列腺。就像所有的癌症一样,它可以转移(扩散到身体的其他部位)。前列腺癌早期通常是无症状的,这意味着没有临床表现,患者本人没有任何不适。前列腺癌在早期就可以治愈,即使在晚期,它也是可以治疗的。

前列腺导管内癌(IDC-P)和前列腺导管腺癌(DAP)是在前列腺癌中具有独特病理学特征的亚型。IDC-P 和 DAP 患者预后较差,对具有该病理学特征的前列腺癌患者,不论是否存在明确的肿瘤家族史均推荐进行胚系基因检测。

1)诊断

1.前列腺癌特异性抗原(PSA)

基于 PSA 的前列腺癌筛查特指在没有症状的特定健康男性人群中进行 PSA 检查,目的是在早期发现前列腺癌,并最终降低其病死率。PSA 作为单一检测指标,与直肠指检(DRE)和经直肠超声(TRUS)比较,具有更高的前列腺癌阳性诊断预测率。然而,在健康男性人群中进行的 PSA 筛查可能会引起前列腺癌的过度诊断,过度治疗。根据专家组意见,PSA 筛查不宜在国内推广。

长链非编码 RNA 前列腺癌抗原 3(*PCA3*)基因已被美国 FDA 批准作为诊断前列腺癌的标志物。在 PSA 升高的患者中,使用 PCA3 作为诊断标志物比使用

tPSA、fPSA 等更能提高前列腺癌的诊断准确率。fPSA 是游离前列腺特异抗原，占总前列腺特异抗原(tPSA)的 10%～30%。欧洲泌尿外科协会(EAU)推荐在初始前列腺穿刺阴性，但仍怀疑前列腺癌的患者中进行 PCA3 检测。融合基因 *TMPRSS2-ERG* 被发现广泛存在于欧美前列腺癌人群中，同样可提高前列腺癌的诊断准确率。游离 PSA 分子异构体 p2PSA 于 2005 年被美国 FDA 批准为前列腺癌的监测指标，基于 p2PSA 的前列腺健康指数(PHI)诊断前列腺癌的准确性及特异性均优于 PSA。

2.直肠指检(DRE)

大多数前列腺癌起源于前列腺的外周带，肿瘤体积超过 0.2 mL 时容易被 DRE 检出。约 18% 的前列腺癌患者单独经由 DRE 发现，而且 DRE 异常的患者具有更高评分的前列腺癌。建议泌尿科医师必须熟练掌握 DRE 操作技能。

3.影像学检查

TRUS+MRI+CT：经直肠超声检查可以辅助活检或局部分期，MRI 检查有助于前列腺癌的临床诊断及分期，CT 可以用来显示有没有肿瘤扩散和淋巴结转移。

4.前列腺穿刺活检

前列腺穿刺活检是确诊前列腺癌最可靠的手段，准确、有效的前列腺穿刺活检对于早期前列腺癌的诊断有重要意义。建议前列腺穿刺活检指征包括：①DRE 发现前列腺结节，任何 PSA 值。②MRI、TRUS 等检查发现异常，任何 PSA 值。③PSA>10 μg/L。④PSA 4～10 μg/L，f/tPSA 异常或 PSAD 异常。

当 PSA 为 4～10 μg/L 时，如%fPSA、PSAD、影像学检查均正常，应严密随访。应该同时考虑穿刺。

2)分期

分期根据 AJCC 第 8 版前列腺癌 TNM 分期，见表 11-5-1。

表 11-5-1　前列腺癌 TNM 分期

原发肿瘤(T)	病理特征
cTx	原发肿瘤不能评估
cT$_0$	无原发肿瘤证据
cT$_1$	临床表现不明，不易发现的肿瘤
cT$_{1a}$	组织学检查偶然发现的肿瘤，≤5%
cT$_{1b}$	组织学检查偶然发现的肿瘤，>5%
cT$_{1c}$	组织学活检不易发现的一侧或两侧肿瘤

原发肿瘤(T)	病理特征
cT_2	肿瘤可见,局限于前列腺
cT_{2a}	肿瘤累及前列腺一叶($\leqslant 1/2$)
cT_{2b}	肿瘤累及前列腺一叶($> 1/2$)
cT_{2c}	肿瘤累及前列腺两叶
cT_3	肿瘤侵犯前列腺外,但无粘连或浸润邻近结构
cT_{3a}	前列腺外侵犯(单侧或双侧)
cT_{3b}	肿瘤侵犯精囊腺
cT_4	肿瘤侵犯精囊腺以外邻近结构(包括膀胱、外括约肌、直肠、肛提肌、骨盆壁等)或与之紧密固定

(二)前列腺癌的发生和发展

学者认为前列腺癌是逐步发展的,通过良性前列腺上皮细胞转变成高级别的 PIN,发展成浸润型癌,再发生远处转移,最后转变为 AR 难治性转移性疾病。

1.增生性炎症性萎缩为前列腺癌的前驱病变

流行病学研究指出前列腺炎症反应与前列腺癌的风险增加有关。近来,出现了一个有关前列腺癌发生的新假说。假说推测若在某些环境因素下,如感染剂、膳食中的致癌物质,以及激素的平衡失调将会导致前列腺的损伤、慢性炎症的发生及新生的"风险因子"病变,即增生性炎症性萎缩(PIA)。PIA 所在的区域有不能分化为柱状细胞的上皮细胞。而且,形态上可以逐渐向 HGPIN 转变,推测这些病变为前列腺癌的前驱病变。

不考虑出现 PIA 的原因(感染、局部缺血或与有毒物质接触),在这些损伤中的上皮细胞展现出了应激反应基因 *GSTP1*、*GSTA1* 以及 *COX-2* 高水平表达。8 号染色体上的着丝粒信号有所增加,8p14 的丢失以及在萎缩的中心位置 8q24 的获得,这些都说明染色体异常和我们之前在前列腺上皮内肿瘤(PIN)中的发现以及萎缩性病变中癌症发生是相似的。此外,在前列腺癌和 PIN 中,这些伴随着高级别前列腺上皮内肿瘤(HGPIN)频繁发生的萎缩性病变中部分出现了体细胞的改变。而且,PIA、PIN 和前列腺癌之间的形态转变已详细描述过。此外,28% 的病例可观察到 PIA 直接与癌症合并存在。

2.前列腺上皮内肿瘤(PIN)是前列腺癌的前驱病变

PIN 被认为是由低级别到高级别连续变化的一种组织学形式,HGPIN 被认为是浸润型癌的直接前驱病变。多方面的数据证明 HGPIN 是一个癌前病变。首先,它最初在外围区,在浸润型癌周围发现。第二,HGPIN 病变一般先于癌变发生,与癌症进展的概念一致。第三,在 PIN 中发现的染色体异常和在早期浸润型癌中是类似的,尽管这种表现不常见。第四,PIN 结构上和细胞学上的特征与浸润型癌十分相似。最后,在早期浸润型癌中分化标记物通常发生改变,在 HGPIN 中也同样发生改变,包括 E-钙黏蛋白和波形蛋白。

3.肿瘤起始细胞和肿瘤干细胞

AR 剥脱后基底细胞优势生存,由此我们假设前列腺干细胞来源于腺体基底细胞层。后续的证据表明这些具有基底表型的细胞拥有一些干细胞的特征,如自我恢复和分化为腔面细胞。然而在前列腺癌中,大多数的肿瘤细胞表达腔面细胞的标记,而不是基底细胞的标记。例如,前列腺癌和 PIN 细胞表达相当高水平(与基底细胞相比)的 AR、PSA 和 NKX3.1。此外,只有 PIN 损伤中的腔面细胞才表现出了特征性体细胞端粒缩短的改变。最后,只有腔面细胞表现出了 ETS 家族基因重排的特征性 FISH 异常。从而提出了一个假说:前列腺癌可以从一个腔面前体细胞或者突变后获得自我更新活性的成熟腔面细胞衍生而来。然而,也有一些报道证明了在前列腺癌中存在同时表达基底细胞和腔面细胞标记物的中间细胞。

肿瘤干细胞和转移性肿瘤细胞拥有一些相同的特性,比如迁徙能力以及能够分化成为不同类型的细胞。在体外实验中,我们发现转移性前列腺癌细胞通过 EMT 的方式浸润基质,这些细胞是 $CD44^+$ 细胞,与 $CD44^+CD24^-$ 前列腺癌干细胞的基因表达谱一致。相比之下,非侵袭性细胞不能够表达高水平的"干性"基因。而且,纯化的 $CD44^+$ 细胞,而非 $CD44^-$ 细胞,是具有侵袭性的。此外,侵袭性细胞亚群在 NOD/SCID 小鼠中是成瘤性的,而非侵袭性的细胞只有很弱的成瘤性。因此,这些数据充分说明了干细胞样成分的癌细胞的主要生物学功能是侵袭,这是转移的第一步。

(三)前列腺癌分子标志物

1.PSA

PSA 是前列腺上皮细胞产生的特异性肿瘤标志物,分子量为 35 kDa 的糖蛋白,由 343 个氨基酸残基组成,具有丝氨酸酶活性。当前列腺健康时,PSA 在外周血中含量甚微,而当前列腺癌变时,其表达含量剧增。此外,前列腺增生时也会产生一定量的 PSA。将其作为前列腺癌的筛查标志物,取得了一定的临床效果,其被 FDA 批准用于前列腺癌早期诊断已有 20 余年,PSA 的检测显著提高了前列腺癌的检出率,极大地提高了前列腺癌的早期诊断成功率。国内外认可的外周血 PSA 上限为 4 ng/mL,若患者 PSA 高于该上限则建议行进一步详细的检查以排除是否患有前列腺癌。欧洲筛查前列腺癌的随机研究(ERSPC)已证实可以通过 PSA 筛选试验估计前列腺癌组织活检的假阳性率及假阴性率,共有来自 5 个国家(意大利、比利时、芬兰、瑞典和荷兰)的 61604 名男性参与了 ERSPC 的实验,假阳性被定义为 PSA 结果为阳性,但在 1 年内无前列腺癌的组织学确认,结果发现三轮检测假阳性率分别为 10.2%、11.0% 及 11.1%;在所有受试对象中,7752 名男性出现 1 次假阳性,2098 名出现 2 次,538 名出现 3 次。因此 PSA 会导致众多不必要的穿刺活检,在学术界争议颇多。此外,在前列腺癌预防实验中发现,当把 PSA 阈值定为 1.1 ng/mL,鉴定前列腺癌时可以得到 83.4% 的敏感度,但也会付出特异度降低至 39.9% 的代价;当把 PSA 阈值定为 2.1 ng/mL 时鉴定前列腺癌的敏感度、特异度分别为 52.6%、72.5%;当把阈值定为 3.1 ng/mL 时敏感度、特异度分别为 32.2%、86.7%;当把阈值定为 4.1 ng/mL 时敏感度、特异度分别为 20.5%、93.8%。年龄分层分析显示 PSA 在 70 岁以下男性中的表现略好于 70 岁以上者,AUC 值分别为 0.699 和 0.663。

2.PSA 异构体

前列腺特异抗原在降解过程中会产生大小不同的片段,被称作 PSA 异构体,包括如(−1)、(−2)、(−4)、(−5)及(−7)前体 PSA 即 p1PSA、p2PSA、p4PSA、p5PSA 及 p7PSA。其中 p2PSA 具有特异性,可在外周血中被检测到,可用于前列腺癌检测诊断。有报道指出当前 NACB 专家组和欧洲肿瘤标志物组织均建议以总 PSA 在 2~10 μg/L 时将游离/总 PSA(%fPSA)作为前列腺癌高患病风险人群中区分恶性和良性疾病的一种辅助检查指标。一项研究表明在具有遗传可能的前列腺癌患者中,(−2)前体 PSA(p2PSA)、p2PSA/tPSA 值(即%p2PSA)明显高于无遗传可能对照人群,而%fPSA 值显著低于无前列腺癌者的水平;%p2PSA 阈值在 1.66 时敏感度和特异性之间具有最佳平衡关系,诊断前列腺癌的敏感度为 70.4%,特异度也达到了 70.1%;而当敏感度为 90% 时,%p2PSA 和 PHI 的阈值分别为 1.20 和 25.5,此时的特异度分别为 37.9% 和 25.5%。

3.张力蛋白同源第 10 号染色体缺失的磷酸酶(PTEN)基因

为了分析前列腺癌中 PTEN 表达与疾病发生的风险,有研究分析了包括 1025 例前列腺癌的上千例样本并分析其中 PTEN 蛋白表达情况,发现与前列腺增生样本及正常样本相比,前列腺癌患者组织中 PTEN 表达水平明显降低;PTEN 表达水平与癌组织分化程度呈正比,且与转移有关,转移的患者较未转移者表达更低。另有学者搜集数百名前列腺癌患者作为研究对象,通过免疫组织化学技术检测出 217 例符合要求的前列腺癌组织中 PTEN 表达缺失占到 15%;当 PSA 浓度>20 ng/mL 时 PTEN 表达缺失占到 26%,PSA 浓度在 10~20 ng/mL 范围波动时 PTEN 表达缺失达到 13%,年龄≥73 岁的患者中表达缺失比例高于年龄<73 岁的患者;进一步生存分析发现当 PTEN 在前列腺癌患者体内高水平表达时,常常较表达水平较低的患者预后好。

4.晚期糖基化终末产物受体(RAGE)

RAGE 是一种免疫球蛋白,参与细胞内多种信号通路,已知其在多种恶性肿瘤中表达增高。检测前列腺癌及前列腺增生患者体内 RAGE、S100A8 和 S100P 的表达情况,发现三者在前列腺癌患者研究组中表达水平明显升高,RAGE、S100A8 和 S100P 在前列腺癌患者中的阳性率分别为 68.75%、62.50% 和 65.63%,明显高于前列腺增生患者中的阳性率(分别为 33.33%、23.33% 和 30.00%),三者在癌组织中的表达与淋巴结转移、远处转移及临床分期均相关。类似的研究,检测 RAGE、HMGB1 在前列腺癌和良性前列腺增生中的表达,发现 RAGE、HMGB1 在前列腺癌中的阳性率分别为 78.8%、68.2%,显著高于前列腺增生组织中的 46.7%、33.3%,表明 RAGE 参与了前列腺癌的发生发展,对于前列腺癌的分子诊断有一定的帮助。

5.生存素(Survivin)

通过检测 Survivin 和 Clusterin 蛋白在前列腺增生组织及前列腺癌中的表达差异性,发现在所检测的 80 例前列腺癌患者癌组织中 Survivin 和 Clusterin 蛋白分别在 39 例、46 例患者中阳性表达,阳性率分别为 48.8%、57.5%,而在所有的前列腺增生患者(50 例)中二者均无阳性表达;PSA 表达水平越高,二者阳性率越高,同时也随着临床分期的增高表达逐步增加。早些时候,有学者检测发现在 82 个前列腺癌样品中有 82.9% 的 Survivin mRNA 表达水平增高,这一数据在对照组织中为 58.8%;前列腺癌患者中 Survivin 蛋白表达水平明显高于对照组;前列腺特异性抗原倍增时间(PSA-DT)小于 2 年的患者体内 Survivin 蛋白表达量明显高于 PSA-DT 大于 2 年的患者,提示我们 Survivin 蛋白表达量会影响前列腺癌的进展及侵袭。

6.骨桥蛋白(OPN)

为了探究 SIBLING 基因家族中 OPN、骨涎蛋白(BSP)、牙本质基质蛋白 1 (DMP1)及牙本质涎磷蛋白(DSPP)在前列腺癌诊断方面的作用,利用 cDNA 阵列、免疫组织化学法检测上述标志物在前列腺癌中的表达情况,发现 BSP、DMP1、DSPP 和 OPN mRNA 和蛋白质表达均显著升高,OPN 及 BSP 仅在晚期升高明显,而 DSPP 在肿瘤各个阶段水平都显著升高。在 70 例前列腺癌患者体内,OPN 与 Survivin 蛋白过表达者分别为 36、46 例(阳性率分别为 51.4%、65.7%),前列腺增生组织中仅 OPN 蛋白有 10.4% 的阳性表达率,Survivin 无表达;随着 PSA 表达水平的增高,OPN 与 Survivin 阳性率也逐步增加,病理分级越高、无淋巴结转移者二者表达越低。

7.TMPRSS2-ERG 融合基因

跨膜丝氨酸蛋白酶 2 基因（*TMPRSS2*）、ETS 相关基因（*ERG*）分别属于雄激素调节基因、转录因子家族的成员。ERG 参与了细胞增殖、分化、血管生成及癌基因转化等众多的生理过程。二者均位于 21 号染色体，位置分别在 21q22.3、21q22.2，并通过染色体内或染色体间的重排从而形成 *TMPRSS2-ERG* 融合基因。检测前列腺癌及前列腺增生患者组织中 *TMPRSS2-ERG* 融合基因、P504S、P63 和 34pE124 种标志物的表达后发现 TMPRSS2-ERG 蛋白在前列腺癌中有着 20％的阳性表达率，而在所检测的 30 例前列腺增生患者体内未发现 TMPRSS2-ERG 蛋白阳性表达；P504S 在前列腺癌中有着 86％的阳性表达率，而 P63 和 34pE12 在前列腺癌中均不表达。

较早的研究应用 qRT-PCR、DNA 印迹杂交法检测第一次排尿后尿沉渣中 TMPRSS2-ERG 融合转录物及新型前列腺抗原 3 水平，发现直肠指诊后单独检测尿液中 *TMPRSS2-ERG* 融合基因用于前列腺癌诊断的敏感度为 37％，单独检测前列腺癌 3 敏感度可达到 62％，而将二者联合可将敏感度提高至 73％。特别值得注意的是，在 PSA 持续升高和病理活检前列腺癌阴性患者中，94％的 *TMPRSS2-ERG* 融合转录物阳性可以更好地提示哪些患者需要重复活体组织检查，预示二者联合用于前列腺癌诊断具有极好的临床应用价值。类似研究结果也显示 *TMPRSS2-ERG* 与 PCA3 联合用于前列腺癌诊断可将敏感度从单独使用 PCA3 的 68％提高至 76％；相较于前列腺癌 3，TMPRSS2-ERG 在计算 Gleason 评分、临床肿瘤分期及预后等方面更具价值；更进一步来说，将新型尿检肿瘤标志物组合 PCA3 和 TMPRSS2-ERG 应用于临床前列腺癌诊断可使得病理活检数量减少，更容易被患者接受。

8.α-甲酰辅酶 A 消旋酶（AMACR）

AMACR 属于 CAIB-BAIF 辅酶 A 转换酶家族，其基因定位于 5q13.3，可参与支链脂肪酸 B 氧化过程及其异构体的转化。

当 PSA 为 3～15 μg/L 时，将 AMACR 当作诊断前列腺癌的指标具有很好的效果。2005 年，AMACR 抗体的发现者之一将 AMACR/34pE12/p63 鸡尾酒抗体双染法首次用于前列腺小灶癌的诊断，并取得了可喜的效果，82 例前列腺癌患者中有 78 例阳性表达，阳性率达到 95％，特异度达到 100％，克服了细针穿刺活检前列腺癌微小病灶难以发现的问题。将 AMACR 与 NY-ESO-1、XAGE-1b、CIP2A、SSX-2 及 LEDGF 联合用于探讨它们在前列腺癌中的诊断价值，并用新建立的测定平台检测相对表达，发现上述标志物在前列腺癌中均高表达，再将 PSA 联合上述标志物（称为"A＋PSA"指数模式），大大提高了对于前列腺癌早期诊断的敏感性及特异性,降低了假阳性率的同时,AUC 也有很大程度的改善。另有学者研究发现 AMACR 在正常组织或良性前列腺增生组织中低表达,而在前列腺癌中表达显著升高,并且发现 AMACR 表达水平与前列腺癌患病风险相关。此外也有研究认为,在评估前列腺癌风险时,若组织活检存在损伤确实可导致假阴性可能,利用 qRT-PCR 检测患者 AMACR mRNA 水平会有益处,未来研究可朝无创方向努力,如尿液样品检测等是很好的思路。

9.miRNA

培养前列腺癌细胞株 C4-2B 和 LNCaP,并利用 PCR、蛋白质印迹法等技术分析相应 miRNA 表达情况,发现其中 miRNA-29a、miRNA-1256 表达下调明显,TRIM68 和 PGK-1 是 miRNA-29a 和 miRNA-1256 的直接靶标;进一步研究发现其机制可能与 miRNA 部分启动序列甲基化有关,从而导致二者作用的靶基因 TRIM68、PGK-1 表达水平增高,促进前列腺癌的形成。通过对比研究发现在前列腺癌组织及癌旁组织中存在 33 种具有表达差异性的 miRNA,并利用微阵列技术及 RNA 原位杂交两种方法独立检测 19 种 miRNA,发现其中的 miRNA-375、miRNA-200c、miRNA-106a、miRNA-106b、Iet-7a、miRNA-21 及 miRNA-20a 表达上调,miRNA-145、miRNA-221 表达下调,miRNA-101 在两种技术方法中表达呈现相反趋势;应用这两种方法检测到 19 种 miRNA 一致率为 47%。根据来源不同前列腺癌细胞分为体细胞来源及干细胞来源,二者会释放出不同种类的外泌体,而不同种类的外泌体同样会释放不同种类的 miRNA 进入外周血,通过测定不同种类的 miRNA 对于恶性肿瘤早期的诊断及治疗靶标的鉴定具有潜在的生物学意义。利用 Illumina 平台测定出外泌体释放的 1839 种 miRNA,包含 990 种已知的 miRNA;而在这 990 种已知的 miRNA 中,仅有 19 种出现了差异表达,其中 6 种在 CSCs 中过表达,13 种在体细胞来源的外泌体中过表达,miRNA-100-5p 和 miRNA-21-5p 为测得的众多 miRNA 中表达最丰富的 miRNA;miRNA-100-5p、miRNA-21-5p 和 miRNA-139-5p 的转染可增加 MMP-2、MMP-9、MMP-13、RANKL 的表达及成纤维细胞迁移能力。该研究表明众多差异表达的 miRNA 与前列腺癌分化、迁移和血管生成等生物学行为联系紧密。

(1)miRNA-21:作为一种被研究得较为透彻的 miRNA,已被认为是当前唯一在大多数人类已知的恶性肿瘤中普遍异常表达者,且人们对其关注热度一直不减。研究发现前列腺癌细胞中 miRNA-21 与雄激素受体可以互相协调彼此的表达,通过抑制 TGFBR2 进而减弱 TGF-β 介导的相关蛋白活性,细胞对于 TGF-β 介导的生长抑制和凋亡回路失去敏感性,参与前列腺癌的发生。D′Amico 评分高的前列腺癌患者 miRNA-21 和 miRNA-145 表达水平显著高于评分低的患者,二者存在正相关性;miRNA-20a 和 miRNA-21 在 CAPRA 评分中被定义为高危患者体内表

达水平增高,并且 miRNA-21 联合 miRNA-20a、miRNA-145 及 miRNA-221 等 4
种 miRNA 对于区分前列腺癌患者风险高低具有很大的作用。另有相关研究为了
探究前列腺癌中 p57Kip2 下调的分子机制,经观察发现前列腺癌模型经雄激素去
势治疗后 miRNA-21 和 p57Kip2 表达呈显著负相关,进一步研究发现前列腺癌细
胞中 miRNA-21 编码区 p57Kip2 mRNA 和蛋白质水平均较低,而抑制内源性
miRNA-21 后 p57Kip2 表达水平明显增高;因此认为 miRNA-21 对 p57Kip2 具有
调节作用,这使我们更加全面地认识了 miRNA-21 在前列腺癌中的作用。

（2）miRNA-141:是临床早期诊断前列腺癌效果较好的肿瘤标志物。前列腺
癌患者外周血 miRNA-141 表达水平越高,发生骨转移的可能性越大、转移病灶越
多,而良性前列腺增生患者与前列腺癌患者外周血中 miRNA-141 表达水平差异并
不显著。进一步研究发现 miRNA-141 表达水平与 ALP 水平存在明显相关性,而
与 PSA 不相关。在探究前列腺癌外周血 miRNA 在人及动物模型中的变化情况
的研究中,miRNA-141、miRNA-298、miRNA-346 和 miRNA-375 在转移性去势抵
抗性前列腺癌(mCRPC)前列腺癌患者体内表达上调,肿瘤组织内 miRNA-141 和
miRNA-375 的表达可被当作外科手术后监测复发的生化预测因子。更有意义的
是,该研究团队发现 miRNA-141、miRNA-298、miRNA-346 和 miRNA-375 在原发
前列腺癌小鼠模型中表达差异显著,同样在 mCRPC 前列腺癌患者体内差异表达,
这是首次利用小鼠模型探究外周血循环 miRNA 对于前列腺癌的临床意义。

（3）miRNA-375:miRNA-375、miRNA-1290 和 miRNA-1246 与患者生存率相
关,其中 miRNA-375、miRNA-1290 在 CRPC 中表达升高,预示着患者总体生存率
较差,认为外周血中 miRNA-375 和 miRNA-1290 是 CRPC 患者有前景的预后生
物标志物,但仍须进一步验证。学术界对于 miRNA-375 的表达情况也有不同声
音。有学者研究包括 miRNA-375 在内的 let-7c、miRNA-30c 和 miRNA-141 在前
列腺癌中的表达水平,发现与 BPH 对照组相比,前列腺癌组 83.05% 患者外周血
miRNA-375 表达下调,相较于 PSA 显示出更为准确的诊断效能,而与无症状青年
男性对照组相比,上述所有标志物诊断前列腺癌有着 86.8% 的敏感度和 81.1% 的
特异度;学者也认为造成这一结果可能与实验对象组成、病灶转移情况、有无淋巴
结转移等多方面因素有关,后期仍须大量研究加以证实。

（4）let-7:首次在秀丽隐杆线虫中被发现,目前该家族已发现 12 种 miRNA
(let-7a-1、let-7a-2、let-7a-3、let-7b、let-7c、let-7d、let-7e、let-7f、let-7g、let-7i、
miRNA-98 和 miRNA-202),可编码出 10 种不同的同型成熟 let-7 miRNA。目前
已知 let-7 参与 Lin28/let-7/myc 轴的生物学进程,协助 Lin28 激活雄激素受体,进
而参与前列腺癌的发生发展。在研究各类型 miRNA 在前列腺癌进展过程中上皮
及基质表达变化情况时发现 let-7c、miRNA-21、miRNA-30c 和 miRNA-219 表达

下调显著,且与疾病的转移关系密切。更进一步的研究发现 let-7c 和 miRNA-30c 与雄激素依赖性前列腺癌联系紧密,let-7c 的下调和前列腺外疾病的进展有关,因此可以预测前列腺癌的进展。利用 qRT-PCR 技术检测包括 let-7a/b/c 在内的数种 miRNA 在前列腺癌患者中的表达,发现 let-7a/b/c 在高危前列腺癌患者中均表达下调,并且发现 HMGA1 是 let-7b 的标靶蛋白之一,在前列腺癌患者体内 HMGA1 表达升高与 let-7b 的表达下调有关,let-7b 被认为有很大的潜力作为高危前列腺癌发病风险及预后的标志物。

(四)前列腺癌的分子通路

1.PI3K/Akt

磷酸酰肌醇-3-激酶(PI3K)是多种致癌信号通路中的一个关键的调节因子。PI3K/Akt 通路中最关键的负反馈调节因子是 PTEN。在前列腺癌中,PTEN 频繁的丢失导致 PI3K/Akt 通路过度活跃,促进肿瘤的发生。在前列腺癌中,与 Akt 相关的其他潜在分子有 p27Kip 1 蛋白的磷酸化,使细胞质内 p27Kip 1 蛋白滞留,且缺乏 p27Kip 1 介导细胞周期阻滞。p27Kip 1 蛋白由 CDKN1B 基因编码,在前列腺癌和高级别 PIN 的细胞核中经常下调。

2.Wnt/β-Catenin/TCF 信号通路和 MYC

Wnt/β-连环蛋白通路在前列腺癌的致癌过程中扮演着重要的角色,特别是肿瘤细胞的侵袭。在前列腺癌中,APC 和 β-连环蛋白突变非常罕见(在大部分文献中约为 5% 或更少)。尽管如此,大部分前列腺癌中 APC 都是失活的,据报道,57%～85% 的前列腺癌有 APC 甲基化,在 HGPIN 中为 30%。有趣的是,APC 的高甲基化更常见于 Gleason 分级高和血清 PSA 水平高的患者中。

3.IGF 通路

IGF-I 在细胞增殖、分化和凋亡过程中起重要作用。肥胖症与游离或有生物活性 IGF-I 升高相关联,几项流行病学研究报道指出,IGF-I 和前列腺癌患病风险之间呈正相关,尽管最新的研究数据显示这种相关性非常弱。

4.肥胖和炎症通路

积累的数据表明慢性炎症有助于前列腺癌的发生这一假说很有可能是成立的。此外,遗传易感性方面的研究已经发现了炎症通路中的突变基因,包括 MSR1、肿瘤坏死因子-α(TNF-α)和 IL-6,这些都与前列腺癌高风险相关。

现在我们认识到脂肪组织是一个活跃的器官,其分泌大量的蛋白,包括细胞因子和激素样因子,比如瘦蛋白和脂联素。肥胖与轻度慢性炎症、脂肪浸润组织中的巨噬细胞以及炎症因子的浓度升高有关,这些炎症因子包括 TNF-α、IL-6 和 C-反应蛋白。亚临床上和肥胖有关的炎症状况促进了抗胰岛素耐受性发病机制中促炎因子的产生。此外,在肥胖患者中,细胞因子的促炎症效应与 NF-κB 和 c-Jun

N-末端激酶(JNK)系统相关。巧合的是,NF-κB 是抗凋亡基因(BCL-XL)和细胞周期蛋白(cyclin D1)的强烈诱导因子。NF-κB 的核定位和前列腺癌有关。

5.胆固醇生物合成

已有多项研究表明高龄患者的前列腺中胆固醇平衡紊乱,将导致良性肿瘤转变为恶性肿瘤。前列腺癌细胞中胆固醇水平的升高将会导致胆固醇代谢的紊乱。而且,胆固醇代谢有可能与前列腺癌复发有关。

多种信号蛋白与细胞膜脂筏有关,包括 EGFR、AR、异源三聚体 G 蛋白亚基、T 细胞受体和 IL-6 受体。EGFR 能诱导 PI3K/Akt 通路的激活,因此可以作为实体瘤生长的调节器。

6.上皮—间质转化(EMT)

几项近期的研究表明,EMT 与肿瘤发生、侵袭以及转移有关。EMT 的特征是出现抑制 E-钙黏蛋白的表达,同时增强细胞活动性。E-钙黏蛋白的丢失似乎与去分化、局部侵袭性以及前列腺癌细胞的转移有关。

此外,EMT 能够调节致癌性的 RAS 和受体酪氨酸激酶之间的协作关系,以激活下游的 Raf/促分裂原活化的蛋白激酶(MAPK)信号通路,MAPK 和肿瘤发展以及不良预后显著相关。EGFR 家族过度表达与包括前列腺癌在内的多种恶性肿瘤的发生有关。在前列腺癌中,EGFR 与 TGF-β 一同激活 EMT,同时也增强肿瘤细胞的侵袭能力。在有雄激素的情况下,内源性异位表达的 AR 直接与 EGFR 相关,并改变了下游 PI3K 信号通路的活化,最终导致肿瘤细胞的生长与存活。EGFR 也可通过加强协同激活剂的绑定和内源性异位表达 AR 的转录激活,改变前列腺癌细胞对低水平 AR 的敏感性。因此,我们所观察到的有关 AR 和 EGFR 信号轴之间的交流产生了这一假说:EGFR 诱导的 EMT 和 AR 非依赖途径,同时存在于前列腺肿瘤细胞中。

虽然 EMT 和肿瘤发展之间的联系变得不那么重要,但决定性的证据已经出现。例如,最新的研究数据表明融合蛋白 TMPRSS2-ERG 的表达能够导致 β-连环蛋白通路和 EMT 的激活。此外,polycomb 抑制复合物蛋白 EZH2 的过度表达与EMT、转移以及去势抵抗有关。在前列腺癌模型系统中,肿瘤微环境中基质信号的激活能诱导 EMT 和干细胞特性,通过分子间的交流促进去势抵抗和转移进展,这也经常被细胞因子以及旁分泌因子介导。

7.微小 RNA(miRNA)

据报道,数种 miRNA 在前列腺癌中的表达失调。与良性前列腺增生和正常前列腺组织相比,前列腺癌中下调的 miRNA 有 let-7b、miR-1、miR-133a、miR-143、miR-145、miR-221 和 miR-222;上调的 miRNA 有 miR-25、miR-93、miR-96、miR-183、miR-182 和 miR-301b。最新证据表明,miRNA 参与了前列腺癌的发病

机制,可能被用作潜在的生物标记物。例如,miR-96 的过表达以及 miR-221 的表达下降,与前列腺癌生化复发和侵袭性风险的增加相关。在前列腺癌中,miR-205 的表达大幅度下调,在转移瘤中其表达完全消失。这表明,miR-205 的肿瘤抑制功能是通过抑制上皮间质转化,降低细胞的迁移和侵袭来完成的。miR-183 在前列腺癌中的表达显著高于与其相邻的前列腺组织中的表达,而且 miR-183 的高表达与诊断时 PSA 较高、pT 较高、前列腺切除术后总生存期缩短有关。另外,高级别(Gleason 评分≥8)肿瘤与 Gleason 评分 6 分的肿瘤有不同的 miRNA 的表达特征。在前列腺肿瘤中表现为上调的有 miR-122、miR-335、miR-184、miR-193、miR-34、miR-138、miR-373、miR-9、miR-198、miR-144 和 miR-215,表现为下调的有 miR-96、miR-222、miR-148、miR-92、miR-27、miR-125、miR-126 和 miR-27。

8.其他通路

MAPK 信号通路在前列腺癌的发病机制中有重要作用,尤其是在晚期和去势抵抗肿瘤中。MAPK 通路的激活与较高的分期和分级以及复发有关。在去势抵抗中,PI3K 和 MAPK 信号通路常常同时失调。

另一种重要的途径是 HIV-INEF 途径。这个途径包括了肿瘤坏死因子(TNF)和 FAS 受体信号通路,而且在雄激素非依赖性转移瘤中特别容易失调。在前列腺转移瘤中,含有丰富的上调基因和下调基因,上调基因有 RAS 家族成员 *RAF1* 和 *BRAF*,下调基因有 *SPRY1* 或 *SPRY2* 基因。在某些情况下,RAS、RAF1 和 BRAF 通过高表达启动子的人融合癌基因激活。*EZH2* 基因抑制的 *RAS-GAP* 基因 *DAB21P* 可能激活 MAPK 信号通路,同时促进肿瘤的发展和转移。

类似 WNT 信号通路,基质金属蛋白酶(MMP)在促进前列腺癌的侵袭中起着重要作用。这些蛋白在胞外基质的降解过程中是重要的,从而使侵袭性癌细胞能够转移到远处。此外,这些蛋白酶在促血管生成中也起到了一定的作用。在转移性骨癌中,前列腺组织能够通过从破骨组织中获得的 MMP9 来促进血管生成。同样的,基质金属蛋白酶在前列腺癌最具侵袭性的时候是尤为重要的。

(五)疾病进展期间其他经常被改变的通路

1.磷脂酰肌醇-3-激酶(PI3K)通路

向 CRPC 进展以 AR 的获得性功能和磷脂酰肌醇-3-激酶(PI3K)通路的活化为特征。已经有人提出这些通路之间的交互对话,因为 PTEN 的缺失和随后的 PI3K 活化关系到雄激素响应性基因的抑制。相反,AR 的抑制导致 PI3K 活性的上调。本身而言,PI3K 和 AR 抑制的组合式治疗最近正在临床试验中接受评估。

PI3K 信号级联是人类恶性肿瘤中最普遍的发生改变的通路之一。*PTEN* 是失活 PI3K 信号的抑癌基因。PTEN 缺失发生在接近 30% 的原发性前列腺癌中,并且失活性 PTEN 的突变发生于其他类型的前列腺癌（5%～10%）；二者在晚期阶段的疾病中更为普遍。贯穿多个前列腺癌预临床模型系统的功能性研究都支持了 PTEN 在抑制肿瘤发生和前列腺癌进展中的作用。PTEN 的解除控制代表着一种较差预后因子。大量证据表明，PTEN 缺失关系到更高的阶段、更高的 Gleason 分级、更高的进展率、治疗后复发，以及疾病特异性致死率。

PI3KCA 编码 PI3K 的一个催化亚基，其发生扩增和点突变也会导致这一通路的过度激活，并富集于转移性而非局部性前列腺癌。激活性 PI3KCA 损伤和 PTEN 失活通常相互排斥，支持着驱动下游信号的一个类似终点。

近期研究还发现，存在影响 PI3K 信号的罕见事件。这些损伤包括 MAGI2 的重排、PHLPP1 的缺失、GSK3B 的突变和 CDKN1B 的点突变和基因组缺失。伴随 PI3K 通路的多个节点的复发性变化强调了它在前列腺癌病理发生中的关键性，支持了靶向这一通路的治疗的合理性。

2.视网膜母细胞瘤（RB）通路

上皮恶性肿瘤中频繁失活的另一条抑癌通路是 RB 通路。p130RB 蛋白通过结合 E2F 家族成员和抑制 E2F 介导的基因转录来调节细胞循环进展。RB 被周期素依赖性激酶（CDK）磷酸化而失活，导致 E2F 介导的细胞周期进展。RB 信号的缺失导致异常的细胞周期进展和肿瘤增殖。

与 PTEN 缺失相似，RB 的丢失相比于原发疾病更加富集于前列腺癌转移位点。在预临床前列腺癌模型中，RB 的失活通过 E2F1 介导的 AR 基因转录的活化而导致去势抵抗性肿瘤生长。RB 状态目前于正在进行的临床试验中作为分型变量而被探索。

（张亚男）

第六节　妇科肿瘤

一、卵巢癌

卵巢癌占所有女性恶性肿瘤的 2.5%。在亚太地区，发病率最高的是子宫内膜癌和卵巢透明细胞癌，并且发病年龄较早，5 年存活率为 57%。根据美国收集的人群癌症发病率数据，一生罹患卵巢癌的平均风险为 1.3%。

90% 的卵巢癌发生在上皮细胞，最常见的是浆液性癌，卵巢癌通常始于卵巢细胞周围的组织外层，这被称为上皮性卵巢癌。因癌细胞的无限增殖而形成肿瘤。卵巢癌的一些症状包括腹胀、消化不良、腹部或骨盆疼痛、尿频。

上皮性卵巢癌通常确诊已是晚期，因为卵巢癌发病早期阶段没有明显的症状。

迄今为止,卵巢癌还没有有效的筛查手段。卵巢癌晚期最常见症状是腹水引起的腹部肿胀。然而,研究表明,一些女性在诊断前的几个月内会出现持续的、非特异性症状,包括背部疼痛、腹胀、盆腔或腹部疼痛、进食困难、呕吐、消化不良、排便习惯改变、尿急或尿频。每天经历这种症状且持续时间超过几周的女性应立即进行医学评估。患有非上皮性肿瘤的女性通常会出现更具特异性的早期症状,包括不规则的阴道出血。

研究者们一直在寻求早期诊断标记物或方法,但目前临床仍主要采用检测血液肿瘤标志物 CA-125 和经阴道超声,不能有效地早期诊断,迄今为止,尚没有满意的筛查手段应用于早期诊断。对于卵巢癌,手术+化疗仍然是最主要的治疗方式,且初始治疗中手术的满意减瘤是卵巢癌最重要的独立预后因素,然而我国理想的肿瘤细胞减灭术只有 10%～20%。2015 年,首个多聚腺苷二磷酸核糖核苷聚合酶抑制剂获得 FDA 批准,具有同源重组修复缺陷(HRD)的卵巢癌对引起 DNA 断裂的铂类药物和 PARP 抑制剂表现出高度敏感。评估选择直接手术或新辅助化疗后再手术,这也是目前实现对晚期卵巢癌患者实施个体化治疗的途径。

1.诊断

大约有 20%的卵巢癌被发现时处于早期阶段,早期的卵巢癌如果未出现转移,患者诊断后的 5 年生存率可以高达 94%。常规的诊断性检查包括:超声、腹盆腔计算机断层扫描(CT)、胸部 X 射线和正电子发射断层扫描(PET)等。年轻人群应注意查血清人绒毛膜促性腺激素(hCG)、甲胎蛋白(AFP)和乳酸脱氢酶、全血细胞计数和肝肾功能。若患者可疑为性腺母细胞瘤且未有月经来潮,建议术前完善染色体检查以排除性腺发育不全。大多数生殖细胞肿瘤(GCTs)通过普通病理切片即可明确诊断,但某些特殊病例须借助免疫组化及 12p 荧光原位杂交加以确诊,如成人型颗粒细胞瘤。在形态学诊断不确定时,抑制素 A、钙视网膜蛋白、*FOX21* 基因系列染色以及 *FOXL2*(402C-G)基因突变分析对确诊有帮助。

2.分期

采用国际妇产科联盟(FIGO)的手术病理分期,见表 11-6-1。

表 11-6-1　FIGO 卵巢癌—输卵管癌—原发性腹膜癌分期标准

分期	病理特征
Ⅰ	肿瘤局限于卵巢或输卵管
ⅠA	肿瘤局限于一侧卵巢(包膜完整)或输卵管,卵巢和输卵管表面无肿瘤;腹水或腹腔冲洗液未找到癌细胞
ⅠB	肿瘤局限于双侧卵巢(包膜完整)或输卵管,卵巢和输卵管表面无肿瘤;腹水或腹腔冲洗液未找到癌细胞

分期	病理特征
ⅠC	肿瘤局限于单或双侧卵巢或输卵管,并伴有如下任何一项: ⅠC1:术中肿瘤包膜破裂 ⅠC2:术前肿瘤包膜已破裂或卵巢、输卵管表面有肿瘤 ⅠC3:腹水或腹腔冲洗液中找到癌细胞
Ⅱ	肿瘤累及一侧或双侧卵巢或输卵管伴盆腔扩散(在骨盆入口平面以下)或原发性腹膜癌
ⅡA	肿瘤扩散至或种植到子宫和(或)输卵管和(或)卵巢
ⅡB	肿瘤扩散至其他盆腔内组织
Ⅲ	肿瘤累及单侧或双侧卵巢、输卵管或原发性腹膜癌,伴有细胞学或组织学证实的盆腔外腹膜转移或腹膜后淋巴结转移
ⅢA	ⅢA1:仅有腹膜后淋巴结阳性(细胞学或组织学证实) ⅢA1(i)期:淋巴结转移灶最大直径≤10 mm ⅢA1(ii)期:淋巴结转移灶最大直径>10 mm ⅢA2:显微镜下盆腔外腹膜受累,伴或不伴腹膜后阳性淋巴结
ⅢB	肉眼可见盆腔外腹膜转移,病灶最大直径≤2 cm,伴或不伴腹膜后阳性淋巴结
ⅢC	肉眼可见盆腔外腹膜转移,病灶最大直径>2 cm,伴或不伴腹膜后阳性淋巴结(包括肝、脾表面受累,但无脏器实质转移)
Ⅳ	超出腹腔外的远处转移
ⅣA	胸腔积液细胞学检查发现癌细胞
ⅣB	肝、脾实质受累,腹腔外器官转移(包括腹股沟淋巴结转移或腹腔外淋巴结转移)

(二)上皮性卵巢癌的起源

最近,上皮性卵巢癌(EOC)被认为主要来自卵巢表面上皮细胞(OSE),有一个亚型可能起源于邻近的输卵管伞部。OSE形成了包围卵巢的单层细胞,但由相对较少的立方细胞组成。发育上,它来源于体腔上皮,这种上皮也形成腹膜间皮和输卵管上皮。OSE似乎总体是稳定、一致和静态的,尽管它在体内有增殖。尽管OSE中细胞很少,且具有明显的静止性,但上皮性卵巢癌风险接近2%,表明其具有高度恶性潜能。对于这个高度恶性潜能的成因知之甚少。灵长类动物OSE的生理作用还没有确定,未发现明显功能,这可以说明早期上皮性卵巢癌无症状的特性。

在其他器官,如结肠,已经确定了明显的癌前病变,发现遗传缺陷的积累最终导致恶性肿瘤。但是,在人类卵巢搜索鉴定类似的上皮前体细胞,证明只有部分有效,很大程度是因为正常卵巢组织只有很少被活检或研究。众多的研究揭示了与卵巢癌浸润前病变一致的病理发现。这些研究样本来源于最终发展为腹膜癌的妇女卵巢、接受预防性卵巢切除术的高风险妇女的卵巢和早期卵巢癌卵巢上皮的邻近地区,证实了从正常到恶性细胞的转变。令人惊奇的是,由于家族史或 BRCA1 和 BRCA2 生殖细胞突变的妇女在进行预防性输卵管卵巢切除术时,在输卵管,通常是在伞部发现了隐匿性、非侵入性和浸润型癌。因此有假说认为这些隐匿性输卵管癌可能有恶性细胞脱落,随后植入和生长在卵巢上,类似原发性卵巢癌。此外,基因表达研究已经证明,卵巢高级别浆液性癌(HGSC)的表达谱与 OSE 相比更类似于输卵管上皮细胞(FTE)。由于输卵管癌与浆液性肿瘤相关,与子宫内膜异位、透明细胞癌或黏液性癌不相关,因此非侵入性输卵管癌被命名为输卵管浆液性上皮内癌(STIC)。

基于二元模型及认识到大部分卵巢浆液性癌起源于卵巢,卵巢浆液性癌的发病机制的新模式促进了新的预防、筛选和治疗方法的发展。低级别浆液性肿瘤(Ⅰ型)一般是惰性病程,处于Ⅰ期(肿瘤限定在卵巢),并从已有的前体细胞开始发展,且存在特异性突变特征,包括 KRAS、BRAF 和 ERBB2,但很少有 TP53 突变,它们的基因相对稳定。与之相反,高级别浆液性癌(Ⅱ型)是侵袭性的,处于晚期阶段,是从 STIC 发展而来的。它们有非常高频率的 TP53 突变,但很少检测到在低级别浆液性肿瘤中发生的那些基因突变。虽然低级别浆液性肿瘤和高级别浆液性癌沿着不同的分子途径发展,但两种类型可能都从输卵管上皮细胞发展而来,其次涉及卵巢。

(三)卵巢癌分子标志物

1.癌抗原 12-5(CA12-5)

首次发现是学者开发了一种对上皮性卵巢癌患者的癌细胞和低温保存的肿瘤组织具有反应性的单克隆抗体(即 OC12-5),该抗体不结合多种非恶性组织,包括成人和胎儿卵巢,而对应抗体 OC12-5 具有反应性的抗原被称为癌抗原 12-5,因此称为 CA12-5。2001 年,有学者的合作研究小组证明了 CA12-5 是一个非常大的膜结合黏蛋白 MUC16。MUC16 是Ⅰ型跨膜黏蛋白,包括 22152 个氨基酸,分子量为 20~25 MDa。MUC16 由大量 O-糖基化构成 N 端的非串联重复结构域,其由约 12000 个氨基酸组成,与 N 端相邻的串联重复区由 156 个氨基酸的 60 个重复结构域组成。MUC16 与细胞骨架和潜在的信号转导有关,也在糖萼中发挥屏障功能。MUC16 在临床上广泛作为卵巢癌的血清学标志物,在大部分卵巢癌的患者血清中升高,诊断卵巢癌敏感度有所不同,在一些早期阶段的研究中低至 27%,而对晚期疾病则高于 90%,与黏液性或透明细胞肿瘤相比,MUC16 诊断浆液性和子宫内膜样卵巢癌的敏感度更高。虽然 CA12-5 对卵巢癌的检测被临床广泛应用,但 CA12-5

也在各种良性疾病中升高,包括子宫内膜异位症、卵巢囊肿、子宫肌瘤及慢性肝病,故其缺乏敏感性和特异性,诊断价值有限。CA12-5 仅在约 50% 的 Ⅰ 期和 Ⅱ 期卵巢癌患者中升高,其水平在癌症早期表达较低,仅在晚期阶段升高。因此,需要我们探寻新的标志物对早期卵巢癌进行诊断。

2.人附睾蛋白 4(HE4)

HE4 又称为 WAP-4-二硫化物核心区域结构蛋白 2(WFDC2),在人附睾管的上皮细胞中发现,HE4 位于人类染色体 20q12-q13.1,全长 12 kb 左右,包含 4 个内含子和 5 个外显子。HE4 是一种分子量较小、富含半胱氨酸的酸性小分子分泌蛋白,是乳清酸蛋白(WAP)结构域家族蛋白中的一员。HE4 开始被认为仅在附睾中特异性表达,是一种特异性蛋白,随着对 HE4 的认识不断加深,发现其在多种人体正常组织中表达,并非特异性蛋白。有研究发现 HE4 蛋白不存在于正常卵巢上皮细胞中,而在卵巢癌组织中高表达,HE4 可作为诊断卵巢癌的一个新标志物。通过沉默 HE4 基因使细胞增殖的 G1 期、S 期不能正常进行,提示 HE4 基因可能参与了细胞周期的调控,HE4 基因沉默后还可以抑制卵巢癌细胞系的增殖和侵袭。在另一项研究中,对卵巢癌患者、良性妇科疾病患者、健康者等血清中 HE4 的表达水平进行检测,结果显示在卵巢癌患者血清中 HE4 表达水平显著升高,在良性病变的患者中 HE4 阳性率仅为 12.6%,而在健康者血清中并未检测到 HE4 的表达。有研究检测了 123 例卵巢癌患者和 174 例健康对照组血清中 HE4 的表达水平,发现 HE4 与患者预后相关,HE4 表达水平升高可以预测卵巢癌患者的复发,提示 HE4 可能成为卵巢癌术后监测的有效指标。

3.钙结合蛋白 A1(S100A1)

S100A1 是钙结合蛋白 S100 家族的一员。S100 蛋白首次被发现是作为从牛脑中分离出的一种可溶性酸性蛋白。其仅存在于脊椎动物中,分子量为 $10\sim12$ kDa,S100 蛋白是可以与 Ca^{2+} 结合的酸性蛋白。S100 包括至少 24 个成员,有 S100A1-A16、S100B(NEF)、S100G、S100P、S1002 及 CALB3(即钙结合蛋白 3)等,S100 家族成员位于不同的染色体,如大多数 S100A 成员位于染色体 1q21,而 S100P、S1002、S100A11P、S100B、S100G 分别位于染色体 4p16、5q13、7q22-q31、21q22 和 Xp22,S100 家族大部分基因结构高度保守,一般由 3 个外显子和 2 个内含子构成。大多数 S100 显示细胞特异性表达,表明不同的 S100 具有不同的器官特异性功能,S100 是具有多功能的信号蛋白及多功能细胞,如维持钙稳态、蛋白磷酸化、酶活化与细胞骨架相互作用组分,此外,还参与许多细胞的生长、周期进程、分化、转录和分泌等过程。S100A1 广泛表达于正常组织中,S100A1 在心肌中高表达,在心脏疾病中发挥重要的作用,并且参与了多种癌症的发生。S100A1 在正常组织中表达较少,但却在卵巢癌中表达升高,在对卵巢癌及健康对照组的研究中检测到,50 个正常卵巢组织中只有 1 个表达了 S100A1,S100A1 在卵巢癌组织中表达上调,S100A1 可作为区别卵巢癌和正常卵巢组织的良好指标。同样在另一项研究中检测到 S100A1 在卵巢癌中表达上调,并且发现 S100A1 是卵巢癌进展的重要因素,S100A1 与淋巴结转移、FIGO 分期和肿瘤分级显著相关,建立 S100A1 过表达和敲减的细胞系,发现 S100A1 可以促进卵巢癌细胞的增殖和侵袭能力,表明 S100A1 在卵巢癌中发挥促癌作用。

4.肿瘤特异性抗原(MAGE)

从黑色素瘤细胞系中分离出来。MAGE 家族由 MAGE-Ⅰ 和 MAGE-Ⅱ 两类构成,Ⅰ型包括 MAGE-A、MAGE-B、MAGE-C,Ⅱ型包括 MAGE-D、MAGE-E、MAGE-F、MAGE-H、MAGE-L 和 NDN。Ⅰ型 MAGE 聚集在 X 染色体上,而Ⅱ型 MAGE 在体内许多组织中表达并且不限于 X 染色体。MAGE-A 由多基因构成,位于染色体 Xq28,12 个同源基因分别是 *MAGE-A1* 至 *MAGE-A12*。虽然对MAGE-A 蛋白的生理功能仍然了解很少,但越来越多的证据表明它们参与癌症的发生发展,包括调节细胞周期进程和细胞凋亡。MAGE-A9 常表达于各种肿瘤中,如可以为肾细胞癌、膀胱癌、肝细胞癌等提供预后信息。有研究者收集了正常卵巢组织 24 例、正常输卵管组织 24 例、卵巢良性肿瘤样本 32 例、交界性卵巢肿瘤样本 32 例、卵巢癌样本 128 例,进而检测 MAGE-A9 的表达情况,结果显示在正常卵巢组织、正常输卵管组织、良性肿瘤和交界性卵巢肿瘤样本中呈阴性或低表达,卵巢癌患者的 MAGE-A9 表达显著上调,阳性染色主要位于卵巢癌细胞的细胞质中。在卵巢癌中观察到 MAGE-A9 的高细胞质表达,阳性率达 36.72%(47/128),而良性肿瘤和交界性卵巢肿瘤仅有 6.25%(2/32)、3.13%(1/32),研究者发现MAGE-A9蛋白阳性与 FIGO 分期、肿瘤等级和转移相关,并且MAGE-A9过表达可以预测卵巢癌的预后,与低表达的患者相比,高表达的患者总生存期较短。

5.CXC 家族趋化因子受体 4(CXCR4)

由 352 个氨基酸组成,是一种高度保守的 7 次跨膜 G 蛋白偶联受体(GPCR),其编码基因位于染色体 2q21,主要参与信号转导,趋化因子 CXCL12 是其特异性配体。CXCL12 又称基质细胞衍生因子 1(SDF-1),是一种趋化蛋白,由骨髓基质细胞及其他相关的间皮细胞和上皮细胞分泌,其 2 种异构体分别为 α 和 β。CXCL12 包括 68 个氨基酸,分子量约为 8 kDa,属于趋化因子 CXC 亚家族。CXCR4 与其配体 CXCL12 相结合形成生物轴发挥作用,导致细胞骨架重排和细胞迁移的改变。CXCR4 在胚胎发育中起着重要作用,介导吞噬细胞迁移和分化。最近的报道表明,CXCR4 也在肿瘤生长和转移中起决定性作用,在卵巢癌中也发挥着重要的作用。有国外学者分析了来自 7 项研究的 729 例卵巢癌患者的总生存期和无进展生存期与 CXCR4 之间的相关性,结果显示 CXCR4 高表达与卵巢癌患者的总生存期、无进展生存期较差相关,提示 CXCR4 与预后相关。有研究报道 CXCR4 与肿瘤形成、侵袭和迁移能力相关,还与化学疗法的抗性相关,CXCR4 可能会提高卵巢癌的化疗耐药性,有研究者提出阻断 CXCR4 高表达将改善化疗结果,并设计实验证实了这一结论,提示 CXCR4 可能成为未来临床治疗卵巢癌的新靶点。

6.胰岛素样生长因子Ⅱ mRNA 结合蛋白 3(IMP3)

IMP3 是胰岛素样生长因子Ⅱ mRNA 结合蛋白家族(IMPs)成员之一,IMPs 也称为 IGF-2 mRNA 结合蛋白 1、2 和 3(IGF2BP-1~3),IMPs 家族包括 IMP1、IMP2、IMP3。IPM3 在胚胎的上皮细胞、肌肉、胎盘中表达,但却在成年组织中低表达或者不表达,IMP3 在生长、发展、RNA 转运和稳定中起重要作用。研究发现 IMP3 对于适当的细胞黏附、细胞质扩散和侵入体形成是必需的,IMP3 在正常组织及良性肿瘤中不表达或表达水平较低,但却在肿瘤组织中表达阳性率增加,如口腔鳞癌、小肠神经内分泌肿瘤等。对 73 例卵巢癌进行至少 5 年的随访,并采用免疫组织化学技术评估 IMP3 的表达,进而研究 IMP3 的表达与卵巢癌临床病理特征及预后之间的关系,其研究结果显示,相较于正常组织,卵巢癌患者 IMP3 表达显著增高,IMP3 表达阳性率为 63%(46/73),晚期患者 IMP3 表达水平更高,阳性率为 73%,IMP3 阳性患者的总生存期明显短于 IMP3 阴性患者,提示 IMP3 阳性表达是卵巢癌的不良预后标志物。在研究 IMP3 表达与卵巢癌化疗药物耐药性之间的关系时,采用实时 RT-PCR、免疫组织化学法、蛋白质印迹法等技术方法对 140 例卵巢癌患者 IMP3 的表达进行检测,IMP3 的表达水平与患者预后成反比,表达越高,卵巢癌患者预后越差,在敲除 IMP3 后,癌细胞增殖、迁移和侵袭的能力降低,同时卵巢癌细胞对铂敏感性增加,提示 IMP3 可能成为临床上治疗卵巢癌的新靶点。

7.间皮素(MSLN)

MSLN 为通过磷脂酰肌醇与细胞表面附着的一种糖蛋白,可能在细胞间的识别、黏附过程中发挥重要作用。MSLN 是一种分子量为 40 kDa 的 GPI 连接蛋白。MSLN 在正常的间皮组织中表达较多,在输卵管、肾、气管上皮等部位亦有表达。MSLN 首先作为间皮瘤的标志物被发现,后发现 MSLN 在其他肿瘤中表达异常。有研究在评估血清 MSLN 的浓度对卵巢癌诊断价值并监测手术治疗效果时,对 42 例接受手术的卵巢癌患者术前和术后血清、48 例良性卵巢肿瘤和 49 例健康对照组血清进行检测,发现在卵巢癌患者血清中,MSLN 的表达水平显著高于对照组,术前 MSLN 的表达高于术后的表达。在该研究中,MSLN 在卵巢癌中的表达阳性率高达 80.5%,敏感度和特异度较高,分别为 78.6%、83.3%。

8.人食管鳞状细胞癌抗原1(NY-ESO-1)

NY-ESO-1是癌—睾丸抗原家族的重要成员,自发现癌—睾丸抗原 NY-ESO-1以来,应用发展迅速,已经在全球 30 多个临床试验中进行了测试。NY-ESO-1最初是从食管癌中筛选出来的,其编码基因定位于染色体 Xq28,NY-ESO-1 蛋白的分子量为 17999 Da,包含了 180 个氨基酸。NY-ESO-1 抗原具有免疫原性,不仅可以激活体液免疫应答,又可以激活 CD4+、CD8+ T 淋巴细胞的功能。经检测 NY-ESO-1主要在睾丸中表达,在卵巢、子宫、乳腺中呈现低表达,在肿瘤组织中出现异常表达,在前列腺癌、膀胱癌、神经母细胞瘤、卵巢癌中表达升高。NY-ESO-1疫苗已经被广泛用于多种肿瘤临床治疗实验中,其中就包括卵巢癌,提示我们 NY-ESO-1疫苗具有激活体液免疫和细胞免疫的强大功能。注射该疫苗除了注射部位稍有不适,并无其他不良反应。

(四)卵巢癌的转移和血管发生

1.转移

ECM 组成成分的变化与细胞黏附和肿瘤侵袭相关。恶性细胞不断改变其细胞的黏附分子以响应信号,这有利于其局部播散和侵袭。细胞膜整合素在卵巢癌的进展中发挥重要作用。β_1 整合素和 $\alpha_5\beta_1$-整合素介导肿瘤聚集附着于间皮。靶向 $\alpha_5\beta_1$-整合素的相互作用已经在铂类抵抗卵巢癌患者身上进行尝试,但是无临床有意义的结果。有学者使用高通量、小分子抑制剂筛选,鉴定了几个能够抑制细胞黏附的成分,从而为进一步测试这些分子作为减少癌症侵袭/传播的策略奠定了基础。

2.血管生成

原发性卵巢癌及转移瘤的生长都需要新生血管的形成,以支持足够的血流灌注。这个过程称为血管生成,涉及新的毛细血管分支形成及较大的血管重塑。其他过程,如血管生成拟态,也参与了肿瘤血管生成。

血管生成受到促血管生成素和抗血管生成因素平衡的严格调控。这些包括生长因子,如转化生长因子-β(TGF-β)、血管内皮生长因子(VEGF)、血小板衍生生长因子(PDGF)、前列腺素(如前列腺素 E2)、细胞因子(如 IL-8)和其他因素[如血管生成素(ANG-1、ANG-2)和缺氧诱导因子 1α(HIF-1α)]。其中的许多血管生成因子与卵巢癌相关。例如,血管内皮生长因子是一个分泌性多肽家族,在正常发育和人类疾病中发挥关键作用。许多癌症,包括卵巢癌,在实体瘤常见的缺氧或酸性条件下释放血管内皮生长因子。尽管表达水平不恒定,但在卵巢癌中有报道 VEGF 的表达很普遍,较高水平的 VEGF 与疾病的晚期程度和不良临床预后相关。循环血管内皮生长因子水平也有报道,与良性肿瘤相比,卵巢癌患者血清中 VEGF 比较高。HIF-1α 的表达与卵巢癌的微血管密度密切相关,已经证实 HIF-1α 能上调血管内皮生长因子的表达。在缺氧条件下培养卵巢癌细胞能刺激卵巢癌细胞的 HIF-1α 和 VEGF 的表达，增加前列腺素 E2 会加强缺氧对两个促血管生成因子 (HIF-1α 和 VEGF)的诱导能力。

然而，许多在肿瘤中调节血管生成的分子，如 c-met，也调节癌细胞转移的其他关键过程，如细胞迁移和侵袭。PI3K 的抑制，减少卵巢癌细胞的血管内皮生长因子的转录，这个过程可以被转染外源性 AKT 而逆转。这个发现与缺氧不仅诱导血管生成，而且增强了卵巢癌细胞的侵袭的报道是一致的。同样，酸性环境诱导 IL-8 在卵巢癌的表达增强，这种诱导依赖于转录因子 AP-1 和 NF-κB 核因子，表明这些途径之间的反馈也可以决定肿瘤如何与外部环境进行交互作用。毫无疑问，更好地洞察这些相互作用将有助于确定这些分子作为治疗靶点的可靠性。

到目前为止，抗血管生成靶向治疗已经在卵巢癌与常规化疗中联合使用。Ⅲ期临床试验研究了 VEGF 抑制剂贝伐珠单抗添加到卡铂和紫杉醇联用的效果，在有高度进展风险的卵巢癌患者提高了无进展生存期(约 4 个月)。

二、子宫内膜癌

(一)概述

子宫内膜癌(EC)是女性生殖系统常见恶性肿瘤，多发于中老年女性，近些年其发病率随年龄持续上升并有年轻化趋势，特别是在那些社会经济快速转型的国家。子宫肿瘤的危险因素包括雌激素水平的升高(由肥胖、糖尿病和高脂肪饮食引起)、初潮年龄早、不孕、绝经年龄晚、林奇综合征、年龄偏大(55 岁)和他莫昔芬的使用。尽管子宫内膜癌总体预后较好，但其发病率和死亡率的不断上升使其防控形势日益严峻。

子宫内膜癌以手术联合放、化疗为标准治疗方式；部分渴望保留生育能力的患者可经咨询后行保守治疗，待生育后进行手术。有学者提出一种子宫内膜癌临床分型方式，将其分为Ⅰ型(雌激素依赖型)和Ⅱ型(非雌激素依赖型)；又有学者将子宫内膜癌按组织病理学分为腺癌、浆液性腺癌、黏液性腺癌、透明细胞癌、鳞状细胞癌、混合性癌和未分化癌；癌症基因组图谱(TCGA)根据不同突变方式和拷贝数将子宫内膜癌分为 4 种，即 POLE 突变型、微卫星不稳定高突变型、低拷贝数型和高拷贝数型。该分子分型对不同亚型患者的精准化治疗与预测患者预后具有重要指导意义。

1.诊断评估原则和步骤

(1)临床症状：子宫内膜癌常发病于绝经后，约 90％的患者初期可有不规则阴道流血或排液等症状，少数可出现下腹痛及不适。

(2)早期筛查和诊断方法：目前 EC 筛查及诊断方法较多：血清肿瘤标志物检

测、影像学、组织病理学检查等;宫腔内直接获取内膜细胞或组织是一种更为直接的方法。

①组织学诊断与细胞学筛查:子宫内膜活检术评估子宫内膜癌病理状态较为直接,易行且高效,但存在准确性不高,较局限等缺点;分段诊刮术在病理上诊断子宫内膜癌的价值可观,但值得注意的是诊刮为盲刮,对较小的,位于子宫角的病灶,仍可能漏诊,且诊刮无法判断肌层浸润和分期;临床对于疑似内膜病变但病理诊断阴性的患者,须注意随访;宫内毛刷、宫腔细胞吸引器、子宫冲洗等方法可作为细胞学筛查的重要手段,筛查的准确率较客观。

②宫腔镜:宫腔镜下活检具有直观、视野清晰等优势,对部分早期隐匿性的癌变患者的价值较高,如行阴道 B 超内膜厚度正常或诊断性刮宫,活检阴性有出血等症状的围绝经期患者均可考虑实施。

③影像学诊断:经阴道 B 超可通过组织声抗不同形成的界面清晰显示癌变子宫有无轮廓增大,宫腔内膜厚度(绝经后≥5 mm,绝经前≥10 mm)。

④CA125、HE4:CA125 对子宫内膜癌患者具有一定的筛查价值,但在早期患者中的总体阳性率仅有 14%~33%。HE4 是一种新的肿瘤标志物。研究显示,联合检测 CA125 及 HE4 对发现早期病变,判断肿瘤浸润深度等均有益。

⑤前哨淋巴结:对于子宫内膜癌早期患者,确定各个部位有无淋巴结转移或进行个体化的淋巴结切除都具有重要的意义。NCCN 指南也推荐早期或不能耐受大面积淋巴结切除的患者应用前哨淋巴结检测技术,但是仍存在染料示踪剂的选择、用量、注射部位、腹主动脉周围前哨淋巴结采样及病理超分期意义不明等问题。因此,前哨淋巴结检测能否替代子宫内膜癌全面分期手术仍须进一步研究。

2.子宫内膜癌分期

目前,国际常用的子宫内膜癌分期为 FIGO 分期,自制定之初到现在的近 50 年来,进行了多次修正,以 2009 年版本最为常用。

3.分子分型

某研究中心根据整合基因组特点,将子宫内膜癌重新分为 4 种不同的类型,其分别具有不同的预后,该分类为临床治疗和预后判断提供更准确的信息。TCGA 对 373 例子宫内膜癌患者(其中包括 307 例子宫内膜样癌、66 例浆液性癌和混合性癌)进行整合基因组、转录组学和蛋白质组学表征的研究,基于突变谱、拷贝数改变、微卫星不稳定性综合数据将子宫内膜癌分为 4 类。

(1)POLE 基因突变型:具有很高突变率的"超突变"肿瘤,均含有多聚酶 epsilon(POLE)基因核酸外切酶区域突变,C/A 碱基转换频率增加,具有 PTEN、PIK3R1、PIK3CA、FBXW7 和 KRAS 等突变,预后较好。

(2)微卫星不稳定超突变型(MSIH):"超突变型"肿瘤具有突变率高、拷贝数低的特点;常存在 *KRAS* 和 *PTEN* 突变。

(3)低拷贝数型(CN-L):体细胞拷贝数变化(SCNAs)大部分是微卫星稳定、突变率低、存在频繁 *CTNNB1* 基因突变的 1 和 2 级子宫内膜样癌。

(4)高拷贝数型(CN-H):具有较多拷贝数改变,突变率低,频繁存在 *TP53*、*FBXW7* 和 *PPP2R1A* 突变,较少存在 *PTEN* 和 *KRAS* 突变,并且预后较差。

4 种类型中,*POLE* 基因突变型通常具有高的组织学分级,但预后好,患者通常无疾病进展;其次是 MSI-H 型,最差的是 CN-H 型,而 CN-L 型的预后介于 CN-H 与 MSI-H 组之间。这些结果表明,在对子宫内膜癌的分型诊断中,鉴别 CN-H 型与 *POLE* 基因突变型和 MSI-H 型具有非常重要的意义。

(二)发病类型

目前子宫内膜癌的概念整合了病理组织学与癌症发展的分子遗传机制。两个主要子宫内膜癌的发病类型,Ⅰ型(子宫内膜样癌)和Ⅱ型(浆液性癌),通过不同的途径和不同的癌前病变,不同的遗传异常,最终演变成与各自组织学平行的不同临床结果。

1.Ⅰ型癌症

超过 90% 的子宫内膜癌从宫腔周围自我更新的腺上皮产生。子宫内膜上皮细胞对类固醇激素产生反应从而生长和成熟,其生长和成熟对于子宫内膜上皮在正常繁殖中的作用很关键。雌激素是一个公认的子宫内膜的生长因子,促进腺体增殖。排卵后,子宫内膜随后暴露于孕激素含量高的环境,引起内膜增生停止,伴有腺黄体化。几十年的流行病学证据证明,持续地、无抗性地接触雌激素与子宫内膜癌的进展风险增加相关。这些风险在仅用雌激素的激素替代治疗的绝经后妇女中尤为显著。随着激素替代疗法的应用,美国妇女的子宫内膜癌的发病率不断上升。雌激素的生长促进效应和子宫内膜癌之间的关联,被认为是子宫内膜癌的流行病学的基础,还有其他因素如无排卵、肥胖和其他流行病学定义的危险因素,包括月经初潮时间早和未生育。

雌激素相关的子宫内膜腺癌占子宫内膜癌的 80%,其中发现了大量的基因改变,似乎通过进展信号通路促进肿瘤发生。在这种类型的子宫内膜癌常见的遗传性变化,包括微卫星不稳定性(MSI)或 PTEN 基因、KRAS 基因和 p-catenin 基因的特异性突变。

2.Ⅱ型子宫内膜癌

侵袭性更强的、非雌激素相关的、非子宫内膜样癌(主要为浆液性和透明细胞癌)的特点是 *TP53* 基因突变、*HER2/NEU* 基因扩增和 bcl-2 的改变。在某些病例,这些高病理分期的肿瘤与可识别的上皮内瘤样成分相关。相同的基因变化模式在癌前子宫内膜萎缩中可见,这表明这些基因变化是在Ⅱ型肿瘤发生的早期事件。

三、宫颈癌

宫颈癌是常见的妇科恶性肿瘤之一,发病率在我国女性恶性肿瘤中仅次于乳腺癌,居第二位,在某些发展中国家甚至位居首位。

引起宫颈癌及癌前病变的首要因素是持续的高危型人乳头瘤病毒(HPV)感染,我国常见的高危型 HPV 包括 16、18、31、33、45、52、58 等,HPV 主要通过性生活传播。其他高危因素包括不良性行为(过早性生活、多个性伙伴或性伴侣的性行为混乱)、月经及分娩因素(经期卫生不良、经期延长、早婚、早育、多产等)、吸烟、长期服用口服避孕药、免疫缺陷与抑制、其他病毒感染,以及社会经济地位低下、卫生习惯不良、营养不良等。

癌前病变及宫颈癌早期可以没有任何症状,常见的症状为接触性阴道出血,异常白带如血性白带、白带增多、不规则阴道出血或绝经后阴道出血,晚期患者可以出现阴道大出血、腰痛、下肢疼痛、下肢水肿、贫血、发热、少尿等临床表现。预防宫颈癌的主要方法是接种 HPV 疫苗和进行癌前病变筛查。宫颈癌确诊须经病理检查,确定其原发部位为宫颈。宫颈癌的治疗以手术和放疗为主,化疗为辅。虽然宫颈癌的主要病因被认为是 HPV 感染,但最近的研究表明,这种感染本身并不足以导致恶性转化,还需要其他协同因素,如慢性阴道感染、吸烟、激素避孕、某种性生活、高度遗传不稳定性、染色体畸变和 DNA 序列的表观遗传改变等,这些因素共同作用导致一般和局部免疫抑制,从而引发癌变。

1.诊断

(1)视诊:应在充足照明条件下进行,直接观察外阴和通过阴道窥器观察阴道,除一般观察外应注意癌浸润范围,宫颈肿瘤的位置、范围、形状、体积及与周围组织的关系。

(2)触诊:肿瘤的质地、浸润范围及其与周围的关系等,必须通过触诊来确定。有些黏膜下及颈管内浸润,触诊比视诊更准确。三合诊检查可了解阴道旁、宫颈旁及子宫旁有无浸润,肿瘤与盆壁关系,子宫骶骨韧带、子宫直肠窝、直肠本身及周围情况等。

2.辅助检查

(1)宫颈/阴道细胞学涂片检查及 HPV 检测:宫颈/阴道细胞学涂片检查是目前发现宫颈癌前病变(宫颈上皮内瘤变,CIN)和早期宫颈癌的主要手段,特别是对临床体征不明显的早期病变的诊断。目前主要采用宫颈液基细胞学检查联合HPV 检测,有助于提高检出率。对于 HPV16、18 型阳性的患者建议直接转诊阴道镜,行组织学活检。

（2）组织学检查：CIN 和子宫颈癌的诊断均应有活体组织学检查证实。

（3）腔镜检查：阴道镜、膀胱镜和直肠镜检查。

（4）影像学检查：由于解剖部位表浅，绝大多数子宫颈癌，经妇科检查及细胞病理学检查即可确诊，影像学检查在子宫颈癌诊断中的价值主要是对肿瘤转移、侵犯范围和程度的了解，以指导临床决策并观察疗效。

用于子宫颈癌的影像检查方法包括：①腹盆腔超声；②腹盆腔 CT；③盆腔MRI；④胸片及胸部 CT；⑤骨扫描仅用于怀疑有骨转移的患者。

（5）肿瘤标志物检查：检查肿瘤标志物有助于诊断、疗效评价、病情监测及疗后随访。可用放射免疫法测定宫颈鳞癌相关抗原（TA-4）及鳞状细胞癌相关抗原（SCC），SCC 是 TA-4 的亚成分，是宫颈鳞癌的标志物，而血清肿瘤相关抗原（CA125）是宫颈腺癌的标志物，治疗期间观察这些指标的动态变化，有助于判断疗效及复发监测。

（二）宫颈癌分子标志物

1.HPV

据估计，80%以上性行为活跃的女性一生中会感染 HPV，50%以上的女性在初次性行为后会感染 HPV。几乎所有的宫颈癌均由 HPV 感染引起，其中近 70%的宫颈癌由 HPV16、18 型病毒导致。HPV 主要通过性接触传播，能够潜伏在细胞中多年，当宿主免疫力低下时，潜伏状态的 HPV 开始恢复活性及侵袭能力并导致疾病发生。HPV 感染 8～12 个月后可发展为宫颈上皮内瘤变（CIN），在这之后8～12 年方可发展成宫颈癌，因此如果在此阶段准确预测宫颈癌的发病危险，可大大降低发病率及死亡率。

早些时候，人们对 HPV 如何导致宫颈癌发生的分子机制进行了广泛的研究，发现两个病毒癌基因蛋白 E6、E7 与基因组不稳定性有关；具体来说，HPV-16E6和 E7 的表达可以相对独立地导致各种有丝分裂异常，E6、E7 的表达与磷酸化组蛋白 H2AX 数量增加和由 DNA 修复引发的细胞周期检查点激活相关。

HPV 的致病能力与其分型关系密切。最新研究表明目前人类已知的 HPV类型已超过 100 种，宫颈癌癌前病变检出的最常见类型有 14 种，被称作高危HPV，包括 HPV-16、HPV-33、HPV-18、HPV-31、HPV-35、HPV-52、HPV-45、HPV-58、HPV-66、HPV-51、HPV-56、HPV-39、HPV-68、HPV-59，其中又以HPV-16、HPV-18 的癌变风险最高。持续性 HPV 感染在宫颈癌中起着重要的作用。利用 LuminexxMAP 及 PCR 技术检测选定宫颈癌患者癌组织中 HPV 表达情况，发现在 270 例宫颈癌组织中 HPV 总感染率为 95%，其中 HPV-16 感染最常见，达到 63%，其次是 HPV-18 感染。另有学者搜集来自包括欧洲、北美、中南美洲、非洲、亚洲和大洋洲的 38 个国家数万例浸润型宫颈癌石蜡包埋样本，发现 85%

侵袭性宫颈癌中 HPV DNA 阳性,最常见类型是 16、18、31、33、35、45、52 和 58 型;在所有的 8977 例侵袭性宫颈癌标本中 HPV16 型和 18 型感染占 71%,470 例宫颈腺癌中 HPV16、18 和 45 型共计 443 例,占比高达 94%,再次印证了 HPV 在宫颈癌发生发展过程中强大的致癌作用。

HPV 在全球各地的流行分布略有差别。汇总分析 243 项研究的上万例侵袭性宫颈癌中 HPV 表达情况后发现在全球范围内(除了亚洲地区)HPV-16、HPV-18 两种类型病毒导致的侵袭性宫颈癌占 70%～76%;在西亚和中亚地区 HPV-16、HPV-18 相关的侵袭性宫颈癌占 82%,高于东亚地区的 68%。另一项研究表明引起宫颈癌的 HPV 最常见的类型是 HPV-16,其次是 HPV-18,二者的地域差异并不是很大。将宫颈癌患者外周血肿瘤标志物 SCCA、CA15-3、CA12-5、CYFRA21-1 联合检测用于宫颈癌的早期预警,并联合 TCT 与 HPV DNA 检测探讨其临床价值时发现,上述 4 种肿瘤标志物联合检测可提高宫颈癌的诊断率,联合 TCT 与 HPV DNA 可使宫颈癌诊断敏感度提高至 90%,阳性预测值达到 89.5%,ROC 曲线下面积为 0.935,均高于各单项标志物检测结果。有学者为了评估我国新疆维吾尔族女性中 HPV-16 的变异和宫颈癌的关系,检测 43 例维吾尔族妇女宫颈癌组织,共发现了 9 个核苷酸变化,包括 5 个 E6 的改变,1 个 E7 的改变和 3 个 L1 改变;变化最为频繁的是 T350G,达到 79.1%,来自 E6 的 T295G 在 6 个宫颈癌病例中被检测到;绝大多数(97.7%)的变种属欧洲谱系,而属于亚洲变种谱系的只有 1 个。

随着科技革新与医疗条件的改善,HPV 感染检测被越来越多的人接受,然而并不是所有的 HPV 感染都会引起宫颈癌,临床实践过程中发现其存在着很高的假阳性率。检测 HPV 的促癌基因 *E6*、*E7* 相对应的 mRNA,可在大大提高 HPV 检出阳性率的同时提高准确度及灵敏度;通过细胞学初筛发现形态异常的细胞,进而发现宫颈癌的癌前病变,具有较好的特异度,二者结合进行联合筛查是对既往检测手段的一大补充。

2.HCCR

在利用免疫组织化学法检测 HCCR-1 在宫颈癌组织中的表达情况时发现其诊断 CIN 及宫颈癌有着 71% 的敏感度和 100% 的特异度,并且发现 HCCR-1 与突变型 p53 蛋白的表达随病理分级的增加而增加,因此其对于辅助诊断宫颈癌具有一定的作用。在探究宫颈脱落细胞中 HCCR 的表达及意义时发现 HCCR 在健康组并不表达,CINI 组、CINⅡ/CINⅢ组中阳性率分别为 72%、78.6%,宫颈癌组中的阳性表达率最高,达到了 86.7%,表明 HCCR 与 CIN 病变、宫颈癌病变关系密切。后期可以加大样本量,做更加全面细致的研究以进一步明确 HCCR 与宫颈癌之间的关系。

3.P 16

P 16 是一种新型抑癌基因,编码为细胞周期依赖性激酶抑制蛋白,有调节细胞增殖生长、抑制肿瘤增殖等作用。美国阴道镜协会及美国病理学协会共同颁布的专家共识中提出在判断宫颈高、低级别 CIN 中,P16 被公认为是有诊断意义的标志物。近些年临床开始重视 P16/Ki-67 双染细胞学检测,与巴氏细胞学分级相比在特异度相同的前提下具有更高的敏感度,在年轻人群的宫颈癌筛查中更具适用性。

早些时候为了研究宫颈癌发生过程中 P16 过表达与 HPV 感染的关系,有研究检测了 139 例宫颈癌及生殖器恶性肿瘤中 P16 和 HPV 的表达情况,发现在所有的宫颈癌及具有高危或中危 HPV(主要为 HPV-16、HPV-18、HPV-31、HPV-33、HPV-52 和 HPV-58 几种亚型)感染的癌前病变中均有 P16 蛋白的过表达;而在较低等级的鳞状上皮病变中也有 HPV 感染证据,只不过是低危类型 HPV(HPV-6、HPV-11),免疫组织化学法检测结果显示 P16 蛋白表达较弱且局限,而高危组中表达强且弥漫。在研究 P16、TK1 及 Ki-67 在宫颈癌及 CIN 中表达变化及意义的过程中,发现三者在宫颈癌发生发展过程中具有协同作用,意义显著;P16 仅极个别在正常组织细胞核中表达,CIN Ⅰ级平均表达阳性率为 27.3%,而在 CIN Ⅱ级和 CIN Ⅲ级中平均表达阳性率为 77.3%,阳性率逐渐增强且呈弥漫性分布,在鳞癌肿瘤细胞核中阳性率也可达到 77.2%。P16、HPV L1 壳蛋白在早期宫颈癌组织及 CIN 中与高危 HPV 载量的相关性研究中,发现 P16 蛋白阳性表达率与 HPV 载量在慢性宫颈炎中正相关;P16 蛋白阳性表达率在慢性宫颈炎、低级别鳞状上皮内病变、高级别鳞状上皮内病变及早期宫颈癌中分别为 11.54%、55.42%、85.32%及 100.00%。

在探究 P16/Ki-67 双染色细胞学检测在 HPV 阳性宫颈癌癌前病变女性中的作用和价值过程中,发现在 CIN Ⅱ级患者中双染色细胞学检测与 ASC-US 阈值细胞学检测相比,除阳性率不占优势外(45.9% vs 53.4%),敏感度(83.4% vs 76.6%)、特异度(58.9% vs 49.6%)、阳性预测值(21.0% vs 16.6%)及阴性预测值(96.4% vs 94.2%)均占优势,因此 P16/Ki-67 双染色细胞学检测对于 HPV 阳性宫颈癌患者(包括具有正常细胞学形态者)显示出了良好的风险分层能力。基于细胞学检查对于宫颈癌的筛查敏感性普遍具有局限性,而 HPV DNA 检测特异性又有着很大的局限性。早些时候,有学者利用阴道镜收集 625 名妇女的液体细胞学样本,使用 CINtecplus 细胞学检测法发现 P16/Ki-67 免疫染色阳性率与组织病变的严重程度正相关,并得出了一组非常有意义的数据:正常组织中 P16/Ki-67 免疫染色阳性率为 26.8%,CIN Ⅰ级中为 46.5%,CIN Ⅱ级中为 82.8%,CIN Ⅲ级中达到 92.8%;与 HPV 检测相比,P16/Ki-67 检测更具敏感性及特异性;HPV-16 阴性且年龄小于 30 岁的 CIN Ⅲ级患者的 P16/Ki-67 阳性率为 77.8%,而 HPV-16 阳性且年龄大于30岁的CINⅢ级患者的P16/Ki-67阳性率达到惊人的100%,并且检测CINⅢ级时的敏感度和特异度均有所提升。

4.K-ras/C-myc

检测发现 K-ras 和 C-myc 两种蛋白质在宫颈癌中的阳性率较高,CINⅢ级次之,而在宫颈炎症患者中阳性率很低;二者呈显著正相关,并且随着淋巴结转移和临床分期的增加二者阳性率逐渐上升。一项研究中检测 K-ras mRNA、C-myc mRNA 和高危型 HPV DNA 表达情况,发现在健康人群、宫颈慢性炎症人群及 CIN 患者体内上述三者表达量逐渐增高(K-ras mRNA 在 CINⅠ级中略有下降),表明 K-ras 和 C-myc 在 CIN 过程中发挥着很大的作用,且与宫颈癌有着密切的关系。另有研究通过荧光原位杂交法检测243例残留细胞学标本中 C-myc 和端粒酶基因的表达情况,发现 C-myc 在正常宫颈组织中、CINⅠ、CINⅡ、CINⅢ级和宫颈鳞状细胞癌(CSCC)中阳性率分别为 20.7%、31.0%、71.4%、81.8%和100.0%,端粒酶基因也显示出了相同的增高趋势,和细胞学检查的特异度(64.3%)相比,C-myc 检测特异度更高,对于宫颈癌早期诊断也有着一定的价值。

5.SCCA

SCCA 是一种分子量为48 kDa 的糖蛋白,可作为鳞癌细胞特异的标志物之一。SCCA 在正常组织器官中低表达或不表达,当上皮细胞或鳞状细胞发生恶变时患者外周血 SCCA 表达量增加。为了探究 HMGB1、SCCA、CY-FRA21-1 和 CEA 在 CSCC 复发监测方面的价值,检测包括112例复发性 CSCC 组织在内的数百例宫颈组织,发现 HMGB1、SCCA、CY-FRA21-1 和 CEA 的 AUC 值分别为 0.816、0.768、0.703 及 0.625,SCCA 敏感度最佳,达到了76.3%,阴性似然比(0.34)也是各项之首;因此联合上述几项标志物对于 CSCC 患者评估疾病复发及预后的预测具有很大的价值。另有学者研究了包括 SCCA、SAA、CRP、sTNFRI 等在内的多种肿瘤标志物,结果表明随着临床分期的增加,SCCA 的 AUC 值也随之改变,Stage1 期为0.640,Stage2 期为0.720,Stage3 期为0.763;与较早的临床分期相比,所有研究的12种蛋白质在晚期均有着非常显著的差异性,这表明包括 SCCA 在内的多种蛋白质在宫颈癌如肿瘤血管生成、生长促进等过程中均起着一定的作用。将 SCCA 与 SF、CEA、CA12-5、CA19-9 联合检测用于宫颈癌的早期预警、病情监测等多个方面,研究表明多项肿瘤标志物联合检测比单项检测准确度更高,SCCA+SF+CEA联合检测的准确度(85%)、特异度(98%)及正确诊断指数(0.70)在各组合中最高;SCCA 在各单项检测中敏感度最高(45.7%);值得注意的是,在各单项检测中,CA19-9、CEA 特异度及阳性预测值均达到了100%,甚至比后续的各标志物联合检测结果还要高,这可能与选取受试者宫颈癌类型有关,因此仍须进一步细致深入研究,以明确各标志物在宫颈癌进展过程中的详细作用。

6.TPS

TPS 是位于 CK18 片段上的 M3 抗原决定簇,分子量约为 13 kDa,由 322～340 个氨基酸组成,可反映肿瘤细胞的增殖能力。宫颈癌中有关 TPS 与其他标志物的组合种类有很多,如与下面将要提到的 SCCA、CYFRA21-1 组合,与 CEA、CA12-5 等也可联合用于疾病的诊断。有研究检测 38 例准备接受放疗的宫颈癌患者外周血中 TPS 和 SCCA 的表达水平,并监测放疗治疗后二者的表达水平,发现80％的宫颈癌患者 TPS 水平增高,SCCA 增高的患者占到 71％,随着疾病的进展TPS 增高显著。放疗过程中二者下降趋势显著,绝大部分的患者在放疗后 TPS、SCCA 水平下降;若 TPS 持续高水平而不降低,则提示肿瘤仍在发展,应考虑进一步治疗方案的选取。有研究将包括 TPS、CYFRA21-1 在内的标志物联合检测用于宫颈癌的早期诊断,发现随着临床分期的增加 TPS 等标志物表达水平也随之增加,Ⅲ、Ⅳ 期肿瘤患者体内 TPS 表达平均水平为 156.75 U/L,明显高于 Ⅱ 期的120.56 U/L。

7.PD-1/PD-L1

研究发现 PD-1 主要在宫颈癌的间质淋巴细胞和癌细胞中表达,并且在宫颈鳞状细胞癌和腺癌组织中的表达情况无差异。在宫颈癌的发生发展过程中,PD-1 可能从细胞质转入细胞核特定位点进而激活相应靶基因。在探究上百例包含宫颈癌、宫颈上皮内瘤变和健康宫颈组织中 PD-L1、PD-1 及 Foxp3 表达情况的研究中,发现三者在宫颈癌中的阳性率分别为 81.3％、76.6％和 85.9％,但仅仅 PD-1 在宫颈癌中的表达与正常组织相比有统计学意义。PD-L1、PD-1 表达情况和 FIGO 分期、组织学分级均有一定的相关性。利用免疫组织化学染色检测宫颈癌中 PD-L1表达情况,发现宫颈癌中 PD-L1 阳性率为 34.4％,宫颈鳞状细胞癌中阳性率为37.8％,而在腺癌中阳性率仅为 16.7％,宫颈良性组织中均无 PD-L1 阳性表达。这对于我们进一步认识 PD-L1 在宫颈癌中的作用有着很大的帮助。

8.CA19-9

糖类抗原 CA19-9 在结直肠癌等消化道恶性肿瘤中有较高的敏感度及特异度。有学者将 CA19-9、CA12-5、TSGF 及 SCCA 联合用于老年宫颈癌的诊断,发现CA19-9 单独用于宫颈癌诊断的敏感度为 44.44％,特异度为 58.82％,仅次于单项检测 TSGF 特异度结果;CA19-9、CA12-5、TSGF、SCCA 四者联合敏感度最高,达到 93.33％,阴性预测值 85.00％也是各单项检测及联合检测中最高的。检测宫颈癌患者 SCCA、CA12-5 和 CA19-9 水平并将 SCCA、CA12-5 和 CA19-9 的临界值分别设定为 1.5 ng/mL、35 U/mL 和 37 U/mL 时,发现宫颈癌患者术前上述 3 种标志物表达水平与 FIGO 分期显著相关,CA12-5 和 SCCA 水平与肿瘤直径、宫颈基质浸润深度等也有显著相关性;随后研究者创建了包含 SCCA 和 CA12-5 在内的双重肿瘤标记指数,发现该指数与淋巴结转移、肿瘤直径等相关,并认为其对于预测宫颈癌患者的预后起着很大的作用。

(李成媛)

第七节　血液系统肿瘤

一、急性白血病

(一)白血病干细胞

在白血病的病理生理过程中存在白血病干细胞,这是一个很重要的新兴概念。在正常的造血系统发育过程中,存在很少一部分造血干细胞,具有自我更新能力并产生多潜能造血祖细胞。这些多能的髓系或淋巴系祖细胞本身没有自我更新能力,但可以在外周血成熟发育为正常终末分化的细胞。据推测,白血病干细胞具有无限的自我更新能力,且能产生克隆生长的白血病祖细胞,白血病祖细胞不具有自我更新能力且不能进行正常的造血分化。假设在稀少的白血病干细胞和大量的衍生的白血病细胞之间存在功能差异,如白血病干细胞更多处于休眠静息状态,与保护性龛的结合增强,这些差异被认为赋予了白血病干细胞固有的化疗抵抗性。

第一个支持存在白血病干细胞的有力证据是来自人类白血病细胞注射到免疫缺陷的 NOD-SCID 小鼠(非肥胖糖尿病合并严重免疫缺陷疾病的小鼠)的实验。该实验结果表明,产生的白血病来源于非常少量的细胞[细胞中的 1/(1000~10000)],说明在人类白血病细胞中有一个少量的有自我更新能力的细胞群体。这些细胞与自我更新能力正常的造血细胞具有相似的免疫表型,提示在造血干细胞中存在导致白血病发生的突变。在原始的造血祖细胞中(如 CD34$^+$/CD38$^-$ 细胞)已经检测到一些细胞遗传学异常,如 t(9;22),支持了这一假说。

近年来,这一模式受到了挑战和修订。首先,采用新的方法提高了人类白血病细胞异体移植瘤的形成,提示了归巢和微环境的重要性。研究结果同时表明,赋予白血病细胞自我更新能力的是白血病癌基因本身。在小鼠动物模型中,白血病癌基因 MLL/ENL、MOZ/TIF2 或来源于 9 号染色体蛋白(AF9)的融合基因的转染,能够使没有自我更新能力的、纯化的定向造血祖细胞产生自我更新的能力。HOX 家族和 Notch 基因是常发生高频突变的靶基因,且发现它们在造血干细胞自我更新中具有重要作用,在下文会予以讨论。二次突变也可能激活类似的自我更新能力的信号通路。例如,通过对慢性髓细胞性白血病(CML)发作成急性髓系白血病（AML）细胞的分析，发现存在白血病干细胞到髓系祖细胞免疫学表型的转变，同时发生 β-catenin 的核转位，这一过程被认为增强了干细胞自我更新的能力。未来的主要目标之一是鉴定赋予白血病细胞无限自我更新能力的转录程序、基因和信号通路，这些可能成为白血病的治疗干预的靶点。

（二）急性早幼粒细胞白血病

AML 中最常见的重现性遗传学异常之一为 t(15;17)、PML-RARα，占 AML 的 10%～12%。这种重排使骨髓转录因子 *RARα*（视黄酸受体 α）基因与 *PML*（早幼粒细胞白血病）基因融合，通常形成两个新的融合基因 *PML-RARα* 和 *RARα-PML*。PML-RARα 嵌合蛋白质导致髓样分化障碍，是急性早幼粒细胞白血病（APL）的标志，并且是其发病的关键机制，也是其治疗的依据。全反式维 A 甲酸（ATRA），一种维生素 A 的衍生物，其通过促进 PML-RARα 融合蛋白降解进而促进髓系细胞终末分化。

鉴于可以获得十分有效的靶向治疗，以及疾病早期就可能频发灾难性的出血事件，准确和快速诊断 APL 是非常重要的。一旦形态或临床特征提示 APL，就应该凭经验开始全反式维 A 甲酸的治疗。然而，确诊需要证明 *PML-RARα* 融合基因存在。传统的细胞遗传学方法能检测 70%～90% 的病例，而敏感性的 FISH 和 qRT-PCR技术据认为能检测接近 100% 的易位。除了较高的灵敏度，FISH 和 qRT-PCR 可以迅速进行，这在 APL 尤为重要。罕见病例隐含的 *PML-RARα*，FISH 结果为阴性，但 qRT-PCR 方法能检测得到。因此，在疑似病例中，应进行多种方式的检测。

APL 的治疗目标是分子缓解，目前的定义是，在巩固治疗的末期，PCR 定性为阴性。在诱导期后的早期，对 *PML-RARα* 转录本的检测结果不包含在其中。患者在巩固治疗后，如果连续两次 *PML-RARα* 转录本检测阳性则提示会复发，在此种情况下，需要治疗干预。目前一些实验室报道用实时定量 RT-PCR 方法对转录本进行定量，并在一些临床试验中用于检测微小残留病灶（MRD）。

一小部分 APL 亚型缺乏经典的 t(15;17)，其可能由 RARα 与其他核蛋白的融合引起，包括 ZBTB16(PLZF，定位于 11q23)、NUMA1(定位于 11q13)、NPM1(定位于 5q35)以及 STAT5B(定位于 17q11.2)。NUMA1 和 NPM1 亚型对含 ATRA 的治疗有反应，而 ZBTB16-RARα 和 STAT5B-RARα 亚型与较差预后以及对含类视黄醇的治疗无反应有关。传统的染色体核型分型在检测这些转位和更复杂的超过两个染色体的重排中有重要的作用。

（三）AML 的基因突变

除了染色体结构异常，单个基因突变在 AML 发病中也发挥重要作用，它们的检测对很大一部分无重现性遗传学异常的 AML 患者在预后和治疗上都是重要的。在这些突变中,FMS 相关酪氨酸激酶 3(FLT3)的突变,核磷蛋白(NPM1)和 CCAAT/增强子结合蛋白 α(CEBPA)的突变是临床上最明确的,并且是分子实验室常规进行的检测项目。

FLT3 基因位于 13 号染色体长臂,编码受体酪氨酸激酶,其突变造成的组成性激活在大约 1/3 的 AML 患者中可见。FLT3 突变的患者可以是 TKI 治疗的候选人。然而,当前 FLT3 的重要性体现在它可以作为预后标记物。已鉴定两种重要的功能性 FLT3 突变:①一种内部串联重复(ITD),发生于外显子 14 和 15 之间的近膜结构域编码序列;②一个错义点突变,存在于外显子 20 的酪氨酸激酶结构域(TKD),在 835(D835)位点天冬氨酸残基改变。该 FLT3-ITD 和 D835 突变分别发生在大约 30% 和 7% 的 AML 患者中。FLT3-ITD 提示预后更差,特别是在高等位基因突变负荷下,并且它可能是临床上最重要的 AML 的单基因突变。另一方面,关于 FLT3 TKD 突变的重要性,目前尚不完全清楚,并且在其对预后影响上的报道结论不统一。

FLT3-ITD 可以利用基于 PCR 的片段分析来检测,该分析可以检测出 6 到几百个碱基的片段的插入。在 D835 野生型序列中含有一个 *EcoRV* 限制性酶切位点,这在突变型序列中是不存在的。这两种方法可以结合起来,先进行多重 PCR,之后用限制性内切酶消化 PCR 产物,然后用毛细管电泳分析结果。

伴有 NPM1 或 CEBPA 突变的 AML 在世界卫生组织分类中是暂定类型。这两种突变与预后相关。但是,如果同时存在 FLT3 突变,那么预后好的结果即消失。NPM1 是伴侣蛋白,负责装配和在细胞核与胞质之间转运蛋白质,并且主要表达于核仁。NPM1 突变首次发现于正常核型 AML 的亚组中,NPM1 蛋白在胞质内定位异常(NPM1c+)。分子检测发现这些病例几乎都存在 *NPM1* 基因突变。NPM1 突变的最常见突变类型(A 型)占 NPM1c+ 的 70%~80%,是第 12 外显子 956~959 位点插入四核苷酸序列。这一突变导致蛋白 C 末端移码,消除了核仁定位信号,并产生一个新的出核信号,从而使得蛋白质在胞质定位。其他突变包括类似 A 型的突变,此位置插入不同的四核苷酸序列或更少的情况下,在第 9 和第 11 外显子插入突变。NPM1 突变导致白血病的机制被认为是肿瘤抑制蛋白 ARF 的错位,ARF 是一种 p53 依赖的细胞周期停滞关键调节因子。在临床试验室,多数 NPM1 突变可使用 PCR 扩增第 12 外显子,然后进行片段分析来检测。这些突变总是杂合性的,通常都与其他细胞遗传学异常互相排斥。

CEBPA 是位于染色体 19q13.1 上的单外显子基因,其编码碱性亮氨酸拉链(bZIP)转录因子,并在髓细胞分化中起重要作用。CEBPA 包含位于相同开放阅读框架下的不同起始密码子,从而产生两种异构体:p42,促进髓系分化;p30,促进增殖。典型的 CEBPA 突变或者发生在 N-末端或者在 C-末端。N-末端突变经常是

移码突变,从而消除 p42 产生的可能性,只能形成过量的 p30 异构体。C-末端的突变常是框内插入和缺失,从而造成 DNA 结合结构域 bZIP 的损害。这两种类型的突变经常共现于不同的等位基因上,从而消除了正常 CEBPA 基因 p42 蛋白的产生的可能性。在其他病例中,CEBPA 只有单一的突变。然而,CEBPA 突变预后好的情况局限在双等位基因突变的病例中。多重 PCR 技术或 PCR 产物的直接测序用于检测这些突变。虽然多重 PCR 法可以具有更高的分析灵敏度,但它可能会漏检一部分突变,如多个碱基替换或点突变。由于在诊断 AML 时,灵敏度一般不是问题,因此,通常使用直接测序法检测 CEBPA 基因突变。CEBPA 和 NPM1 突变被认为是相互排斥的,而 FLT3-ITD 和 CEBPA 等位基因突变在少数情况下可以同时发生在一个肿瘤中。在这种情况下,预后与 FLT3-ITD 类似。

KIT 突变常见于 CBF-AML。大多数这些突变集中发生在外显子 8 和 17,而发生于外显子 17 残基 D816 的突变,即 SM 的典型突变,也是 CBF-AML 的高频突变之一。在具有 t(8;21) 的 CBF-AML 患者中,KIT 突变的存在显然与预后较差有关,虽然尚未被证实,一些研究提示了 inv(16) 对 AML 的负面影响。

在 AML 中,通过细胞遗传学和分子分析的整合,明确定义的预后风险组已经被建立。这些风险组指导治疗决策,因为如果患者具有有利的遗传风险相关因素,则一般在第一个完全缓解时不进行移植。而早期的造血干细胞移植经常用于有较差预后风险的患者。虽然 FLT2、NPM1 和 CEBPA 是 AML 最常用的检测基因,但它们绝不是参与 AML 发病机制仅有的基因。许多其他基因在 AML 发病时突变并且与预后相关。随着近期高通量测序技术的发展,对影响 AML 预后的一个基因组合的靶向重新测序成为可能。将这种新产生的多基因信息转化为有意义的信息仍然是一个重大的挑战。然而,在不久的将来可以预测将在诊断时例行分析基因组合,从而使更准确的评估和个性化的治疗选择成为可能。

(四)抑癌基因突变

肾母细胞瘤基因 1(WT1)早先被认为是 11p 缺失综合征(肾母细胞肿瘤—无虹膜—性器官及尿道畸形—智力发育迟缓)患者中的抑癌基因。WT1 在不同来源的成人肿瘤中被发现,这些肿瘤来自于通常不表达 WT1 的组织;因此提示 WT1 的表达在这些肿瘤中可能起到癌基因的作用。WT1 定位于染色体 11p,编码一个含有 N 端转录调控区和 C 端锌指结构域的转录因子(7~10 号外显子)。WT1 的表达与造血系统的分化程度呈负相关,因为它出现在存在 CD34＋细胞中,而在成熟白细胞中无表达。WT1 具有潜在转录调控因子的功能,调节在细胞生存与分化中发挥重要作用的基因。WT1 功能受损可促进干细胞增殖而阻碍细胞分化。虽然 WT1 在正常和恶性造血中的确切作用仍有待进一步阐明,它很可能在白血病中发挥双重作用。

野生型 WT1 在各种急性白血病中高表达（75％～100％）。WT1 在 CML 中的表达模式与癌基因功能相符，在慢性阶段低表达，而在进展和急变危象期表达剧增。在接受化疗之后的患者中，WT1 的高表达则提示预后不良。

在小鼠体内，WT1 发挥抑癌基因的作用。在约 10％的正常核型的 AML 中检测到 WT1 突变。集中在 7 号外显子（主要因插入或缺失导致的移码突变）和 9 号外显子（主要为替换）的突变与不良的临床预后相关。这些结果是支持 WT1 是抑癌基因的例证。但是另一方面，最近有研究大样本分析了具有正常核型的 AML 年轻人群中 WT1 全部编码序列中的突变，发现与之前的研究结果相反，WT1 突变对预后并无影响。从这个大样本的分析中获得的不同结果，可通过 WT1 在 AML 中具有多样生物学效应来解释，可能在治疗方法和患者特征等方面存在不同。所以对 WT1 突变的检测应成为未来临床试验中风险评估的一部分，用于阐明上述研究中的差异。

TP53 是一个抑癌基因，能介导细胞周期阻滞，以应对在基因毒性物质、低氧、DNA 损伤、核苷酸耗尽等情况下发生的细胞凋亡和 DNA 修复。TP53 失活在实体瘤恶性转化和造血系统肿瘤进程中发挥重要作用。动物实验证明，TP53 一个等位基因缺失足以导致肿瘤发生。TP53 单等位基因缺失的患者即可发生白血病也证明了这一点。AML 中 17p 的丢失通常与 TP53 突变相伴并引起杂合性丢失。另外一种可能是 TP53 下游调节子的失活，这不仅影响细胞周期阻滞，也会影响 DNA 修复和凋亡。另外，也可以考虑某些抑制 TP53 表达或促进 TP53 降解的基因发生了过表达，如在 B-CLL 中检测到 MDM2 的扩增。TP53 缺失可表现为 17p 的缺失，作为构成复杂的异常染色体核型的一部分或单个染色体畸变，二者都导致不好的临床结局。TP53 异常的发生率在带有复杂异常染色体核型的 AML 中很高（高达 70％）。但在其他 AML 组中发生率相对较低（2％～9％），而没有细胞遗传学改变的 TP53 突变是罕见事件。低风险的 AML 中的 t(8;21)和 inv(16)与 TP53 缺失没有明显关联。TP53 缺失与其他高风险染色体异常，如 del(5q)、5 号和 7 号染色体单倍体呈显著正相关。染色体核型复杂的患者中，风险因子 FLT3-ITD 和 NPM1 的突变与 TP53 缺失很少同时发生。TP53 缺失的细胞对各种传统的抗白血病药物都具有显著的耐药性。虽然文献称多药耐药基因的表达对于复杂异常染色体核型的患者的疗效有负面作用，但 TP53 的缺失和 MDR1 的表达相关性在 CML 中得到证明，而在 AML 中却没有。因此，其独立的耐药机制值得关注。综上所述，TP53 缺失是导致临床结局不良的高风险因素，未来的研究需要进一步提供和评估其他有效的治疗方法。

二、慢性白血病

(一)慢性粒细胞性白血病(CML)

CML 是由第 9 和 22 号染色体相互易位导致酪氨酸激酶 BCR-ABL 持续激活。CML 发病率为每年 $1.3/10^5 \sim 1.5/10^5$,男性发病率稍高,但没有种族差异。目前唯一发现的 CML 高危因素是暴露于电离辐射,这是对核爆后幸存者和接触二氧化钍或放疗患者的研究中发现的。在慢性起始期,细胞的分化和功能大部分得以保留,治疗有效,死亡率低。缺乏有效治疗,疾病无疑会进入急变期,即迅速致死的急性髓系或淋巴细胞白血病。

1.发病机制

有学者发现所谓的"费城染色体"实际上是 9 号与 22 号染色体易位[t(9;22)(q34;q11)]。易位后融合的基因随后被鉴定为 ABL,定位于 9q34,断裂点簇集区(BCR)位于 22qll 染色体。后来的关键发现是 BCR-ABL 酪氨酸激酶的持续激活是细胞恶性转化所需要的,并建立了该病的鼠类动物模型。根据 WHO 标准,在骨髓增生的新生物内发现 BCR-ABL 就可以诊断为 CML,虽然该基因易位也出现在一些急性淋巴细胞白血病(ALL)和罕见的急性髓细胞白血病。

2.BCR-ABL1 接合处的分子解剖学

ABL1 基因的断裂发生在外显子 1b 的上游、外显子 1a 的下游或更频繁地发生在两者之间。不管确切的断点位置,初级转录产物剪接后的 BCR mRNA 序列与 ABL1 外显子 a2 融合。BCR 基因的断裂点集中在三个区域:主要、次要和 μ(μ-bcr)区域。超过 90% 的 CML 患者和 1/3 的 Ph+ALL 患者表达 BCR-ABL1 的 210 kDa 蛋白亚型,其断裂发生在 5.8 kb 处主断裂点区域(M-bcr),跨越外显子 e12～e16(原来的外显子 b1～b5)。可变剪切产生了 b2a2(e13a2)或 b3a2(e14a2)转录产物,它们是相互排斥的,分别存在于 36% 和 64% 的患者中。平均而言,b3a2 重排的患者比具有 b2a2 的患者更年长,并具有升高的血小板水平。剩余的 Ph+ALL 患者和罕见的 CML 病例在更上游的 54.4 kb 次要断裂点区域(m-bcr)发生断裂,产生 ela2 转录本,翻译成 p190$^{BCR-ABL}$蛋白。第三个断裂点区域位于 19 号外显子的下游(μ-bcr),产生了 e19a2 BCR-ABL mRNA 和 p230$^{BCR-ABL1}$蛋白,并与中性粒细胞增多症相关。虽然在接近 2/3 的患者可以发现易位的 BCR-ABL1 转录本,但在发病机制上似乎无关紧要。

3.BCR-ABL1 功能结构域和激酶活化

p210$^{BCR-ABL}$ 包括数个不同的结构域。BCR N 端的卷曲螺旋结构域使 BCR-ABL1 形成二聚体,其对激酶活性有关键作用。p210$^{BCR-ABL1}$ 蛋白保留了 BCR 丝氨酸/苏氨酸激酶和 Rho 鸟苷酸交换因子(Rho-GEF)同源性区域,这两个结构域在 p190$^{BCR-ABL1}$ 中已经被删除，这就可以解释两种变体相关的疾病表型的不同。与 BCR 相反，ABL 序列几乎全部保留，包括 SRC 同源区域 2 和 3\酪氨酸激酶区域、脯氨酸聚集序列和一个巨大 C 端包括了核定位信号，DNA 结合和肌动蛋白结合结构域。ABL1 N 端的"帽子"区域在 BCR-ABL1 中丢失，该区域通过结合到激酶结构域的底部疏水口袋负性调节激酶活性，其在 I b 亚型是通过 N 端的豆蔻酰化介导的。BCR 序列替换 ABL1 的"帽子"导致激酶持续激活。

4.信号转导

BCR-ABL1 的许多底物和结合配体已经确定。当前正尝试将这些信号转导通路与 CML 特定的表型缺陷相联系，如增殖增加，凋亡减少，骨髓间质附着缺陷及遗传学不稳定性。

(1)磷脂酰肌醇-3-激酶：磷脂酰肌醇-3-激酶(PI3K)自体 177 位酪氨酸的磷酸化激活 PI3K，产生了一个与 GRB2 接头蛋白结合的停泊位点，然后招募 GAB2 形成复合体，激活 PI3K 通路。与 Y177/GRB2/GAB2 轴的关键作用相一致，117 位酪氨酸突变为苯丙氨酸或 GAB2 缺乏阻止骨髓性白血病的发生。另一个 PI3K 激活途径是由 p85 调节亚基、CBL 和 CrkL 形成复合体，结合到 BCR-ABL1 的 SH2 和脯氨酸富集区域。PI3K 激活丝/苏氨酸激酶 AKT，后者抑制转录因子 FOXO，从而促进生存。此外，SKP2 是泛素蛋白连接酶复合物(SCF)中 F-box 蛋白家族的一员，属于泛素 E3 连接酶，PBK 通过上调 SKP2 促进 p27 蛋白的泛素化降解，促进细胞增殖；在鼠类 CML 模型，白血病细胞缺失 SKP2 将延长生存时间。PBK 另一个重要的信号转导通路是 AKT 依赖性的 mTOR 激活，提高了蛋白翻译水平，促进细胞增殖。

(2)RAS-Raf-MEK-ERK 信号通路：GRB2 介导 SOS 复合物活化，影响 RAS 蛋白的鸟嘌呤核苷酸结合状态，促进 RAS-GDP 转变为 RAS-GTP 的活化状态，进而激活信号转导途径的下游蛋白。GTP-RAS 激活促分裂原活化的蛋白激酶(MAPK)从而促进增殖。从 RAS 到 MAPK 的信号转导还涉及丝/苏氨酸激酶 RAF-1 和另一种 GTP-GDP 交换因子 Ras 相关的 C3 肉毒杆菌毒素底物(RAC)。在小鼠模型中，缺乏 RAC1/2 延迟 BCR-ABL1 驱动的白血病。

(3)Janus 激酶/信号转导途径与转录激活：BCR-ABL1 通过直接磷酸化或间接通过造血细胞激酶(HCK)激活 STAT5、SRC 家族激酶或 JAK2。活化的 STAT5 诱导抗细胞凋亡基因如 *MCL-1* 和 *Bcl-xL* 的转录。JAK2 已显示在细胞因子信号转导机制中发挥中心作用，使 CML 干细胞在 BCR-ABL1 酪氨酸激酶抑制剂的存在下存活。最近的研究还显示，完全缺乏 STAT5 能减少髓样和淋巴样白血病的发生，暗示其作为消除白血病干细胞的潜在靶标。

(4)细胞骨架蛋白：BCR-ABL1 使许多涉及黏附和转移的蛋白磷酸化，包括

FAK、桩蛋白、p130CAS 和 HEF1。该步骤和 RAS 活化被认为破坏了整合素介导的 CML 祖细胞附着到间质和细胞外基质,导致不成熟的 Ph＋前体细胞进入循环并异常增殖。最近报道了 BCR-ABL1 与 GADS/Slp-76/Nck1 接头蛋白复合体结合调节肌动蛋白细胞骨架和非凋亡细胞起泡。

(5)DNA 修复:BCR-ABL1 通过多种机制抑制 DNA 损伤检测。例如,*BCR-ABL1* 通过抑制 ATR 或下调 BRCA1(ATM 的一个下游底物)从而抑制检查点激酶 1(CHK1)。在 CML 中两条关键双链断裂修复途径(非同源末端连接和同源重组)都有缺陷。BCR-ABL1 也上调 RAD51,引起快速但低保真双链断裂修复以应对细胞毒性因子,BCR-ABL1 还诱导活性氧自由基产生,引起慢性氧化性 DNA 损伤、双链断裂和点突变。BCR-ABL1 激酶能抑制尿嘧啶—DNA 糖基化酶(UNG)的活性,导致尿嘧啶衍生物在基因组 DNA 中的积累,并有助于增加点突变。最后,端粒缩短导致从慢性期(CP)到急变期(BP)的病程进展。

虽然非常复杂的 CML 相关生物学的研究已经有所进展,但对其全面了解仍有待探索。为克服研究单个信号转导通路的局限性,已经运用定量蛋白组学和全转录组来分析建立 BCR-ABL1 信号全景图。结果提示,CML 中的细胞生物学进程,不是依赖单一信号通路,而是通过整合的信号网络来实现其致白血病生成的潜能。

5.CML 的鼠模型

CML 最常用的鼠模型是用反转录病毒在骨髓中表达 BCR-ABL1,然后移植到经致死量照射的同源受体,再发展成类 CML 的骨髓增生性肿瘤。最近可诱导的转基因鼠模型已经建立,这个模型在 SCL 基因调控下条件性表达 BCR-ABL1。该模型有望为在造血干细胞水平研究 CML 疾病发生和进展过程中的机制提供新的工具。最近有研究人员用不同种系的免疫缺陷小鼠移植原代 CML 细胞构建异种移植瘤模型。异种移植瘤模型的局限性在于 CP 细胞的低植入,可能是因为细胞因子和黏附分子的种属差异引起 CP 细胞与所处微环境相互作用使其受损。通过直接注射 CML 细胞到新生小鼠肝脏获得了更多有希望的结果。

6.CML 干细胞

在 20 世纪 70 年代末已被证明 CML 起源于多能造血干细胞(HSC)。BCR-ABL1不会使细胞自我更新,这意味着 CML 必须通过已经有这种能力的 HSC 获得。由于未知原因,主要细胞扩增发生在祖细胞期,而最初大多数 HSC 是 Ph 阴性。多个异种移植研究已经显示 CML 白血病干细胞(LSC)存在于骨髓细胞中静息的 $CD34^+ CD38^-$ 细胞。最近取得的进展是确定 IL-1 受体相关蛋白(IL-IRAP)是 $CD34^+ CD38^-$ 细胞中 CML LSC 细胞特异表达的表面标志物。几种基因对 CML 中 LSC 维持起关键作用,包括 *PML*、Rac *2GTPase*、*SMO/hedgehog* (*Hh*)、*Wnt/β-catenin*、*PTEN*、*HIF-1*、*BLK*、*SCD1*、*TGF-β* 和 *FOXO3a*。此外,据报道维持 CML 中的 LSC、BCL6 是必需的且有助于药物抵抗。在这些细胞中 BCL6 的表达以 PTEN/AKT/FOXO 依赖性方式调节。脂质代谢在 CML 干细胞维持中也具有作用,主要是由于花生四烯酸 5-脂氧合酶(ALOX5)的表达增加。ALO5 敲除小鼠不能发展为 CML,表明 ALOX5 在 CML 白血病发生中的关键作用。Sirtuin1(SIRT1)是一种烟酰胺腺嘌呤二核苷酸依赖性组蛋白脱乙酰酶,也由 BCR-ABL1 转录激活,其通过包括 p53、Ku70 和 FOXO 的多个底物的脱乙酰化在代谢、氧化和遗传毒性胁迫下促进细胞存活。敲低 SIRT1 或小分子抑制剂能有效抑制小鼠中 CML 样骨髓增生性疾病的发展。重要的是,已有研究表明 CML 干细胞存活可以独立于 BCR-ABL1 激酶活性。许多研究进一步提示,骨髓微环境通过许多机制如趋化因子 CXC 受体 4(CXCR4)/基质细胞衍生因子 1(SDF-1),N-钙黏蛋白和 Wnt/βcatenin 等来提供 LSC 的生存信号。这些基因对维护正常 HSC 细胞的自我更新也很关键,制约了将其作为治疗靶点的选择。

7.进展到急变期(BP)

疾病的进展由于分子异常的累积导致白血病克隆终末分化能力的丧失,同时也有赖于 BCR-ABL1 的活化。BCR-ABL1 mRNA 和蛋白的表达水平在 CML-BP 中高于 CP 细胞,包括在 BP 中扩增的 CD34$^+$ 的粒细胞—巨噬细胞祖细胞(GMPs)。在 BP 中 BCR-ABL1 活性增强的另外一个机制是 SET 表达的增加导致了 PP2A 磷酸酶的失活。BCR-ABL1 的活化也干扰了 CML 的转录组,导致参与 BP 的基因的表达改变(如 *PRAME*、*MZF1*、*EVI-1*、*WT1* 和 *JUN-B*)。有趣的是,最近发现有 6 个基因准确地区分早期和晚期 CP、CP 和加速期(AP)以及 CP 和 BP;然而,这些基因在疾病进展中的生物学作用仍然是未知的。

CML-BP 患者还具有各种其他的遗传病变,如其他染色体,基因插入和缺失和(或)点突变。在一个小型 CML-BP 患者的队列中深度测序研究表明,76.9% 的患者检测到突变。最常见的突变(除了在 BCR-ABL1 激酶结构域中的突变)发生在 RUNX 家族转录因子(RUNX1)的位点以及在髓样 BP 中 *ASXL1*、*WT1* 和 *TP53* 的突变和在淋巴 BP 中细胞周期蛋白依赖性激酶抑制剂 2A/B(CDKN2A/B)和 Ikaros 家族锌指转录因子(IKZFl)的突变。

BP 最显著的特征是分化能力的丧失,表明关键骨髓转录因子的功能受到损害。分化阻滞有时可以归因于导致显性负转录因子形成的突变,如 AML1-EVI-1 或 NUP98-HOXA9 的突变,其阻断分化或有利于未成熟前体的优先生长。孤立的骨髓转化病例与获得性 AML 核心结合因子的突变有关。一个更普遍的机制似乎是 BCR-ABL1 通过稳定地翻译调节基因异质和核糖核蛋白 E2(hnRNPE2)诱导 CCAAT/CEBPα 的下调,hnRNPE2 在 CP 中表达低或检测不到,但在 CML-BP 中很容易检测到。

异常 Wnt/β-catenin 激活与干扰素调节因子 8(Irf8)结合,通过赋予 GMP 自我更新能力来促进 CML 进展。在 BP 中,GMP 获得的自我更新将大大增加 LSC 细胞池。最近,RNA 结合蛋白 MSI2 显示出在 CML 进展到 BP 的关键作用,MSI2 抑制 *Numb* 基因的表达,而 Numb 是抑制 BP 发展和增殖的蛋白。有趣的是,表达微阵列研究显示,几个基因如 *β-catenin* 不仅在疾病进展,而且在抵抗酪氨酸激酶抑制剂中发挥作用,支持药物抗性和疾病进展共享共同的遗传基础的观点。这对疾病的预后以及发展相应的策略来阻止疾病的进展和耐药提供了研究基础。

慢性髓细胞性白血病(CML)是由 *BCR-ABL1* 基因融合所引起及定义的,这一改变通过 9 号和 22 号染色体易位所形成。BCR 和 ABL1 的融合导致 ABL1 酪氨酸激酶的组成性活化,从而导致全髓增生,尤以粒细胞及其前体的增殖为特征。虽然所有的 CML 病例都有 BCR-ABL1 融合,但需要注意的是这种融合不是慢性髓细胞性白血病所独有,因为它也存在于相当多的(20%～30%)B 淋巴母细胞白血病/淋巴母细胞性淋巴瘤(B-ALL/LBL)中。

CML 是有明确的靶向性治疗的肿瘤范例。伊马替尼(STI571)和其他抑制 BCR-ABL1 活性的酪氨酸激酶抑制剂(TKI)的研发,彻底改变了 CML 的治疗。治疗的效率可以通过评估患者 BCR-ABL1 转录本的水平来监测。随着时间的推移,TKI 疗法产生了耐药性,经常是由 ABL1 激酶的突变引起。有些突变对某些 TKI 耐药而对于另一些 TKI 则敏感,因此识别患者的特定突变可以个性化地选择有针对性的 TKI。在 CML 中,分子检测是治疗各个阶段的关键,从建立诊断直到监测以及预测疗效。

BCR-ABL1 融合转录本有一些变体。ABL1 的断裂点几乎总是发生在上游的第 2 号外显子,从而导致 2 号外显子(a2)与几个可能的 BCR 外显子之一融合。几个 BCR 的断裂点区是常见的。在 CML 中最常见的区域称为 BCR 的主要断裂点区(M-bcr),其导致 13 号外显子(e13 或 b2)或 14 号外显子(e14 或 b3)与 a2 的融合,从而产生 e13a2 或 e14a2 转录本和一个 210 kDa 的融合蛋白(p210)。B-ALULBL 病例往往有一个结构不同的 BCR-ABL1 融合,包含 BCR 的次要断裂点区(m-bcr),为 BCR1 号外显子(el)与 a2(e1a2)的融合。这种 e1a2 产生的 p190 融合蛋白在 CML 中是少见的。第三种更为少见的融合涉及 BCR 的微断裂点区(μ-bcr),导致 19 号外显子与 a2 融合,并产生蛋白质产物 p230。p230 与一个"慢性中性粒细胞白血病"的表型相关联,但世界卫生组织(WHO)认为其是一种 CML 的变体。其他极为罕见的变体也被发现,但这些在临床实践中都是极为罕见的。

虽然 BCR-ABL1 融合通常形成费城染色体,但这在细胞遗传学有丝分裂中期也容易检测到,约 5% 的 BCR-ABL1 融合体是细胞遗传学难以检测的。因此,需要更敏感的技术以完全排除 CML 疑似病例。荧光原位杂交(FISH)能识别基本上所有的 BCR-ABL1 融合的变体,并且双色、双融合检测在诊断上具有极好的灵敏度和特异性。FISH 在后续随访中的应用是有限的,但反转录聚合酶链反应(RT-PCR)检测是疾病监测的主要方法。RT-PCR 技术能同时检测 M-bcr 及 m-bcr重排,这两种几乎涵盖了所有的 BCR-ABL1 融合事件。一旦 CML 的诊断建立,则 TKI 治疗即开始,并且每 3 个月需要定量 RT-PCR 监测 BCR-ABL1 转录本。TKI 的治疗目标是诱导完全细胞遗传学缓解,理想的是,达到主要分子反应(MMR),这是通过量化评估 BCR-ABL1 转录水平实现的。一个 MMR 定义为在国际刻度(IS),一个比标准化基线大于 310 g 的 BCR-ABL1 mRNA 的减少。该 IS 本身是从干扰素和 STI571(IRIS)试验的国际随机研究患者中得出的。通过定义,一个 MMR 存在于<0.1% 的 IS 数值。实验室为个人的定量 BCR-ABL1 建立一个转换因子,以便将测定结果翻译为 IS 值,这可以使患者在不同的实验室和机构间进行监测。

如果在 TKI 治疗的 3 个月内没有获得初始治疗反应,如果治疗后 BCR-ABL1 转录本仍在增加(log 倍的变化)或者如果有疾病进展的其他证据,这时就要考虑检测 ABL1 激酶结构域突变。TKI 耐药是多因素造成的,1/2~3/4 的患者因 ABL1 激酶突变而导致耐药。已经报道了多种 ABL1 激酶结构域的继发突变,因此,Sanger 测序可以用来无偏倚地检测所有可能的突变,个别 ABL1 突变可能导致对一些 TKI 耐药,但对另一些 TKI 敏感。其中最有名的突变涉及异亮氨酸替换 315 位的苏氨酸(T315I),此突变对伊马替尼、达沙替尼、尼罗替尼均耐药。近日,针对 T315I 突变,已开发出新的酪氨酸激酶抑制剂,并显示出治疗希望。ABL1 突变的检测有助于选择适当的、患者特异性的 TKI 进行治疗,从而避免特殊的耐药突变,并且帮助选择患者进行造血干细胞移植治疗。

(二)慢性淋巴细胞性白血病(CLL)

CLL 是成人最常见的白血病,有相对一致的免疫表型,包括 dim-表面免疫球蛋白表达,CD19、CD20、CD23 和泛 T 细胞标志物 CD5。CLL 患者的年龄对总体生存率的影响相当大。50 岁以下确诊的患者中期预计生存时间是 12.3 年,而 50 岁以上患者的生存时间是 31.2 年。虽然年轻的 CLL 患者预后差,生存时间短,一些近期研究也认为大龄患者是治疗后生存期较短的高危人群。小部分 CLL 患者有多年的慢性病而且不需要治疗或干预。提高对 CLL 的起源、生物学和进展的认识将有助于患者危险分级,也有利于确定潜在的新疗法。

1.CLL 发病机制——染色体异常

在 CLL,应用传统的中期细胞遗传学方法,仅有 20%~50% 的患者可以鉴定出染色体异常。这是因为 CLL 肿瘤细胞在体外有丝分裂活性弱。早期未受到刺激的 CLL 中期核型研究显示异常频率下降,包括 12 号染色体三体、13q14 缺失、

14q32 结构畸变和 11q、17p 和 6q 的缺失。此外,发现 15% 左右患者有复杂核型(三个或以上异常),其预示疾病进展快速,Richter 转化和生存率低。刺激后中期分析表明在 96 位患者中有 33 位(34%)出现染色体易位,包括平衡易位和非平衡易位,这种易位提示从诊断到需要治疗的中位时间和存活中位时间均显著缩短。后来的对 CLL 进行的 CGH 和全基因组 SNP 阵列研究证实了这些缺失及其他染色体缺失。以上研究表明,染色体异常的增加与疾病恶性程度强相关。

由于标准或刺激后核型分析的局限性,常使用已知异常的分裂间期细胞遗传学来鉴定常见的 CLL 临床显著异常。大样本的细胞分裂间期细胞遗传学检测使敏感性提高,结果显示在超过 80% CLL 患者中检测到部分三倍体(12q12、3q27、8q24),染色体的缺失(13q14、11q22-q23、6q21、6q27、17p13)和易位(14q32)。Dohner 等对 325 例患者进行了一项大型的研究,基于对有染色体畸变的 CLL 患者进行回归分析,建立了包括 5 个遗传学亚型的聚类分析模型。17p 缺失的患者中位生存时间是 32 个月,最短的无治疗间歇期(TFI)是 9 个月。而 11q 缺失的患者则分别为 79 个月和 13 个月。在较好的 13q14 缺失组 TFI 时间较长,是 92 个月,中期生存时间是 133 个月。而没有检测到染色体异常和那些 12 三体的患者则列入中级,中位生存时间分别是 111 个月和 114 个月,而 TFI 分别是 33 个月和 49 个月。基于该重要研究,CLL 患者被按等级分组排出优先次序(17p13 缺失>11q22-q23 缺失>12 三体>无畸变>13q14 缺失)。有趣的是,有高风险患者的分裂间期细胞遗传学异常或其他复杂的异常几乎总是见于 IgVH 未突变或 ZAP70 阳性的 CLL。

CLL 中染色体的缺失频率表明在这些丢失区域中可能存在独特的抑癌基因。特别是多年来,众多对 13q14 区域内编码基因的研究未能鉴定出一个可行的抑癌基因候选物。然而,在 2002 年,Croce 及其同事在 13q14 的缺失区域识别了 miR-15 和 miR-16,两个非编码微小 RNA。微小 RNA 的大小为 21~25 个核苷酸,代表了一种新识别的基因产物类别,其功能是通过结合特异性基因的 3′非翻译区以阻碍翻译沉默基因的表达。当存在非编码 RNA 的近乎完全互补时,RNA 转录也可以被抑制。这个研究组后来表明,miR-16 调节 bcl-2 的表达,其在 CLL 和其他 B 细胞淋巴增殖性疾病中过表达。多个不同的研究将特异性 miRNA 表达与疾病快速进展、氟达拉滨抗性和预后差联系起来。此外,miR-34a 与 p53 功能障碍相关的不良预后直接相关。在 CLL 和其他类型的癌症中的 miRNA 通过外泌体在细胞—细胞通信中发挥作用。正在研究 miRNA 在 CLL 发病机制和疾病进展中的作用。此外,研究表明其他保守的长链非编码和不同 siRNA 发挥了表观遗传学沉默作用,在 CLL 中具有显著作用。

2.CLL 的复发性突变

几个团队已经使用下一代测序来证明复发性 CLL 中存在许多突变,包括已知和新型的超过二十个基因的功能突变,如细胞周期控制基因(*ATM*、*TP53*),组蛋白(*HISTH1E*),炎症(*MYD88*、*DDX3X*、*MAPK1*),Notch 信号转导(*FBXW7*、*NOTCH1*),一般信号转导(*BRAF*、*KRAS*、*PRKD3*),基因转录(*SMARCA2*、*NFKBIE*)和 RNA 加工(*SF3B1*、*XPO1*)。这些突变在选择性的遗传亚型中可见,如在 12 三体综合征患者中的 NOTCH1、IGHV 突变患者中的 MyD88 和在 del(11q22.3)患者中的 SF3B1。虽然突变的潜在致病作用可能是清楚的,如 *TP53*、*ATM* 或非常罕见的 *BRAF* 突变,但大多数这些常见突变基因或通路的发病机制仍有待研究,并且是很有希望的研究领域,特别是如果实验性治疗可以靶向患者特异性的基因组改变。此外,这些基因中的几个,包括 *NOTCH1* 和 *SF3B1* 也似乎影响 CLL 的预后,提供了评估突变状态和预测疾病预后的可能。

3.CLL 进展:基因组不稳定性和克隆演进的作用

几个关于克隆演进的研究已经注意到这在 IGHV 突变和 ZAP70 高表达的患者中更为频繁。在另一项研究中,具有长端粒长度的患者更多可能具有 IGHV 的突变和 del(13q14);而 del(11q22.3)、del(17p13.1)、复杂核型(超过异常)和 IGHV 未突变的 CLL 患者很可能具有延长的端粒。此外,一项小型研究表明,IGHV 未突变疾病患者的端粒长度较长,可以预期患者有较长无进展生存期。有学者研究了 CLL 进展中肿瘤内异质性的作用和亚克隆驱动突变的存在。使用在多个时间点的测序和拷贝数分析,可以确定早期事件[del(13q)、+12、MYD88 突变],晚期事件(如 SF381、TP53 突变)及突变的发展和亚克隆的扩增与化疗方案有关。此外,在疾病早期亚克隆驱动突变的存在是独立的不利预后因素。端粒长度、全局性低甲基化和亚克隆驱动突变对 CLL 进展的影响仍须进一步研究。

4.CLL 和增殖

几十年来,CLL 被看作非增殖性白血病,其发病机制仅涉及凋亡破坏及肿瘤细胞生存延长。这个观点得以长时间存在,部分是由于非增殖血液细胞成分。但是与正常 B 细胞相同,已经认识到在微环境的刺激部位 CLL 细胞可能发生增殖,如在淋巴结和骨髓。在这些部位,可以观察到,在增殖中心,高比例的分裂 CLL 细胞被 T 细胞或可以提供共刺激细胞因子的附属间质细胞包围。技术上的进步,包括口服重水,已经被用来在患者体内精确测量身体各部分的 CLL 并评估了体内 CLL 肿瘤细胞的生长率。这些研究说明,基于疾病状态和 IgVH 突变情况,CLL 的增殖幅度有很大不同。可以预计,在 CLL 通过该方法监测 CLL 细胞的增殖速率可以预测疾病进展。总体来看,这些研究至少部分质疑了 CLL 只是单纯的累积性疾病的理论,并将研究重点放在一些有特点的机体组织,这些组织在肿瘤细胞的增殖中具有非常特异的生物学特点。

5.CLL 和凋亡破坏

由于衍生出 CLL 的正常细胞还不确定,很难直接比较自发凋亡是否存在差异。然而,许多源于 CLL 的研究的确提供了在体内凋亡被破坏的证据。除了在CLL 中 *Bcl-2* 基因重排很少见,Bcl-2 蛋白的过表达很常见,已经被证明会导致自发凋亡的破坏及体外细胞药物耐受。同样的,已经证实在休眠的 CLL 或暴露于微环境的可溶解及接触因子的 CLL,其他的抗凋亡蛋白 Bcl-2 家族成员,包括 MCL-1、Al 和 BCL-XL 会升高,也与耐药性有关。

最后,许多涉及 NF-κB、WNT、hedgehog 和 JAK/STAT 信号转导通路的转录因子被激活,也是 CLL 凋亡破坏和耐药的原因之一。尤其是,对照正常休眠 B 细胞,CLL 中 NF-κB 呈现差异性激活且与预后显著相关,而且其在 CLL 对于许多抗凋亡基因的正向调节作用已经引起特别关注。

6.CLL 中 B 细胞受体信号

在 CLL 中,基于 IgVH 突变状态,ZAP70 表达和相关的 B 细胞受体信号增强以确定 CLL 自然病程的差异,已经引起人们关注其在 CLL 发病中的作用。为什么 BCR 在 CLL 组成型的活跃还不清楚,但目前理论包括自发或普遍存在的环境抗原刺激及强力 BCR 自身反式激活。在 CLL 中,BCR 下游活化近端的 Lyn 激酶、syk 激酶及 Bruton 酪氨酸激酶(BTK)。此外,已经报道 PI3K 通路的活性增加。最近的研究还表明,成熟记忆 B 细胞发育极大地依赖 PI3K 通路。近期研究应用 PI3K 特异性抑制剂表明,许多来自微环境中的间质细胞,细胞因子(CD40L、IL-6、TNF-α)和纤维连接蛋白的生存保护信号是由 PI3K 通路介导的。如何把 B细胞受体激酶通路抑制剂应用到临床试验十分有吸引力。对 CLL 患者,用 syk、PI3K 抑制剂和 BTK 抑制剂都显示了巨大而快速的临床反应,且毒性反应相对较少。这些疗法的成功进一步强调了 BCR 信号转导通路在 CLL 发病机制中的重要性。

三、骨髓增殖性肿瘤

(一)BCR-ABL1-阴性骨髓增殖性和骨髓增生异常/骨髓增殖性肿瘤

依据定义,这些疾病是非 CML 的骨髓增殖性肿瘤(MPN),缺乏 BCR-ABL1 融合。最常见的 BCR-ABL1 阴性 MPN 是真性红细胞增多症(PV)、原发性骨髓纤维化(PMF)和原发性血小板增多症(ET),其共同的特征为一系或多系造血细胞失控性增殖。PV 导致红细胞明显增生,特征性的 Janus 激酶 2(JAK2)突变,JAK2 是一种细胞因子信号转导非常重要的酪氨酸激酶。JAK2 V617F 是 PV 最常见的突变,存在于大约 95% 的病例中。其余 5% 的病例通常具有 JAK2 的其他突变,最常见于 12 号外显子。尽管以比 PV 低得多的频率(40%～50%),但 PMF 和 ET 也可具有 JAK2 V617F 突变。PMF 和 ET 没有 JAK2 12 号外显子突变;然而,骨髓增殖性白血病病毒癌基因(*MPL*),其编码血小板生成素受体,并在 PMF 和 ET 中偶尔突变(约 5%的患者)。

虽然现已可得到 JAK 抑制剂,但 JAK2 和 MPL 检测的主要临床应用是诊断。有许多原因可致血小板和红细胞增多,并且确定 JAK2 或 MPL 突变有利于帮助诊断 MPN 的存在。JAK 抑制作用与 BCR-ABL1-靶向治疗并不相似。无论患者有无 *JAK2* 基因突变,都可能从 JAK 抑制剂中获益,且目前可用的 JAK 抑制剂对突变克隆的大小影响不大,不会出现 JAK2 突变病例的"分子缓解"情况。因此,系列定量评估 JAK2 V617F 不是目前用于监视治疗的方法。

骨髓增生异常综合征/骨髓增殖性肿瘤(MDS/MPN)是克隆性骨髓异常同时表现出增殖和不良造血。依据定义,这些疾病缺乏 BCR-ABL1 融合,因此,检测该易位是确定 MDS/MPNS 的必要组成部分。在这类疾病中,历史上认识最清楚的典型疾病是单核细胞增生:慢性粒—单核细胞白血病(CMML)和幼年型粒—单核细胞白血病(JMML)。除了排除 BCR-ABL1,分子检测一直不是 CMML 例行评估的一部分。CMML 具有遗传异质性,常见的突变涉及 TET2、KRAS、NRAS、CBL、SRSF2 和 ASXL1。研究表明 ASXL1 突变检测可预测预后分级。在 JMML 中,大多数病例涉及 RAS 信号传导途径的基因突变。JMML 常见的突变基因包括 *NF1*、*PTPN11*、*NRAS*、*KRAS* 和 CBL。目前 WHO 的诊断标准不能完全特异性的诊断 JMML,因为一些病毒性疾病可以表现出类似的特征。因此,修订后的 JMML 诊断标准结合了这些基因的分子检测。非典型 CML(BCR-ABL1 阴性)(aCML)是一种 MDS/MPN,大约 25%的病例中包含了 SETBP1 突变。最近,aCML 这种疾病和慢性中性粒细胞白血病(CNL),一种罕见的 MPN,已经因具有激活的 CSF3R 突变而得到统一,两种疾病组合中,在 59%的患者中可以检测到 CSF3R 的突变。CSF3R 突变似乎在 CNL 中特别普遍,9 例中有 8 例存在。由于鉴别 CNL 及中性粒细胞反应性增生具有挑战性,因此识别体细胞突变对诊断有帮助,并且对提示针对此变化的靶向治疗有帮助。

(二)肥大细胞增生症

肥大细胞增生症是以肥大细胞肿瘤性增生为特征的 MPN。肥大细胞增生症存在许多临床亚型,大致分为皮肤肥大细胞增生症(CM)和系统性肥大细胞增生症(SM)。受体酪氨酸激酶 KIT 的激活性点突变,常在肿瘤细胞中检测到。对于成人系统性肥大细胞增生症,约 95%的病例有一个 KIT 的单一的 816 位突变,从而导致天冬氨酸被缬氨酸取代(D816V),检测 KIT D816V 突变是诊断 SM 的次要标准。检测 KIT D816V 突变而使用的方法需要具有非常低的下限,如等位基因—聚合酶链式反应(PCR),因为 SM 患者的骨髓抽吸标本中肿瘤性肥大细胞数量少。SM 存在其他较少的 *KIT* 基因突变,并且在儿童 CM 患者中,其比 D816V 更频繁地出现。然而,对非 D816V KIT 突变的分析不是常规进行的,因为其在 SM 中罕见,而且是惰性的。

四、骨髓增生异常综合征

骨髓增生异常综合征(MDS)是克隆性的髓系肿瘤,其特点是无效的造血和外周血细胞减少,并常继发骨髓衰竭或急性白血病转化。约 45% 的病例由中期细胞遗传学检测到细胞遗传学异常,且以大片段染色体获得或缺失为特征。这些可以识别的核型异常被列入 MDS 的风险分级,并整合入算法当中,广泛应用于临床,以对患者确定适当的治疗方案。FISH 检测法常用于识别许多更常见的遗传变异[del(5q)/-5、del(7q)/-7、del(20q)/+8]及鉴别克隆异常,其对形态学诊断上有困难的病例很有帮助。然而,在适当的细胞遗传学分析结果正常的情况下,增加 FISH 技术也检测不到显著数量的隐蔽性的异常。因此,不常规使用 FISH 检测 MDS。FISH 分析应用在标本不能够培养以进行细胞遗传学分析的情况下,或者形态学提示 MDS 伴有孤立的 del(5q)(有或无血小板增多的贫血、<5% 的原始细胞、无 Auer 小体、单核巨核细胞增多)和正常核型。

与 FISH 相比,无偏倚的全基因组分析技术如单核苷酸多态性微阵列技术(SNP-array)可显著提高 MDS 的克隆检测。SNP-array 具有比中期细胞遗传学高得多的分辨率,并可识别沉默的核型畸变,如复制中性的杂合性丢失(获得单亲二倍体),其在功能上相当于缺失。尽管临床上能够获得相关的预后信息,但适当整合这些技术到临床实践应用仍然是一个挑战。MDS 中除了已经明确的拷贝数改变,单个基因突变对预后和治疗的意义正在探讨中。其中一项大的研究表明,*TP53*、*EZH2*、*ETV6*、*RUNX1* 或 *ASXL1* 突变与预后较差相关,而与细胞遗传学风险类别无关。MDS 中多剪接基因突变的发现进一步增加了我们对疾病的理解,并提供更多可能与将来风险分级相关的基因。

(李成媛)

第八节　淋巴组织肿瘤

一、淋巴瘤的起源细胞

成人 B 细胞和 T 细胞的数目没有明显的差别;但是,85% 的淋巴瘤起源于成熟 B 细胞,只有 10%～15% 起源于 T 细胞。这个差别可能可以部分地由独特的

DNA 修饰事件来解释,为了高效产出中和抗体,在正常的 B 细胞发生 DNA 修饰事件,而这些 DNA 修饰事件在机制上比 T 细胞产生的用于编码 T 细胞受体的 DNA 修饰事件更复杂。因此,这些过程的生物学基础是了解淋巴瘤发生的关键。

1.B 细胞发育和生发中心反应动态

B 细胞来源于骨髓的多能干细胞,在骨髓中,前体 B 细胞首先组装免疫球蛋白重链基因座(IGH),随后通过位点特异性地剪接和重新连接过程组装轻链基因座(IGL),也称 V(D)J 重组。不能表达功能性(和非自体反应的)抗炎受体的细胞在骨髓内即被清除,而能够成功重排它们抗体基因的前体 B 细胞被正向选择,迁移到外周淋巴器官,成为成熟的初始 B 细胞。在大多数 B 细胞中,后续的成熟步骤与生发中心(GC)的组织结构紧密相关。生发中心是特异的微环境,由初始 B 细胞在 $CD4^+$ T 细胞和抗原提呈细胞传递信号的情况下遭遇外源性抗原后形成。

生发中心是高度动态的结构,B 细胞在两个区域之间往返。这两个区域在一些物种中是保守的:暗区(DZ)由快速增生的生发中心母细胞(CB)组成(倍增时间 6～12 小时);明区(LZ)由更静息的生发中心细胞(CC)组成,生发中心细胞处于固有辅助细胞[滤泡树突状细胞(FDC)和人滤泡辅助性 T 细胞(Tfh)]组成的网络中。根据目前认可的模型,暗区是生发中心 B 细胞通过体细胞超突变的过程(SHM)修饰其 Ig 基因(IgV)可变区的部位,体细胞超突变引入的突变大部分是单核苷酸置换,少量缺失和复制以改变它们的抗原亲和性。相反,明区是基于对抗原的亲和力的选择部位。GC 反应的关键调节子是 BCL6,它是一种转录抑制因子,能负性调节许多基因的表达,调控的基因参与了 B 细胞受体(BCR)和 CD40 信号转导、T 细胞介导的 B 细胞活化、诱导凋亡、DNA 损伤反应(调控参与感受和执行 DNA 损伤反应的基因)、多种细胞因子和趋化因子信号通路[如干扰素和转化生长因子 β(TGF-β)启动的信号通路]、通过抑制 PRDM1/BLIMP1 主要调控因子的浆细胞分化过程。这些转录程序表明 BCL6 对于建立生发中心的增生状态起关键作用,促进抗原特异性 DNA 修饰过程(体细胞超突变和类别转换重组)而不触发 DNA 损伤反应;此外,BCL6 控制多种导致成熟前过早活化和分化的信号通路,这些成熟前的活化和分化发生在产生高亲和力的抗体细胞选择生存之前。

生发中心母细胞被认为停止增生,移动到明区,在明区中心细胞通过与 $CD4^+$ T 细胞和滤泡树突细胞相互作用被抗原刺激。表达与抗原低亲和力 BCR 的中心细胞被凋亡清除,而少数具有高亲和力的细胞可以被选择生存和分化成记忆细胞和浆细胞或者被各种信号激活重新进入暗区。反复交替发生的突变和选择导致在群体水平的亲和力成熟。在生发中心,中心细胞也经历类别转换重组(CSR),这是一种 DNA 重塑事件,能够赋予具有相同特异性的抗体不同的效应功能。体细胞超突变和类别转换重组代表 B 细胞特异性功能,通过参与单链或双链断裂的机制修饰 B 细胞的基因组或者依赖于活化诱导胞嘧啶核苷脱氨酶(AID)的活性,该观点对于理解 B 细胞非霍奇金淋巴瘤基因遗传改变产生的机制非常重要。

一旦这些过程完成,两个使生发中心母细胞迁移的关键信号活化,分别为抗原与 BCR 衔接以及 CD40+ T 细胞表达的配体激活 CD40 受体。这些信号分别在翻译水平和转录水平刺激 BCL6 下调,从而恢复 DNA 损伤反应及活化和分化能力。

这些关于生发中心母细胞反应的概要描述虽然过于简单,但是对于引入两个关键概念理解 B 细胞非霍奇金淋巴瘤的发病机制是有用的。首先,体细胞超突变的活性导致了基因组 DNA 不可逆的改变,由此可以推论,除了大部分套细胞淋巴瘤(MCL)外,大多数 B 细胞非霍奇金淋巴瘤都来源于生发中心中克隆扩增的 B 细胞,因为恶性细胞克隆包含高度突变的序列,大部分是同种突变的 IgV 序列,表明其起源于单个起始细胞。其次,B 细胞非霍奇金淋巴瘤中致瘤病变的两个常见机制[染色体易位和异常体细胞超突变(ASHM)]是由 B 细胞分化过程中使 Ig 基因正常多样化的机制发生错误导致,这些证据进一步支持了大多数 B 细胞非霍奇金淋巴瘤起源于生发中心。最后,生发中心发育过程中两个独特阶段的定义反映了在 B 细胞分化的相同阶段不同的瞬间状态,从某种程度上可以用来识别不同的 B 细胞非霍奇金淋巴瘤亚型。

2.T 细胞发育

T 细胞发育是根据 CD4 和 CD8 分子的表达情况按照一定的阶段顺序逐步进行的。定向淋巴祖细胞从骨髓移出并迁移到胸腺,形成早期的 T 细胞祖细胞或双阴性细胞(DN1),它们缺乏 CD4 和 CD8 的表达,具有未重排的 T 细胞受体(TCR)基因。在胸腺皮质,T 细胞经过双阴性 DN2、DN3 和 DN4 的发展阶段,并在 TCRp 位点进行特异性重排以获得前 TCR 的表达。那些成功重组了前 TCR 的胸腺细胞被筛选进一步分化成为表达完整表面 TCR 的双阳性细胞(CD4+CD8+),在髓质内进入阳性选择和阴性选择过程,然后作为单阳性 T 细胞离开胸腺。这个过程的最终结果就是形成一个表现出协调性 TCR 及其辅助受体特异性的成熟 T 细胞群,这是对外界抗原产生有效免疫反应必需的。大部分成熟 T 细胞非霍奇金淋巴瘤起源于淋巴器官中的胸腺后 T 细胞。

二、B 细胞非霍奇金淋巴瘤

(一)套细胞淋巴瘤(MCL)

MCL 与 t(11;14)(q13;32)易位相关,易位将染色体 14q32 上的 IGH 基因和染色体 11q13 上包含 CCND1(也称为 BCL1)基因的区域并置。易位持续性导致 cyclin D1 的同源性调控异常和过表达。cyclin D1 是 D 型 G_1 细胞周期素的一种,调控细胞周期的早期阶段且在正常情况下的静止期 B 细胞中不表达。通过异常调控 cyclin D1,t(11;14)被认为通过干扰细胞周期 G_1/S 期转变作用于细胞的恶性转化。重要的是,这种基因病变的频率和特异性,联合 cyclin D1 在肿瘤细胞中的表达可以为 MCL 诊断提供非常好的标志物。

除了 t(11;14),10%以上的 MCL 由于继发性的染色体重排、微缺失或 3′非编码区的点突变而过表达异常的 cyclin D1 或较短的 cyclin D1 转录本。这些改变通过消除不稳定序列,引起 mRNA 的半衰期增加而使 cyclin D1 过表达,这种病变通常在具有高增殖活性和侵袭性更强的临床过程的病例中更常见。当伴有其他致癌事件发生时,人类肿瘤中 cyclin D1 异常调控的致病作用可通过体外 cyclin D1 蛋白过表达促进细胞恶性转化以及在转基因鼠内促进 B 细胞淋巴瘤发生,尽管如此,我们仍缺乏能够真实地复制人类 MCL 的动物模型。

MCL 其他遗传性改变包括通过基因组缺失和突变引起的 ATM 双等位基因失活、TP53 基因的丢失(20%的患者,是不良预后的标志物)及缺失、点突变或启动子高甲基化导致的 CDKN2A 的失活(约 50%病例属于具有母细胞形态的 MCL 变异型)。也有与侵袭性肿瘤相关的突变激活 Notch 信号通路,包括 NOTCH1(12%的临床临床样本)和 NOTCH2(5%的临床样本);这些相互排斥的病变大部分由截短事件组成,这些截短去除了 NOTCH 蛋白降解所需的 PEST 序列,从而维持蛋白质稳定。其他常见的基因突变也有报道,包括编码抗凋亡蛋白的 BIRC3、Toll 样受体 2(TLR2)、染色质修饰者 WHSC1 和 MLL2 及 MEF2B 转录因子。在一小部分病例,BMI1 扩增和(或)过表达有可能是导致 CDKN2A 失活的另一种机制。

(二)伯基特淋巴瘤(BL)

所有的 BL 病例,包括其白血病的变体,几乎都具备一种必需的遗传病变(如 8q24 的 MYC 与伴侣染色体上的 Ig 位点之间的染色体易位)。在约 80%的病例,这种易位发生在 IGH 位点,导致 t(8;14)(q24;q32),而剩下的 20%病例或涉及 IGK(2p12)或涉及 IGγ(22q11)。虽然在显微镜下一致性较高,但这些易位表现出高度的分子异质性,t(8;14)断裂点位于 MYC 基因的 5′端并靠近中心粒的区域,而在 t(2;8)和 t(8;22)断裂点则位于 MYC 基因的 3′端。更多的分子异质性来自染色体 8 和 14 的 t(8;14)确切断裂点。地方性 BL 的易位涉及 8 号染色体 MYC 基因 5′端还未定义距离的序列(>1000 kb)和 14 号染色体 IGHJ 区域内或接近该基因的区域的序列。在散发性 BL 中,t(8;14)主要涉及 8 号染色体 MYC 基因内或 MYC 基因 5′近端(<3 kb)的序列以及 14 号染色体 IGH 转换区域内的序列。

t(8;14)、t(2;8)和 t(8;22)易位最常见的结果是 MYC 原癌基因易位和持续性的过表达,而在大部分增生性 GCB 细胞中通常表达缺失 13,部分由于 BCL6 介导的转录抑制。至少有三种不同的机制引起了 MYC 原癌基因激活,包括:①MYC

编码序列和来源于 Ig 位点的异源性增强子之间的并置;②基因 5′端调控序列的结构改变,从而影响 *MYC* 基因对控制其表达的细胞因子的反应性,特别是 *MYC* 基因的外显子 1 和内含子 1 的连接点包含了关键的调控元件,这些调控元件要么通过易位缺失,要么在易位的等位基因发生突变;③编码蛋白反式激活结构域的第二个外显子内的氨基酸替代而引起的 *MYC* 原癌基因激活。这些突变可以破坏p107,一种与 RB1 相关的核蛋白,抑制 *MYC* 基因的活性或者能增加蛋白的稳定性。

MYC 是一个核磷酸蛋白,作为序列特异性 DNA 结合蛋白转录调控因子调控细胞增殖、细胞生长、分化和凋亡,这些特征均与肿瘤发生相关。此外,MYC 也可以不依赖于它的转录活性而控制 DNA 的复制,通过诱导复制性压力促进基因组的不稳定性。与 *MYC* 基因参与多细胞过程一致,*MYC* 靶基因网络约包括全部蛋白编码基因的 15% 及非编码 DNA。在体内,MYC 被发现主要与相关蛋白 MAX形成异源二聚体,这种相互作用在 *MYC* 基因诱导的转录刺激和细胞增生中是必要的。在携带 MYC 易位的 NHL 中,MYC 的持续性表达诱导具有多种功能的靶基因的转录,通过影响 DNA 复制、能量代谢、蛋白合成和端粒延长调节细胞生长。此外,失调控的 MYC 表达被认为可以导致基因组的不稳定性,从而通过促进其他基因损伤的发生而促进肿瘤的进展。在转基因鼠模型中,MYC 表达的失调导致高度显性的和短潜伏期的侵袭性 B 细胞淋巴瘤的发展。这些鼠模型证实了 B 细胞中MYC 失调控在发病机制中的作用,尽管产生的这些淋巴瘤比人类 BL 更加不成熟,这极可能是由于表达 MYC 过表达载体的启动子序列的早期激活。

最近,新基因组学技术的应用揭示了与 MYC 共同促进这种侵袭性淋巴瘤发展的其他致癌机制。转录因子 3(TCF3)(10%～25%)及其负调节因子 ID3(35%～58%)的突变在 BL 的所有三种亚型中都经常发生,在这些 BL 中促进"tonic"(抗原非依赖性)BCR 信号转导和通过激活磷脂酰肌醇-3-激酶(PI3K)途径而维持肿瘤细胞的存活。此外,TCF3 可以通过反式激活 CCND3 来促进细胞周期进程。值得注意的是,在 38% 的 sBL 中,CCND3 自身可作为获得性的功能突变位点,可以影响D 型细胞周期蛋白的 C 端保守残基,参与维持蛋白质稳定性,促进其高表达。有趣的是,CCND3 突变仅发生在 2.6% 的地方性 BL 中,表明这种亚型具有替代致癌机制。其他常见的遗传病变包括通过突变和(或)缺失导致的 *TP53* 的丢失(30% 的散发性 BL 和流行性 BL)、由于缺失或者高甲基化导致的 *CDKN2B* 的失活(17%的样本)、30% 的病例检测出 6q 的缺失,与临床分型无关。最后一个 BL 发展中的参与因素是单克隆 EBV 感染,事实上发生在所有的流行性 BL 和 30% 的散发性BL 中。一类小 RNA 分子 EBER 的持续性表达被认为可以介导 BL 中的 EBV 转化潜能。然而,由于 BL 中 EBV 感染显示出特殊的潜伏感染表型,即 EBV 转化抗原 LMP1 和 EBNA2 都呈阴性；因此，这种病毒在发病机制中确切的作用还难以确定。

（三）滤泡性淋巴瘤（FL）

滤泡性淋巴瘤（FL）是第二常见的 B-NHL（约占诊断病例的 20%），也是最常见的低级 B-NHL。这是一种不活跃的但几乎无法治愈的疾病，其特征是持续的进展和复发模式，经常组织转化成侵袭性淋巴瘤，具有弥漫性大 B 细胞结构和不良预后（20%～30% 的病例）。

FL 的遗传特征是影响定位于染色体 18q21 上的 BCL2 基因的染色体易位，该易位可在 80%～90% 的病例中检测到，虽然在 3 级 FL 中的发生频率很低，但这种易位与细胞亚型无关。这些重排导致了 BCL2 的 3′非翻译区和 IgJ$_H$ 片段的连接，引起 GCB 细胞的 BCL2 基因的异位表达，正常情况下，BCL2 的转录是被 BCL6 抑制的。约 70% 的断裂点位于 18 号染色体主要的断裂点区域内，剩余的 5%～25% 则定位于更远的、较小的区域内，位于 BCL2 下游的 20 kb 范围内。涉及 BCL2 基因 5′侧翼区域的重排在少数病例中被发现。BCL2 基因编码一个 26 kDa 的镶嵌膜蛋白，通过阻止程序性细胞死亡而控制细胞凋亡阈值，从而在不依赖抗原选择的情况下，通过抑制肿瘤细胞凋亡而促成淋巴瘤的形成，但是，额外的遗传变异可能对于细胞的恶性转化也是必需的。其中最突出的是多种表观遗传修饰因子的突变，包括甲基转移酶 MLL2（80%～90% 的病例）、多梳蛋白癌基因 EZH2（7% 的患者）、乙酰转移酶 CREBBP 和 EP300（约 40% 的患者）及多核心组蛋白 1，这些改变可能通过重塑肿瘤前体细胞的表观遗传谱参与细胞转化。此外，慢性抗原刺激也发挥着重要作用。

最近，通过对顺序的、克隆相关 FL 和 tFL 活检组织进行全外显子测序和拷贝数分析，提供了在组织学进展到弥漫大 B 细胞淋巴瘤过程中必需的分子事件的特征，这些分子事件在赋予恶性程度更高的表型中可能发挥重要作用。tFL 特异性病变包括 CDKN2A/B 缺失、突变和高甲基化导致的失活（约 1/3 的患者）、MYC 的重排和扩增、TP53 突变/缺失（25%～30% 的患者）、6 号染色体的缺失（20% 的患者）、ASHM 和免疫调节剂 B2M 的双等位基因缺失（尽管仍需要更多大型队列研究）。在 6%～14% 的 FL 患者中检测到 BCL6 基因的染色体易位，在最终发展成侵袭性 DLBCL 的患者中，这种染色体易位的发生率明显较高。

（四）弥漫大 B 细胞淋巴瘤（DLBCL）

弥漫大 B 细胞淋巴瘤（DLBCL）是 B-NHL 最常见的类型，占成人新发病例的 40%，并包括原发性病例及源自其他低侵袭性的 B-NHL 临床进展而来的疾病，如 FL 和 CLL。

DLBCL 的异质性在与其发病机制相关的遗传病变的类型中有所反映，包括平衡的相互易位、基因扩增、染色体缺失、单点突变,并且在所有 NHL、ASHM 中相对独特。近几年,全基因组方法的应用,如全外显子组/转录组/基因组测序和单核苷酸多态性(SNP)阵列分析等提供了一个 DLBCL 基因组全景。其中一个重要的发现是,与其他 B 细胞恶性肿瘤相比,DLBCL 基因组复杂程度更高,平均每例患者存在 50～100 个病变,且患者间差异很大。虽然许多已知的病变在两种分子亚型中都可发现,在转化过程中的作用一致,但其他的异常均优先或特异地与某种DLBCL 的亚型相关,表明 GCB 和 ABC-DLBCL 具有不同的癌基因通路。

(五)黏膜相关淋巴组织结外边缘区淋巴瘤

大部分与 MALT 淋巴癌特异的,常见的相关结构变异都靶向 NF-κB 信号通路,这提示该通路在 MALT 发病机制中的重要作用。最常见的遗传病变是 t(11;18)(2;33)易位,涉及 11q21 上的 BIRC3 基因和 18q21 上的 MALT1 基因,可见于25％～40％的胃和肺 MALT 淋巴瘤。BIRC3 在多个物种中进化保守,调控细胞程序性死亡。MALT1、BCL10 及 CARD11 是三体复合物的组成成分,在 BCR 和NF-κB 的信号活化中起着重要的作用。值得注意的是,BIRC3 和 MALT1 编码的野生型蛋白不能活化 NF-κB,与 BIRC3/MALT1 融合蛋白不同,这提示易位可能通过抑制凋亡且无须上游信号的 NF-κB 活化来赋予肿瘤细胞的生存优势。在其他的 15％～20％的病例中还发现,在 t(14;18)(q32;q21)易位时,MALT1 基因易位到 IGH 位点,而 5％的患者携带染色体 1p22 的异常,通常表现为 t(1;14)(p22;q32);后者异常调控 BCL10 的表达,BCL10 是 2 型马疱疹病毒 E10 基因的同源基因,它包括一个 N 端 caspase 招募结构域(CARD),与一些凋亡分子中结构域同源。然而,BCL10 没有体内促凋亡活性,而是作为抗原诱导的 NF-κB 活化的正向调控因子。因此,这种易位可以提供 NF-κB 的转录靶点介导的抗凋亡和促增殖信号。

一份最近的研究确定了一个与 MALT 淋巴瘤密切相关(但不仅局限于MALT 淋巴瘤)的易位 t(3;14)(p13;32),该易位导致 FOXP1 的异常调控表达。FOXP1 是翼螺旋转录因子 Forkheadbox 家族成员,参与 RaG_1 和 RaG_2 的调控,是B 细胞发育的必需条件之一。最后,在 20％的 MALT 淋巴瘤中报道了由突变和(或)缺失导致的 TNFAIP3 的纯合性或杂合性丢失,并且与其他导致 NF-κB 的活化遗传病变相互排斥。这种疾病中其他常见的遗传病变还包括 3 号染色体三倍体、BCL6 的改变、TP53 的突变。

三、急性淋巴母细胞白血病/淋巴母细胞淋巴瘤

急性淋巴母细胞白血病/淋巴母细胞淋巴瘤(ALL/LBL)是来源于前体 B 和 T细胞的一组异质性的恶性肿瘤,由遗传改变而引起淋巴组织分化阻滞、过度地增殖

及增强的细胞生存的结果。ALL/LBL 在儿童比成人常见,占儿童恶性肿瘤的 25%,且治愈率接近 80%。以前,这些肿瘤仅仅根据其形态和免疫表型特征被归类。然而,在过去的 20 年中,我们对这些肿瘤的潜在遗传基础的理解逐步加深,发现了预后和治疗的重要亚组。根据其重现性遗传学异常,世界卫生组织分类认识到不同 B-ALL/LBL 的类别。常规中期细胞遗传学和 FISH 通常用来识别这些染色体数值和结构异常。值得注意的是,t(12;21) 导致 *ETV6-RUNX1* 融合,这是儿童 B-ALL/LBL 具有良好预后的提示,是细胞遗传学隐匿并因此需要 FISH 或 RT-PCR检测。

最常见和主要与治疗相关的 B-ALL/LBL 的成人遗传学亚组由 *BCR-ABL1* 决定。BCR-ABL1 发生在 20%～30% 的成人 ALL/LBL 中,但在儿童人群中它是很罕见的(2%～4%)。在所有任何年龄组,存在费城染色体(PH+),与不良预后和生存期缩短有关。除了它的预后影响,*BCR-ABL1* 的重排具有指导治疗的重要性。第一代和第二代酪氨酸激酶抑制剂被开发为以 BCR-ABL1 融合蛋白为目标,并经常用于治疗 PH+ 的 ALL。如同慢性髓细胞性白血病一样,耐药的发生已经被注意到。

在所描述的 *BCR* 基因区的三个断裂点集群中,有 2 个是出现在 B-ALL:M-bcr 和 m-bcr。如前所述,在 BCR 的这两个断裂点产生两种大小不同的融合蛋白。p190 异构体在大多数儿童患者和约 1/2 的成年 Ph+B-ALL 中可以见到,而常见于慢性髓细胞性白血病的 p210,也见于约 1/2 成年 Ph+B-ALL 中。分子技术检测 *BCR-ABL1* 重排、MRD 和 TKI 耐药已在 CML 部分进行了讨论。

除了染色体异常,全基因组分析还可以发现参与发育、细胞周期调节及 B 细胞分化的基因拷贝数异常(CNA)。IKZF1 编码 Ikaros 转录因子,其在 B 细胞发育中起着重要作用。IKZF1 缺失存在于 80% 以上的 Ph+B-ALL,被认为与不良预后有关。PAX5 突变在小儿 B-ALL 中是最常见的体细胞突变,大约在 1/3 的患者中可以遇到,但不认为是独立预后因素。其他涉及 B-ALL 发病机制的基因改变还包括 *IKZF3*、*LEF1*、*EBF1*、*RB1*、*TCF3*、*CDKN2A/CDKN2B*、*PTEN* 和 *BTG1*。在常规临床实践中测试这些基因的改变的必要性还有待观察。

T-ALL/LBL 占 15% 儿童和 25% 成人淋巴细胞性白血病。另一方面,80%～90% 的淋巴母细胞性淋巴瘤是 T 细胞谱系。超过 50% 的 T-ALL/LBL 存在细胞遗传学异常,包括从常规细胞遗传学可检测到的复发性易位到只能通过 FISH 检测到的隐藏的缺失。T-ALL/LBL 的易位往往涉及位于 14q11(TRA 和 TRD)和 7q34(TRB)的 T 细胞受体(TCR)的断裂,从而使转录因子如 TAL1、TLX1 (HOX11)、TLX3、LM02 和 LYL1 处于 TCR 的增强子区的控制下。最常见的隐匿缺失是 9p21 和 1p32 缺失,其可与其他基因异常同时发生。

NOTCH1 活化与 T-ALL/LBL 发病有关。NOTCH1 蛋白是跨膜受体,发挥细胞调节和 T 细胞发育等重要作用。在少有的 t(7;9)中,*NOTCH1* 可与 *TRB* 融合,但大多数 NOTCH1 的改变是激活突变,这在一半以上的 T-ALL/LBL 中可见到。鉴于这些突变的高发生率,可以假设它们是 T-ALL/LBL 发展的早期事件之一并且可能是未来的重要治疗靶点,因为 Notch 信号通路可以通过 γ 分泌酶抑制剂等策略抑制。

四、T 细胞非霍奇金淋巴瘤

外周 T 细胞淋巴瘤(PTCL)包括一组高度异质性且相对不常见的疾病,世界范围内占所有 NHL 的 5%~10%,其发病率和相对患病率具有明显的地理差异。PTCL 来源于成熟的胸腺后 T 细胞,根据其临床表现分为白血病型和弥散型,弥散型主要有结外型、皮肤型和结节型。尽管有关 T 细胞淋巴瘤的研究受到其罕见性及均匀样本采集难度的限制,但最近十年,有关 T 细胞淋巴瘤的分子生物学、分类和预后研究已经取得了显著进展。

1.成人 T 细胞淋巴瘤/白血病(HTLV-1 阳性)

(1)细胞起源:ATLL 包括一系列与 HTLV-1 感染相关的淋巴增生性疾病,主要发生在日本西南部和加勒比盆地。美国和欧洲被认为是低风险地区,不到 1% 的人口为 HTLV-1 的携带者,且只有 2%~4% 的血清阳性个体最终发展为 ATLL。所有的病例具有明显的 TCR 的克隆性重排,其病毒的克隆性整合也被发现。

(2)遗传病变:与其他成熟 T 细胞肿瘤相比,ATLL 的分子病理机制已经被广泛研究。尤其已发现 HTLV-1 与反式调控蛋白(HTLV-1tax)的产生相关,该蛋白可以明显地增加所有病毒基因产物的表达,转录活化某些宿主基因的表达,包括 IL2、CD25(IL-2 受体 α 链)、C-SIS、c-fos 和 GM-CSF。事实上,ATLL 的特点就是持续高水平表达的 IL-2 受体。结合体外细胞研究结果,这些基因在正常 T 细胞中活化和生长中的作用提示,tax 介导的宿主基因的活化是 HTLV-1 启动的 T 细胞转化的重要机制。此外,tax 干扰 DNA 损伤修复功能和有丝分裂检查点,这与 ATLL 细胞具有高频的异常核型的现象一致。

ATLL 发病前具有很长的临床潜伏期(通常为 10~30 年),只有很小比例的感染者会发展成为恶性肿瘤,而且 ATLL 白血病细胞的单克隆来源特征表明,HTLV-1 不足以导致完全的恶性表型。因此,ATLL 模型提示早期阶段的 tax 诱导的多克隆 T 细胞增生,进一步促进了额外的遗传事件的产生,导致一个完全恶性转化的细胞的单克隆过度增殖。根据这个观点,*TP53* 抑癌基因突变是 ATLL 常见的遗传损伤,在 40% 的病例中失活。

2.外周 T 细胞淋巴瘤/未特指型

(1)细胞起源:这一型代表了 PTCL 里最大的也是最具有异质性的一个淋巴瘤群体,包括了所有缺乏其他分类特异性特征的病例。大部分患者来源于 $\alpha\beta CD4^+$ T 细胞,表现为一个或几个 T 细胞相关抗原的异常表达缺陷。基于基因表达谱,外周 T 细胞淋巴瘤/未特指型(PTCL/NOS)假定作为一个群体似乎与活化的 T 细胞,而不是静止的 T 细胞最接近,并可以根据与 $CD4^+$ 和 $CD8^+$ T 细胞的转录表达谱的相似程度进行分离。然而,基因表达谱与免疫表型之间没有相关性,可能反映了在这类疾病中 T 细胞抗原的检出率有差异。

(2)遗传病变:通过传统的细胞遗传学方法以及在所有病例中采用更加敏感的方法,如基于阵列的检测方法,发现在大多数的 PTCL/NOS 中存在克隆数目和结构的变异。对于有些位点,基因拷贝数和表达之间的关系已经被证实,提示其在发病中的作用。候选基因包括 7q 染色体上的 CDK6、8 号染色体上的 MYC 及 7p22 的 NF-κB 调控子 CARD11,而 9p21 的丢失与 CDKN2A/B 的表达下调相关。涉及 TCR 位点的染色体易位在较少的病例中被报道,对它的了解仍然不多,主要是因为易位的"伙伴"还没有被确定,除了以下几个例子:BCL3 基因,t(14;19)(q11;q13)易位时的脊髓灰质炎病毒受体相关 2(PVRL2)基因以及在两个病例中克隆的 IRF4 基因。最近,全外显子测序研究显示,编码小 GTP 酶的 RHOA 基因反复发生杂合性突变(18%的患者),包括 Gly17Val 的突变,这种突变通过 GEP 蛋白的隔离对 Rho 信号通路具有抑制作用。这些突变似乎与 Tfh 样 PTCL/NOS 不同,其特征在于 CD10 和 PD-1 的表达,CD21$^+$ FDC 的增殖和 EBER 阳性。在少数患者中发现 TET2、DNM3TA、IDH2、TET3、FYN 和 B2M 也存在突变。

3.血管免疫母细胞性 T 细胞淋巴瘤

(1)细胞起源:血管免疫母细胞性 T 细胞淋巴瘤(AITL)是一种老年人的侵袭性疾病,占西方国家中所有 PTCL 的 1/3。肿瘤细胞表现为成熟的 $CD4^+ CD8^+$ T 细胞表型,伴有一个或几个 T 细胞标志物的高频缺失以及在一部分细胞中可见的 BCL6 和 CD10 的共表达。基于单标记标志物表达研究最初的推测,基因表达谱的研究证实 AITL 来源于滤泡辅助性 T 细胞。

(2)遗传病变:直到最近,少数的遗传研究未能找到 AITL 相关的致瘤通路。然而,两项全外显子的测序研究发现,67%AITL 病例存在高频发生的 RHOA 突变。这些突变与 PTCL/NOS 中观察到的突变相似,但在其他成熟 B 细胞和 T 细胞肿瘤中没有发现,强烈表明 RHO 信号通路的破坏在其发病机制中起作用。高达 90% 的 AITL 患者被报道有额外的克隆性异常,包括染色体不平衡性和 TET2、IDH2 和 DNMT3A 的突变,这些突变在各种血液细胞肿瘤中常见,而影响 TCR 位点的染色体易位极其少见。

4.皮肤 T 细胞淋巴瘤

在有限的但是相当一部分证据显示克隆性分子标志物的原发皮肤 T 细胞淋巴瘤(CTCL)中存在遗传病变。10q24 上的 *NFKB2* 基因的重排是其中最值得注意的,这种重排导致了一种嵌合蛋白,这种嵌合蛋白保留了体外与 NF-κB 结合的 rel 效应结构域,但是缺少了调控生理情况下蛋白的核质分布所需的锚定蛋白调控结构域。因而易位可通过 NF-κB 通路的持续性活化而在淋巴瘤的发展中发挥作用。

5.间变性大细胞淋巴瘤

(1)细胞起源:间变性大细胞淋巴瘤(ALCL)是一种 T-NHL 的独特亚型(约12%的病例),其对应的正常细胞还没有被发现。肿瘤由大的、多形性的细胞组成,表现出独特的 CD30 抗原阳性和大多数 T 细胞的标志物缺乏的表型。根据间变性淋巴瘤激酶(ALK)胞质部分的嵌合体蛋白的表达,ALCL 被划分为两个亚群,表现出各自独特的转录谱信号,一种是最常见的且可治愈的 ALK 阳性 ALCL,另一种是更具侵袭性的 ALK 阴性 ALCL。然而,区分 ALCL 和其他 T-NHL 常见的 30个基因预测指标可以确认,与 ALK 状态无关,从而表明这两个亚群是密切相关的,很可能来源于共同的前体。

(2)遗传病变:ALK+的 ALCL 的遗传特征是涉及 2p23 及其各种染色体伴侣的易位,其中 t(2;5)(p23;q35)在 70%～80%的病例中发生。t(2;5)易位断裂点的克隆表明了该易位涉及 2p23 上的 *ALK* 基因和 5q35 上的核仁磷蛋白(*NPM1*)基因。易位导致了 NPM 的 N 端与 ALK 的催化结构域在阅读框内连接,通过多种生物学机制驱动其恶性转化:①*ALK* 基因,在正常 T 细胞中不表达,在淋巴瘤细胞中不适当地表达,推测是由于 *ALK* 基因与 NPM1 的启动子序列并置,而 NPM1 生理情况下在 T 细胞中表达。②所有涉及 ALK 的易位均产生具有持续性的酪氨酸活性的蛋白,这是由于在大多数情况下各种融合伴侣诱导自发的二聚体化。持续性 ALK 的活化进而可以导致一些下游信号级联活化,其中 JAK-STAT 和 PI3K-AKT通路起着关键作用。体外和体内转基因鼠的研究均已表明,NPM/ALK 嵌合体蛋白具有恶性转化的能力。

在少部分病例中,*NPM-ALK* 以外的其他融合导致了相应的嵌合体 ALK 蛋白的异常、亚细胞定位和 ALK 的持续性活化。在这些重排中,最常见涉及的基因有 *TPM3/TPM4*、*TRK* 融合基因、*ATIC*、*CLTCL1* 和 *MSN*。最近发现的新型 *TRAF1/ALK* 融合转录物可导致持续的 NF-κB 表达,进一步扩展了已知的 ALK 融合伴侣的多样性。ALK 阴性的 ALCL 的细胞遗传学异常不常见,因此其分子机制尚不清楚。

(李成媛)

第九节 中枢神经系统肿瘤

一、概述

中枢神经系统(CNS)肿瘤是一组具有相当高致残率和死亡率的异质性肿瘤,绝大多数(90%)病发部位在大脑,其余可发生在脑膜、脊髓和颅神经等 CNS 的所有解剖区域,在儿童和成人群体中均有病例,其临床症状和体征的个体差异化取决于受影响的解剖区域,主要有头痛、失明、癫痫、言语障碍和瘫痪等。

CNS 肿瘤大多是散发性的,相对较小比例的原发性 CNS 肿瘤具有遗传综合征背景。不论良、恶性,其导致的致残率和死亡率居所有类型肿瘤之首。形成 CNS 肿瘤的高危因素有:暴露于电离辐射或电磁场中,伴有糖尿病、高血压和帕金森病等其他疾病。

在过去几十年里,CNS 肿瘤的诊断和治疗取得了很大进步,但恶性脑瘤患者生存期和生活质量得到的改善非常有限,因此积极开展神经系统肿瘤大数据、多样本的临床研究具有重要意义。新发现的潜在致癌机制可为疾病的分型、诊断及精准治疗提供更多依据。

1.影像学检查

CNS 肿瘤分类较多,以胶质瘤为例,强烈推荐的影像学诊断以 MRI 平扫加增强为主,CT 为辅。MRI 平扫加增强检查不仅可鉴别胶质瘤与部分非肿瘤病变,避免不必要的手术,而且有助于胶质瘤分级,实时发现肿瘤术中移位,明确胶质瘤侵犯范围,帮助肿瘤立体定向活检区域选择,有利于胶质瘤的切除和预后评估。推荐 MRI 特殊功能检查、PET 和 SPECT 用于鉴别诊断、术前评估、疗效评价和术后随访。

2.实验室检查/分子生物学检测

中枢神经系统肿瘤分类较多,具体诊断以弥漫性胶质瘤的诊断为例。按组织形态可分为星形细胞瘤、少突星形细胞瘤、少突胶质瘤和胶质母细胞瘤;分子分型方面,首先可检测 *IDH* 基因有无突变,胶质母细胞瘤可分为 *IDH* 突变型和野生型;星形细胞瘤、少突星形细胞瘤和少突胶质瘤若发现有 *IDH* 突变可进一步检测 *ATRX*、*TP53* 及 1p19q 状态以进一步明确分型。

3.分级

世界卫生组织(WHO)根据组织病理学特征和基因变异情况将胶质瘤分为 Ⅰ～Ⅳ级。一般来说,Ⅰ级胶质瘤是良性的,可以通过手术切除。虽然Ⅱ级胶质瘤被认为是低级别的恶性肿瘤,但可能不能被完全切除。Ⅲ级胶质瘤具有侵袭性,特点是疾病进展快和预后不良。Ⅳ级肿瘤,也称为多形性胶质母细胞瘤(GBM),是侵袭性最强的肿瘤,预后差。GBM 有两种类型,即原生 GBM 和次生 GBM。尽管有多种治疗策略,包括手术切除、放疗和辅助化疗,但恶性神经胶质瘤患者的预后仍然很差,GBM 患者的中位总生存时间只有 15 个月。

二、胶质瘤

(一)分子变化

1.异柠檬酸脱氢酶(IDH)

毫无疑问,异柠檬酸脱氢酶(IDH)突变彻底改变了我们对成人胶质瘤的生物学认识。在整合胶质母细胞瘤分子分型的重要论文中,有学者发现一部分以 IDH1 体细胞突变为特征的胶质母细胞瘤。大多数病例为 R132 氨基酸异常。即便是最初的研究,已发现这种类型肿瘤预后好,发生在年轻人群,与继发性胶质瘤相关。一年后,一项更大数据研究验证了 IDH 突变(神经胶质瘤也以 IDH2 突变为特征)和 IDH 野生型胶质瘤的预后存在差异,前者预后好。在大部分低级别星形细胞瘤和绝大部分少突胶质细胞瘤(任何分级)也发现有 IDH 突变。IDH 突变在低级别胶质瘤中已作为提示患者预后好及替莫唑胺治疗效果的一个标记物。低级别胶质瘤 IDH 突变的发现促进了对儿童弥散型星形细胞瘤的认识,儿童浸润型胶质瘤无 IDH1 突变。这种差异解开了神经病理学家几十年来的困惑——除非有相似的分子表型,儿童和成人低级别星形细胞瘤的生物学行为显著不同。

由于 90% IDH 突变胶质瘤为 R132H 异常,因此,针对这种突变蛋白的单克隆抗体应运而生。该抗体具有高度敏感性,并且对于突变蛋白完全特异。这一突破使得神经病理学家能够在光镜下确定脑肿瘤的分子特征。这种突变特异性抗体的用途是多样的。其能够识别非肿瘤性胶质组织背景中的浸润型肿瘤细胞的能力,已经极大地改善了隐匿型低级别胶质瘤的诊断。IDH1 突变特异性抗体也可用于鉴别反应性胶质增生和肿瘤性增生,在组织形态学上,二者有时非常类似。虽然仍有一些机构应用 PCR 检测 IDH1 特异性突变,但大部分机构已采用免疫组织化学技术。应该注意到的是,无 R132H 突变的病例,可能有 IDH1 或 IDH2 的其他突变。

2.O-6-甲基鸟嘌呤-DNA 甲基转移酶(MGMT)

O-6-甲基鸟嘌呤-DNA 甲基转移酶(MGMT)是一种 DNA 修复基因,位于染色体 10q26。MGMT 基因编码 DNA 修复蛋白,在酶的催化位点内,在 O-6 位点(DNA 烷基化的重要位点)将烷基转化为丝氨酸残基,因此耗尽 MGMT 蛋白。MGMT 有修复由烷化剂导致的 DNA 损伤的能力,烷化剂的存在使得肿瘤细胞中 MGMT 量增多,进而导致肿瘤对此类化疗药物不敏感。MGMT 启动子的甲基化可使 MGMT 沉默,DNA 损伤不可修复,从而使得细胞对药物治疗更敏感。MGMT 启动子甲基化以及后续发生的表现遗传学失活,与接受烷化剂治疗的胶质瘤患者生存较长有关。这种获益在年长患者中更明显,且这些患者可能从替莫唑胺的单药治疗中获益(经典的治疗是化疗与放疗联合)。

目前,多种方法已用来评估 MGMT 启动子区域的甲基化状态。

MGMT 甲基化状态检测方法有多种,包括 DNA、RNA 或蛋白表达的评估。就 DNA 方法检测 MGMT 甲基化状态来说,大多技术是应用亚硫酸氢盐预处理 5-甲基胞嘧啶和胞嘧啶检测。未甲基化胞嘧啶转化成尿嘧啶,而甲基化胞嘧啶不会转化。甲基化部位包括 CpG 二核苷酸和 CpC 岛(CPI)。DNA 编码过程中,未甲基化胞嘧啶转化为 T,而甲基化尿嘧啶转化为 C。甲基化特异性的 PCR 扩增(MSP)是目前检测 MGMT 甲基化状态最常用的方法,该方法也应用于甲基化与早期生存获益关系的研究。即便巢氏 PCR 可提高敏感性,该研究与后续报道仍指出使用 MSP 在石蜡包埋组织中应用的局限性。凝胶读取数据具有主观性也是这一技术的缺陷。其他亚硫酸氢盐相关的检测方法已经发布。

MethyLight 是一种荧光定量实时 PCR 检测方法,不需要凝胶读取数据;反转录 PCR 方法与 MSP 有高度一致性,近期研究发现,有些胶质母细胞瘤中该方法的敏感性较 MSP 低。

焦磷酸测序技术的优点在于能提供每个 CpG 位点,这是评估 MGMT 状态的非常好的方法;然而,目前该技术尚未在大部分实验室普及。

联合亚硫酸氢钠限制性内切酶分析法(COBRA),依据甲基化状态的不同,用限制性内切酶消化切割基因组 DNA,从而产生不同长度 DNA 片段,已有强有力的技术运用此方法。

甲基化敏感性高分辨率融解原理是依据甲基化和未甲基化 PCR 产物熔点不同,而且是检测 MGMT 启动子甲基化状态十分特异的方法,但敏感性却比 MSP 和其他方法低一些。

结合引物扩增和高效液相层析仪(SIRPH)已很少应用,该方法只能确定一个 CpG 位点的启动子甲基化。

甲基化特异性—多重连接酶依赖性探针扩增法(MS-MLPA)是唯一不需要亚硫酸氢盐预处理的方法。此方法中,甲基化特异性探针包括一个甲基化敏感的限制性位点。样本分开,一半进行一个单连接步骤,另一半进行甲基化特异性消化。两份样本均进行 PCR 扩增,然后比较片段的峰值,得出甲基化比值。

微珠甲基化阵列,也是依赖亚硫酸氢盐预处理的一种方法,可用于确定脑肿瘤(包括 MGMT 启动子评估)几千个 CpG 位点的甲基化状态。应用此项技术所做的研究也已发现 MGMT 甲基化状态与预后的关系。

应用 MGMT 免疫组织化学染色仍有争议,有些研究发现免疫组织化学蛋白阳性表达与生存期相关,几项研究发现蛋白表达与甲基化之间一致性很差,其他研究认为 MGMT 蛋白表达与患者生存期缺乏相关性。许多研究认为目前免疫组织化学还不能用于指导临床。免疫组织化学应用的抗体和流程标准化统一存在困难,还包括病理学家阅片存在主观性差异以及判读的临界值设定的问题。

3.染色体 1p/19q 缺失

少突胶质细胞瘤的染色体 1p 和 19q 共缺失的发现,引领神经肿瘤病理学进入分子时代。1 号染色体和 19 号染色体不平衡易位引起 1p/19q 缺失[t(1;19)(q10;p10)]。最近,二代测序发现残余 19q 有 CIC 基因和残余 1p 有 FUBP1 基因突变。几乎所有 1p/19q 共缺失的少突胶质细胞瘤均有 IDH1 和 IDH2 突变。

这种基因改变与少突胶质细胞瘤患者生存获益相关,毫无疑问使得该分子检测异常重要,也使其成为原发性脑肿瘤中广泛应用的分子检验。近来,欧洲癌症研究和治疗机构 26951 临床试验证实,肿瘤 1p 和 19q 共缺失的患者放疗后有生存获益。

鉴于肿瘤 1p 和 19q 评估的重要性,在 MGMT 的病例中,已发展了许多染色体改变的评估方法。原位杂交技术是最常用的方法,大部分实验室都具备试验条件。评估 1p/19q 共缺失(包括可信探针)的试验流程也已妥善建立并被广泛使用。

数个基于 PCR 的方法检测杂合性缺失(LOH)已在 FFPE 样本中应用。

比较基因组杂交技术最初用于研究,该技术尤其适合评估染色体的变化,已快速地应用于 FFPE 的临床样本中。

多重连接探针扩增技术是一种相对比较新的技术,可评估 40 个位点。这一方法已经建立起来,作为一种可信的且敏感的检测 1p19q 共缺失的方法。

许多其他分子技术可评估拷贝数目变化,尤其是 SNP 芯片阵列和二代测序。

4.鼠类肉瘤病毒癌基因同源物 B1(BRAF)

BRAF 位于染色体 7q34,属于丝氨酸/酪氨酸激酶的 raf 家族,调控 MAP 激酶和细胞外信号传导相关的酶,调节细胞分裂和分化。

中枢神经系统(CNS)的许多肿瘤都与 BRAF 有关,主要有两种独特和相互排斥的方式:V600E 突变以及串联重复形成新的融合产物。

BRAF 突变与多种肿瘤有关,诸如非霍奇金淋巴瘤、结直肠癌、甲状腺癌、肺腺癌,尤其是皮肤恶性黑色素瘤,均发现存在 BRAF 突变,突变率约 50%。V600E 突变涉及谷氨酸替代缬氨酸,与主要致瘤 BRAF 突变有关,也是迄今为止唯一发现的 CNS 肿瘤发生相关的突变。

一项包括 1320 例脑肿瘤的大规模研究证实某种类型肿瘤有 BRAF 的高频突变,尤其是多形性黄色瘤型星形细胞瘤(PXA)、神经节细胞胶质瘤、小脑毛细胞型星形细胞瘤和儿童低级别星形细胞瘤。

PXA 和神经节细胞胶质瘤均为良性，年轻人多发，高发年龄为 20～30 岁。这两种肿瘤的形态学存在交叉，并且也已有混合型 PXA-节细胞胶质瘤的报道。需要注意的是，BRAF 突变的毛细胞型星形细胞瘤通常发生于间脑，而发生于小脑的毛细胞型星形细胞瘤只有 1/53(2%)出现 BRAF 突变。

就像在本章"IDH 分子变化"中阐述的那样，儿童低级别星形细胞瘤与成人型有不同的分子特征。IDH 突变在成人低级别星形胶质瘤中常见，但并不出现在儿童低级别星形胶质瘤中。与其相反，儿童型星形胶质瘤多发生 BRAF 突变。

传统上，BRAF V600E 突变常用 PCR 和 Sanger 法测序，近来 V600E 突变蛋白可用单克隆抗体检测。有数据分析，该抗体的敏感性和特异性与测序结果有很好的一致性(97.1%)。期望该抗体在本书出版时能够得到广泛使用。

我们对 BRAF V600E 突变的理解变得更重要可能是由于维罗非尼。口服药维罗非尼是 BRAF 激酶抑制剂，有阻断 V600E 突变的 BRAF 蛋白激酶的功能。该药对野生型 BRAF 的细胞无生物学活性。此药物已应用于伴有 BRAF 突变的恶性黑色素瘤，也已经用于中枢神经系统转移性黑色素瘤的治疗。接下来数年，用维罗非尼治疗 BRAF 突变的转移性疾病的频率可能增加，而该药物对中枢神经系统原发肿瘤的有效性仍未知，儿童胶质瘤临床试验正在进行。

BRAF 基因与毛细胞型星形细胞瘤的发生机制有关。毛细胞型星形细胞瘤与神经纤维瘤病 1 型有关(与 *NF1* 基因缺失相关，17q11.2)。NF1 患者的肿瘤常常累及视神经。累及颅后窝的毛细胞型星形细胞瘤大部分无 NF1 异常。一些较敏感的技术提示染色体 17q34 获得涉及 *BRAF* 基因。这种变化伴有 MEK-ERK 信号通路增强。特异性重组包括 *BRAF* 基因串联重复，伴 *KIAA1549* 框内融合，最终形成一个新的融合基因。这种重组类型常见于颅后窝毛细胞型星形细胞瘤。BRAF 状态并不因发生部位不同而有明显的生物学行为差异，发生在小脑和皮质的肿瘤表现较好(某种程度上与手术情况有关)。

已有许多试验方法检测 *BRAF* 基因串联重复/融合产物。荧光原位杂交技术应用融合探针检测，是一种用于评估基因改变的具有敏感性和特异性的方法。依据 qRT-PCR 的强有力技术适合应用于 FFPE 样本，这一方法已有描述。这种融合类型对毛细胞型星形细胞瘤的诊断具有特异性。

5.表皮生长因子受体(EGFR)

表皮生长因子受体(EGFR)是细胞表面蛋白激酶，与表皮生长因子结合。*EGFR* 是胶质母细胞瘤中最常见的扩增基因，超过 1/3 病例发生 EGFR 扩增。EGFR 扩增，通常出现双微体，伴随有额外染色体成分，与继发性胶质母细胞瘤相比，原发性胶质母细胞瘤更常见。EGFR 参与 PTEN/AKT/MTOR 通路，是胶质瘤发生的重要驱动通路。胶质母细胞瘤的小细胞亚型通常有 EGFR 高频扩增。鉴于这种少见的组织学亚型形态学上常常鉴别困难（特别是与间变性少突胶质细胞瘤），EGFR 扩增状态可能有助于鉴别诊断。EGFR 扩增很容易通过 FISH 检测，罗氏的 EGFR 探针和 7 号染色体可用于明视野双原位杂交信号检测 EGFR 扩增。

胶质母细胞瘤中 EGFRvⅢ是最常见的突变变异型，超过一半的 EGFR 扩增表现为这种扩增变型，这种变型是 EGFR 蛋白胞外结构域氨基酸残基 6 到 273 框内缺失。这种变异蛋白提供了靶向免疫治疗的特征性靶点，针对此突变蛋白的抗体已在研发中。变型特异性多肽疫苗也已研发，并已完成临床Ⅰ期和Ⅱ期试验，取得了阳性结果。最近，EGFRvⅢ特异性重组抗体已开发，除有潜在的治疗用途，也适合用于 FFPE 组织上的诊断。

6.肿瘤蛋白 p53(*TP53*)

TP53 是重要的抑癌基因。正如在其他器官系统中，*TP53* 在 CNS 肿瘤中的突变已被很好地阐述。在星形细胞肿瘤中，*TP53* 突变频繁发生于低级别星形细胞瘤和继发性胶质母细胞瘤（＞60％），而不是原发性胶质母细胞瘤（＜30％）。*TP53* 突变尤其频发于原浆型和弥散型星形细胞瘤（相对更容易转化成间变性星形细胞瘤和继发性胶质母细胞瘤）。胶质母细胞瘤的巨细胞变异型，特征性地出现多量大细胞、多核细胞，*TP53* 突变率高达 90％。

肿瘤中 p53 状态最常通过免疫组织化学方法评估。该方法简单、经济，但是检测结果在不同单位之间碍于实验条件及阅片主观性而存在差异。多种方法用于评估 p53 免疫染色结果。一些实验室采用 4 级半定量法：阴性，0；＜10％细胞局灶强阳性，1＋；10％～50％细胞强阳性或＞50％细胞弱阳性，2＋；＞50％细胞强阳性，3＋。3 级评分系统更受推崇：异常，无着色；异常，＞50％肿瘤细胞中到强着色；正常，＜50％肿瘤细胞中到强着色，该分级系统有利于发现纯合子缺失或无义突变。

7.鼠双微体 2(MDM2)

MDM2 参与 p53 通路。p53 诱导 MDM2 表达，MDM2 通过负反馈抑制 *TP53* 转录活性。MDM2 也可与 MDMX 聚合形成 E3 泛素连接酶复合物，使得靶蛋白 MDM2 和 p53 降解。一些研究应用免疫组织化学方法评估 MDM2 扩增的可能。对于 MDM2 扩增，FISH 检测的特异和敏感度更高，已批准探针上市，用于亮视野原位杂交检测。然而，尽管该检测常规用于软组织肿瘤中，但胶质母细胞瘤中并未常规应用。另一种 DISH 探针也适用于亮视野。

8.胶质母细胞瘤的其他染色体改变

胶质母细胞瘤多种其他的染色体改变已有阐述。染色体 10q 缺失是其中最常见的，发生在 60％以上的病例中。22q、1p 和 19q 孤立的杂合性缺失也已有所阐述，需要注意的是后者很重要，因为可以在少突胶质细胞瘤中通过 FISH 检测到

1p/19q 双缺失。

9.张力蛋白同源第 10 号染色体缺失的磷酸酶(PTEN)

PTEN 抑制 PI3K-AKT-MTOR 通路,从而抑制细胞增生和存活。PTEN 胚系突变的患者,发展为乳腺、甲状腺、内膜肿瘤的风险增高。大约 25% 胶质母细胞瘤存在 PTEN 突变,继发性胶质母细胞瘤远远多于原发性。PTEN 还与成人小脑发育不良性神经节细胞瘤有关,其发病机制是由于非突变等位基因杂合性缺失。PTEN 突变应用传统的测序法进行评估。

10.MYC/MYCN

近年来发现恶性胶质瘤的一个变异型,伴有类似原始神经外胚层肿瘤(PNET)成分。这些肿瘤的 PNET 成分中常有 MYC 或 MYCN 扩增。大多数实验室可以用 FISH 检测该扩增,DISH 探针也可以检测。

(二)分类

1.成人低级别胶质瘤

Ⅰ级胶质瘤主要是毛细胞型星形胶质瘤,组织学上是良性肿瘤,很少发生恶性进展,高发人群为儿童,详见后文的"儿童低级别胶质瘤"相关内容。组织学上,Ⅱ级胶质瘤根据细胞起源分为 3 类:①弥漫性星形细胞瘤,起源于星形细胞;②少突神经胶质细胞瘤,起源于少突胶质细胞;③少突星形胶质细胞瘤,起源于星细胞和少突细胞。这三种亚型都伴有异柠檬酸脱氢酶 1(*IDH1*)基因 R132 残基的驱动突变,IDH1 的 R132 突变会生成异常的代谢物 2-羟基戊二酸二乙酯(2HG)。IDH1 R132 的突变通过影响 *G-CIMP* 等基因的 CpG 岛甲基化表型(G-CIMP)和组蛋白甲基化修饰的改变促进肿瘤的发生。尽管Ⅱ级星形细胞瘤和Ⅱ级少突神经胶质细胞瘤均存在 IDH1 的 R132 残基突变,但Ⅱ级少突神经胶质细胞瘤的预后(11.6 年)明显优于Ⅱ级星形细胞瘤(5.6 年),Ⅱ级少突神经胶质细胞瘤进展为高级别胶质瘤的概率为 45%,而Ⅱ级星形细胞瘤进展为高级别胶质瘤的概率则为 74%。含有 IDH1 突变的Ⅱ级胶质瘤患者的生存和进展获益可能由于共同突变而改变。少突神经胶质细胞瘤通常还伴有染色体 1p 和 19q 的杂合性丢失(LOH),该 LOH 通常是单着丝粒易位的结果。在少突神经胶质细胞瘤中,1p/19q 缺失通常与 capicua 转录抑制因子(CIC,定位于 1 号染色体)或者与远端上游元件(FUSE)结合蛋白 1 (FUBP1,定位于 19 号染色体)的体细胞突变共存,IDH1-CIC/FUBP1-1p/19q LOH 的Ⅱ级少突神经胶质细胞瘤中位生存期为 8 年。而在Ⅱ级星形胶质细胞瘤中,普遍存在染色质修饰因子 ATRX[伴 α-地中海贫血/X 连锁智力低下综合征相关蛋白(ATRX)]的体细胞突变、抑癌基因 *TP53* 突变、17 号染色体 LOH(*TP53* 位于 17 号染色体),IDH1-ATRX-TP53 型Ⅱ级星形胶质细胞瘤的中位生存期为 5 年。该型Ⅱ级星形胶质细胞瘤容易进展形成继发性多形性胶质母细胞瘤,这个过程受到表观遗传学调控,以及 *RB1*、*CDKN2A* 和 *PTEN* 等基因缺失的介导。Ⅱ级少突星形胶质细胞瘤具有Ⅱ级星形胶质细胞瘤的突变和染色体 LOH,中位生存期为 6.6 年。

2.成人高级别胶质瘤

多形性胶质母细胞瘤(GBM,WHO Ⅳ)是最常见的恶性脑瘤,占所有原发性脑肿瘤的 15.6%,占胶质瘤的 60%。有两种主要途径形成 GBM:一种是原发性 GBM,占所有 GBM 的 95%;另外一种是继发性 GBM,主要从低级别胶质瘤进展而来,占 5% 左右。继发性 GBM 多发生于年轻人,预后比较好,携带有 IDH1 突变,常见的同时发生突变的有 *ATRX* 突变、*TP53* 突变,以及 *RB1*、*CDKN2A* 和 *PTEN* 的缺失。相反地,原发性 GBM 主要发生在老年人,预后差,通常伴有 p53、RB1 和受体酪氨酸激酶/RAS/磷脂酰肌醇-3-激酶(RTK/RAS/PI3K)三条核心信号的失调。TCGA 进行的大规模的 GBM 基因组第二代测序研究表明,在 85.3% 的 GBM 中存在 p53 信号通路的失调,包括 p53 缺失(27.9%)、CDKN2A 杂合性丢失(57.8%)及 MDM1/2/4 扩增(15.1%)。CDKN2A 的缺失也会导致 Rb 通路的失调,其他影响 Rb 信号通路的事件包括 *RB1* 基因缺失(7.6%)或 CDK4/6 扩增(15.5%),占所有 Rb 信号改变的 78.9%。67.3% 的 GBM 存在 RTK 的体细胞突变,最常见的是表皮生长因子受体(EGFR)(57.4%)和血小板源性生长因子受体 α(PDGFRA)(13.1%)。PTEN 缺失或 PI3K 的突变和神经纤维瘤蛋白 1(NF1)缺失发生在 10% 的 GBM24。整体来说,RTK/RAS/PI3K 信号通路在 89.6% 的肿瘤中被打击一次,在 39% 的肿瘤中被打击多次。此外,据报道,83.3% 的 GBM 有 TERT 启动子突变(C228T 或 C250T)反复发生,这些突变和 ATRX 突变是相互排斥的。

在基因表达谱分析的基础上,GBM 又被分为 4 型:经典型(7 号染色体扩增、10 号染色体缺失、CDKN2A 缺失);间充质型(NF1 局灶性缺失或突变);前神经型(IDH1 突变或 PDGFRA 扩增);神经型(EGFR 扩增伴有神经表达标志)。这些分类可用于预测治疗效果,如经典型 GBM 对于密集型治疗反应更好,而前神经型则对密集型治疗效果不佳。另一个预后的标志是 CpG 岛甲基化表型(G-CIMP)。研究表明,IDH1 突变并伴有 G-CIMP 甲基化修饰的前神经元型 GBM 的生存期(中位生存期为 150 周)与没有 G-CIMP 甲基化修饰的前神经元型 GBM(中位生存期为 42 周)或其他型 GBM(中位生存期为 54 周)相比,显著增加。O-6-甲基鸟嘌呤-DNA 甲基转移酶(MGMT)启动子甲基化状态也在临床上用于判断对治疗的反应,因为 MGMT 表达沉默的肿瘤的 O-6 位点的烷基基团不能被烷化剂替莫唑胺去除。

间变型(WHO Ⅲ级)胶质瘤包括间变型星形胶质细胞瘤、间变型少突星形胶质细胞瘤和间变型少突神经细胞瘤,其基因组学研究不如 GBM 深入。临床上间变型胶质瘤可以产生于无低级别胶质瘤病史的患者(原发性)或者从低级别胶质瘤进展而来(继发性间变型胶质瘤)。Ⅲ级胶质瘤进展为 GBM 的风险高,进展的比例和预后在不同的组织型中各有不同,间变型星形胶质细胞瘤 5 年总生存率为 26.5%,间变型少突神经母细胞瘤 5 年总生存率为 50.7%。75%~90% 的Ⅲ级胶质瘤中存在 IDH1 突变。间变型星形胶质细胞瘤占原发性脑肿瘤的 1.7%,经常携带 ATRX 和 IDH1 突变、p53 缺失和 Rb 通路的改变(包括 RB1 的丢失、CDKN2A 缺失、CDK4/6 扩增)。已经确定的还有 RTK/RAS/PBK 通路的失调(包括染色体 10q 的 LOH)会导致胶质母细胞瘤的快速进展。间变型少突胶质细胞瘤很少见(占原发性脑瘤的 0.5%),Ⅱ级少突神经母细胞瘤(主要特征为染色体 1p/19q 缺失、IDH1-CIC/FUBP1 突变)的进展可能是由 CDKN2A 和 PTEN 的缺失介导的。与 GBM 相同,在间变型胶质瘤中也确认了 TERT 启动子区的反复突变(C288T 或 C250T),在 26.7% 的间变型神经胶质细胞瘤、14.8% 的间变性星形细胞瘤和88.4% 的间变性少突胶质细胞瘤中可见。不同间变性胶质瘤中 TERT 启动子区突变的差异可能是由于在间变性星形细胞瘤中 AIRX 的突变频率更高,在 GBM 和其他胶质瘤类型中 TERT 的启动子突变和 ATRX 的突变是相互排斥的。

3.儿童低级别胶质瘤

儿童低级别胶质瘤(WHO Ⅰ和Ⅱ级)是儿童最常见的脑肿瘤,广义上可以分为非浸润型胶质瘤(如毛细胞型星形胶质细胞瘤)和浸润型胶质瘤。毛细胞型星形胶质细胞瘤(WHO Ⅰ级)在组织学分型上属于良性肿瘤,恶性进展可能性低,通常发生在儿童期,主要在小脑半球多见(67%),表现为囊性。促分裂原活化的蛋白激酶/细胞外信号调节激酶(MAPK/ERK)通路活化参与驱动毛细胞型星形胶质细胞瘤的形成。这一结论是通过研究遗传性肿瘤综合征神经纤维瘤 1 型患者得出的,15% 的该综合征患者有 NF1 基因生殖细胞的功能缺失性突变。NF1 是 RAS 信号通路的负性调控因子,该综合征患者除了可能发展为咖啡牛奶斑和皮肤神经纤维瘤,还可能进展为毛细胞型星形胶质细胞瘤。进一步的研究表明,MAPK/ERK 通路活化对于散发性毛细胞型星形胶质细胞瘤的形成非常重要,90% 的小脑毛细胞型星形胶质细胞瘤均有 KIAA1549-BRAF 融合基因(B-Raf 是一个原癌基因,是一种丝/苏氨酸激酶),该融合基因可以通过 BRAF 自身抑制性结构域的截短而导致 BRAF 信号通路的持续活化。毛细胞型星形胶质细胞瘤也可以通过体细胞 BRAF V600E 突变、K-ras 突变、Raf-1 原癌基因、丝/苏氨酸激酶 RAF1 融合和 NF1 的功能缺失性突变而导致 MAPK/ERK 的持续性活化。约 20% 非小脑来源的毛细胞星形胶质细胞瘤没有 KIAA1549-BRAF 融合基因,这种没有 KIAA1549-BRAF 融合基因的肿瘤近来被发现通过其他的方式活化 MAPK 信号通路,包括成纤维生长因子受体(FGFR1)改变突变、酪氨酸激酶结构域(TK)复制,与酸性卷曲螺旋蛋白 1 (TACC1)融合,神经营养酪氨酸激酶受体 2(NTRK2)融合导致酪氨酸激酶区截短从而诱导了受体二聚体持续形成以及与 FGFR1 发生共突变的肿瘤中导致蛋白酪氨酸磷脂酶非受体 11(PTPN11)热点突变。

儿童弥漫性胶质瘤,包括弥漫性星形胶质细胞瘤、神经节细胞胶质瘤、血管中心性胶质瘤、多发性黄色星形胶质细胞瘤、少突神经胶质瘤和少突星形胶质细胞瘤,这些肿瘤无论是其弥漫性生长的模式、解剖学定位(通常在小脑幕)还是恶性转化倾向均与毛细胞型星形胶质细胞瘤完全不同。有学者研究发现,52%(23 例中 12 例)的弥漫性星形胶质细胞瘤(WHO Ⅱ级)都有 ERK/MAPK 信号通路的活化,ERK/MAPK 信号通路的活化是通过 FGFR1/3 改变、BRAF 改变或 KRAS 活化突变导致的。在少突神经胶质瘤和少突星形细胞瘤中发现了常见的多发的 FGFR1 改变。ERK/MAPK 活化的弥漫性星形胶质细胞瘤亚群(12 例中的 2 例,16.67%)存在多发的组蛋白 H3、家族 3A(H3F3A)K27M 突变,这个突变在儿童多形性胶质母细胞瘤(GBM)中也常被报道。

大多数其他类型的弥漫性低级别胶质瘤也同样存在 MAPK/ERK 活化。多形性黄色瘤型星形胶质细胞瘤(WHO Ⅱ级)很罕见,2/3 以上为小脑幕上星形细胞瘤。5 年总生存率为 81%,可能发生恶性进展,但是很少见。最近的研究表明,10 例多形性黄色瘤型星形胶质细胞瘤中有 7 例有 BRAF V600E 突变。同样,该研究也发现,55.6%(9 例中的 5 例)的神经节细胞胶质瘤也存在 BRAF 改变引起的 ERK/MAPK 活化(其中 3 例 V600E,2 例 BRAF 融合)。

与毛细胞型星形胶质细胞瘤不同,约 1/4 的儿童弥漫性星形胶质细胞瘤(23 例中的 6 例,26%)存在 v-myb 禽成髓细胞瘤病毒致癌基因同源物(MYB)的改变,包括与原钙黏蛋白亚家族 A1(PCDHGA1)的融合或游离体的形成,有一例存在 v-myb 禽成髓细胞瘤病毒致癌基因同源物样 1(MYBL1)的重排。在一项独立拷贝数改变的研究中,有学者确认了 28%(5/18)的儿童弥漫性星形胶质细胞瘤中由局部扩增导致的 MYBL1 的短串联重复/截短。这些 MYB/MYBL1 改变在毛细胞型星形胶质细胞瘤中没有观察到,虽然在报道的另外两个血管中心性胶质瘤中均存在 MYB/MYBL 融合,进一步提示该通路的改变是弥漫性儿童胶质瘤亚型的特异性改变。

4.儿童高级别胶质瘤

虽然儿童 GBM 与成人 GBM 的组织学类型基本相似,但是有一部分儿童 GBM 中存在特别的基因组改变,进而驱动肿瘤形成,这些肿瘤形成时的表观遗传学的失调也在其中发挥作用。反复发生的组蛋白变体 H3.3 的突变(H3F3AK27M;G34R/V),常与染色体重塑子 ATRX 或死亡结构域相关蛋白(DAXX)及 TP53 的有害突变共存在,31%的儿童 GBM 中有驱动肿瘤的形成。在弥漫性脑桥胶质瘤 (DIPG)中上述比例更高,一项独立研究表明,78%的 DIPG 含有 H3F3A 或组蛋白簇 1,H3b(HIST1H3B)的 K27M 体细胞突变,而 H3F3A G34R 突变则主要局限在非脑干细胞儿童 GBM 中。最近,H3K27 K27M 被鉴定为一个显性负性突变,该突变可以改变其与多梳抑制复合物(PRC2)的结合,从而导致了全基因组范围内的 H3K27me3 抑制性标志物减少,最终导致了全基因组 DNA 低甲基化。在儿童 GBM 中,H3.3 突变和 IDH1 R132H 的突变是相互排斥的,因此,在儿童 GBM 中,很少有 IDH1 的突变,但 IDH1 的突变可以导致表观遗传学的失调控和 DNA 的高甲基化修饰(G-CIMP)。据报道,与儿童低级别胶质瘤相同,10%的高级别胶质瘤中也有 BRAF(V600E)突变;然而,与儿童低级别胶质瘤不同的是,高级别胶质瘤中 BRAF(V600E)突变常与 CDKN2A/B 的杂合性丢失同时发生。

从结构变异的角度来说,儿童 GBM 与经典的原发性成人 GBM 有所差别,74%的成人患者和 13%的儿童 GBM 患者伴有 7 号染色体的扩增;80%的成人 GBM 有 10 号染色体缺失,而儿童 GBM 只有 35%的患者伴有 10 号染色体缺失。然而,儿童 GBM 患者发生 1q 扩增的频率更高(30%的儿童患者,9%的成人患者),在 12%儿童 GBM 中发生高频 PDGFA 的局灶性扩增,19%儿童 GBM 中发生 CDKN2A/B 杂合性丢失。

三、脑膜瘤

脑膜瘤是最常见的原发性颅内肿瘤,占所有原发性脑肿瘤的 1/3。脑膜瘤被认为起源于脑膜的蛛网膜,脑膜瘤可以发生于整个神经轴,因此脑膜瘤以具有多种多样的组织亚型为显著特征。尽管 70%~80%的脑膜瘤是良性肿瘤(WHO Ⅰ级),但它们却表现出更强的侵袭性行为(WHO Ⅱ级和Ⅲ级)。最近的基因组学研究显示,80%的脑膜瘤可以恰好分为 3 个临床相关的,却相互排斥的遗传组别,它们在组织学、解剖学定位和恶性进展的可能性方面存在差异。

第一大类脑膜瘤,也是最大的一类为 NF2/chr22 缺失的脑膜瘤,其特点是抑癌基因 NF2 的双等位基因缺失。遗传性肿瘤综合征神经纤维瘤病Ⅱ型的一个重要特征是由于抑癌基因 NF2 的生殖细胞突变导致的多发性脑膜瘤,NF2 的双等位基因缺失能够驱动 50%的散发性脑膜瘤的形成,而且是脑膜瘤恶性转化的重要风险因子。至少 75%的 WHO Ⅱ级脑膜瘤有 NF2/chr22 的缺失。NF2/chr22 缺失的肿瘤更多见于大脑两侧凸面的脑膜,但是当肿瘤位于颅底时,肿瘤则被限制在颅底的后外侧部。NF2/chr22 缺失在脊柱脑膜瘤中也是很常见的。罕见的是,NF2/chr22 缺失肿瘤中也有染色质重塑基因 SWI/SNF 相关的、基质相关肌动蛋白依赖染色质调节因子 B 亚家族成员 1(SMARCB1)基因的双等位基因缺失。

SMARCB1 也位于 22 号染色体,已被发现在各种恶性横纹肌样瘤、多发性脑膜瘤和神经鞘瘤病家族中存在缺失。

第二大类是 TRAF7 突变的脑膜瘤,该类脑膜瘤恶性转化的风险较低。肿瘤坏死因子受体相关因子 7(TRAF7)含有一个促凋亡 N 端环和具有 E3 泛素连接酶活性的锌指结构域,其体细胞突变在约 25% 的脑膜瘤中存在(包括 27% 为 WHO Ⅰ级)。TRAF7 突变肿瘤通常同时发生 AKT/PI3K/mTOR 通路中某些成员的突变,最引人注意的是,复发性 v-akt 小鼠胸腺瘤病毒癌基因同源物 1(AKT1)的 E17K 突变,该突变可激活 PI3K 通路,在 14% 的 Ⅰ 级脑膜瘤中有报道。第二种 TRAF7 亚群存在一个发育的重要调节转录因子 Krupple 样因子 4(KLF4)和 4 个能重编程分化细胞到诱导性多能干细胞状态的 Yamanaka 因子中的一个共突变。12% 的 WHO Ⅰ 级脑膜瘤中最常见的 KLF4 K409Q 突变是在 DNA 结合结构域的突变,表明这个突变可能可以改变转录因子 KLF4 结合到其共同识别序列。这些突变增加了手术后瘤周水肿的风险,100% 的分泌型脑膜瘤存在 KLF4 的 K409Q 突变和 TRAF7 的共突变。TRAF7 突变的肿瘤通常位于颅底中线处,尤其是前颅底区,虽然它们也可于前叶脑膜侧翼生长。

第三大类主要的脑膜瘤是 sonic Hedgehog(SHH)组。约 3% 的良性脑膜瘤具有 SMO 的突变,SMO 突变能够活化 SHH 信号通路。有趣的是,SMO L412F(n=5)突变的脑膜瘤全部位于颅前窝内侧。

四、髓母细胞瘤

髓母细胞瘤是儿童最常见的恶性原发性脑肿瘤。WHO 分类将其分为典型髓母细胞瘤和四种形态学变异型,其中促纤维组织增生性髓母细胞瘤和伴有广泛结节的髓母细胞瘤这两种变异型预后好,另外两种间变型和大细胞型预后差。一些阐述清楚的遗传学变化丰富了对形态学变型的认识。值得注意的是,MYC 和 MYCN 扩增与间变型和大细胞型,以及预后差有关。PTCH 基因改变,结果导致 hedgehog/sonic hedgehog(SHH)信号通路下调,主要出现在促纤维增生型和伴有广泛结节型的变型。特科特综合征是家族性腺瘤性息肉病,也可伴发髓母细胞瘤,这些患者的 APC/CTNNB1(β-连环蛋白)/AXIN1/2 突变扰乱了 Wnt 通路,使得 β-连环蛋白定位于细胞核并调控下游靶点。因此,β-连环蛋白免疫组织化学染色可用于辨认一些 Wnt 通路异常的肿瘤。

幼儿期即确诊脑肿瘤的儿童有生活、社交、认知能力形成延迟的风险。鉴于髓母细胞瘤患者预后差异很大,近期研究期望能以预后差异为基础进行分组,以便于临床肿瘤学家选择治疗方案,对生物学行为预后差的患者进行积极治疗。一些大型研究依据基因表达状态和拷贝数目变化,建议将肿瘤基于分子学特征分成四组。

这些研究证实四组不同特征的髓母细胞瘤,部分与前述提及的亚组相关:Wnt、SHH、组 3 和组 4。CTNNB1 的 3 号外显子突变发生于 89% 的 Wnt 通路相关肿瘤。G//2 扩增和 PTCH1 缺失在 SHH 肿瘤中常见。*MYCN* 基因扩增在 SHH 肿瘤中常见,但在非 SHH 肿瘤中也可见。组 3 有显著的 MYC 扩增,组 4 有显著的 MYCN 扩增。一些研究提出应用免疫组织化学方法对髓母细胞瘤 FFPE 样本进行近期推荐的分子学分类,用 β-连环蛋白和 DKK1 提示 Wnt 肿瘤,GAB1 和 SFRP1 提示 SHH 肿瘤,YAP1 和 filamin A 隐性提示非 SHH/Wnt 肿瘤或者 NPR3 阳性提示组 3,KCNA1 阳性提示组 4。

五、室管膜瘤

室管膜瘤是胶质肿瘤,产生于脑室系统的细胞层。有趣的是,室管膜瘤生长的解剖学定位可以预测它的预后,儿童的幕下室管膜瘤预后最差。越来越多的证据已经将室管膜瘤根据解剖学定位进行分类,确认了发病年龄、预后、驱动突变、结构变异和转录组学表达谱的差异。室管膜瘤候选肿瘤干细胞是放射状的胶质细胞,放射状胶质细胞有区域特异性基因表达谱,与从相关解剖部位(脊髓和小脑与幕上)获得的 CD133+ 的室管膜的表达谱一致。例如,遗传性肿瘤综合征神经纤维瘤病 II 型患者经常发生髓内脊髓室管膜瘤,而不是大脑皮层室管膜瘤,95% 以上的成人散发性脊髓室管膜瘤患者存在 22 号染色单体的改变。相反,90% 的幕上室管膜瘤具有 CDNN2A 的缺失,经常伴有 EPH 受体 B2(Ephb2)的局灶性扩增。颅后窝室管膜瘤又可以根据解剖学定位分为两个亚群。后外侧颅窝的室管膜瘤的染色体稳定性较好,多发生于年轻人,有 1q 扩增,更容易复发并伴有转移,预后较差。中线颅后窝室管膜瘤存在广泛的染色体不稳定性,患者年龄较大,具有 22 号染色体的缺失。

(马金旗)

参考文献

[1]董子明.基础肿瘤学[M].2 版.郑州:河南科学技术出版社,2017.

[2]郝希山,王殿昌.腹部肿瘤学[M].2 版.北京:人民卫生出版社,2022.

[3]谭榜宪.临床肿瘤学总论[M].2 版.北京:科学出版社,2021.

[4]王锡山,李宗芳,苏敏.肿瘤学概论[M].2 版.北京:人民卫生出版社,2021.

[5]赵达.现代肿瘤学[M].北京:科学出版社,2021.

[6]岳文彬,姜东亮,马荣龙.实用临床肿瘤学[M].长春:吉林科学技术出版社,2020.

[7]孙燕.临床肿瘤学高级教程[M].北京:中华医学电子音像出版社,2021.

[8]张赟,马智勇,陈壬寅,等.常见实体瘤分子诊断思路[M].郑州:郑州大学出版社,2021.

[9]贾永峰.常见实体瘤分子诊断进展[M].北京:科学出版社,2020.

[10]府伟灵.临床精准分子诊断学[M].上海:上海交通大学出版社,2020.

[11]卞修武.分子病理与精准诊断[M].上海:上海交通大学出版社,2020.

[12]李伟,黄彬.分子诊断学[M].北京:中国医药科技出版社,2019.

[13]钟惟德,江新青.膀胱癌的临床分子诊断[M].北京:人民卫生出版社,2019.

[14]李国生.肿瘤分子诊断病理学[M].北京:人民卫生出版社,2017.

[15]陈辉.小儿实体肿瘤分子诊断学[M].北京:科学出版社,2017.

[16]高广勋,董宝侠.血液病分子病理诊断[M].西安:第四军医大学出版社,2016.